環境による健康リスク

監修 車谷 典男
編集 村田 勝敬
　　 川本 俊弘
　　 五十嵐 隆
編集協力 島 正之

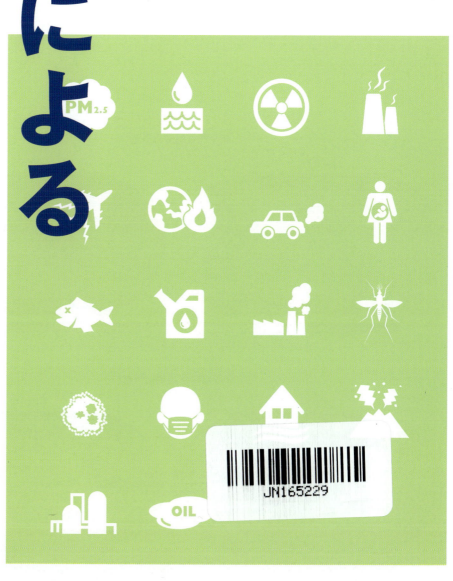

日本医師会 発行／診断と治療社 発売

カラー口絵
みてわかる環境による健康リスク

地球温暖化の現状

塩竈秀夫

温室効果ガス濃度の増加が小さい RCP2.6 シナリオ（左）と大きい RCP8.5 シナリオ（右）における複数気候モデル平均の年平均気温変化予測（℃）(**a**)と年平均降水量変化予測（%）(**b**). 1986～2005 年平均と 2081～2100 年平均の差. 南半球より北半球高緯度, 海上より陸上の気温変化が大きい. 日本は RCP2.6 では 1.5 ℃程度, RCP8.5 では 4 ℃程度の気温上昇が見込まれる. 熱帯と高緯度では降水量が増えるが, 亜熱帯では降水量が減る.

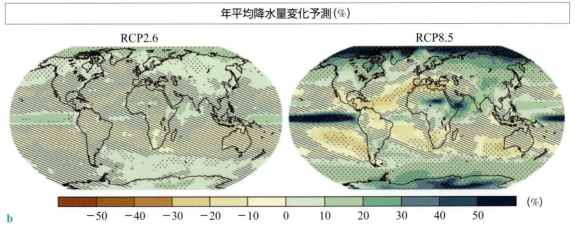

RCP：「代表濃度経路（representative concentration pathways）」の略で, 将来の温室効果ガス濃度や大気汚染物質の排出量などの想定のこと.
（IPCC: *Climate Change 2013: The Physical Science Basis* より改変）

オゾン層破壊の終息と紫外線

小野雅司

　地表に到達する紫外線量は，太陽高度や雲の状況，エアロゾルなど様々な要因によって決定されるが，特に注目すべきものとして成層圏のオゾン量があげられる．1980年代以降，人為起源物質（フロン，ハロン等）によってオゾン層破壊が進んできたが，1987年のモントリオール議定書に基づく排出規制によりオゾン層破壊は終息し，2000年代以降は回復基調にある．オゾン層破壊の影響により現在の紫外線量は引き続き高い状況にあると思われるが，オゾン層の回復が期待されるなか，紫外線量は北半球中緯度では2030年頃に1960年レベル（大規模なオゾン層破壊が起こる前のレベル）に戻ると予想されている．一方，南半球中緯度では1960年レベルに戻るのは2060年頃，さらに南極域では今世紀終盤になると予想されている．なお，オゾン層破壊の象徴的な現象として，南極域上空で春期に出現するオゾンホールがある．

　以下に，1979年と2015年における南半球（a），北半球（b）のオゾン全量分布を示す．

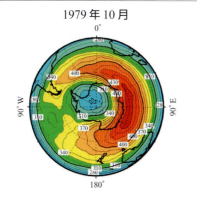
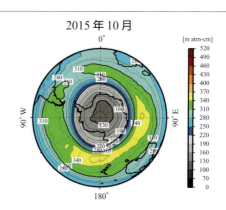

a

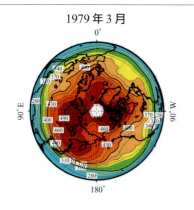
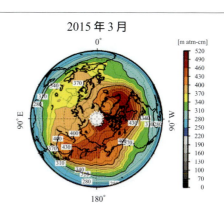

b

（環境省: 平成27年度オゾン層の監視結果に関する年次報告書）

越境汚染物質の現状

鵜野伊津志

黄砂と硫酸塩の越境輸送のモデル結果

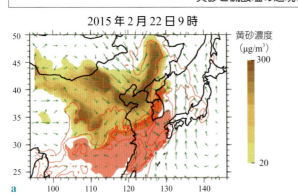
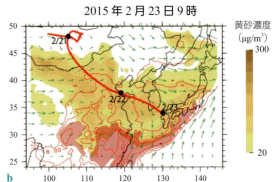

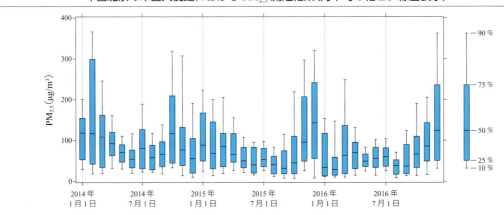

中国北京の米国大使館におけるPM$_{2.5}$測定結果(月平均の箱ヒゲ線図表示)

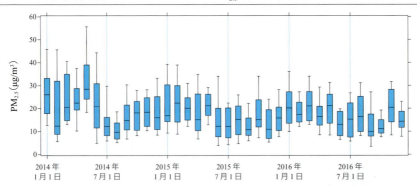

九州大学筑紫キャンパスにおけるPM$_{2.5}$測定結果(月平均の箱ヒゲ線図表示)

a, b：黄砂(黄色)と硫酸塩(ピンク)の越境輸送のモデル結果．2015年2月22日に中国東北部から山東半島に位置していた黄砂が翌日に九州から西日本に飛来している．bの赤色の太線は黄砂気塊の移動を示し，21日にモンゴルから中国内モンゴルで発生した黄砂の飛来の軌跡を示している．黄砂の前面は硫酸塩の高濃度域があり，黄砂と同時に日本に越境輸送されている様子が，化学輸送モデル解析で明瞭に示されている．

c：北京の米国大使館で測定されたPM$_{2.5}$濃度(日平均値をもとにした月毎の箱ヒゲ線図で10％，25％，50％，75％，90％値を表示)．

d：九州大学筑紫キャンパスで測定されたPM$_{2.5}$濃度(cと同様な表示)．dの2014年5月の高濃度は黄砂の影響が大きい．

放射能汚染

田代　聡

　原発事故では，原子炉の圧力容器内の放射性物質が，格納容器，原子炉建屋による隔離を破り，大気中，地中，海中に拡散される．大気中の放射性物質は，雨や雪により地上や河川に移行し，農産物や魚介類などの食品に蓄積する．

　そのため，事故後の対応では，地表などからの外部被曝（青色矢印）とともに，呼吸や飲食により体内に取り込まれた放射性物質による内部被曝（赤色矢印）による健康影響を考慮する必要がある．

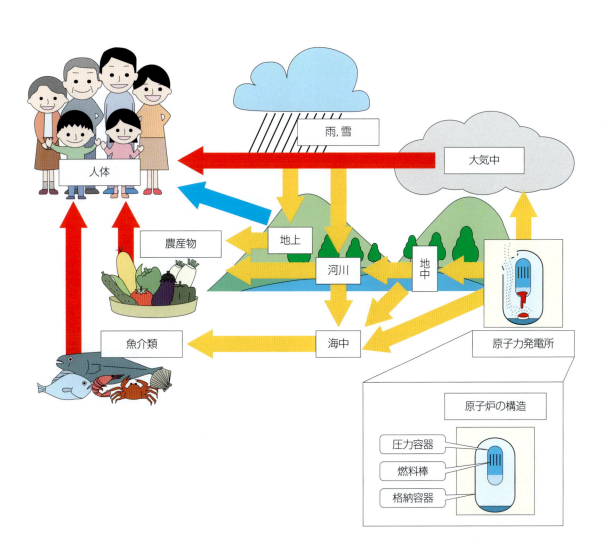

火山噴火による環境汚染の広がり

真木雅之・樋口健太・秋葉澄伯

　桜島周辺には鹿児島市(人口約 61 万人)，垂水市(人口約 2 万人)などの都市があり，噴煙が地上高く噴き上げられると広い地域で住民の生活に影響を与える．桜島は，1914 年の大正大噴火ののち比較的静穏を保っていたものの，1955 年に南岳山頂火口で爆発があり，死者を出した．1960 年以降爆発回数は減少傾向であったが，1970 年代に再び噴火活動が活発となり，1985 年には年間 474 回の爆発(空振を伴う噴火)が観測された．また，2009 年以降，昭和火口の爆発的噴火が急増し，2011 年から 2013 年の年間噴火回数は 1,000 回を超えた．これらの火山活動に伴って周辺地域に大量の降灰があり，また，二酸化硫黄などが大気へ放出された．この影響として，急性症状が出現したが，慢性的な健康影響は確認されていない．

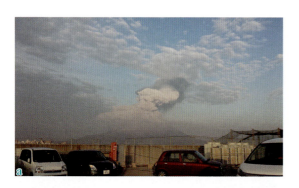
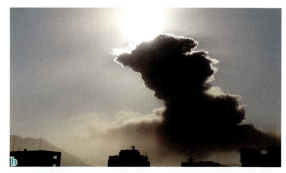
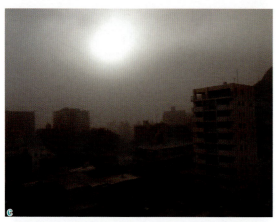
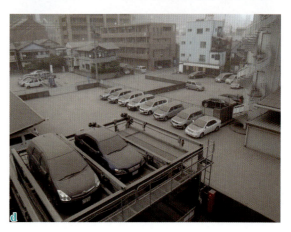
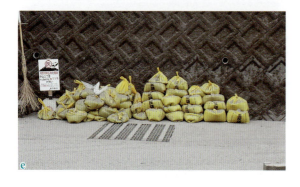

a：桜島の火口は鹿児島市の中心部からわずか 10 km に位置する．
b：噴煙が地上高く噴き上げられることも少なくない．
c：日中にもかかわらず暗い状態になった鹿児島市内．
d：車に降り積もった火山灰．
e：降灰袋．

洪水・ゲリラ豪雨の被災状況

久保達彦

福岡水害：1999（平成11）年6月29日の明け方から降り始めた雨は，1時間に77mmの豪雨を記録し，福岡市を貫流する御笠川が氾濫するなどした．福岡市街部では地下街に大量の水が流れ込み，取り残された従業員1名が亡くなった．また，博多駅周辺では1m程度の浸水被害が発生し，市民生活に大きな打撃を与えた．この水害はわが国の都市部，特に地下空間における問題提起となった．

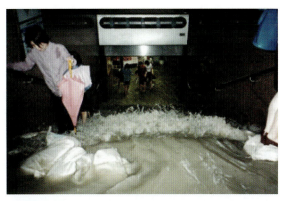
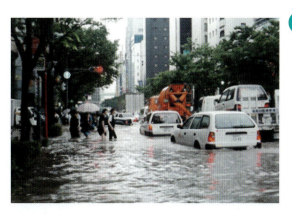

（画像提供：国土交通省九州地方整備局）

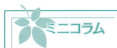

地球サミット（国連環境開発会議）

　国連の主催で1992年にリオデジャネイロで開催された首脳レベルでの会議であり，「環境と開発に関するリオ宣言」や同宣言の諸原則を実施するための「アジェンダ21」が採択された．「地球サミット（Earth Summit）」と称されることが多い．この会議の10年後に「アジェンダ21」の見直しや新しい課題の議論のためにヨハネスブルグ・サミットが，さらにその10年後の2012年，再びリオデジャネイロで「国連持続可能な開発会議（リオ＋20）」が開催されている．リオ＋20は188か国，98名の首脳，政府関係者・企業・NGOなど約4万人が参加した国連主催の中でも最大級の会議となり，成果文書"The Future We Want"では「Sustainable Development Goals；SDGs（持続可能な開発目標）」の策定も合意された．これを受けて2015年，SDGsを中核とする「持続可能な開発のための2030アジェンダ」が国連サミットで採択されている．

（車谷典男）

大震災の被災状況

小早川義貴

　2016(平成28)年4月14日に起きた熊本地震による益城町の住宅等被害状況は，全壊が3,026棟，半壊が3,233棟，一部損壊が4,325棟というものであった．益城町は13,425世帯，人口34,581人の町であるが(平成28年1月1日現在)，震災による罹災世帯は7,386世帯，罹災者数は18,282人に及んだ．

　以下に示す写真は，震災から約3週間～3か月後の様子である．ブルーシートで覆われた住宅や，公費で解体された住宅も一部にみられる．約3か月後の時点で避難所には約1,300人が避難生活を余儀なくされていたが，車中泊の住民も多かった．もとの生活を取り戻すには年単位の時間がかかる．

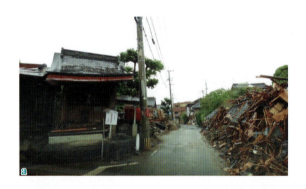
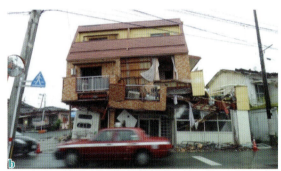
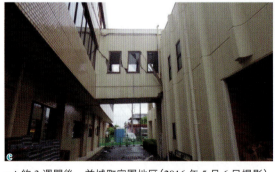
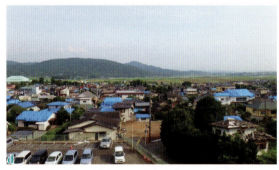

a：約3週間後．益城町宮園地区(2016年5月6日撮影)．宮園地区は住宅倒壊が多かった地区の1つである．残った建物(手前左の地蔵堂や正面奥の建物)もゆがんでいる．
b：aの正面奥に写っている建物を近くで撮影したもの．
c：約3週間後．益城町役場の渡り廊下(2016年5月9日撮影)．役場も大きな被害を受けた．
d：約3か月後．益城町役場から南南東方向を望む(2016年7月26日撮影)．左端の薄い緑色の屋根の建物は大規模避難所となった益城町総合体育館である．

震災アスベストの発生源

外山尚紀

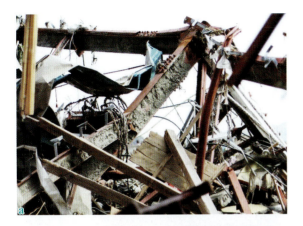
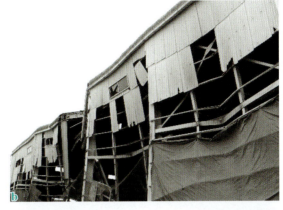
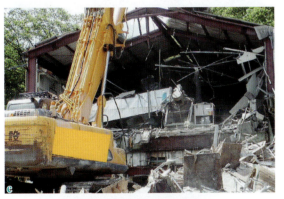
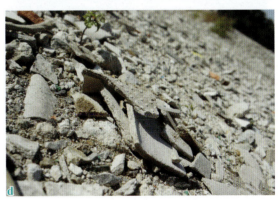
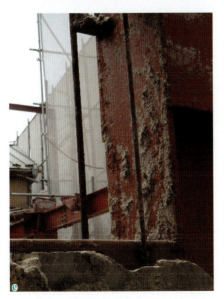

a：東日本大震災発生直後の被災地．津波で破壊された建物には大量のアスベスト（石綿）含有建材が使用されていた．写真は鉄骨に施工された耐火被覆で石綿含有の可能性のある吹付け材である．

b：津波で破壊された波板スレートの倉庫．波板スレートは代表的な石綿含有建材で，津波に襲われた沿岸の漁港では倉庫，水産加工場で波板スレートが多くみられた．「貧者の屋根」とも呼ばれる波板スレートは安価で容易に製造できることから石綿含有製品の中で最も量が多い．

c：波板スレートなどの成形板は，事前調査で把握し，湿潤化しながら撤去し，破砕は禁止されているが，多くの建物は写真のように重機で壊された．復興が急がれるなかで，大量の公費による解体工事が発注され，十分な対策がとられずに作業者が石綿に曝露したおそれがある．

d：解体工事後の更地．石綿含有波板スレートの破片が多く混ざっている．この土地には波板スレートの工場があった．石綿含有建材を解体現場で分別回収できないと土壌汚染につながる．

e：震災後，被災した建物の解体工事が始まった．建物に残された吹付け石綿等は調査され解体前に除去工事が行われたが，この建物では吹付け材が取り残された状態で解体された．石綿除去現場からの飛散は，厚生労働省が実施した除去現場での気中石綿濃度測定の結果から全体の 16 ％ に上ることがわかった．

アスベスト関連疾患としての中皮腫の臨床所見と病理

岡部和倫

悪性胸膜中皮腫の大半は，アスベスト（石綿）の肺への吸入が原因とされている．初発症状は，息切れ，咳，胸痛が多い．胸水を認めた場合，本症も考慮に入れることが重要である．長い潜伏期間を念頭に置き，50年以上前からの職歴や居住歴を尋ね，アスベスト曝露の有無を検討してほしい．上皮型と肉腫型および二相型（混合型）に分類される．生存期間中央値が1年前後の厳しい疾患であるが，手術を含む集学的治療により予後は改善しつつある．

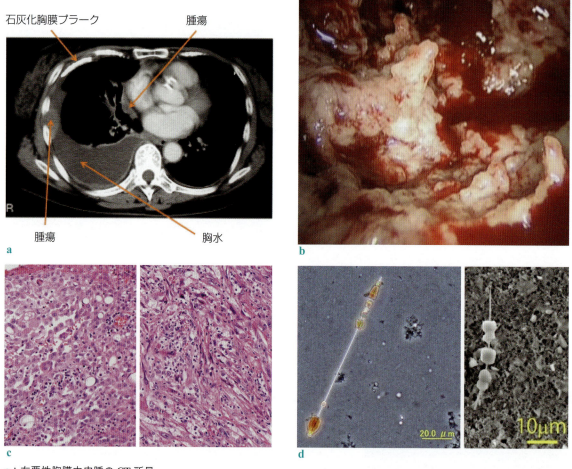

a：右悪性胸膜中皮腫のCT所見．
b：進行した悪性胸膜中皮腫の胸腔内胸腔鏡所見．胸腔内に黄白色の腫瘍が充満し，出血も認められる．
c：悪性胸膜中皮腫の病理所見（左：上皮型，右：肉腫型）．
d：摘出肺から抽出したアスベスト小体の顕微鏡所見（左：位相差顕微鏡写真，右：電子顕微鏡写真）．アスベスト小体は，肺に沈着したアスベスト繊維にタンパク質や鉄などが付着して形成される．位相差顕微鏡で計数されるアスベスト小体数は，検出下限値以下から乾燥肺1g当たり数十万本以上まで幅広い．

環境中における農薬の動態と管理

上島通浩

農薬は環境中で使用されることから，環境と健康の両面で管理されている．国に登録された農薬(①)を定められた基準に従って散布(②)するかぎり，農薬は日光や微生物などにより分解し，また風雨により流され(③)，作物への残留量は十分に少なくなる(④)．また，土壌残留(⑤)や水質汚濁(⑥)も登録保留基準や環境基準(一部の農薬のみ)により管理される．ヒトは残留農薬を食事やそれ以外の経路により摂取する(⑦，⑧)が，食品中の残留量は食品衛生法により管理され，実際の摂取量についても一日摂取許容量(acceptable daily intake; ADI)や急性参照用量(acute reference dose; ARfD)を十分に下回ることになる(⑨)．

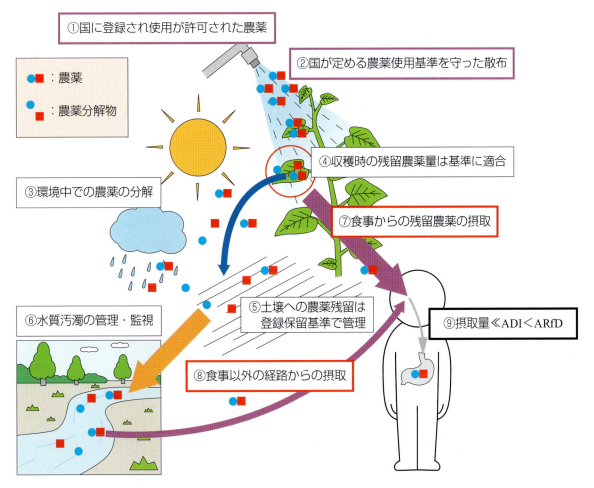

豊島産業廃棄物不法投棄事件とその後

中地重晴

香川県豊島(てしま)の産業廃棄物不法投棄現場．1990(平成2)年11月に兵庫県警が廃棄物処理法違反で摘発し，1993(平成5)年には，島民が産廃撤去を求めて公害調停を申請した．香川県が監督責任の誤りを認め，廃棄物を無害化処理，撤去することで2000(平成12)年に公害調停が成立し，2003(平成15)年9月から無害化処理を開始した．その後，廃棄物量の増加が発覚し，調停期限の2017(平成29)年3月末ぎりぎりに廃棄物の撤去を，同年6月に無害化処理を完了したが，地下水の浄化作業は継続している．無害化処理を行った廃棄物等は60.9万m^3，91.1万トンに上る．不法投棄の原状回復には莫大な費用(2017年8月時点で約730億円)と時間がかかっている．

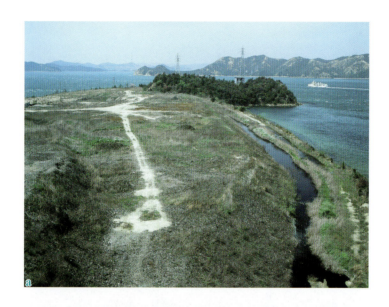

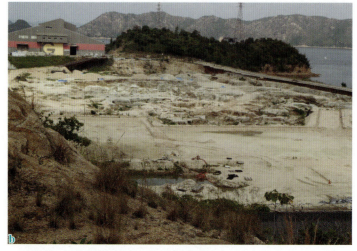

a：廃棄物の不法投棄現場(1999年4月撮影)．
b：廃棄物の撤去完了(2017年6月撮影)．

医療機関における化学物質管理と廃棄物処理

村田俊二

　国立成育医療研究センターは，研究所，病院，臨床研究開発センターの3部門からなる国立高度専門医療センターである．病床数は490床で，1日の外来患者数は約1,000人である．ここでは病院における感染性廃棄物の処理について記載する．

　感染性廃棄物の取り扱いについては，2012（平成24）年5月に環境省から出された「廃棄物処理法に基づく感染性廃棄物処理マニュアル」に基づいて処理を行っている．バイオハザードマークのついたペール缶やダンボール容器の使用はどの病院でも行われていることと思う．しかし，マニュアルだけでは悩ましい廃棄物がいくつかある．

　まずは紙おむつの処理である．紙おむつは感染症毎に感染性廃棄物であるか否かが定められている．もちろん，感染症でなければ感染性廃棄物には該当しない．しかし一般病棟内でこの区別を行うことは困難であることから，産科の新生児と，一般外来にあるおむつボックス以外はすべて感染性廃棄物として処理している．廃棄ボックスは他の感染性廃棄物とは違って，家族も利用できる病室外の保管室に設置している．かつては病室内に廃棄ボックスを設置していたが，患者の療養環境を考慮し現在の方法とした．

　また，使用前の注射剤の混注などに使用したプラスチックシリンジは，厳密には感染性廃棄物ではないが，血液・体液などが付着した他のシリンジと判別がつかないため，すべて感染性廃棄物として扱うことにしている．

　もう1つ，廃液バックの中身など液状のものは，一般汚水とは別系統の排水系に流し，専用の排水処理槽で殺菌処理を行っている．

　感染性廃棄物の分別は，細かくすると現場の負担が増え，疑わしい物をすべて感染性としてしまうと処理費用の増大につながり悩ましいところであるが，当センターの処理方法の一部を紹介した．

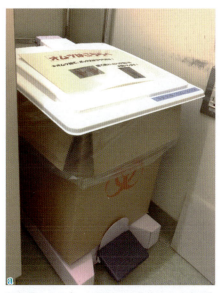
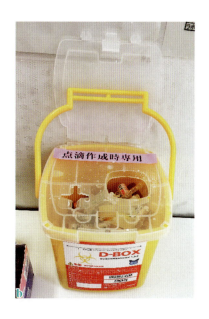

a：紙おむつ廃棄ボックス（この部屋には家族も入室可能）．
b：混注などに使用したプラスチックシリンジ等専用容器（血液などが付着したものとは区別している）．

慢性砒素中毒症の皮膚・粘膜病変

堀田宣之

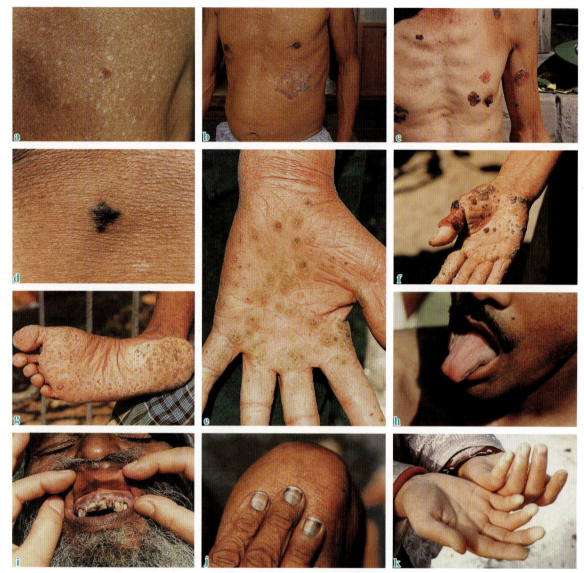

a：躯幹のびまん性色素沈着（黒皮症），雨滴状白斑，Bowen 病（中国・内蒙古自治区）．
b：躯幹の巨大 Bowen 病，びまん性色素沈着，雨滴状白斑（日本・土呂久地区）．
c：胸部と上腕の多発性 Bowen 病（中国・内蒙古自治区）．
d：躯幹の基底細胞がん（基底細胞上皮腫）（タイ・ロンピブン地区）．
e：手掌の斑点状角化症（中国・貴州省）．
f：親指の扁平上皮がん（Bowen がん），手掌と指の斑点状角化症（中国・内蒙古自治区）．
g：足蹠のびまん性および斑点状角化症（インド・ガンジスデルタ）．
h：舌縁部のびまん性色素沈着（インド・ガンジスデルタ）．
i：口唇部と歯肉の斑状色素沈着（インド・ガンジスデルタ）．
j：指爪の色素沈着とメース氏線（色素沈着のない白い横線）（タイ・ロンピブン地区）．
k：手指のレイノー現象（中国・新疆ウイグル自治区）．
（堀田宣之：砒地巡歴．熊本出版文化会館，2013）

序

　日本医師会は，1973年に環境汚染による疾病や医療に関する委員会を設置して以来，一貫して，高い専門性を持った地域医療の実践者として，公害問題・環境問題に取り組んできた．1982年からは名称も現行の環境保健委員会と改めて，日本医師会長からの諮問に対して先見的な答申を続けてきている．その中で最近の大きな成果のいくつかが2009年に公表した「環境に関する日本医師会宣言」であり，医療機関から水銀をなくす取り組みであり，そして今回の本書『環境による健康リスク』の刊行である．

　環境問題は大きな社会的関心を集めている．2011年3月11日の東日本大震災における地震・津波被害と東京電力福島第一原子力発電所事故による放射能汚染の甚大さや，相次ぐ地球環境の不安定化などによるものであろう．

　こうした「大きな」環境問題も含めて，実は環境に起因する，あるいは環境が関与する健康リスクは数えきれない．日常診療の場において環境を意識することがいま改めて問われており，「環境による健康リスク」の科学的エビデンスに基づき，予防医学的な行動変容も含めて地域医療を進めることは実地医家にとって必須の見識と考える．

　そのような背景から，本書では「環境による健康リスク」を広範に取り上げ，最新の知見を具体的かつ平易に取りまとめていただいた．その中に教訓も読み取れることであろう．近年にない凝縮された環境医学のエンサイクロペディアである．会員の先生方には，本書を通じて「環境による健康リスク」に関する認識を一層深め，日常診療に生かすとともに，地域における専門家としてのオピニオンリーダーの役割を果たしていただきたいと願う．

　最後に，「環境による健康リスク」という広く複雑な課題の成書化に多大なご尽力をいただいた，監修の車谷典男先生，編集の村田勝敬先生，川本俊弘先生，五十嵐 隆先生，編集協力の島 正之先生，そしてご執筆いただいた多くの先生方に心より感謝申し上げる．

平成29年10月

日本医師会会長
横倉義武

監修・編集のことば

　本書は，日本医師会長の諮問「国民や医師会員の環境保健に係わる教育推進のための教材の具体的検討」に対する環境保健委員会（大塚明廣委員長・当時徳島県医師会副会長）の答申（2016年3月）に基づき誕生したテキストである．特に地域の第一線で活躍する医師が，医学・医療の専門家として備えておくべき環境保健に関する最新知見の提供を意図したものである．しかし，こうやって出来上がりを手にしてみると，ひとえに執筆者の先生方の造詣の深さの賜物であるが，複雑かつ様々な環境問題を医学的な立場からこれほど平易に記述した類書は今までなかったことに気づく．広く医学・医療関係者，環境保健の研究者や行政関係者，教育関係者，そして医学生や環境学専攻学生諸氏に役立つ良書にもなっているように思う．

　環境が一旦汚染されると，悲惨な健康被害が集団発生し，時には死者を発生させながら多くの人たちの一生を不健康なものとする．古くは明治初期の足尾鉱毒事件，1950年代後半から相次いだ水俣病や四日市喘息，イタイイタイ病，最近はアスベストの近隣曝露による中皮腫問題など多くの例がある．そうした環境汚染による健康被害について，被害者は自分に何ら責任はない，偶然そこに住んでいただけで被害にあったという不条理感を強く抱いている．さらには，環境対策に取り組んでいれば回避できていたはずとも思っている．共感できる感情である．汚染された環境も容易に回復できず，社会的損失は甚大としか言いようがない．

　私たちは，こうした社会的痛みから学んできたのも確かである．その結果，比較的局地的な高濃度汚染による，被害者と加害者の構図が明瞭であった上述のような公害事件は減った．しかし，その一方で，時には国境を越えたグローバルな問題として，それゆえ国際協調が必要で，かつ地球温暖化問題のようにすべての人が被害者であると同時に原因者である環境問題がより切実な課題となってきている．影響を受ける人が桁違いに多く，関係する環境系も反応も複雑で，それだけに未解明点や論争が多く，各国の政治的思惑もしばしば絡むため，公害問題とは違った意味の難しさを抱えている．問題解決に向けた共通認識の形成には，何がわかっていて何が不明で，何が事実で何が曖昧で，どのような質のエビデンスがありリスクの大きさはどの程度かなどを明らかにすることが前提となる．それらの点を記述する努力をしたのも本書の特徴である．

　記録をたどると，2010年3月の櫻井治彦委員長（慶應義塾大学名誉教授）による環境保健委員会答申に始まり，2012年3月の佐藤 洋委員長（東北大学名誉教授）の環境保健委員会答申を経て，今回2016年の答申で本書の実現に至ったことになる．この間，多くの委員の先生方の真摯な論議と日本医師会の環境問題にかける情熱があった．本書の上梓にあたって，すべての関係者に深く謝意を表したい．

平成29年10月

監修・編集者を代表して

車谷典男

目次

カラー口絵──みてわかる環境による健康リスク

地球温暖化の現状	塩竃秀夫	2
オゾン層破壊の終息と紫外線	小野雅司	3
越境汚染物質の現状	鵜野伊津志	4
放射能汚染	田代　聡	5
火山噴火による環境汚染の広がり	真木雅之・樋口健太・秋葉澄伯	6
洪水・ゲリラ豪雨の被災状況	久保達彦	7
大震災の被災状況	小早川義貴	8
震災アスベストの発生源	外山尚紀	9
アスベスト関連疾患としての中皮腫の臨床所見と病理	岡部和倫	10
環境中における農薬の動態と管理	上島通浩	11
豊島産業廃棄物不法投棄事件とその後	中地重晴	12
医療機関における化学物質管理と廃棄物処理	村田俊二	13
慢性砒素中毒症の皮膚・粘膜病変	堀田宣之	14

序	横倉義武	15
監修・編集のことば	車谷典男	16
監修・編集・執筆者紹介		22

I　環境問題の基礎

わが国の環境問題	佐藤　洋	28
環境に関する日本医師会宣言	今村　聡	32
持続可能な開発目標(SDGs)	亀山康子	36
環境倫理	池邊　寧	40
予防策の原則	益永茂樹	44
胎児の環境としての母体と生活習慣病	福岡秀興	49
環境のリスクアセスメント	苅田香苗・村田勝敬	54
環境のリスクコミュニケーション	堀口逸子・佐藤　洋	59
パリ協定	久保田　泉	63
水銀に関する水俣条約	斉藤　貢・坂本峰至	67

環境基本法	井谷　修・兼板佳孝	71
公害健康被害の補償等に関する法律	伊木雅之	75
化学物質排出移動量届出（PRTR）制度	浦野紘平	80
エコチル調査	川本俊弘・新田裕史	83
環境による健康リスク評価における疫学の役割	中村好一	87

II　有害環境因子によるおもな疾患

循環器系疾患	八巻尚洋・竹石恭知	92
呼吸器系疾患	長瀬隆英	95
消化器系疾患	柿崎　暁	98
神経系疾患	岩田豊人・村田勝敬	101
腎・泌尿器系疾患	長屋直哉・堀江重郎	105
皮膚・感覚器系疾患①—皮膚	谷田宗男	108
皮膚・感覚器系疾患②—視覚	石橋真吾	111
皮膚・感覚器系疾患③—聴覚	小川　郁	114
内分泌・代謝系疾患	梶尾　裕・大西　真	117
造血器系疾患	井田孔明	120
アレルギー・免疫系疾患	牧田英士・海老澤元宏	123
運動器系疾患	芳賀信彦	128
生殖器系疾患	山本直子・甲賀かをり	131
成長と発達①—先天異常	黒澤健司	134
成長と発達②—発達障害など	神尾陽子	137

III　環境汚染に伴う健康リスク

A　大規模災害に伴う健康リスク

放射能汚染による健康リスク①—福島原発：ヒトの被曝の現状と健康調査計画	細矢光亮	142
放射能汚染による健康リスク②—福島原発：環境汚染の広がり	吉田　聡	145
放射能汚染による健康リスク③—福島原発：甲状腺がんをめぐる論争	田代　聡	148
放射能汚染による健康リスク④—チェルノブイリ原発事故	今中哲二	151
火山性ガスと火山灰による健康リスク	岩澤聡子・大前和幸	155

大震災による健康リスク①―災害死	山内　聡	158
大震災による健康リスク②―震災関連死亡	小早川義貴	161
大震災による健康リスク③―PTSDなどメンタルヘルス不調	三木崇弘・立花良之・藤原武男	164
大震災による健康リスク④―循環器疾患リスクの上昇	青木竜男・下川宏明	167
洪水・ゲリラ豪雨に伴う二次健康リスク	久保達彦	171
震災アスベスト	神山宣彦	174

B　地球環境変化による健康リスク

オゾンホールと紫外線	錦織千佳子	178
地球温暖化①―地球温度の変化	塩竈秀夫	182
地球温暖化②―生物媒介感染症と環境	髙崎智彦	185
地球温暖化③―水・食料媒介感染症	砂川富正	188
地球温暖化④―暑熱による超過死亡	本田　靖	191
越境汚染物質①―$PM_{2.5}$	渡部仁成・倉井　淳	195
越境汚染物質②―黄砂	橋爪真弘	199

C　流通後製品の残留・廃棄物による健康リスク

鉛	村田勝敬・前田恵理	203
残留性有機汚染物質(POPs)①―ストックホルム条約とわが国のPOPsの状況	小泉昭夫	207
残留性有機汚染物質(POPs)②―ダイオキシン類と内分泌攪乱化学物質	遠山千春	210
残留性有機汚染物質(POPs)③―ポリ塩化ビフェニル(PCB)	原口浩一	214
農薬・殺虫剤	上島通浩	217
廃棄物	中地重晴	221

D　医療機関の化学物質管理と廃棄物処理

水銀―日本医師会の取り組み	羽鳥　裕	225
消毒剤	尾家重治	229
抗がん剤	熊谷信二	232
感染性廃棄物	宮入　烈	235
麻酔薬	西山隆久・近江明文	238

E　その他(公共・企業・個人の活動)の健康リスク

電磁波	小島原典子・山口直人	241
騒音	松井利仁	244
低周波音	松井利仁	247

アスベスト	森永謙二	250
砒素	吉田貴彦	254
シックハウス症候群	相澤好治	258
室内汚染としての受動喫煙	加治正行	261
化学物質過敏症	内山巌雄	264
窒素酸化物	新田裕史	267
微小粒子状物質（$PM_{2.5}$）	島　正之	270
一酸化炭素	加藤元博	274
光化学オキシダント	上田佳代	277
ベンゼンなどによる大気汚染	欅田尚樹	280
愛玩動物に由来する人獣共通感染症	吉川泰弘	283
花粉症	大久保公裕・村上亮介	286
カビ	渡辺　哲・亀井克彦	289
レジオネラ感染	倉　文明	292

IV　環境汚染による健康障害事例

水俣病	坂本峰至・村田勝敬	296
イタイイタイ病	堀口兵剛	300
四日市喘息	池田若葉・山崎　亨・笠島　茂	303
大気汚染―わが国における歴史と現状	島　正之	306
光化学スモッグ事件		
―かつて問題となった光化学スモッグによると思われる事例	香川　順	309
慢性砒素中毒症（土呂久・笹ヶ谷・中条町）	車谷典男	312
日本化学工業六価クロム事件（江東区）	柳澤裕之・須賀万智・石井義脩	316
大阪府豊能郡美化センター・ダイオキシン類汚染	車谷典男	318
クボタ・アスベスト近隣曝露	車谷典男	321
ナホトカ号重油流出事故	坪内　彰・金山ひとみ・日下幸則	325
森永砒素ミルク中毒事件	龍田　希・村田勝敬	328
環境問題からの教訓	前田恵理・村田勝敬	332

V 関連法規（抜粋）

環境基本法	根津智子	338
大気汚染防止法	根津智子	340
公害健康被害の補償等に関する法律	根津智子	342
地球温暖化対策の推進に関する法律	根津智子	344
循環型社会形成推進基本法	冨岡公子	346
化学物質の審査及び製造等の規制に関する法律	冨岡公子	348
石綿による健康被害の救済に関する法律	冨岡公子	350

附 録

わが国におけるおもな公害・自然災害・環境問題年表（戦後）	車谷典男	354
関連ウェブサイト等のURLリスト	冨岡公子	356

コラム・ミニコラム

地球サミット（国連環境開発会議）	車谷典男	7
DOHaD説	福岡秀興	48
リスクトレードオフ	益永茂樹	58
衛生仮説	松本健治	127
国連気候変動に関する政府間パネル（IPCC）	車谷典男	184
温熱条件と熱中症による搬送リスク	小泉昭夫	194
おもな地球環境条約	車谷典男	202
酸性雨（酸性沈着）	車谷典男	231
環境省・環境再生保全機構からの案内		252
アスベストの発がん機序	岸本卓巳	253
ヒートアイランド現象	車谷典男	311
公害問題と環境問題	車谷典男	335

索引	358

監修・編集・執筆者紹介

監修

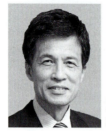

車谷　典男
くるまたに　のりお
奈良県立医科大学　副学長

編集・編集協力

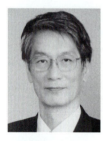

編集

村田　勝敬
むらた　かつゆき
秋田大学大学院医学系研究科環境保健学　教授

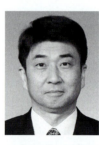

編集

川本　俊弘
かわもと　としひろ
産業医科大学医学部　教授／国立環境研究所エコチル調査コアセンター長

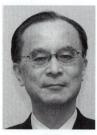

編集

五十嵐　隆
いがらし　たかし
国立成育医療研究センター　理事長

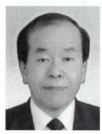

編集協力

島　正之
しま　まさゆき
兵庫医科大学公衆衛生学　主任教授

執筆者（執筆順）

塩竈　秀夫　しおがま ひでお
国立環境研究所地球環境研究センター気候モデリング・解析研究室　主任研究員

小野　雅司　おの まさじ
国立環境研究所エコチル調査コアセンター　客員研究員

鵜野　伊津志　うの いつし
九州大学応用力学研究所地球環境力学部門　教授

田代　聡　たしろ さとし
広島大学原爆放射線医科学研究所　副所長

真木　雅之　まき まさゆき
鹿児島大学地域防災教育研究センター　特任教授

樋口　健太　ひぐち けんた
日本医療大学保健医療学部診療放射線学科　教授

秋葉　澄伯　あきば すみのり
鹿児島大学　名誉教授

久保　達彦　くぼ たつひこ
産業医科大学医学部公衆衛生学　講師

車谷　典男　くるまたに のりお
奈良県立医科大学　副学長

小早川　義貴　こばやがわ よしたか
国立病院機構災害医療センター災害医療部福島復興支援室 室長補佐

外山　尚紀　とやま なおき
特定非営利活動法人東京労働安全衛生センター　労働安全衛生コンサルタント／作業環境測定士

岡部　和倫　おかべ かずのり
国立病院機構山口宇部医療センター　統括診療部長

上島　通浩　かみじま みちひろ
名古屋市立大学大学院医学研究科環境労働衛生学分野　教授

中地　重晴　なかち しげはる
熊本学園大学社会福祉学部　福祉環境学科長／教授

村田　俊二　むらた しゅんじ
国立成育医療研究センター総務課　課長

堀田　宣之　ほった のぶゆき
特定医療法人冨尾会桜が丘病院　理事長

佐藤　洋　さとう ひろし
内閣府食品安全委員会　委員

今村　聡　いまむら さとし
日本医師会　副会長

亀山　康子　かめやま やすこ
国立環境研究所社会環境システム研究センター　副センター長

池邉　寧　いけべ やすし
奈良県立医科大学医学部教養教育部門哲学　准教授

益永　茂樹　ますなが しげき
横浜国立大学大学院環境情報研究院・環境情報学府環境リスクマネジメント専攻　教授

福岡　秀興　ふくおか ひでおき
早稲田大学ナノ・ライフ創新研究機構　招聘員／千葉大学　客員教授

苅田　香苗　かりた かなえ
杏林大学医学部衛生学公衆衛生学教室　教授

村田　勝敬　むらた かつゆき
秋田大学大学院医学系研究科環境保健学　教授

堀口　逸子　ほりぐち いつこ
長崎大学広報戦略本部　准教授／内閣府食品安全委員会　委員

久保田　泉　くぼた いずみ
国立環境研究所社会環境システム研究センター環境政策研究室　主任研究員

斉藤　貢　さいとう みつぐ
環境省環境保健部環境安全課　課長補佐

坂本　峰至　さかもと みねし
国立水俣病総合研究センター

井谷　修　いたに おさむ
大分大学医学部公衆衛生・疫学講座　准教授

兼板　佳孝　かねいた よしたか
日本大学医学部社会医学系公衆衛生学分野　教授

伊木　雅之　いき まさゆき
近畿大学医学部公衆衛生学教室　教授

浦野　紘平　うらの こうへい
有限会社環境資源システム総合研究所　所長／横浜国立大学　名誉教授

川本　俊弘　かわもと としひろ
産業医科大学医学部　教授／国立環境研究所エコチル調査コアセンター長

新田　裕史　にった ひろし
国立環境研究所　エコチル調査コアセンター長代行

中村　好一　なかむら よしかず
自治医科大学公衆衛生学教室　教授

八巻　尚洋　やまき たかよし
福島県立医科大学医学部循環器内科学講座　学内講師

竹石　恭知　たけいし やすちか
福島県立医科大学医学部循環器内科学講座　主任教授

長瀬　隆英　ながせ たかひで
東京大学大学院医学系研究科呼吸器内科学　教授

柿崎　暁　かきざき さとる
群馬大学医学部附属病院消化器・肝臓内科　診療准教授

岩田　豊人　いわた とよと
秋田大学大学院医学系研究科環境保健学　助教

長屋　直哉　ながや なおや
順天堂大学大学院医学研究科泌尿器外科学　大学院生

堀江　重郎　ほりえ しげお
順天堂大学大学院医学研究科泌尿器外科学　教授

谷田　宗男　たにた むねお
労働者健康安全機構東北労災病院皮膚科　部長

石橋　真吾　いしばし しんご
産業医科大学眼科学教室　助教

小川　郁　おがわ かおる
慶應義塾大学医学部耳鼻咽喉科　教授

梶尾　裕　かじお ひろし
国立国際医療研究センター病院糖尿病内分泌代謝科　診療科長

大西　真　おおにし しん
国立国際医療研究センター病院　院長

井田　孔明　いだ こうめい
帝京大学医学部附属溝口病院小児科　教授

牧田　英士　まきた えいし
国立病院機構相模原病院小児科　医師

海老澤　元宏　えびさわ もとひろ
国立病院機構相模原病院臨床研究センターアレルギー性疾患研究部　部長

松本　健治　まつもと けんじ
国立成育医療研究センター研究所免疫アレルギー・感染研究部　部長

芳賀　信彦　はが のぶひこ
東京大学医学部附属病院リハビリテーション科　教授

山本　直子　やまもと なおこ
東京大学医学部附属病院女性診療科・産科／女性外科　病院診療医

甲賀　かをり　こうが かをり
東京大学医学部附属病院女性診療科・産科／女性外科　准教授

黒澤　健司　くろさわ けんじ
神奈川県立こども医療センター遺伝科　部長

神尾　陽子　かみお ようこ
国立精神・神経医療研究センター精神保健研究所児童・思春期精神保健研究部　部長

細矢　光亮　ほそや みつあき
福島県立医科大学医学部小児科学講座　主任教授

吉田　聡　よしだ さとし
量子科学技術研究開発機構　経営企画部長

今中　哲二　いまなか てつじ
京都大学原子炉実験所　研究員

岩澤　聡子　いわさわ さとこ
防衛医科大学校衛生学公衆衛生学講座　学内講師

大前　和幸　おおまえ かずゆき
慶應義塾大学医学部衛生学公衆衛生学　名誉教授

山内　聡　やまのうち さとし
大崎市民病院救命救急センター　センター長

三木　崇弘　みき たかひろ
国立成育医療研究センターこころの診療部児童・思春期メンタルヘルス診療科　医員

立花　良之　たちばな よしゆき
国立成育医療研究センターこころの診療部乳幼児メンタルヘルス診療科　医長

藤原　武男　ふじわら たけお
東京医科歯科大学大学院医歯学総合研究科国際健康推進医学分野（公衆衛生学担当）　教授

青木　竜男　あおき たつお
東北大学大学院医学系研究科循環器内科学　院内講師

下川　宏明　しもかわ ひろあき
東北大学大学院医学系研究科循環器内科学　教授

神山　宣彦　こうやま のりひこ
労働安全衛生総合研究所　フェロー研究員／元東洋大学大学院経済学研究科　教授

錦織　千佳子　にしごり ちかこ
神戸大学大学院医学研究科皮膚科学分野　教授

髙崎　智彦　たかさき ともひこ
神奈川県衛生研究所長

砂川　富正　すながわ とみまさ
国立感染症研究所感染症疫学センター第二室　室長

本田　靖　ほんだ やすし
筑波大学体育系　教授

小泉　昭夫　こいずみ あきお
京都大学大学院医学研究科環境衛生学分野　教授

渡部　仁成　わたなべ まさなり
鳥取大学医学部附属病院呼吸器内科　講師

倉井　淳　くらい じゅん
鳥取大学医学部附属病院呼吸器内科　講師

橋爪　真弘　はしづめ まさひろ
長崎大学熱帯医学研究所　教授

前田　恵理　まえだ えり
秋田大学大学院医学系研究科環境保健学　助教

遠山　千春　とおやま ちはる
健康環境科学技術国際コンサルティング　主幹／東京大学　名誉教授

原口　浩一　はらぐち こういち
第一薬科大学健康・環境衛生学講座分析化学分野　教授

羽鳥　裕　はとり ゆたか
日本医師会　常任理事

尾家　重治　おいえ しげはる
宇部フロンティア大学人間健康学部看護学科　教授

熊谷　信二　くまがい しんじ
産業医科大学産業保健学部安全衛生マネジメント学　教授

宮入　烈　みやいり いさお
国立成育医療研究センター生体防御系内科部感染症科　医長

西山　隆久　にしやま たかひさ
東京医科大学八王子医療センター麻酔科　臨床講師

近江　明文　おおみ あきぶみ
医療法人善仁会小山記念病院　顧問

小島原　典子　こじまはら のりこ
東京女子医科大学衛生学公衆衛生学第二　教授

山口　直人　やまぐち なおひと
東京女子医科大学衛生学公衆衛生学第二　准教授

松井　利仁　まつい としひと
北海道大学工学研究院環境創生工学部門　教授

森永　謙二　もりなが けんじ
環境再生保全機構石綿健康被害救済部　顧問医師

岸本　卓巳　きしもと たくみ
労働者健康安全機構岡山労災病院　副院長

吉田　貴彦　よしだ たかひこ
旭川医科大学医学部社会医学講座　教授

相澤　好治　あいざわ よしはる
北里大学　名誉教授／一般社団法人日本繊維状物質研究協会　理事長

加治　正行　かじ まさゆき
静岡市保健所　所長

内山　巖雄　うちやま いわお
京都大学　名誉教授

島　正之　しま まさゆき
兵庫医科大学公衆衛生学　主任教授

加藤　元博　かとう もとひろ
医療法人相生会福岡みらい病院神経内科／九州大学　名誉教授

上田　佳代　うえだ かよ
京都大学大学院工学研究科都市環境工学専攻環境衛生学講座　准教授

欅田　尚樹　くぬぎた なおき
国立保健医療科学院生活環境研究部　部長

吉川　泰弘　よしかわ やすひろ
千葉科学大学危機管理学部動物危機管理学科　教授

大久保　公裕　おおくぼ きみひろ
日本医科大学大学院医学研究科頭頸部感覚器科学分野　教授

村上　亮介　むらかみ りょうすけ
日本医科大学大学院医学研究科頭頸部感覚器科学分野　助教

渡辺　哲　わたなべ あきら
千葉大学真菌医学研究センター臨床感染症分野　准教授

亀井　克彦　かめい かつひこ
千葉大学真菌医学研究センター臨床感染症分野　教授

倉　文明　くら ふみあき
国立感染症研究所バイオセーフティ管理室　主任研究官

堀口　兵剛　ほりぐち ひょうごう
北里大学医学部衛生学　教授

池田　若葉　いけだ わかは
三重大学医学部附属病院疫学センター　助教

山崎　亨　やまざき とおる
三重大学大学院医学系研究科公衆衛生・産業医学分野　研究科内講師

笂島　茂　そうけじま しげる
三重大学大学院医学系研究科公衆衛生・産業医学分野　教授

香川　順　かがわ じゅん
東京女子医科大学　名誉教授

柳澤　裕之　やなぎさわ ひろゆき
東京慈恵会医科大学環境保健医学講座　教授

須賀　万智　すか まち
東京慈恵会医科大学環境保健医学講座　准教授

石井　義脩　いしい よしまさ
石井労働衛生コンサルタント事務所　代表

坪内　彰　つぼうち あきら
福井大学医学部　非常勤講師

金山　ひとみ　かなやま ひとみ
福井大学医学部国際社会医学講座環境保健学　助教

日下　幸則　くさか ゆきのり
福井大学医学部国際社会医学講座環境保健学　教授

龍田　希　たつた のぞみ
秋田大学大学院医学系研究科環境保健学　特任助教

根津　智子　ねづ さとこ
奈良県医療政策部保健予防課　参事

冨岡　公子　とみおか きみこ
奈良県立医科大学県民健康増進支援センター　特任准教授

I

環境問題の基礎

わが国の環境問題

佐藤　洋

環境とは

「環境（environment）」という言葉は日常的に使われ，様々な意味をもっている．たとえば，体内環境や宇宙環境などサイズや性質の異なるものを示し，「環境が整えば・・・」などの表現もあり，幅広く用いられている．

人の健康を念頭に置いての「環境」は，人を主体とし，それを取り巻き何らかの作用を及ぼす（可能性のある）すべての「モノ（要素）」である．「モノ」は単に物質を意味するだけでなく，エネルギーや他の生命体（動物，植物，微生物等）も含む．人によって作られた組織も環境であり，そのなかで個人や集団の関係や体制，さらには営みのあり方も環境の要素である（図1）．

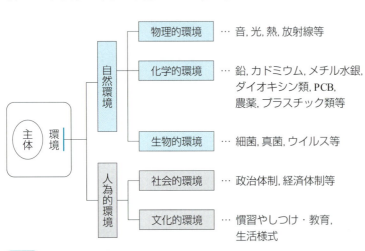

図1　主体−環境系と環境の分類および環境要素
PCB：ポリ塩化ビフェニル．
本図では，環境を自然環境と人為的環境と明確に分けている．しかし，人類は自然に働きかけて生活の場を改造し，生存をより確実なものとしてきたが，そのような働きかけや産業活動によって環境が変化し，人の生活や健康に作用を及ぼす場合もある（主体−環境系の考え方），いわゆる公害や近年では地球環境問題が典型的な例であろう．そう考えると，もはや自然環境と人為的環境を明確に区分する意味はないかもしれないが，あえて環境の理解のために分類した．

環境問題と健康—環境保健

環境問題は，環境破壊といった環境自体の問題に加えて，人の生活や健康への影響が重要である．

環境が人の健康に影響を及ぼすことは，古くはヒポクラテスの時代から認識されていた．近代になってからはペッテンコッフェルの確立した衛生学がその認識を深めていったが，細菌の発見後は病原性微生物が人の健康に影響を及ぼすおもな原因とされてきた．病原性微生物による健康被害は，抗生物質の発見や上下水道の整備によって先進諸国では確実に減少した．

しかしその一方で，産業活動の環境に及ぼす作用が大きくなってくると公害が発生し，大気汚染は呼吸器系の疾病やそれに起因する死亡を増加させた．水質汚濁や土壌汚染も，汚染水の飲用や，食物（魚介類や農作物等）を介しての汚染物質への曝露により，健康被害が発生したこともあった．

環境保健は，環境が人の健康に影響を及ぼすことがあるとの前提で，健康への影響を可能なかぎり早く総体的に把握し，あるいは予防することを目的とする．そのために臨床医学，基礎医学，疫学，統計学，分析化学，生化学，分子生物学など幅広い学問を統合した総合的な科学である．

わが国の代表的な環境問題

産業が発展した近代社会において，様々な環境問題が発生した．わが国でも，戦前は産業振興や軍備拡張のため，また，戦後は復興を優先するあまり，環境汚染を顧みなかったことから，人の健康にまで被害が及ぶことになった．ここでは，わが国でどのような環境問題があり，その問題の認識のきっかけから解決までの過程，あるいは残されている問題などについて概説する．

戦後復興の産業の発展を優先するなかで明らかになった，水俣病および新潟水俣病，イタイイタイ病，そして四日市の大気汚染（海域の水質汚濁も含む）を，わが国における「四大公害」と呼んでいる．これらに加えて，宮崎県高千穂町土呂久地区では「公害健康被害（慢性砒素中毒症）」といわれる公害に基づく健康被害が発生した．

なお，詳細は本書の関連項目を参照されたい．

1 水俣病

熊本県水俣市にある工場の工業排水に含まれていたメチル水銀が水俣湾に排出され，これが生態系の食物連鎖によって生物濃縮され，人の食べる魚介類に蓄積した．この汚染されている魚介類を大量に摂取した不知火海沿岸の熊本県および鹿児島県の住民の一部にみられたメチル水銀中毒症を「水俣病」という．環境汚染物質が食物連鎖を通して人に高濃度曝露となった点で非常にユニークであった．また，汚染された魚介類を食べた妊婦から生まれた子に，出生後の発育・発達の異常がみられたことも特徴的なことであった．これは，胎児期に胎盤経由で母親の摂取したメチル水銀に曝露されたことによると考えられている．

原因となったメチル水銀を排出した化学工場の製造過程で触媒として使用した無機水銀から，副生成物としてメチル水銀が生成されたが，原因究明は困難であった．なお，その後も，同様のメカニズムで河川水を汚染された阿賀野川流域で，川魚を食した人々の間で新潟水俣病〔1965（昭和40）年〕が発生した．

2 イタイイタイ病

イタイイタイ病は，大正年間から富山県神通川流域の農村に多発していたとされ，中年の婦人，特に出産回数の多い経産婦にみられた．四肢の骨や骨盤，脊椎，肋骨に変形・萎縮・骨折をきたし，骨軟化症様の変化のため，わずかな刺激で病的骨折が起こり，日夜苦痛を訴えたことからイタイイタイ病とされた．カドミウムによる腎尿細管障害から，カルシウムなどの再吸収が妨げられることが原因であると考えられている．

「イタイイタイ病」との命名は，患者を診療していた地域の開業医によりなされ，それが新聞報道されたことをきっかけに調査が進み，1957（昭和32）年にはカドミウム原因説が発表された．さらに様々な論争を経て，1968（昭和43）年5月，厚生省は，岐阜県の三井金属鉱業神岡鉱山から流出したカドミウムが原因であるとし，公害による健康被害を国が初めて認めた例である．

3 四日市喘息

1960年頃より，四日市市の磯津，塩浜地域を中心に気管支喘息の異常な発生増加が訴えられるようになった．これは，近くの石油コンビナートの工場から排出された煤煙・排ガス（特に，二酸化硫黄とその後生成される硫酸ミスト）の吸入が原因と考えられた．この公害が明らかになった発端は，地域の開業医がそれまでに診たことのない喘息様症状をもつ患者の多発を報告したことであった．

4 土呂久慢性砒素中毒症

宮崎県の大分県境の山林の土呂久鉱山は，慶長年間に銀山として開山されて以来，中断はあったものの1962（昭和37）年まで操業されていた．鉱山から産出される硫砒鉄鉱を窯で焼いて，農薬の原料などに使われた亜砒酸の製造が行わ

れていた．この作業の排煙が地域の谷を満たし，住民の間に皮膚症状，白斑，角化症また皮膚がんもみられた．ほかにも呼吸器症状，耳鼻科や眼科的症状，末梢神経症状もみられた．その後，Bowen病，内臓がん（肺がんや尿路系のがん），末梢循環障害（壊疽等）などの発生が報告されている．

5 ダイオキシン

ポリ塩化ジベンゾパラジオキシン（PCDD）とポリ塩化ジベンゾフラン（PCDF），コプラナーポリ塩化ビフェニル（Co-PCB）を総称して「ダイオキシン類」と呼ぶ（ダイオキシン類対策特別措置法の定義）．天然の毒素を除くとダイオキシン類の1つの2,3,7,8-四塩素化ジベンゾパラジオキシン（TCDD）は最も強い急性毒性をもつ物質の1つとされているが，動物の種差が大きいことも知られている［モルモットの半数致死量（50% lethal dose; LD_{50}）値はハムスターの数千分の一］．

ダイオキシン類は，塩素を含む有機物が燃焼する過程で生成するので発生源は多様で，以前はごみの焼却の寄与が大きかった．自然界における森林火災や火山活動などでも発生する．

大気中に排出されたダイオキシン類は，おもにダイオキシン類が付着した粒子などとして地表に達し，土壌，河川や海を汚染すると考えられる．ダイオキシン類は，食物や大気などを通じて体内に取り込まれ，人の曝露経路は大部分が食事からである．脂肪分の多い魚，肉，乳製品，卵などがおもな摂取源となっている．ダイオキシン類の耐容一日摂取量（tolerable daily intake; TDI）は4ピコグラム（pg）/kgとされた．

過去に採取され保存されていた母乳のダイオキシン類濃度の調査［1973（昭和48）年〜1996（平成8）年］によると，その期間に濃度はほぼ半減していたことがわかった．廃棄物焼却炉の改良などでダイオキシン類の排出総量は削減されており，曝露量は過去より減少しているものと考えられる．

6 環境ホルモン（内分泌攪乱化学物質）

世界各地での野生生物の観察結果から，環境中に存在している物質が生体内であたかもホルモンのように作用して内分泌系を攪乱することがあるのではないかと懸念されていた．1996（平成8）年に『奪われし未来』が出版されたのを機に，懸念は拡大し，人の生殖機能などへの影響が疑われるとされる事例が取り上げられ，大きな反響を呼んだ．

科学的に未解明な点も多いため，国（環境省等）や国際機関［経済協力開発機構（Organisation for Economic Co-operation and Development; OECD）等］において各種の取り組みが実施されてきたが，今後も研究を進めていく必要がある．これまでのところ，哺乳類において内分泌攪乱作用を示す物質は多くはなく，特に日常で人が曝露される程度の濃度では，明らかな影響は認められていないと結論されている．

7 アスベスト

鉱物性の繊維で「石綿」ともいわれるアスベストは，断熱・防音剤として学校などの建築物に，また自動車のブレーキパッドやクラッチ板などに古くより使用されてきた．ボイラーや暖房配管などの周辺にも大量のアスベストが使用されており，これらの設備補修・解体時には大量のアスベストが飛散・排出される可能性がある．

アスベスト吸入による健康影響として，石綿肺，中皮腫や肺がんがある．健康影響は，作業環境で曝露されたアスベスト取扱作業者だけでなく，その家族（作業者の衣服などについてアスベストが家庭内にもち込まれて家族が吸入してしまった）やアスベスト工場から排出されたアスベストへの長期曝露の結果として工場近くの住民にも認められることがある．

アスベスト含有製品の製造はすでに禁止されているが，現在アスベストの主要排出源である建築物の解体は今後も続き，飛散防止対策が徹底されないと，新たなアスベストによる健康被

害の発生が懸念される.

8 地球環境問題と気候変動（温暖化）

産業活動によって排出量の多くなった二酸化炭素やメタンなどのいわゆる「温室効果ガス」による気候変動（温暖化）をはじめとして，砂漠化，酸性雨，オゾン層の破壊など地球全体の環境が大きく影響を受けているとされており，海洋汚染，熱帯雨林の減少，野生生物種の減少などとともに「地球環境問題」といわれている．これは，産業活動をはじめとする人類の活動の規模が大きくなったために地球全体の生態系にまで影響が及んだためと考えられる．また，人の健康にも直接的・間接的に作用する．

中でも気候変動は，夏季における熱中症の増加として，人の健康に直接的に作用を及ぼしている．さらに温帯地方の熱帯化により，熱帯地域の感染症が緯度のより高い地域に拡大している．デング熱やジカ熱はわが国でも問題となった．そのほか，砂漠化は耕作地の減少から食料生産に影響を及ぼす可能性があり，また黄砂のような粒子状物質が砂漠から離れた地域に飛来し，その際に大気中の有害物質を運ぶ可能性もある．酸性雨も植物に対する直接的な被害だけでなく，土壌からの有害金属などの遊離を促し，その場の植物に吸収されたり水質を汚濁し，人が摂取する可能性もある．フロン化合物などの生産廃止によってオゾン層の破壊の進行は止まった兆しがあるとされている．有害な紫外線から地表の生命を守る機能があるオゾン層の維持は，人だけでなくあらゆる生物にとって重要である．熱帯雨林の減少や野生生物種の減少は，将来の医薬品の基原（起原）となる動・植物が消滅し，今後発見されない結果にもつながりかねない．

9 放射線物質汚染

東日本大震災後の東京電力福島第一原子力発電所（以下，福島原発）の事故により，総量77万テラベクレル（TBq）の放射性物質が放出された．この放射性物質は福島原発近辺だけでなく，プルーム（気体状あるいは粒子状の放射性物質が雲のような状態になったもの）となって広く南東北・北関東の一部地域をも汚染した．福島原発近辺の汚染地域では，住民が避難した．これらの地域では除染が行われ，一部地域では住民の帰還が始まっている．

放射性物質による汚染の問題は，避難地域だけでなくより広い範囲でも問題になっており，食品にも及んでいる．震災直後は，キノコや山菜，野菜類や芋類，果実などに基準値を超える放射線量が検出されて出荷停止などの措置がとられた．

2015（平成27）年の栽培/飼養可能な品目群（通常の畜産・農産物）の測定結果では，基準値（100 Bq/kg）を超えたのは，総数で5件（0.002％）であったと報告されている．一方，栽培/飼養困難な品目群では，野生鳥獣肉類166件（22％），山菜類63件（2.6％），きのこ類16件（2.4％）であった．水産物では淡水産だけ14件（0.6％）であった．これは，除染が行われていない山林などの植物は放射性物質を吸収し，そこで成育する動物は放射性物質を吸収した植物を食べるためと考えられる．淡水産でしか基準値超えがなかったのは，浸透圧の低い淡水の魚類などの生物は体内の浸透圧を保つために物質を貯留する傾向にあるので，主たる放射性物質であるセシウム137も生体内に取り込んだのちに排泄しにくいことが原因であると考えられる．また，湖沼など閉鎖環境の限られた水量では放射性物質が拡散し，濃度が下がることがないからであろう．

参考文献

1) Nriagu JO, Kacew S, Kawamoto T, *et al*: *Encyclopedia of Environmental Health*. Elsevier Science, 2011.
2) 川添禎浩: 健康と環境の科学. 講談社, 2014.
3) 日本医師会環境保健委員会: 環境保健委員会答申. 平成12, 14, 16*, 18, 20, 22, 24, 26年（日本医師会ウェブサイト）. *平成16年のみ産業・環境保健委員会.

環境に関する日本医師会宣言

今村　聡

　地球環境保全は，人間の安全保障の1つとされており，日本医師会はこれまで，国内ならびに国際的な場において，環境に起因する健康影響に関連した問題を解決するために，環境保健活動の推進に取り組んできた．その発端は公害問題であり，国による法制化に先駆けて1966（昭和41）年に公害対策基本法検討委員会を設置するなど積極的に対応してきた．しかし近年，内分泌攪乱化学物質の問題や地球温暖化に象徴されるように環境問題のグローバル化が進み，これまでとは異なる環境保健問題が発生し，それに伴う新しい健康影響の拡大が危惧されている．今日，各国政府，業界団体，企業，NPOなどそれぞれの立場で環境問題へ取り組む姿勢を明確化する動きがあるなかで，日本医師会が学術団体として環境問題に対して取り組む姿勢を表明し，16万人を超える会員が環境問題に積極的に取り組めるよう整備を進めることは意義深いことである．

　このようなことから，多様化する環境問題に対して日本医師会の取り組む姿勢を表明するため，日本医師会は2009（平成21）年4月に「環境に関する日本医師会宣言」を採択した（表1）．

宣言の4つの柱

　本宣言は，人類の生存には，地球環境の保全と持続可能な社会の構築が不可欠であるとの認識に立ち，表1の通り表明している．

　4つの大きな柱を掲げ，これらに積極的に取り組むことを宣言している．国民の健康を預かる医師会が，健康に関わる環境問題に取り組むことには大きな意義があり，本宣言を核として，日本医師会が自らの環境問題に対する取り組みの意思を発信することにより，日本の医療界全体の地球環境に対する理解を深め，個々の医療機関における環境問題に対する取り組みがより一層推進されることを期待する．

　なお，本宣言をより実効性あるものとするために，想定される具体的な事例を検討した結果を補足資料として取りまとめている．その内容は，次の通りである．

　(1)環境に配慮した医療活動の推進については，①病院・診療所等の省エネルギー（温室効果ガス削減）対策の推進に関する取り組みに力を入れている．近年首都圏でのヒートアイランド現象が深刻化しており，熱中症による死亡者数は1993年頃より急激に増加している．また日本は，1973年と1979年の二度の「石油危機」を経て，エネルギー問題の重要性を体験し，省エネルギー化の促進や自然エネルギー利用について積極的に取り組んできた．現在，太陽光発電等自然エネルギー利用分野における技術開発等については，世界を先導できる能力をもっていると考えている．その一方で，元来，医療機関は快適な療養環境の整備が求められていることから，施設の地球温暖化対策がスムーズに進まないケースも多くみられる．日本医師会では，こうした固有の特殊性をふまえた地球温暖化対策を推進することを目的に，2007（平成19）年に地球温暖化対策プロジェクト委員会を発足させた．そして，2008（平成20）年8月に療養環境の向上と省エネルギー化とのバランス等，経営判断の要素を総合的に勘案した「病院における地球温暖化対策自主行動計画」を四病院団体と協議のうえ策定した．さらに，この自主行動計画を実効あるものとするため，日本医師会，

四病院団体，そして都道府県医師会代表として東京都医師会が参画する病院における地球温暖化対策推進協議会を2009(平成21)年に新たに発足させ，医療機関における地球温暖化対策の推進に関する調査や実務者レベルの協議を行ってきた．

②化学物質の適正管理と感染性医療廃棄物の適正処理の推進については，特定化学物質の環境への排出量の把握等及び管理の改善の促進に関する法律〔通称：pollution release and transfer register(PRTR)法〕や安全データシート(safety data sheet; SDS)制度順守の支援等の事例が想定される．

③都道府県医師会と連携した環境情報ネットワークの構築については，都道府県医師会における環境保健担当役員の選任や環境保健委員会の設置等が想定される．

(2)環境保健教育の推進では，3つのテーマが掲げられている．①医師会員への環境保健情報の提供体制の整備については，生涯教育カリキュラムにおける環境保健分野の充実や日医雑誌・日医ニュース・ホームページにおける環境保健分野の充実等が想定される．②学校医・産業医への環境保健に関する情報提供の充実については，学校や職場での環境保健教育用プレゼンテーション資料の制作や研修会カリキュラムにおける環境保健分野の充実などが想定される．③環境保健に関わる団体との連携強化については，環境再生保全機構，国立環境研究所，省エネルギーセンター，気象業務支援センターとの情報交換等が想定される．

(3)国民に向けた環境保健の啓発と，身近な環境保健活動への積極的な取り組みは，医療専門団体として，国民に向けて環境保健の重要性を啓発するとともに，身近な環境保健活動に積極的に取り組むことを主旨としている．①環境問題による健康影響に関する啓発活動については，重要な問題に関するマニュアルの作成と配布が想定される．②医師会館における地球温暖化対策の推進では，クールビズ・ウォームビズ

表1 環境に関する日本医師会宣言

環境に関する日本医師会宣言
平成21年4月21日

人類が，生命の星とも呼ばれる地球において未来にわたり生存してゆくためには，地球環境の保全と持続可能な社会の構築が不可欠である．しかし，地球環境は，既に急激に変化しつつあり，それに伴う新しい健康問題の発生も強く危惧されている．

地球環境保全は，人間の安全保障の一つとされており，日本医師会はこれまで，国内および国際的な場において，公害をはじめ環境に起因する健康影響に関連した問題を解決するために，環境保健活動の推進に取り組んできた．地球環境とそこに生きる人類の健康の保持増進を目指し，ここに「環境に関する日本医師会宣言」を表明する．

(1) 環境に配慮した医療活動を推進します．
・病院・診療所等の省エネルギー対策(温室効果ガス削減)の推進
・化学物質の適正管理と感染性医療廃棄物の適正処理の推進
・都道府県医師会と連携した環境情報ネットワークの構築
(2) 環境保健教育を推進します．
・医師会員への環境保健情報の提供体制の整備
・学校医・産業医への環境保健に関する情報提供の充実
・環境保健に関わる団体との連携強化
(3) 環境保健の重要性を啓発し，身近な環境保健活動に取り組みます．
・環境問題による健康影響に関する啓発活動
・医師会館における地球温暖化対策の推進
・生活習慣病予防対策の一環として環境にやさしいライフスタイルの推進
(4) 安心して暮らせる安全で豊かな環境づくりに向けて，政府等に働きかけます．
・快適な療養環境と地球温暖化対策の両立を支援する施策の実施
・環境に起因する疾病の予防対策の推進
・環境保全に関する国際的な取り組みの推進

の推進，クールアースデーへの参加，屋上等の緑化の推進，エネルギー使用量の実態調査，ごみの分別等3R(reduce, reuse, recycle)の推進，太陽光発電利用の推進等が想定される．③生活習慣病予防対策の一環として環境にやさしいライフスタイルの推進については，生活習慣病予防のライフスタイルと環境にやさしいライフスタイルは共通する部分が多いことから，日本医師会と環境省，厚生労働省との共催イベントの

開催やテレビCM・意見広告の制作等が想定される．

次に，(4)安心して暮らせる安全で豊かな環境づくりに向けた，政府等に対する働きかけについては，①快適な療養環境と地球温暖化対策の両立を支援する施策の実施について，環境に配慮した病院建設に対する税制優遇と公的補助の拡充等が想定される．②環境に起因する疾病の予防対策の推進では，そら(SORA: Study On Respiratory disease and Automobile exhaust)プロジェクトへの協力や小児環境保健疫学調査(エコチル調査)への協力等が想定される．③環境保全に関する国際的な取り組みの推進では，世界医師会による環境保健活動の促進，公害対策技術の国際供与への協力，GHS(Globally Harmonized System of Classification and Labelling of Chemicals)推進への支援等が想定される．

病院における地球温暖化対策

ここで，前述の地球温暖化対策の推進に関連し，日本医師会では，病院における地球温暖化対策自主行動計画フォローアップ調査ならびに研究を2007(平成19)年度から実施しているので詳述する．

地球温暖化対策が求められている病院の二酸化炭素(CO_2)排出実態は，唯一日本医師会が独自に把握してきたが，2015年の研究では，2013年度・2014年度の排出実態の把握と，2030年に向けた削減目標の設定をした．

第三次産業の最終エネルギー消費量第3位を占める「医療・福祉」業界において(平成22年度エネルギー消費統計結果)，産業界での役割を確実に果たすため，設定した削減目標を達成する必要がある．そのため，診療報酬という公定価格により運営が行われ，地球温暖化対策に係る費用を転嫁できないとともに多様な疾病に罹患した患者が集まるという医療機関の特殊性をふまえたうえで，CO_2排出の抑制に取り組みながら，医療機関が健全な病院経営を維持して，国民に良質な医療を提供し，地域医療に貢献し続ける方策を検討した．

2015年11月の気候変動枠組条約第21回締約国会議(COP21)では新たな国際的枠組みの構築が目指され，わが国も2015年6月の先進7か国首脳会議において2030年までに2013年比26％削減する目標を表明していたが，COP21ではさらに厳しい国際的約束内容が求められる可能性があった．

2013年度以降の地球温暖化対策に関する方針を示した「当面の地球温暖化対策に関する方針」(2013年3月15日地球温暖化対策推進本部決定)で，各団体は「低炭素社会実行計画」の策定と自主的な取り組みの評価・検証等が求められているが，さらに前述の目標表明を受け，COP21に向け早急に新たな計画の策定と地球温暖化対策の実施が求められた．

病院関連団体は，2013年度・2014年度のCO_2排出実態の把握と地球温暖化対策の実施が喫緊の課題となっているが，公定価格で運営を行う医療機関にとっては，これまで以上の対策の実施は非常に困難である．そのため，現状の実態把握等を早急に行い，医療機関の自助努力を含む今後必要な総合的地球温暖化対策の体系を示すとともに，これまでにない国の支援策等や制度的枠組みを明らかにする必要がある．

当該研究に関連して，京都議定書における約束達成に寄与すべく，2007年から2013年にかけて私立病院を対象に，日本医師会独自の研究として「病院における地球温暖化対策自主行動計画フォローアップ研究」を行ってきた．当該研究は，日本医師会の研究で得られた研究方法・成果・課題等を活用して，COP21においてわが国が約束する，これまでより格段に厳しいCO_2排出削減目標の達成に寄与しつつも，医療機関が，その特殊性をふまえたうえでCO_2排出の抑制対策に取り組みながら，健全経営を維持し，国民に良質な医療を提供し続けるために必要な研究である．

病院業界におけるCO_2排出の実態は，わが

国で唯一日本医師会が独自に把握しているだけで，他の研究は全く存在しない．

これまでは，京都議定書に基づく削減目標に対応した地球温暖化対策が各病院の個別的対応で実施されてきたが，COP21以降は2030年に向けて大幅な削減目標が示されている．公定価格で運営をしているとともに多様な疾病に罹患した患者が集まるという医療機関の特殊性をふまえたうえで，CO_2排出の抑制に取り組みながら，健全な病院経営を維持して，国民に良質な医療を提供し，地域医療に貢献し続ける方法を模索した．

本研究は，今後の医療分野の地球温暖化対策のモデルとなり，医療機関がこのモデルを元にして地球温暖化対策に取り組むことにより，CO_2排出を抑制しながらも，健全な病院経営を維持して，良質な医療サービスの提供に寄与するものである．

また，医療機関における持続可能な地球温暖化対策のために必要な制度的枠組みに関する提言を行うことで，厚生労働省における医療機関への設備投資に係る補助制度や税制措置の企画立案の参考となるものと考えられる．

さらに，医療機関以外にも，保健衛生施設や社会福祉施設等における環境配慮の取り組みとして，グリーン購入，環境報告書の作成・公表の促進，環境に配慮した経営に向けた普及啓発等が行われているところであり，医療機関における地球温暖化対策の取り組みは，こうした保健衛生施設や社会福祉施設等における地球温暖化対策にも参考になるものと考えられる．

なお本研究は，CO_2排出を抑制しながら医療サービスの質を確保する方策に関する研究（H27-特別-指定-017）として，平成27年度厚生労働科学研究費補助金を受けまとめたものである．

おわりに

2017年には，日本医師会の横倉義武会長が世界医師会長に就任したことから，地球的規模で進行する環境汚染について，世界医師会での取り組みが推進されることを期待したい．

参考文献

1) 日本医師会: 環境に関する日本医師会宣言，平成21年4月21日．
2) 日本医師会環境保健委員会: 環境保健委員会中間答申，平成21年4月10日．
3) 今村　聡: 厚生労働科学特別研究事業 CO_2 排出を抑制しながら医療サービスの質を確保する方策に関する研究 平成27年度総括研究報告書，平成28(2016)年3月．

持続可能な開発目標(SDGs)

亀山康子

背景

1980年代以降,「持続可能な開発(sustainable development)」という概念が,国連の活動を中心に普及した.これは,それ以前から国際問題の1つとして認識されていた途上国の貧困問題に加えて,地球規模の環境問題がクローズアップされるなか,経済発展と環境保全が相互に矛盾するのではなく両立するという認識を広めるために用いられるようになった新たな概念であった.1987年,環境と開発に関する世界委員会(World Commission on Environment and Development; WCED)(通称:ブルントラント委員会)の最終報告書「われら共有の未来」で用いられた定義「将来の世代の欲求を満たしつつ,現在の世代の欲求も満足させるような開発」が,持続可能な開発の最も知られた定義である.

1992年にブラジルのリオデジャネイロで開催された国連環境開発会議(United Nations Conference on Environment and Development; UNCED)(通称:地球サミット)は,持続可能な開発の実現に向けた行動の出発点となった.また,2000年には特に途上国の貧困削減をおもな目的として,「ミレニアム開発目標(Millennium Development Goals; MDGs)」が1990年を基準年,2015年を目標年として設定された.その後,目標年に向けて定期的に進捗が検証されたが,目標達成できたものもあれば,改善が思うように進まないものもあった.たとえば,途上国で1日1ドル25セント未満で暮らす人々の割合は1990年の47%から14%に減少し目標達成できたが,5歳未満児や妊産婦の死亡率削減は改善に向かったものの目標達成には至らなかった.

そこで,2015年にMDGsに代わる新たな目標として,持続可能な開発の概念を大幅に取り込んだ新たな目標設定が目指されることになった.2012年6月の「国連持続可能な開発会議(リオ+20)」では,持続可能な開発目標(Sustainable Development Goals; SDGs)づくりのプロセスが決まり,30か国からなる小規模グループ(G-30)がSDGsの討議を行うことが合意された.SDGsは2015年9月の国連総会で採択された「持続可能な開発のための2030アジェンダ」実施のための計画であり,2030年を新たな目標年として,「誰一人取り残さない」世界の実現を目指している.

SDGsの構成要素

一般的な持続可能な開発概念の構成要素である経済,環境,社会を3要素として,17の目標と169項目の具体的なターゲット(達成基準)で構成されている.17の目標は明確には分けづらいものの,1から6までが途上国を念頭に置いた開発,7から10までが経済,11から15までが環境,16と17が社会に関係が深い項目となっている.1990年代の持続可能な開発概念,あるいはMDGsで取り上げられた経済問題の大半が途上国の貧困問題を念頭に置いていたのに対して,今回の目標では,先進国も含め,すべての国に適用しうる目標を検討した点が注目される.

目標1:貧困に終止符を打つ.
目標2:飢餓に終止符を打ち,食料の安定確保と栄養状態の改善を達成する.
目標3:すべての人の健康的な生活を確保

し，福祉を推進する．

目標4：すべての人に包摂的かつ公平で質の高い教育を提供する．

目標5：ジェンダーの平等を達成し，女性のエンパワーメントを図る．

目標6：すべての人に水と衛生へのアクセスと持続可能な管理を確保する．

目標7：すべての人に持続可能かつ近代的なエネルギーへのアクセスを確保する．

目標8：すべての人のための持続可能な経済成長，生産的な雇用を推進する．

目標9：強靱なインフラを整備し，技術革新の拡大を図る．

目標10：国内および国家間の格差を是正する．

目標11：都市と人間の居住地を包摂的，安全，強靱かつ持続可能にする．

目標12：持続可能な消費と生産のパターンを確保する．

目標13：気候変動とその影響に立ち向かうため，緊急対策を取る．

目標14：海洋と海洋資源を持続可能な開発に向けて保全し，持続可能な形で利用する．

目標15：陸上生態系の保護，森林の持続可能な管理，土地劣化の阻止を図る．

目標16：平和で包摂的な社会を推進し，すべての人に司法アクセスを提供する．

目標17：持続可能な開発に向けたグローバル・パートナーシップを活性化する．

指標確定後は，一般の人々にも伝わりやすくするようロゴを作成し（図1），普及啓発に努めている．しかしながら，この目標はあくまで国連としての理想を示したに過ぎず，

目標達成に十分な具体的な手段を保持しているわけではない．すべての目標達成を目指すためには，各国が独自で予算や人員をつけて対策を実施していく必要がある．

SDGsにおける健康リスクの扱い

17の目標のなかでも特に健康リスクに直接関係のある目標3の下位に設定されたターゲットは以下の通りである．

3.1：2030年までに，世界の妊産婦死亡率を出生10万人当たり70人未満に削減する．

3.2：すべての国が新生児死亡率を少なくとも出生1,000件中12件以下まで減らし，5歳以下死亡率を少なくとも出生1,000件中25件以下まで減らすことを目指し，2030年までに，新生児および5歳未満児の予防可能な死亡を根絶する．

3.3：2030年までに，AIDS，結核，マラリアおよび顧みられない熱帯病といった伝染病を根絶するとともに肝炎，水系感染症およびその他の感染症に対処する．

3.4：2030年までに非感染性疾患による若年死亡率を，予防や治療を通じて1/3に減少させる．

3.5：薬物乱用やアルコールの有害な摂取を

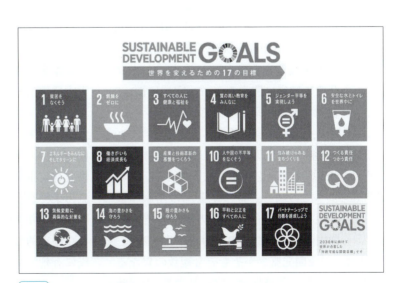

図1　SDGsのロゴ

（United Nations：Sustainable development goals—17goals to transform our world, 2015）

含む，物質濫用の防止・治療を強化する．

3.6：2020年までに，世界の道路交通事故による死傷者を半減させる．

3.7：2030年までに，家族計画，情報・教育および性と生殖に関する健康の国家戦略・計画への繰り入れを含む，性と生殖に関する保健サービスをすべての人々が利用できるようにする．

3.8：すべての人々に対する財政リスクからの保護，良質な基礎的保健サービスへのアクセスおよび安全で効果的かつ良質で安価な必須医薬品とワクチンへのアクセスを含む，ユニバーサル・ヘルス・カバレッジ(universal health coverage; UHC)を達成する．

3.9：2030年までに，有害化学物質，ならびに大気，水質および土壌の汚染による死亡および疾病の件数を大幅に削減させる．

3.a：すべての国々で，たばこの規制に関する世界保健機関(WHO)枠組条約の実施を強化する．

3.b：おもに途上国に影響を及ぼす感染性および非感染性疾患のワクチンおよび医薬品の研究開発を支援する．また，知的所有権の貿易関連の側面に関する協定[Agreement on Trade-Related Aspects of Intellectual Property Rights(通称：TRIPS協定またはTRIPs協定)]および公衆の健康に関するドーハ宣言に従い，安価な必須医薬品およびワクチンへのアクセスを提供する．

3.c：途上国で保健財政および保健人材の採用，能力開発を大幅に拡大させる．

3.d：すべての国々，特に途上国の国家・世界規模な健康危険因子の想起警告，危険因子緩和のための能力を強化する．

持続可能な開発概念がそもそも複数の異なる目的(経済開発，環境保全，安心社会等)の同時達成を目指したものである以上，SDGsで提示した17の目標も互いに独立しているということではなく，何らかの形で関連し合っていることが想定されている．人々が豊かになるとより多くのエネルギーを使う，あるいは，気候変動の悪影響により異常気象が増えると食料供給が不安定になる，といった事象がその例である．そのような関連性は「ネクサス」と呼ばれ，ネクサスを対象とした研究や報告は多数存在する．しかし，取り上げる具体的な事例毎にネクサスの関連の度合いや性質が異なることから，すべての国に当てはまる一般論は示しがたく，個別のケース毎にネクサスを検討する必要がある．

たとえば，上記の目標3の下位ターゲットであげられている妊産婦や子どもの死亡や伝染病，感染症は，途上国での経済的な問題が根本的な原因となっている．栄養失調，不衛生な生活環境，医療サービスへのアクセス不足など，貧困撲滅が健康リスクを減じる一番の解決策である．しかし，このような貧困問題に代えて，近年では，環境問題が途上国の人々の健康にさらなる追い討ちをかけている．先進国で廃棄された電気電子製品などの一部が途上国に安値で買い取られ，分解され，部品から有価資源が取り出されるが，その工程で生じる有害化学物質に，作業員や子どもが曝露されている状況などはその一例である．

SDGsの目標間でネクサスが存在するのであれば，解決においてもネクサスを意識した取り組みが必要である．たとえば，近年中国で石炭火力発電所を規制し再生可能エネルギーを普及させる政策が導入されているが，これにより，太陽光パネルなどの生産を新しい産業として育成しつつ，同時に，粒径2.5 μm以下の粒子状物質(particulate matter; PM)($PM_{2.5}$)などの大気汚染物質を削減し，さらに二酸化炭素排出量削減により気候変動対策ともしている．このような副次的な便益をもたらす対策がSDGsの達成に有効である．

日本国内での SDGs の取り扱い

国連で採択された SDGs は途上国を含めたあらゆる国に適用可能な目標とされてはいるものの，国毎の実施段階では，国毎の課題や理念を目標に反映させる必要がある．たとえば，日本であれば，高齢化や将来の人口減少，地域間格差，収入格差，ジェンダー間格差，温室効果ガス削減などを包含した目標が求められることになる．2015 年 9 月の国連総会での採択後，日本国内でも独自の目標設定に向けた動きが始まった．2016 年 5 月，G7 伊勢志摩サミットと時期を合わせ，「持続可能な開発目標（SDGs）推進本部」の設置が閣議決定された．また，具体的な議論を行う場として推進本部の下に「持続可能な開発目標（SDGs）推進円卓会議」が設けられ，有識者らによる議論の結果，2016 年 12 月に「持続可能な開発目標（SDGs）実施指針」が採択された．同指針では，国連版 SDGs の 17 の目標のうち，日本の達成度が比較的低い課題を選び，8 つの優先課題を抽出した．今後，2019 年までを目処に第 1 回フォローアップを実施する予定である．

目標 1：あらゆる人々の活躍の推進（国連 SDGs 目標 1，4，5，8，10，12 に関連）．

目標 2：健康・長寿の達成（国連 SDGs 目標 3 に関連）．

目標 3：成長市場の創出，地域活性化，科学技術イノベーション（国連 SDGs 目標 2，8，9，11 に関連）．

目標 4：持続可能で強靱な国土と質の高いインフラの整備（国連 SDGs 目標 2，6，9，11 に関連）．

目標 5：省・再生可能エネルギー，気候変動対策，循環型社会（国連 SDGs 目標 7，12，13 に関連）．

目標 6：生物多様性，森林，海洋等の環境の保全（国連 SDGs 目標 2，3，14，15 に関連）．

目標 7：平和と安全・安心社会の実現（国連 SDGs 目標 16 に関連）．

目標 8：SDGs 実施推進の体制と手段（国連 SDGs 目標 17 に関連）．

特に健康リスクに最も関係ある「目標 2：健康・長寿の達成」に関しては，国内施策として，薬剤耐性（antimicrobal resistance; AMR）対策アクションプラン，感染症対策，がん対策，肝炎総合対策が，国際協力としては，「国際保健のための G7 伊勢志摩ビジョン」の履行やグローバル・ヘルス・アーキテクチャーの強化・仕組みの構築への人的関与などが目標達成のための主要な施策としてあげられている．

ネクサスの観点から鑑みれば，健康・長寿の達成に向けた対策として，感染症対策やがん対策だけでは不十分であり，他の目標との因果関係を認識することが求められる．たとえば，「あらゆる人々の活躍の推進」を目指した結果，女性や若者達が外で働き始めれば，今まで家族が提供してきた高齢者の介護を外部に委託することになるかもしれないし，同時に，介護サービス産業が新たな産業として多くの雇用を生むかもしれない．「気候変動対策」に取り組んだ結果，夏季の熱中症患者数が増加しなければ，人々の健康維持につながる．SDG 概念の重要性は，このような相互関連性の部分に注目することにあり，広範な視野をもった総合的な取り組みが求められている．

参考文献

1) 蟹江憲史：持続可能な開発目標とは何か―2030 年へ向けた変革のアジェンダ．ミネルヴァ書房，2017．
2) United Nations : Sustainable development goals—17goals to transform our world, 2015.
http://www.un.org/sustainabledevelopment/
3) 首相官邸：持続可能な開発目標（SDGs）推進本部，2016．
http://www.kantei.go.jp/jp/singi/sdgs/

環境倫理

池邉 寧

「環境倫理」という語は，"environmental ethics"の訳語である．"ethics"という英語は「倫理」と「倫理学」という意味をもつ．倫理とは人間が社会のなかで生きるうえで守るべき規範であり，倫理学とは倫理について考える学問である．倫理学は人間の生き方や社会のあり方を探求するが，従来の倫理学が取り上げてきたのは人と人との関係や，人と社会との関係である．自然に対する関係は特に問題にならなかった．ところが，自然保護運動の高まりや環境危機の深刻化などを受け，人間の活動が自然に及ぼす影響も看過できなくなり，環境倫理学が1970年代に米国において誕生した．自然との関係のなかで人間の活動に制約を課す規範が「環境倫理」であり，こうした倫理について考える学問が「環境倫理学」である．ただし，日本語では両者を厳密に区別せず，「環境倫理学」の意味で「環境倫理」という語を使う場合も少なくない．

人間中心主義と人間非中心主義

人間と自然との道徳的な関係をどのように捉えるかによって，環境倫理学は人間中心主義と人間非中心主義に大別できる．人間中心主義とは，人間だけが道徳的地位をもっているとみなす立場のことである．この立場では，他の生物や自然は人間のための手段としての価値，つまり，道具的価値を有するにすぎない．一方，人間非中心主義とは，自然には内在的価値，つまり，それ自体で価値が備わっているとみなす立場のことである．人間非中心主義は人間による自然の支配の正当化が環境破壊を招いたとして，人間中心主義を批判する．

2つの立場の相違は，保全(conservation)と保存(preservation)の対立によく表れている．保全とは，人間が自然を長期的・持続的に利用するために自然を保護・管理することであり，保存とは自然に内在的価値を認め，自然のために自然を保護することである．20世紀初頭，米国のヨセミテ国立公園内にあるヘッチヘッチー渓谷に，ダムを建設する計画が持ち上がった．保全派のPinchotは，水資源を開発することは天然資源の効率的な利用であると主張し，ダム建設を支持した．それに対して，保存派のMuirは，原生自然の審美的な価値を擁護し，ダム建設に反対した．最終的にはダム建設は認められたが，ダム建設をめぐる論争は「ヘッチヘッチー論争」と呼ばれ，環境倫理学の源流の1つにあげられている．

人間非中心主義は人間以外の存在にも権利や道徳的地位があるとみなすが，権利や道徳的地位をどこまで拡張するかによって，人間非中心主義はさらに感覚中心主義，生命中心主義，生態系中心主義に分けられる．感覚中心主義は，感覚能力，特に苦痛を感じる能力をもつ動物は道徳的配慮を受けるに値すると考える．この立場に立つ代表的な哲学者はSingerである．彼は，感覚をもつ動物の利害は平等に配慮すべきであるのに，人間の利害だけを重視することは種差別であると批判する．生命中心主義は，人間は他の生物と同じ生命共同体に属しているのであり，他の生物よりも優れているわけではないと考える．つまり，植物を含めたあらゆる生物はそれぞれ固有の価値を有し，道徳的配慮の対象になるとみなす．感覚中心主義と生命中心主義は個々の生物に焦点を当てているのに対して，生態系中心主義は生態系という全体の維持

を問題にする．生態系中心主義は生態系が維持されるかぎり，個々の生命を奪う行為を容認する．それどころか，時には生態系維持のために積極的に推し進める．そのため，生態系中心主義に対して環境ファシズムと批判する者もいる．

ところで，人間中心主義と人間非中心主義の対立は環境倫理学の内部での論争にすぎず，現実の環境政策の形成に影響を与えてきたとは言い難い．このことを反省し，道徳的多元論の立場に立って，環境問題の具体的な解決に貢献しようとする取り組みが1990年代に起こった．この取り組みは「環境プラグマティズム」と呼ばれるが，立場の相違を超えて合意形成に寄与することを目指している．

土地倫理とディープ・エコロジー

土地倫理(land ethic)とは，「環境倫理学の父」と呼ばれることもあるLeopoldが提唱した倫理観のことである．Leopoldは米国で森林管理や狩猟鳥獣管理に携わり，1948年に亡くなった．翌年，"*A Sand County Almanac*"(『砂の国の暦』)(邦題『野生のうたが聞こえる』，講談社)が刊行されたが，土地倫理は同書のなかで述べられている．土地倫理は人間と自然の関係を論じており，今日の言葉でいえば環境倫理のことである．Leopoldによれば，倫理の起源は，相互に依存し合っている個体や集団が自らの行動の自由に制限を課し，助け合う方法を考えることにある．あらゆる倫理は，個体は共同体の一員であることを前提している．Leopoldはこのことを踏まえたうえで，共同体という概念の範囲を土地にまで拡大し，土地倫理を提唱した．彼のいう「土地」は土壌，水，植物，動物を含めたものであり，生態系と言い換えてもよい．土地倫理は人間の役割を，土地共同体の征服者から単なる一構成員に変える．

もっとも，Leopoldは，もっぱら経済的な観点から土地を利用することは否定するが，人間の利益のために土地を利用することは容認している．彼は，個々の動植物が道徳的配慮の対象になるとは考えていない．というのも，人間が生きていくうえで，土地を改変し利用することは避けられないからである．土地倫理が目指しているのは，生物共同体の統合，安定，美を保つことである．Leopoldは生態系が安定した状態を土地の健康と言い表す．土地の健康とは，土地が自己再生する能力を備えていることを意味する．人間は土地共同体の一員として，土地の健康を維持していかなければならない．Leopoldは土地に対するこうした姿勢を「生態学的良心」と名づける．環境問題にどう取り組むかを考えたとき，生態学的良心をもつことは今日においても有効な規範の1つであろう．

土地倫理は人間を土地共同体の単なる一構成員とみなすが，一方で，人間による土地利用のあり方を論じており，必ずしも人間非中心主義とはいえない．それに対して，人間非中心主義に基づいて自然保護を説いたのがディープ・エコロジー(deep ecology)である．1970年代初めにノルウェーの哲学者Næssが提唱した．"ecology"は元来，生物学の一分野を指す語であり，その場合は「生態学」と訳されるが，自然保護のための学問や運動を指す場合には「エコロジー」とカタカナで表記するのが一般的である．Næssはエコロジーを「シャロー(浅い)・エコロジー」と「ディープ(深い)・エコロジー」に分ける．シャロー・エコロジーとは先進国の人々の健康と物質的豊かさの向上・維持を目指して，環境汚染や資源枯渇と闘う取り組みのことである．つまり，これまでの生活様式を変えることなく，科学技術の力でもって自然保護と経済成長の両立を目指す取り組みのことである．一方，ディープ・エコロジーは，大量生産・大量消費といった，現代社会のあり方や個々人の生活様式を変革していくことを目指す．Næssはディープ・エコロジー運動の格言として，「手段は質素に，目標は豊かに」という言葉を掲げる．

Næssは，あらゆる生物は相互に依存し合った関係のなかで生存していると考え，生命圏平

等主義を説く．その際，彼は「原則として」という限定を付す．というのも，生物は自らの生存のために，他の生物を殺戮せざるをえない場合もあるからである．生命圏平等主義は，あらゆる生物は生存し繁栄する平等な権利をもつという主張であるが，Næss はこの権利を自己実現の権利と捉える．ここでいう自己とは，生態系全体にまで拡大された自己であり，自己実現とは生態系全体と一体化するような生き方のことである．Næss は「自己実現」という語でもって，われわれに生活様式の変革を促すのである．

世代間倫理と環境正義

地球温暖化，化石燃料の枯渇，核廃棄物の処理，生物多様性の減少，等々の環境問題の影響を受けるのは将来世代の人々である．将来世代には，子や孫の世代だけでなく，遠い将来に生まれてくる人々も含まれる．現在世代は自然から恩恵を受け，便利で快適な生活を送ることによって，将来世代に多大な負債を負わせている．それゆえ，環境倫理学は人間と自然の関係だけでなく，現在世代と将来世代の関係も問題にする．現在世代が将来世代の利益を配慮して行為することを「世代間倫理」という．とはいえ，将来世代はまだ存在していない．そのため，現在世代の一方的な義務や責任を説く世代間倫理にはいくつかの批判がある．ここでは2つの批判とそれに対する反論をあげる．

1つ目は，倫理とは本来相互的なものであるが，現在世代と将来世代の間には相互性（互恵性）が存在しないため，世代間倫理は成立しないという批判である．この批判への反論のひとつに恩返しがある．現在世代は過去世代から受けた恩恵を将来世代に返すという義務を負っている．こう考えることで，変則的ではあるが，世代間にも相互性を見出すのである．2つ目は，将来世代が抱くニーズや価値観などを予測することは困難であるため，将来世代の利益を配慮することはできないという批判である．この批判に対しては，将来世代のために何をなすべきかは不明であっても，人類の存続を危うくする行為はすべきではないと反論することができる．現在世代は将来世代の生存に責任があるのである．

世代間倫理は，持続可能な開発（sustainable development）の観点からも論じることができる．将来世代の生存のためとはいえ，現在世代のニーズを満たさない政策であれば社会そのものが持続しない．「持続可能な開発」という語は 1987 年に「環境と開発に関する世界委員会」（World Commission on Environment and Development; WCED）（通称：ブルントラント委員会）が公表した報告書のなかで用いられ，広く知られるようになった．同報告書によれば，持続可能な開発とは，将来世代のニーズを満たす能力を損なうことなく，現在世代のニーズを満たす開発のことである．

環境問題の影響を受けるのは将来世代だけではない．同時代にあっても，貧困層や途上国の人々などは環境問題の被害者になりやすい．米国では 1980 年代に，有色人種が住む地域に有害廃棄物の処分場が集中していることなどが環境人種差別（環境レイシズム）として問題になった．環境人種差別の撤廃に向けた運動は「環境正義運動」と呼ばれる．1991 年には「第1回全米有色人種環境運動指導者サミット」が開催され，「環境正義の原則」が採択された．17 項目からなる原則であるが，まず母なる地球の神聖さが確認され，差別のない公共政策，土地と資源の持続可能な利用，有害廃棄物による環境汚染の禁止，意思決定への参加，安全で健全な労働環境の保障，健康被害者が質の高いヘルスケアを得る権利などが謳われた．

環境正義運動は，環境保全と社会的正義が結びついた運動である．運動の発端には人種差別も関わっているが，運動の目的は有色人種や貧困層などの社会的弱者が環境汚染による健康被害を受けやすいことを是正することにある．さらに，米国では自然保護運動が裕福な白人男性を中心に発展し，環境運動の主流となったため，

健康被害をあまり取り上げてこなかったことへの抗議も込められている．環境正義は米国内に限った問題ではない．国際的にみた場合，環境問題の被害を受けているのは途上国である．それゆえ今日では，環境正義はグローバルな問題として捉えられている．なお，わが国では，水俣病などの公害問題が早くから社会問題になっており，「環境正義」という語が生まれる以前から環境正義の問題に取り組んできたといえる．

リスク社会

「リスク社会」という語は，ドイツの社会学者Beckが1986年に刊行した"*Risikogesellschaft*"（『リスク社会』）（邦題『危険社会』，法政大学出版局）のなかで用いた語である．同書はチェルノブイリ原発事故の直後に刊行されたこともあって広く読まれ，リスク社会という語も急速に広まった．科学技術が発展し近代化が進むにつれ，富だけでなくリスクも生産されるようになった．Beckは，現代は産業社会からリスク社会に移行していると捉える．彼はリスクとしてまず放射能をあげ，次いで空気や水，食品に含まれる有害物質をあげている．これらがリスクとみなされるのは，植物や動物，人間に短期的・長期的に影響を及ぼすからである．産業社会（階級社会）では，富は不平等に分配されていたが，今日，リスクはグローバルに拡大しており，誰もが平等にリスクの分配を受けている．Beckは「貧困は階級的で，スモッグは民主的である」という．もちろん，貧困層や途上国の人々などのほうがより多くのリスクに曝され，生命や健康が脅かされている．前述の環境正義はこの社会的不平等を問題にしている．しかし，リスクを生み出し，そこから利益を得ている者もまたリスクから逃れられない．このことをBeckは「ブーメラン効果」と呼ぶ．

富とは異なるリスクの特徴は，明確には知覚できないこと，健康被害などの弊害は後になって現れる場合もあることである．リスクは測定器などによって調べられ，化学や物理学の記号で表される．しかも，専門的な科学的知識がなければリスクを理解することは困難である．そのため，専門家の判断に依存することになる．しかし，専門家が提示した数値や数式がリスクとなるのは，われわれがそれらを生きるに値する生活への侵害とみなすからである．リスクの確定には政治や経済，あるいは倫理が密接に関わっている．

今日のようにグローバルに拡大したリスクに対処していくためには，各国の人々が国境を越えた交渉や国際的な協定を重ね，世界社会を築いていくしかない．その際に必要なのは，Beckによれば，リスクに対する不安を共有することである．不安の共有により連帯が生じ，政治的な力となる．リスク社会を生きるわれわれを動かす原動力は，「私は不安だ」という言葉で端的に言い表すことができる．

参考文献

1) Alan Drengson（著），井上有一（訳）：ディープ・エコロジー――生き方から考える環境の思想. 昭和堂，2011.
2) 丸山徳次（編）：応用倫理学講義2 環境. 岩波書店，2004.
3) Joseph R.Des Jardins（著），新田 功（訳）：環境倫理学――環境哲学入門. 出版研，2005.

予防策の原則

益永茂樹

　予防策の原則(precautionary principle)とは，科学的な不確実性が大きい事象について，その事象が起こった際の結果が深刻であると想定される場合，確実な予測を待たずに予防的な対処を選択すべきという原則のことである(「予防原則」と表記される場合もある)．わが国における過去の公害事件における人的被害と事後の補償，米国における多数の汚染サイトの膨大な修復費用など，人類はいったん環境を壊してしまったことで，のちに多大な損害を被った経験をもつ．予防的な対策をとるべきという考え方は至極当然である．しかし，上記のような原因と結果が明解な場合に予防策をとるのは当然として，原因と結果の関係が曖昧な場合，どこまで予防的に介入すべきかについては議論のあるところである．予防策の原則の歴史，現状と課題についてみていきたい．

予防策の原則とその適用

　原因と結果の因果関係がある程度明確な事象について対策をとることは当然であり，「未然防止対策」と呼ばれる．予防策の原則が議論されるのは，もっと不確かで複雑な問題である．たとえば，遺伝子組換え作物は，種々の角度から安全性が検討された結果を受けて，その栽培が広がっている．しかし，人類の歴史で遺伝子組換え食品の食経験はごくわずかであり，想定外の危険が潜んでいないとは断言できない．他方，遺伝子組換え作物は人類の食料不足への対応策として期待されている．予防策の原則で規制すべきか否かはむずかしい判断となる．また化学物質の管理においては，毒性のよくわかっていない物質が大量に使用されている現状にある．予防策の原則に基づけば，毒性試験を実施し，安全性を確認してから生産や販売が認められるべきとなる．実際，そのような観点から，国際的あるいは各国の化学物質規制は進展してきているが，毒性試験には膨大な費用がかかり，また人体実験は行いえないし，多様な生物種が存在するなかで完全な情報を揃えることは不可能に近い．過大な情報を上市前に求めるとなれば，新規化学物質の開発に利益は見込めなくなり，企業による新しい素材や新薬の開発は止まってしまうであろう．どこまで毒性情報を揃えれば予防策の原則を満たしたとみなせるかの判断はむずかしい．

　このように，予防策の原則は方向性としては広く賛同されるが，実際の問題に適用するときにはむずかしい課題に直面してしまう．そこで，予防的な行動を推奨する立場からは，「予防的アプローチ(precautionary approach)」と呼ばれる場合もある．

予防策の原則の歴史と定義

　予防策の原則は，1970年代後半ドイツの環境保護政策において用いられた「Vorsorge〔先見性(foresight)〕」に起源をもつといわれる[1]．その後，多くの国際的な条約や宣言で用いられるようになった．しばしば引用されるのは，1992年に開催された国連環境開発会議(United Nations Conference on Environment and Development; UNCED)(通称：地球サミット)におけるリオ宣言で，その第15原則において予防策の原則は「重大な，あるいは不可逆的な損害のおそれがあるときには，完全な科学的確実性が欠けていることが，環境悪化を防ぐため

の費用効果的な対策を延期するための理由として用いられてはならない」と記された[2]．また，European Commission（2000）[3]では，「人の健康（または環境）に係るリスクの存在または程度に関し不確実性がある場合には，共同体機関は，係るリスクの存在および深刻性の程度が完全に明確になるまで待つことなく，保護的措置を講ずることができる」という狂牛病事件に関する欧州司法裁判所の判決を引用している．

予防策の原則とリスク評価・管理[1]

現在の化学物質管理の世界的な潮流は，リスク評価に基づいてリスク管理を行うべきとなっている．これに対し，リスク評価によって結論を出すには長い時間と費用がかかり，結論が出て管理に着手できる頃には手遅れになってしまうとして，予防策の原則をリスク評価・管理の枠組みに代わるものとして扱おうとする動きがある．確かに，リスク評価に批判されるような側面があることは確かであるが，ここでは予防策の原則はリスク管理のなかのアプローチの1つと考えるのが妥当だとして論を進める．この考え方は，欧州委員会のガイドライン「予防原則に関するコミュニケーション」[3]でも採用されている．

リスク管理における予防策の原則[1]

リスク管理の目標は，リスクを最小あるいは受け入れ可能な程度まで減らすことである．元来リスクとは将来のことであり，その大きさや生起確率については既存の知識に基づいて予測できるだけである．リスク管理の原則としては，一定の水準を超えるリスクに対策を施すという「(a)等リスクの原則」がまず存在する．しかし，一定の水準を達成するための困難さが各事象によって異なるため，一単位のリスクを削減するために必要なコストで比較し，それが小さい事象から優先的に対策するという「(b)リスク-便益の原則」を採用するのがより理にかなっている．

表1 リスクが不確実なもとでのリスク管理

	予想よりリスクが大きい	予想よりリスクが小さい
リスクを回避する	①対策費用がかかるリスク回避ができる（ツルーポジティブ）成功	③対策費用がかかるリスクは小さい（フォールスポジティブ）（タイプIのエラー）失敗
リスクを回避しない	②対策費用はかからない 被害が発生（フォールスネガティブ）（タイプIIのエラー）失敗	④対策費用はかからない リスクは小さい（ツルーネガティブ）成功

（中西準子，他：環境リスクマネジメントハンドブック．朝倉書店，2003：410-415）

いずれにしても，リスク管理では対策費用の大きさはもとより，リスクの大きさも定量的に推定できなければ管理に結びつけることはできない．リスクの大きさや生起確率の推定には不確実性が伴うため，不確実性の程度に応じて不確実性係数（あるいは，安全係数）を導入し，安全側に評価（リスクを大きめに評価）することで，対策により安全性が確保できるように努めている．しかし，対象リスクの不確実性がさらに大きい場合，不確実性係数による対応もできなくなり，管理の失敗も考慮する必要が生じる．その際の場合分けは**表1**に示すようになる．ここで，縦軸はリスク回避策の採否，横軸は予想したリスクに比べて実際のリスクの大小を示す．

まず，リスク回避に必要な費用についてみる．影響が不確かでも対策費用は予測できる．費用が小さい場合，わざわざ予防策の原則に依拠するまでもなく対策を実施すればよい．したがって，予防策の原則の適用が議論になるのは，対策費用が大きく，得られるリスク削減に不確実性が高い場合である．**表1**では，①と④の欄が正しい予測ができた場合である．②はリスクが小さいという予想が外れて被害が生じる場合で，「フォールスネガティブ」または「タイプ

IIのエラー」，③は実際にはリスクは小さいにもかかわらず，大きいと判断して過大な対策をとってしまった場合で，「フォールスポジティブ」または「タイプIのエラー」と呼ばれる．予防策の原則は，リスクの大きさが不確実であるとき，タイプIのエラーは許容しても，タイプIIのエラーをできるだけ回避しようとする原則である．すなわち，通常のリスク管理における判断より費用対効果が悪くなることを覚悟してリスク回避を目指す原則である．

予防策の原則の適用における課題

前節で述べたように，予防策の原則は通常のリスク評価では効果がコストに見合わないと考えられる場合にもち出される原則である．したがって，コストを負担する者が同意するなら問題ないが，そうでない場合は，合意を得られる原則になりうるかには疑問が残る．特に，リスク削減（便益）を得る人とコスト負担者が別の場合は，予防策の原則は争いの種になる．

予防策の原則はリスク管理のもつ問題点も合わせもつことも指摘せねばならない．すなわち，対策には必ずリスクトレードオフが存在する．たとえば，ある化学物質の有害性が疑われ，禁止したとしよう．禁止物質を使用していた事業者は，その使用なしでも同等の製品を作れるならよいが，多くの場合それでは性能が劣化するため，代替物質の使用を余儀なくされる．このとき，禁止物質よりさらに情報の少ない新物質で代替することも予想され，代替リスクが生じる．

他方，Millerら[4]は，百年前に予防策の原則が適用されていたら，ポリオワクチンや抗菌薬の使用は延期されただろうと論じた．過度な安全への要求は科学の進歩を遅らせる可能性がある．

このように，予防策の原則は科学的裏づけを欠くので，適用には一定の基準が必要である．European Commission（2000）[3]のガイドラインでは，予防策の原則を適用する際の前提について整理しているので，それを紹介する．

予防策の原則を適用する際の前提[3]

上記ガイドラインは，予防策の原則はリスク管理の1つの戦略として位置づけ，予防策の原則の適用にあたっては，できるだけ完全な科学的な評価を行い，可能な場合には不確実性の程度を明確にしておかなければならないと指摘した．そして，予防策の原則はリスク評価における安全側の仮定ではなく，それより不確実性が高い場合に相当し，その適用は政治的な判断とならざるをえないとした．結果として，その運用が恣意的になることを避けるため，適用の際に守るべき以下の5つの原則をあげた．

(1) 釣り合い（proportionality）：対象となるリスクの大きさ対して，不釣り合いなリスク削減目標を設定すべきではない．特にゼロリスクを目指してはならない．

(2) 公平な扱い（non-discrimination）：客観的な理由がないかぎり，類似の状況では似た対応を，異なる状況では異なる対応を採用すべきである．

(3) 一貫性（consistency）：予防策の原則のもとでの対策は，同様な状況において過去にとられた対策と矛盾してはならない．

(4) 対策の採否における費用便益比較の実施（examination of the benefits and costs of action or lack of action）：可能なら対策の採否における費用便益比較を行うべきであるが，他の方法を用いてもよい．

(5) 科学的知見の進展に留意（examination of scientific developments）：より完全なデータを求めて研究の進展に注目し，また，研究を実施すべきである．さらに，対策は新しいデータを取りこんで定期的に見直すべきである．

このように，予防策の原則の適用にあたっては，既存の対策から大きく逸脱しないことが求められている．さらに，不確実性の高いなかでの判断であるので，事後における継続的な情報の更新と対策の見直しが必要である．このよう

な状況の変化に応じて管理施策を変化させることは「順応的管理」と呼ばれる．

まとめ

予防策の原則は，洗練された原則とは言い難いので，適用は対立を引き起こしてきた．予防策の原則の適用を非関税障壁だとして紛争になった例(欧州共同体による北米産ホルモン剤使用牛肉の輸入禁止)もある．世界保健機関(WHO)協定の附属書では,「加盟国は，関連する科学的証拠が不十分な場合には，関連国際機関から得られる情報および他の加盟国が適用している衛生植物検疫措置から得られる情報を含む入手可能な適切な情報に基づき，暫定的に衛生植物検疫措置を採用することができる．そのような状況において，加盟国は，一層客観的な危険性の評価のために必要な追加の情報を得るよう努めるものとし，また，適当な期間内に当該衛生植物検疫措置を再検討する［衛生植物検疫措置の適用に関する協定(Agreement on the Application of Sanitary and Phytosanitary Measures)(通称：SPS協定)第5条7項］」と記し，追加情報を得る努力を促している．こうしてみると，予防策の原則の適用は暫定的な対応となり，個々の事例ではリスク評価への展開が求められているともいえる．

最後に，予防策の原則に付随した立証責任の移行についてふれる．過去の環境汚染では，被害者に因果関係の立証が求められてきた．これに対し，予防策の原則の適用原則のなかに，立証責任は開発者側(利益を得る側)にあるとする規定が現れている(英国，スウェーデン)．立証責任の移行は，予防策の原則の運用上の有効な原則として機能する可能性があると期待される．

文 献

1) 中西準子, 蒲生昌志, 岸本充生, 他: 環境リスクマネジメントハンドブック. 朝倉書店, 2003：410-415.
2) United Nations Conference on Environment and Development: Rio Declaration on Environment and Development, June 14, 1992.
3) European Commission: Communication from the Commission on the Precautionary Principle, 2000. http://eur-lex.europa.eu/legal-content/EN/TXT/?uri=celex:52000DC0001
4) Miller HI, Conko G: Genetically modified fear and the international regulation of biotechnology. In: Morris J (ed). *Rethinking Risk and The Precautionary Principle*, 2000: 84-104.

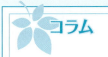

DOHaD 説

福岡秀興

　DOHaD 説とは,「健康や特定の病気へのかかりやすさは, 胎児期や生後の乳幼児期の環境の影響を強く受けて多くが決定される」という注目すべき新しい概念であり, "developmental origins of health and disease" の略である. 受精周辺期から胎芽期, 胎児期, 乳幼児期という人生早期の期間(受精後 1,000 日間)を "developmental stage" というが, DOHaD 説は「developmental stage に, 望ましくない栄養, ストレスなどの環境や環境化学物質に曝露される(first insult)と, この環境と遺伝子の相互作用により, 生活習慣病を含めた疾病の素因が形成される. この素因がある場合, 出生後に運動不足・過剰な栄養・ストレス等の望ましくない環境に曝露される(second insult)と疾病が発症する. 生活習慣病はこの 2 段階を経て発症する」という考え方である[1].

　疾病の素因とは遺伝子の働きを制御するエピジェネティクスの変化であって, developmental stage に生じたエピジェネティクスの一部は変化せずに一生存続し, 時に世代を超えて伝達されていく(transgenerational effect)ことも明らかにされている. この変化こそが病気へのかかりやすさの原因である.

　膨大な疫学研究から, 小さく生れた児, あるいは巨大児(出生時体重 4,000 g 以上)など大きく生まれた児は, 心臓循環器系疾患, 糖尿病, 脂質異常症, メタボリックシンドローム, 骨粗鬆症や精神疾患などの生活習慣病をはじめとする成人病を発症するリスクの高いことが, 明らかとなってきた. また動物実験, 生体試料の分析などから, その分子機序の解明がエピジェネティクスを中心に急速に進んでいる[2]. これら疾患が世界的に増加している現在, 治療以上に予防が重要である. developmental stage における環境と遺伝子の相互作用に生ずるエピジェネティクス変化が疾病素因であるとする DOHaD 説こそが, 新たな医療としての先制医療の中心的な考え方とも位置づけられている[3].

　翻ってわが国の出生体重をみると, 戦後の経済復興により出生体重は増加していたが, 1975 年以降は減少している. 出生体重 2,500 g 未満を「低出生体重児」というが, その頻度は 2003 年以降 9.6 % と高止まりした状態で推移している. 先進工業国と比較すると異常に高く, 次世代の疾病発症リスクの高い状況が持続している. 妊娠前, 妊娠中, 乳幼児期の栄養状態が望ましくない状況にあり, 栄養の重要性を女性のみならず社会全体で考え対応すべきである.「小さく産んで大きく育てる」ことは正しい考え方として流布しているが, これこそは次世代の疾病リスクを高くするといえる.

文　献

1) Hanson MA, Gluckman PD: Early developmental conditioning of later health and disease: physiology or pathophysiology? *Physiol Rev* 2014; 94: 1027-1076.
2) 福岡秀興(監), 藤井留美(訳), David Barker(原著): 胎内で成人病は始まっている―母親の正しい食生活が子どもを未来の病気から守る. ソニーマガジンズ, 2005.
3) Imura H: Life course health care and preemptive approach to non-communicable diseases. *Proc Jpn Acad Ser B Phys Biol Sci* 2013; 89: 462-473.

胎児の環境としての母体と生活習慣病

福岡秀興

「小さく産んで大きく育てる」ことは正しいか？

今，世界的に2型糖尿病，循環器疾患，精神疾患をはじめとする生活習慣病が著しく増加している．それは医療費の増加，社会の生産性の低下などを招くものであり，少子高齢化がさらに進展しているわが国では，その予防は大きな課題である．古くより出生体重の低下により多様な疾病リスクの高くなることが経験的に知られていた．かつて妊婦は2人分の食事をとるべきともされていた．しかし今は，「小さく産んで大きく育てるのがよい」との考え方が流布しているとも伝聞され，妊娠中の体重増加の厳しい制限も一部ではある．また，出生児の体重が小さいほうが楽なお産で，出血量も少ないとも信じられる風潮がある．

このような背景のもと，以前に比べて出生体重は小さくなっており，低出生体重児（出生体重 2,500 g 未満）の頻度は高い状態が続いている．その推移を図1に示す．1951年は7.3%であったが，それ以降は漸減1970年代には5.1%まで低下した．しかし，その後は増加に転じ，2003年に9.6%に到達したあとは変化せずに推移している．この頻度は，1951年，1975年と比較して，それぞれ31%，87%も高い．この値は先進国のなかでは著しく高く，注目すべきである．以下で述べるように，これは日本の次世代の健康に大きな危惧を抱かせるデータと捉えるべきである．

DOHaD説とは

出生体重は胎内の栄養環境を示す間接的な指

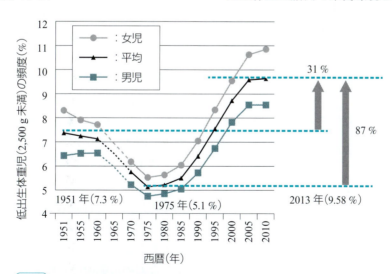

図1 低出生体重児の頻度

厚生労働省『母子保健の主たる統計』から，男児，女児，男女児の平均，および平均した低出生体重児の頻度の推移を5年毎（1951〜2010年）にみた．1951年以降，1970年代にかけて減少したものの，それ以降は増加して2003年には平均で約9.6%となり，その後はこの高い水準が続いている．1951年と1975年に比べて，それぞれ31%，87%高い値である．

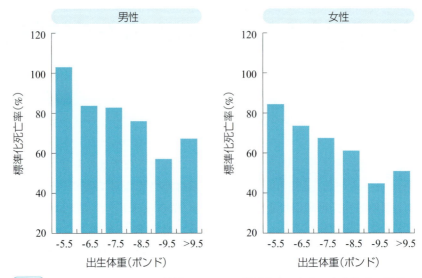

図2 ハートフォードシャー地域における冠動脈疾患死亡率と出生体重の相関

男性 10,141 名と女性 5,585 名を対象とした調査で，冠動脈疾患での標準化死亡率と出生体重の関連をみたもの．出生体重の低下は冠動脈疾患の発症リスクを上げ，極端に大きい出生体重は同様にリスクを高める．出生体重と虚血性心疾患のリスクには強い相関性（J 字状）がみられる．出生体重は予後を示唆するマーカーにもなる可能性が示される．
1.0 ポンド＝453 g, 5.5 ポンド≒2,500 g, 9.5 ポンド≒4,300 g.
（Osmond C, et al: BMJ 1993; 307: 1519-1524）

表1 出生体重の低下により発症リスクが上昇する疾患

1	高血圧・心臓循環器疾患
2	耐糖能異常・（2 型）糖尿病
3	メタボリックシンドローム
4	骨粗鬆症
5	脂質異常症
6	統合失調症・うつ病
7	慢性閉塞性肺疾患
8	（初経・閉経の早期化）
9	（SGA 性低身長）
10	（妊娠合併症）

多くの疫学研究から，出生体重の低下に伴って，これらの疾患の発症リスクの高くなることが明らかとなってきた．女性で小さく生まれた場合，妊娠糖尿病，妊娠高血圧症候群の発症リスクは高くなる．また，初経年齢，閉経年齢の早期化もある．さらに，small for gestational age (SGA)性低身長も生じている．

標であり，小さく生まれた場合は望ましくない子宮内環境で発育したことが想定される．疫学者 David Barker は，英国ハートフォードシャー地域で出生時の体重・身長，さらに 1 年後の身体発育を 1 人残らず調査したデータを発見し，心筋梗塞死，2 型糖尿病，本態性高血圧症などと出生体重の関連を検討した．出生体重の低下は疾病発症リスクが高いという，当時の多くの人々には信じられない事象を見出した（図2）[1]．その後，出生体重と疾病との関連についての莫大な疫学調査が遂行され，出生体重が小さいと生活習慣病の発症リスクの高くなることが明らかとなってきた．表1 に，出生体重の低下と関連してリスクの高くなる疾患群をあげた．望ましくない子宮内環境で育った児は，胎児期に疾病発症の素因が形成されるという成人病胎児期発症起源説（Barker 仮説，胎児プログラミング説）という新たな医学概念が提示されたのである．動物実験，疫学研究，栄養学，経済学などの広範囲な分野で，これを傍証する膨大な知見が集積されている．仮説とみられていたこの概念は，「健康あるいは疾病の発症リスクの素因が，developmental stage（受精から，胎芽，胎児，乳幼児期）の胎内および育児環境

で形成される．この素因に出生後の環境が作用することにより，疾病が発症したり健康が維持される」という新しい医学概念としてのDOHaD(developmental origins of health and disease)説(適切な日本語名称はなく，日本DOHaD学会で検討中)に進展し，全世界で広く研究が進められている[2]．表1に示すこれらの疾患群は，現在世界的に著しく増加しており，世界保健機関(WHO)により，がんを含めてnon-communicable disease(NCD)と定義される新たな疾患群として位置づけられている．特に経済的発展が期待されている発展途上国で著しく増加していくものと予想されている．胎生期，新生児期にそれらの疾病の素因が形成されるので，栄養が必ずしもよくない発展途上国では，経済的な発展により，多くの人々が胎生期に低栄養に曝露されている状態から，成人後は相対的に過量な栄養を経験することとなる．これが発展途上国でNCDが増加する機序と想定されている．翻って，わが国では低出生体重児の頻度が先進国のなかでは著しく高く(図1)，今後これらの疾患が多く発症し，次世代の健康が危惧される状況にある．

望ましくない胎内環境と疾病リスク

遺伝子の機能を調節する機序を「エピジェネティクス」といい，環境要因により変化する．特に，受精時や妊娠中の母体栄養，さらに分娩後の新生児・乳幼児期の育児環境により，エピジェネティクスは大きく変化していく．この変化が疾病の発症に大きく関連している．すなわち，妊娠前のやせや妊娠中の体重増加が十分でない場合，乳幼児期の母体の低栄養などは，胎児，児に望ましくない変化を起こす．また，栄養に加えて，環境化学物質への曝露や母体の精神的ストレスも児のエピジェネティクスを変化させる要因となる．胎内でのエピジェネティクスの変化により解剖学的な変化も生ずる．小さく生まれた児では腎糸球体の数が少なく，代償性の肥大が起こっている．このような機能的，解剖学的な変化にエイジングが加わり，疾病が発症していくと考えられている．

エピジェネティクスには，大きく分けて，DNAのメチル化，メチル化やアセチル化などのヒストンタンパク質の修飾，さらに形成されたRNAを抑制するsiRNAがあり(図3)，遺伝子の発現が調節されている．この変化は環境に応じて変化していくが，developmental stageで生じた変化の一部は一生存続し，時に数世代にわたり存続していく(transgenerational effect)．この変化に望ましくないライフスタイルとしての運動不足，過栄養，ストレスなどが加わることで，疾病が発症していく．さらに世代を超えて疾病リスクの高い状態が伝達されていく．そのような理由により，妊娠前から妊娠中，乳幼児期に必要で十分な栄養を摂る，環境化学物質への曝露を避ける，大きなストレスを経験しない環境要因を作る，などは次世代の健康を確保するうえで重要である．

1 母体の低栄養

若年女性には著しいやせ願望があり，20代女性のやせ(BMI 18.5以下)は20〜25%前後で推移している．30代女性も20代女性に次いでやせの頻度が高い．やせは理想的な栄養状態とはいえず，妊娠した場合児への影響が強く出る．受精から2週間，受精卵のDNAには，脱メチル化と再メチル化(インプリント現象)という大きなエピジェネティクス変化が生じる．受精時の母親のBMIが小さい場合は，出生体重が小さくなる傾向がある．やせた状態での妊娠は疾病リスクを高くする要因の1つといえる．低栄養動物実験や飢餓事件を経験して出生した人々でそのエピゲノム変化がみられている．また，早産の原因に子宮頸管部の感染があるが，それ以外に非感染性の切迫早産・早産が相当に存在しており，それには母親の受精周辺期の低栄養が原因の1つとされている．また，妊娠中期以降の低栄養も2型糖尿病，肥満のリスクが高い[2]．

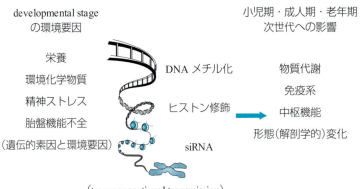

図3 環境と遺伝子の相互作用により生ずるエピジェネティクス変化とその影響

developmental stage で環境因子と遺伝子との相互作用により，エピジェネティックが変化する．エピジェネティックには，DNAメチル化，ヒストン修飾，siRNAがある．その一部は一生存続し，時に世代を超えて伝達される（transgenerational transmission）．望ましくない環境（過栄養等）が負荷されると，エイジングとともに物質代謝，免疫系，中枢機能への影響が現れ疾病を発症していく．

2 精神的ストレス

母体の精神的ストレスやうつ状態は児の精神発育に大きく影響するが，その機序の1つとして，母親のストレスにより児のグルココルチコイド受容体（GR）のエピジェネティクス変化の生ずることが報告されている．GRはグルココルチコイド分泌を制御して，物質代謝，免疫系，精神発達過程などに影響を及ぼす．ラットの実験で，出生後早期に母獣が積極的なスキンシップを行うと，仔にはストレス耐性の増加，寿命の延長，正常な糖代謝が生ずる．これは，スキンシップにより海馬のGRのメチル化が低下して生ずる現象である．また，家庭内暴力を受けた妊婦から生まれた児を10〜19歳で調べると，GRのメチル化が亢進していた．このように，母親の精神状態，育児方法により，児の精神発育，代謝系は大きな影響を受ける．精神的に安定した環境で妊娠を経過することの重要性を示すものである[3]．

3 喫煙，環境化学物質

妊娠中の母親の喫煙および受動喫煙は，児に早産，出生体重の低下，呼吸器疾患，精神神経疾患，アトピー，代謝疾患などの発症リスクを高める．妊娠中の喫煙は多くの児遺伝子DNAのメチル化に変化がみられる．世界では15歳以上女性の約25％が喫煙しており，その約半数が妊娠中も喫煙しているとされ，児への影響が著しい．ニコチンや多環芳香族炭化水素（PAH）など，少なくとも60以上の化学物質が胎盤を介して児に移行し，児のエピジェネティクスが大きく変化していく．喫煙，受動喫煙は避けるべきである．

喫煙以外にも，大気汚染，ビスフェノールA，ネオニコチノイドなどの環境化学物質の影響も大きく，DOHaD説の視点から，これらの影響について検討していくことが重要である．

出生後の発育パターンと疾病リスク

小さく生まれた児であっても，乳幼児期の育児環境により，その疾病リスクを抑制することを示す研究が進んでいる．出生後の発育パターンで疾病リスクが変化することが注目されている．ヘルシンキ出生コホート研究やインドでの調査研究では，低体重で生まれ2歳まで発育が抑制されて，それ以降11歳まで急激に体重が増えると，以後は平均的な身体発育であっても

2型糖尿病の発症リスクが高い．同じく高血圧，冠動脈疾患，脳卒中リスクも高くなる．このように，出生後の身体発育は疾病発症に大きく関与する要因である．2歳までの体重およびBMIの増加は主として除脂肪組織の発育増加によるものであり，それ以降の急激な増加はおもに脂肪組織の増加によるものと考えられる．そのため，たとえ小さく生まれたとしても，栄養を中心とした発育成長パターンの制御により疾病リスクを低減することが可能といわれ始めている．翻って，母乳哺育児は生後3か月以降の体重増加速度は抑制される傾向があり，高血圧，2型糖尿病，肥満の発症を抑制するとされており，その詳細な研究が望まれる．また，BMIの推移は，いったん上昇してからその後に下降し，再び上昇するパターンを示す．この再上昇を始める現象を「脂肪リバウンド」というが，この時期が早期化(6歳以前)すると肥満リスクが高くなる．

また，人工乳のタンパク質量を減らすことで，肥満を抑制する研究も進められている．

エイジングとDOHaD

周産期の望ましくない環境で発育した児は生活習慣病のリスクが高く，これらの疾患はエイジングとともに発症していく．この疾病素因の形成時期と疾病発症の間には長い時間差が存在しており，この時間差がDOHaD説を一般に理解されにくくしている．しかし，DOHaDの視点からエイジングを含めたライフコース全体をみて，疾病の発症を考えるべきである．

低体重で生まれた女性は，初経および閉経年齢の早期化が生じやすい．初経は体脂肪率が17～19％に到達してから生ずるものであり，その早期化は体脂肪率がより早期に増加していることを示唆する現象で，将来肥満，糖代謝異常を発症する可能性を示している．閉経年齢の早期化は，エストロゲンの減少により脂質異常症，骨粗鬆症，循環器系疾患のリスクを早期から高める．

閉経後骨粗鬆症は閉経後に生ずる疾患と考えられている．しかし，最大骨密度が高いほど骨粗鬆症になるリスクは低い．女性では15～19歳で最大骨密度となる．ところが，出生体重の低下と小児期の身長の伸びが少ない場合や，臍帯血のビタミンD濃度が低い場合は最大骨密度が低くなる．母親の魚類の摂取不足，日焼け止めクリームの多用などにより，今の母体血中のビタミンD濃度は低値である．くる病児が最近日本全体で増えていることは，それを傍証する現象といえる．このような母体の栄養状態や出生体重の低下を考えると，骨粗鬆症は閉経後の疾患と考えるべきではなく，その素因はむしろ胎生期，思春期に形成されると考えるべきである．疾病はエイジングを含め，ライフコース全体をDOHaD説から考えるべきである．

おわりに

受精してから生後数年間までのわずかな期間[developmental stage(受精後1,000日間)]こそが，次世代の一生，あるいは世代を超えた健康あるいは疾病の素因となるエピジェネティクス変化を大部分決定する時期である．わが国では「できちゃった婚」が25～40％と多く，次世代の健康を考えると，妊娠前の若年時からの栄養の重要性が高い．想像される以上に栄養が重要である．女性の健康を確保する理想的な体型についての社会全体での意識改革も求められている．また，妊娠中のストレスの少ない環境も社会全体で作り出すことが必要である．

文献

1) Osmond C, Barker DJ, Winter PD, et al: Early growth and death from cardiovascular disease in women. BMJ 1993; 307: 1519-1524.
2) Hanson M: The birth and future health of DOHaD. J Dev Orig Health Dis 2015; 6: 434-437.
3) Radtke KM, Ruf M, Gunter HM, et al: Transgenerational impact of intimate partner violence on methylation in the promoter of the glucocorticoid receptor. Transl Psychiatry 2011; 1: e21.

環境のリスクアセスメント

苅田香苗・村田勝敬

　環境の有害因子による健康障害の発生や生態系への悪影響の未然防止を目的として環境曝露を制御しようとするとき，その環境有害因子によるヒトの健康や環境へのリスクの程度を評価しなければならない．リスク(risk)は「物質または要因が一定の条件下で害を生じうる可能性」として定義されており，よくない出来事が起きる可能性，そのよくない出来事の重大さ，の2つの要素からなる．よくない出来事を「エンドポイント(endpoint)」と呼び，そのエンドポイントの出現確率がリスクである．これに対して，「ハザード(hazard)」は悪影響を引き起こす潜在的可能性を有する物質(たとえば，有害と称されている化学物質等)や要因を指し，有害化学物質といえども体内に入らないのであればヒトへのリスクはないとみなされる．ただ，リスクが全くないゼロリスクを求めることは多くの場合実現不可能なので，実際にはリスクの程度に応じて，リスクを削減するか，曝露のモニタリングを定期的に行うことによりリスクを監視する，などの選択肢から1つを選ぶことが対策の基本的なあり方となる．

　リスク研究はリスクを扱う一学術領域であり，①特定の有害因子(化学物質または要因)による健康への悪影響とその曝露に関する実験および現場の知見を集約する，②現場における測定，曝露量の見積もり，曝露集団の特性を明らかにする，さらに③高濃度曝露から低濃度曝露への外挿手法と動物からヒトへの外挿手法を考える，の3本柱から構成される．リスク研究を支える基礎科学には，ヒト体内における有害因子の動態(吸収，分布，代謝，排泄)解析のほか，標的臓器の特定化，毒性発現機序の解明なども

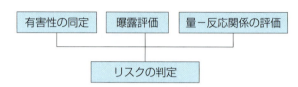

図1 リスク評価のプロセス

含む．これら有害性の確認(有害の同定)，曝露評価，量－反応関係の評価(曝露限界値の推定)をもとに総合的にリスク判定することがリスク評価となる(図1)．言い換えると，ヒトの健康に対する悪影響が起きる可能性とその程度を評価することであり，ハザードの同定とともに何がリスクとなりうるのか，何をエンドポイントとするのかを決める一連のプロセスである．

有害性の同定

　環境有害因子とは，環境中に存在するあるハザードが，ヒトに何らかの健康障害を引き起こし，それが世間一般の見解となって呼ばれうる．しかし，ヒトの場合，生まれた環境も生育してきた環境も一人ひとり異なるため，環境有害因子によって発現する健康影響や症状は一義的ではない．このため，過去の多くの有害因子の発見事例は，産業現場で事故が発生し，高濃度曝露かつ複数の中毒者が出て初めて系統的に整理されてきた．その場合でも原因因子の特定は困難をきわめ，また低濃度曝露では定型的症状がみられることは少なく，不定愁訴のような場合もある．さらなる問題点として，中毒症例は工場労働者などの成人男性が多く，環境有害因子に最も脆弱とされる胎児の健康影響に関心が向けられていなかった．胎児を意識するようになったのは20世紀半ば以降であった．

世界で約10万種，わが国で約5万種が流通しているといわれる化学物質のなかには，ヒトの健康および生態系に対して有害性をもつものが多数存在しており，適正に取り扱われないと環境汚染を通じてヒトの健康や生態系に好ましくない影響を与えるおそれがある．鉛や水銀のように古代よりヒトに健康影響をもたらすことが知られている化学物質では疫学研究も多数あるが，新規の化学物質やヒトで毒性評価を行うことが困難な化学物質は動物実験によりリスク評価がなされる．有害性の評価は，世界の文献情報（たとえば，PubMed）から各種タイプの有害性の有無を知る（認知する）ことができる．具体的には，半数致死量などの急性毒性試験，中・長期毒性，生殖・発生毒性，発がん性（遺伝子傷害性や実験動物に関する発がん性），神経毒性，感作性，刺激性などの情報を収集する．

たとえば，メチル水銀曝露による健康リスクの科学的な発見は，深刻な中毒症状として，運動失調，構音障害，視野狭窄，難聴，下腿，肘前腕および顔面の感覚障害が1865年に記述されたことから始まった．当初，その有毒作用は実験室における事故で明らかになり，「独特の症状で，いかなる既知の疾病によって引き起こされる症状とも似ていない」と当時の出版物に記されていた．しかるに，この事実は長い年月の間に忘れ去られた．再びメチル水銀が注目されることになった契機は環境問題としてであり，わが国ではアセトアルデヒド製造工場から排出されたメチル水銀で汚染された魚の摂食による水俣病であり，諸外国（スウェーデン，イラク，パキスタン等）ではメチル水銀殺菌剤処理された種子穀物から作られたパンの摂食によるメチル水銀中毒症であった（本書「IV-水俣病」参照）．

曝露評価

有害因子の曝露量を見積もることが曝露評価である．曝露とはヒトが体表面（鼻，口，皮膚）で有害因子と接触する状態を指す．したがって，有害因子が単に自然界あるいは職場・家庭内に存在するだけでなく，その曝露量が毒性の発現に十分であるか，あるいはヒトに有害性を示しうる曝露量を受ける機会があるかについて検討する必要がある．このため，排出源から放出された有害因子がヒトの体表面に到達する道筋を考え，ヒトが吸入・摂取または接触する可能性のある空気，食品，飲料水，土壌などの摂取媒体や接触媒体中の有害因子量（濃度）を測定する．次に，曝露を受ける個人や集団の生理学的特性，行動特性，食品の摂取量などを考慮して体表面を通過する取込量を推定し，さらに肺胞，消化管および皮膚から体内に吸収される割合（体内量）を推定する．

曝露評価を行うには有害因子の環境測定が必要になる．このとき考えなければならないのは，サンプリングの適切な方法と分析・測定の問題点である．一般環境におけるモニタリングを想定する場合，当該化学物質の特性を考え，上述した媒体毎の代表的な濃度レベルとともに曝露寄与の概要を把握する必要があるし，物性値によっては水生生物を経由するものなどを把握することも重要である．そのうえで，空間的なサンプリング地点と時間的変動を考慮する．同時に，発生源周辺では個別の目的に応じて，特定の作物や室内環境，降下煤塵など特殊な試料の濃度測定を実施することもある．化学物質の分析方法についても，分析の感度および精度を検討しなくてはならない．近年，有害因子の環境中濃度が先進国で低下傾向にあり，呼応するように環境規制値なども下げられ，それらを検出できる技術が要求される．さらに，真の値に対して分析値がどの程度近い値であるかとともに，繰り返し測定における再現性の程度が常に課題となる．

水銀測定を例にとると，原子吸光分析法を用いたMagos法が開発された1971年より前は，吸光光度法（ジチゾン比色法）を生体試料中の水銀分析に使っていたが，測定法の感度や精確度を評価することができる分析用標準試料は当時

存在しなかった．そのため水俣病患者の生体曝露量は測定されなかったし，新潟水俣病の発生当時は水銀測定が行われたものの，その精確度や信頼性は現在と比べてかなり低かった．このため，1970年代に起こったイラクのメチル水銀中毒禍のデータがメチル水銀のリスク評価に使用されたのとは対照的に，曝露評価が十分でなかった水俣病の研究成果はメチル水銀の量−反応関係の評価に参照されなかった．

量−反応関係の評価

毒性学において，影響(effect)とは有害因子の曝露後に観察される生物学的な変化をいう．このうち具合の悪い健康影響が体内の細胞や臓器に初めて現れる濃度を「臨界濃度(critical concentration)」といい，最初に臨界濃度に達する臓器を「臨界臓器(critical organ)」と呼ぶ．健康影響の最悪のシナリオは死亡であり，リスク評価においてバイアス(bias)の影響を受け難い最も確実なアウトカムと考えられている．しかしながら，死に至らない曝露量を推定しても役立たないことは多い．したがって，有害因子の種々の健康影響のなかから，最も鋭敏なアウトカムをみつけることが重要となる．たとえば，鉛の臨界影響はヘム合成障害または末梢神経伝導速度遅延といわれてきたが，軽度のヘム合成障害は生理的変化とみなされ，近年は神経系が鉛の臨界臓器と考えられている．

この健康影響には，ある一定量以上の有害因子の曝露を受けると影響が現れるもの，すなわち閾値(threshold)が存在するものと，電離放射線被曝による発がん確率のように閾値のないものがある．前者の場合，曝露量の変化に対応した特定の影響の量的変化を「量−影響関係(dose-effect relationship)」という．これに対し，曝露量で分割した小集団(たとえば，非飲酒群，飲酒量1〜30, 31〜60, 61〜90, 91 g以上/日群)において一定の影響量を超える者の割合(たとえば，血圧140/90 mmHgを超える者の割合)が漸増(または漸減)する場合，「量−反応関係(dose-response relationship)がある」という．この有害因子の曝露量とアウトカムとの間に強固な関連が認められるならば，有害因子とアウトカムの間に因果関係があると推定することが可能となる．

曝露限界値の推定

有害因子の高濃度曝露では種々の健康影響の出現確率が高くなり，しかも量−反応関係も得られやすい．しかし重要なのは，重篤な臨床症状が出現する曝露濃度を調べることが予防の目的にかなった方法かどうかである．有毒ガスなどのアウトカムは死であり，致死量に相当する値が必須となろうが，通常このような毒物の製造や使用は禁止されており，身の回りに存在しない．化学物質の存在意義はヒトないし生態系に何らかの便益があることであり，ヒトに及ぶ毒性は副作用としてやむをえず付随するものでなければならない．そこでリスク評価からリスク管理に話を移す際に最も重要となるのは曝露限界値である．この値は，有害因子による健康影響が現れ始める曝露濃度，あるいは健康影響が現れない最も高い濃度から推定される．前者を「最小毒性量(lowest observed adverse effect level; LOAEL)」，後者を「無毒性量(no observed adverse effect level; NOAEL)」と呼ぶ(図2)．安全サイドに立脚するならば，後者の値が環境規制値の設定に有用となる．

ヒトでNOAELを求めるには大きな壁が存在する．すなわち，実験動物では低濃度から高濃度までの段階的な毒性試験を実施し，量−反応関係モデル式に当てはめてNOAELを求めることができる．しかし，実験を設定できないヒトでは，疫学調査データをもとに高濃度から低濃度(たとえば，作業環境濃度から一般大気濃度)への外挿が必要であるとともに，複合曝露や複合影響を考慮しなければならない．さらに，疫学データがなく動物実験から外挿する場合には，種差・個体差に対する不確実性(安全)係数の決定が大きな問題となる．高濃度での観察結

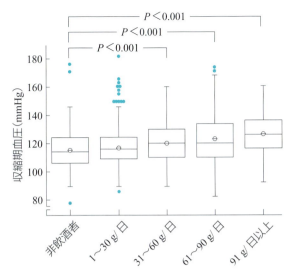

図2 飲酒量(100％換算エタノール量)と収縮期血圧の量－反応関係

この例では，非飲酒者群との間で有意差が認められる最も飲酒量の少ないのは31〜60 g/日群であるので，LOAELはこの群の中央値46 g/日，また有意差が認められない最大値(NOAEL)は30 g/日となる．

果を低濃度に外挿するための数理モデルはいくつか開発されているが，いずれも比較的高濃度の領域では実際のデータとよく適合するのに対し，低濃度領域においては採用したモデルにより，外挿結果が大きく異なりうることが問題となる．NOAELやLOAEL法のほかに，有害リスクの臨界濃度を推定する手法のひとつにベンチマークドース(benchmark dose; BMD)法があり，適合した量－反応曲線モデルから所定の有害性発現頻度で曝露量を算定する．安全側の信頼限界値［ベンチマークドースレベル(benchmark dose level; BMDL)］を用いることでデータの質や統計学的考慮がなされる(本書「III-C-鉛」参照)．

リスクの判定

リスク評価における最終かつ最も重要な段階がリスクの判定である．リスクの判定は，有害性を特定し，量－反応評価と曝露状況を総合評定したうえで可能となり，問題となる物質のヒトに対するリスクが予想曝露条件下でどの程度であるかを推定する．あるいは，個人曝露濃度(8時間加重平均や最大値等)と許容曝露濃度を比較し，どの程度の曝露量であればヒトへ有害影響を与えないと判断されるかを示す．

リスクの判定の際にはいくつかの仮定を設けており，リスクの概念そのものに確率による将来予測が含まれているため，定量的な結論とともに，その判断の根拠や解析上の不確定要素についても明らかにしておかなければならない．すなわち，最も肝心と考えられる健康影響は何で，その出現確率がどのくらいであり，被害の起こりやすい集団は誰であるかを表現する一方，リスク分析の際の仮定条件やリスク推定での本質的な不確実性についても漏れなく提示する必要がある．このように，得られた情報を総合して，方法論や適用された判断基準を検討した結論がリスクの判定であり，そのリスクが許容可能であるか否かを評価することがリスクアセスメントである．

おわりに

環境のリスクアセスメントを行うにあたっては，当該有害因子に関する科学情報や安全性評価情報などの幅広い知識と物事を堅実に判断する良識を努めて培っていくことが重要と思われる．また，判定されたリスクの予測値と許容値を比較検討することが肝要であり，許容できないと判断されるならリスクを回避または低減する措置を講じなければならないし，許容できる場合でも定期的にモニタリングを行うなどリスクの監視を怠ってはならない．

参考文献

1) 中西準子，蒲生昌志，岸本充生，他: 環境リスクマネジメントハンドブック．朝倉書店, 2003.
2) Grandjean P, Satoh H, Murata K, *et al*: Adverse effects of methylmercury: environmental health research implications. *Environ Health Perspect* 2010; 118: 1137-1145.
3) 村田勝敬，苅田香苗，堀口兵剛，他: ベンチマークドース法の臨床的基準をもつ健康影響指標への適用．産衛誌 2011; 53: 67-77.

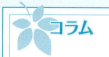

リスクトレードオフ

益永茂樹

　トレードオフ(trade-off)とは，複数の事象が関連性をもっており，1つの事象を改善すると他の事象で悪化が起こってしまう状況のことである．リスクに関するトレードオフとしては，リスク−リスク間，リスク−便益間などでトレードオフが起こる．社会では多くの関連事象の間でトレードオフが存在し，よい側面だけをもつ施策は稀だともいえる．そのような場合，複数の事象を総合して最適な解決策を見出す努力が必要である．以下にリスク−リスクトレードオフの事例を紹介する．

　水道水は通常塩素消毒して供給される．ところが1970年代初め頃に塩素消毒によって種々の有機塩素化合物が生成することが判明した．これらは「消毒副生物質」と呼ばれ，発がん物質が含まれていた．したがって，塩素消毒は水道水の発がんリスクを高める．他方，塩素消毒は，病原菌はもとより原虫も含む感染症リスクを下げるために欠かすことができない．感染リスクを減らすには塩素消毒の強度を高めることが望まれ，発がんリスクを下げるには同強度は低いほうがよいというトレードオフが生じる．そこで浄水場では，これらリスクの和を最小にするように塩素消毒の強度を管理することが求められる．なお，水道水源をより清浄な水源に変更することは，フミン質などの有機物濃度を低くすることで消毒副生物質を減らし，しかも殺菌すべき病原菌も減るので，リスクトレードオフを生じない対策である．ただし，この場合でも水源転換にかかる費用との間でトレードオフが生じる可能性がある．

　次に，有機塩素系殺虫剤ジクロロジフェニルトリクロロエタン(DDT)の例を紹介する．DDTの散布が鳥類で卵殻薄化を引き起こし，1960年代にRachel Carsonが著書"*Silent Spring*"(邦題『沈黙の春』)で指摘したように野鳥の減少をもたらした．この生態リスク(健全な生態系の保全に対するリスク)に対処するため，先進各国はDDTの使用や生産を禁止した．他方，1970年代以降，熱帯の途上国でマラリア蚊対策のためのDDTの入手が困難になり，安価な代替殺虫剤もなかったため，1980年代以降マラリア患者数が増加に転じた．これは，先進国における生態リスク削減対策が，途上国における健康リスクを増大させた例である．2006年，世界保健機関(WHO)はマラリア蚊の駆除を目的とするDDTの屋内散布を推奨すると発表した．この事例はトレードオフ関係にある2つのリスクを受ける主体が異なる例である．

環境のリスクコミュニケーション

堀口逸子・佐藤　洋

リスクコミュニケーションの歴史と定義

　リスクコミュニケーションは，1980年代後半から欧米で議論された．それが扱うリスクは大別して，①原子力発電所事故などの科学技術，②環境問題，③消費生活用品，④食品などの健康・医療，⑤地震や津波といった災害の5つの領域[1]である．リスクとは，全米研究評議会(United States National Research Council; NRC)[2]は「被害がどのくらい重大であるかということと，どの程度の確率で起こるか，という2つの要素の積で表されるもの」と定義している．

　リスクコミュニケーションに影響を与えた出来事は，1970年代の公害問題の顕在化，1979年のスリーマイル島の原子力発電所事故(米国)である．1980年代に入り，スペースシャトル・チャレンジャー号爆発事故(米国)，チェルノブイリ原発事故(ソビエト連邦)などが相次いだ．これらの事故では，危機時の専門家の意思決定や住民の行動が，リスクコミュニケーションの視点から報告されている．

　リスクコミュニケーションは，1989年，NRCによって「個人，機関，集団間での情報や意見のやりとりの相互作用的過程である」と定義された[2]．相互作用的とは，行政や企業，科学者に代表されるリスク専門家から情報が一方方向に伝えられることではなく，多くの個人や関係団体，機関が，リスクについての疑問や意見を述べ，リスクに関する情報を交換し，ともに意思決定に参加することである．また，意見や情報の交換に留まらず，「ステークホルダー」といわれる利害関係者がお互いに働きかけ合い，影響を及ぼし合いながら，建設的に継続されるやりとりである．

　1990年には牛海綿状脳症(bovine spongiform encephalopathy; BSE)問題(英国)が起こり，欧州諸国では行政機関にリスクコミュニケーション専門部署が置かれるきっかけとなった．その後，2002年の国際連合食糧農業機関(Food and Agriculture Organization of the United Nations; FAO)主催による食の安全に関する専門家会議において，リスクコミュニケーションの重要性が認識された．21世紀に入ると，9.11同時多発テロ(米国)，重症急性呼吸器症候群(severe acute respiratory syndrome; SARS)，そして新型インフルエンザのパンデミック(世界的な大流行)も緊急時のリスクコミュニケーションであるクライシスコミュニケーションへの関心を再興させるものであった．

わが国におけるリスクコミュニケーション

　わが国では，1995年の阪神・淡路大震災や1999年の東海村JOC臨界事故[3]などにおいて論じられてきた．また，いち早くリスクコミュニケーションに取り組んでいた官庁が環境省である．2000年には，化学物質と環境円卓会議の開催に合わせてリスクコミュニケーションのホームページが開設されている[4]．食品安全分野では，21世紀に入り，魚介類に含まれる水銀や残留農薬のポジティブリスト制度など関係省庁が連携しリスクコミュニケーションに取り組んでいる．2009年9月には消費者庁が発足し，食品安全分野のリスクコミュニケーションの調整役となっている．

　2011年の東日本大震災や福島原発事故をきっかけとして，2014年，文部科学省の科学技術・

学術審議会研究計画・評価分科会安全・安心科学技術及び社会連携委員会は，リスクコミュニケーションの推進方策をまとめた．リスクコミュニケーションは，「リスクのより適切なマネジメントのために，社会の各層が対話・共考・協働を通じて，多様な情報及び見方の共有を図る活動と捉えることとする」と記述されている．一方，牛海綿状脳症(bovine spongiform encephalopathy; BSE)問題をきっかけとして2003年に発足した内閣府食品安全委員会では，2015年食品の安全に関するリスクコミュニケーションの見直しを行い，報告書としてまとめた[5]．そのなかにおいて，「リスクコミュニケーションは，わかりやすくいえば，リスク対象およびそれへの対応について，関係者間が情報・意見を交換し，その過程で関係者間の相互理解を深め，信頼を構築する活動である．その活動は，関係者が一堂に会した意見交換会のみならず，様々な媒体を通じた情報発信など幅広い．リスクコミュニケーションの目的は，『対話・共考・協働』(engagement)の活動であり，説得ではない．これは，国民が，ものごとの決定に関係者として関わるという公民権や民主主義の哲学・思想を反映したものでもある」とされている．"engagement"の概念を日本語では「対話・共考・協働」と表現している．環境省の化学物質に関するリスクコミュニケーションでは，「リスクコミュニケーションとは，環境リスクなどの化学物質に関する情報を，市民，産業，行政等のすべてのものが共有し，意見交換などを通じて意思疎通と相互理解を図ることをいいます．化学物質による環境リスクを減らす取り組みを進めるための基礎となるものです」[4]とされている．

また，リスクコミュニケーションは公民権や民主主義の哲学・思想を反映していることからも，専門家の判断や科学で証明されていることを，専門家でない人々に受け入れさせることでない．そして，誤解が生じていると思われるが，不安を解消する目的ではまったくない．

リスク認知

リスクコミュニケーションにおけるリスク情報，リスクメッセージは，リスクの性質やリスク管理，またそのための法律や制度，整備に対して，またリスクメッセージそのものに対しての関心や意見，反応の表現である．効果的なリスクコミュニケーションのためには，それに関わる人々のリスク認知，いわゆるリスクの主観的な捉え方を明らかにする必要があるとされている[1]．

われわれがリスクをどのように捉え，感じるのかというリスク認知は，心理学において研究され，おそろしさ，未知性，災害規模の3次元で捉えられるといわれている[6,7]．これは，出来事の記憶しやすさや想像しやすさによって影響を受け，リスク評価とリスク認知の間にずれがあること，また，性別，民族，社会的地位，年齢，職業集団などによる差異があるといわれている．そして，リスク認知はリスクメッセージの提示の仕方によっても変化する[1]．

リスクを「おそろしい，こわい」と認知する要素として，これまでの研究から11項目があげられている[1]．それは，非自発的にさらされる，不公平に分配されている，よく知らないあるいは奇異なもの，人工的なもの，隠れた取り返しのつかない被害があるもの，小さな子どもや妊婦あるいは後世に影響を与える，通常と異なる死に方をする，被害者がわかる，科学的に解明されていない，信頼できる複数の情報源から矛盾した情報が伝えられる，である．

知識量とリスクの受容の関係は，知識量が少ないまたは多い人は，知識量が中間的な人に比べ，リスクの受容の程度は低い．両者の関係は山型を示す．知識量が少ない状況にあるときに情報を与えると，リスクの受容の程度は増す．逆に，知識量が多い状況にさらに情報を与えても，自分に都合のよい情報を取り入れますますリスクの受容の程度が低くなると考察されている．

専門家と一般市民とのリスク認知の乖離については，科学技術リスクに対して，専門家は一

般市民のリスク認知をより高く推測すると同時に，専門家のリスク認知とより大きな乖離があることが報告されている．リスクの受容について，そのリスクについて知識がないからであり，知識が増えれば理解が促進され受容されるといった意味合いの発言が聞かれるが，これは迷信であったことが心理学実験から明らかになったと紹介されている．

また，取り扱うリスクを他のリスクと比較することで，リスクの受け入れを求める傾向も見受けられる．しかし，このリスクの比較はやむをえない場合を除いて用いないほうが望ましいと指摘されている[8]．また，リスク比較のガイドライン[9]によれば，その比較は5ランクに分かれ，関係のないリスクとの比較がほとんど受け入れられない比較とされ，最も受け入れられる比較は，時期が異なる同一リスクの比較，基準との比較，同一リスクに対する異なる評価の比較である．

個人的選択と社会的論争

リスクコミュニケーションが扱う領域において，個々人がどうするのか，社会としてどうしていくのかといった2つの側面がある．これをリスクコミュニケーションにおける「個人的選択」と「社会的論争」という．

個人的選択は，どう行動するかが個人に委ねられている．たとえば，医療従事者が疾病リスク，治療法（手術等）について患者やその家族に情報提供し，疑問に答え，そして治療方針等が決まる，「インフォームドコンセント」といわれているやりとりに注目した視点である．

社会的論争は，リスクに対してどのような行動をとるのか，社会全体として決定しなければならない．ステークホルダーが多数おり，利害が相反し，価値観の違いが大きく，合意を得るのは容易ではない．その目標は，利害関係者間での合意形成だが，その合意とは必ずしも専門家の決定を受け入れさせることではない．また，利害関係者が当該の問題や行動について理解の水準をあげ，利用可能な知識の範囲内でリスクに関する情報を適切に知らされていると満足すること，決定過程の段階から利害関係者が参加し各々の意思表明の機会があること，リスクが関係者間で公平に配分されることも目標である．

平時と緊急時

リスクコミュニケーションは，最近では企業の事故対応，医療事故の謝罪会見など，記者会見のイメージが少なからずある．これは事故が起こってからの対応であり，緊急時対応の一部である．平時でのリスクコミュニケーションが円滑になされていない状況で，緊急時におけるリスクコミュニケーション（クライシスコミュニケーション）がスムーズにいくとは考え難い．

平時のリスクコミュニケーションのステップを図1に示す．提供されるリスクに関する情報が「公正」と感じられるかどうかが最初のステップである．それは，専門家に散見される，影響を与え，主義主張を受け入れさせるような情報提供や話し方ではない．影響を与えることと情報提供することが異なることを情報提供者は自覚しておかなければならない．リスクの受容には，ステークホルダー間での情報の交換（対話）だけでなく，ともに考える姿勢（共考），信頼関係の成立などが必要不可欠であることがわかる．

コミュニケーションの専門家との協働

リスクコミュニケーションは，計画，実施，評価のサイクルで継続的に実施されるものである．これらは，リスクコミュニケーションにおいて取り扱うリスクの専門家が担うものだろうか．コミュニケーションはいわばソフトサイエンスであり，リスクはハードサイエンスである．リスクの専門家は，そのリスクについて最新かつ詳細な情報をもち，リスクコミュニケーションの一部である情報提供に寄与することが明白であり，コミュニケーションの専門家との協働が必要不可欠なのである．

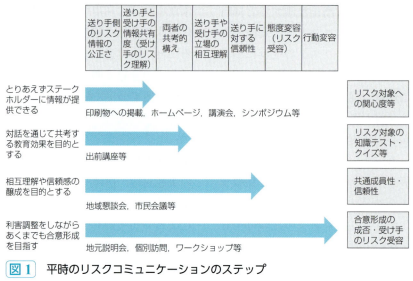

図1 平時のリスクコミュニケーションのステップ
（図は，文献をもとに金川が作成）

リスクの専門家の課題として，自らの正しさに確信をもちすぎていること，専門家間での相違，素人の参加を阻む意識，一般の人々のニーズに合った情報提供ができていないこと，そしてコミュニケーション能力がいわれている．リスクコミュニケーションには，新しいあるいは特殊なコミュニケーション手法があるわけではなく，従来からの心理学のコミュニケーション研究の成果が利用できる．

エコチル調査に関連して

現在わが国では，大規模コホート調査としてエコチル調査が実施されている．社会としてどのようにその結果をいかしていくかはリスクコミュニケーションの社会的選択に寄与するための情報になる．しかし，調査対象者となった子どもとその家族は自身の子どもの健康にどのような影響あるのか，個人的選択の側面で結果を解釈する．専門家が極端におそれたり心配したりする必要がないと思う結果も，前述したおそれを感じる11項目のいずれかに該当すれば少なからず不安を抱く．調査が遂行され結果返却の機会も今後増えていく．どのように表現し伝えるのかリスクコミュニケーションの視点から注意を払う必要がある．また平時のリスクコミュニケーションとして，調査対象者が結果を判断できるように，常日頃から専門家からの情報提供が重要である．

文　献

1) 吉川肇子：リスクとつきあう．有斐閣，2000.
2) National Research Council: Improving Risk Communication: National Academy Press, 1987.
3) 岡本浩一，今野裕之：リスク・マネジメントの心理学—事故・事件から学ぶ．新曜社，2003.
4) 環境省ウェブサイト：化学物質やその環境リスクについて学び，調べ，参加する．
   http://www.env.go.jp/chemi/communication/index.html
5) 内閣府食品安全委員会ウェブサイト：食品の安全に関するリスクコミュニケーションのあり方に関する報告書について．
   https://www.fsc.go.jp/osirase/pc2_ri_arikata_270527.html
6) Slovic P: Informing and educating the public about risk. *Risk Analysis* 1986; 6: 403-415.
7) Slovic P: Perception of risk. *Science* 1987; 236: 280-285.
8) 吉川肇子：健康リスクコミュニケーションの手引き．ナカニシヤ出版，2009.
9) Covello VT, Sandman PM, Slovic P: *Risk Communication, Risk Statistics, and Risk Comparisons: A manual for Plant Managers*. Chemical Manufacturers Association, 1989.

パリ協定

久保田　泉

パリ協定とは

　パリ協定とは，2020年以降，国際社会全体でどのように気候変動問題に取り組んでいくかを記した国際条約である．同協定は，2015年12月の気候変動枠組条約第21回締約国会議（COP21）（フランス・パリ）において採択され，2016年11月に発効した．

気候変動対処のための新たな国際条約が必要となった背景

　これまで，国際社会は気候変動枠組条約（1992年採択，1994年発効）（以下，同条約）と京都議定書（1997年採択，2005年発効）に基づき，気候変動問題に対処してきた．

　COP17（南アフリカ・ダーバン，2011年）において，すべての国に適用される，2020年以降の気候変動問題対処のための国際枠組みに関する法的な文書を，2015年中に採択することを目指して交渉することになった．パリ協定はその成果である．

　気候変動対処のための新たな国際条約が必要となった事情は3つある．

　第一に，長期目標の重要性に対する認識が高まったことである．同条約が最終的に目指しているのは，「気候系に対して危険な人為的干渉を及ぼすこととならない水準において，大気中の温室効果ガスの濃度を安定化させること」であるが，いつまでに大気中の温室効果ガス濃度を何ppmにしなければならないかなど，具体的な数値は同条約に示されていない．

　その後，カンクン合意（2010年）において，産業革命前からの世界の平均気温上昇を2℃までに抑えることが盛り込まれ，その後もCOPや主要7か国首脳会議（G7サミット）などで繰り返し確認されてきた．

　2013～2014年に公表された，気候変動に関する政府間パネル（Intergovernmental Panel on Climate Change; IPCC）の第5次評価報告書（AR5）では，気温がどれくらい上がると，各分野の気候変動により追加されるリスクのレベルがどの程度になるかが示されている（本書「III-地球温暖化①―地球温度の変化」の図1参照）．なお，IPCCは，どのような影響を「危険」（避けるべき）とするかは社会の判断であり，科学だけでは決められないという立場を明確にしている．

　そして，IPCC AR5では，世界の平均気温上昇をどのくらいまでに抑えるかを決めると，そのために今後二酸化炭素（CO_2）の排出をどれくらいまでに抑える必要があるかを把握できることが示された．

　2℃目標を達成可能な排出経路はいくつかあるが，それらの経路では，今後数十年の大幅な温室効果ガスの排出削減と，今世紀末までにCO_2およびその他の長寿命温室効果ガスの排出をほぼゼロに削減することが必要になる．これは，先進国だけではなく，これから経済発展する途上国も含めた数値であり，実現が非常に困難とされている．

　第二に，すべての国が排出削減に参加する必要性が高まったことである．同条約には，国を分類する2つの附属書が付されている．これら附属書に掲げられていない国をひとまとまりとして考えると，国のグループは3つあり，このグループ毎に課される責任が異なる．3つのグ

ループとは，①附属書I国［同条約採択時の経済協力開発機構（Organisation for Economic Co-operation and Development; OECD）加盟国と経済移行国］，②附属書II国（同条約採択時のOECD加盟国），③非附属書I国（①以外の国．発展途上国）である．①に属する国は，同条約上，自国での温室効果ガスの排出削減を行うことが求められている．京都議定書でも，「温室効果ガスの排出削減数値目標をもつ先進国（＋経済移行国）」と「目標をもたない途上国」という区分が維持されている．②に属する国は，自国での排出削減に加えて，途上国に対する資金・技術支援が責務とされている．

同条約採択から20年以上経過したが，このグループ分けは変わっていない．同条約採択後にOECDに加盟した国や，OECD加盟国ではないが，急速に経済成長を遂げ，世界最大の温室効果ガスの排出国となっている中国をはじめ，新興国も上記③に分類される．

2℃目標を達成するためには，今世紀末までに世界全体でCO_2およびその他の長寿命温室効果ガスの排出をゼロにする必要がある．しかし，これまでの先進国と途上国のグループ分けや役割分担を固定した仕組みでは，地球全体での温室効果ガスの大幅な排出削減を実現することはできない．

第三に，緩和策（温室効果ガスの排出削減および吸収源の増強）以外の要素を国際制度に組み込む必要があるという認識が高まったことである．京都議定書には，ほぼ緩和策に関する責務しか規定されていない．これを解消し，適応策や途上国支援等を盛り込むことが，途上国が新しい枠組みに強く望むことのひとつであった．

パリ協定の特徴

第一に，長期目標を明確に定めたことである．同協定は，世界中で気候変動影響の懸念が高まっているため，気候変動の脅威への対応を強化するとし，そのために，産業革命前と比べて，世界全体の平均気温の上昇幅を，2℃を十分に下回る水準に抑制することを目的としている．さらに，気候変動リスクおよび影響を著しく減少させることにつながることから，この幅を1.5℃未満に抑えるように努力することも記されている．

そして，緩和策については，人為起源の温室効果ガス排出を正味でゼロにすることを，適応策については，適応能力を拡充し，レジリエンス（気候変動した世界に合わせられるしなやかさ）を強化し，脆弱性（気候変動影響に対する弱さ）を低減させることを，それぞれ長期目標として設定した．

第二に，先進国か途上国かを問わず，すべての国が，パリ協定の目的および長期目標の実現を目指して，自ら設定した目標の達成に向けて，気候変動対策を実施するとされていることである．すべてのパリ協定締約国は，各国の気候変動対策に関する目標（緩和策だけではなく，適応策に関する目標も含めることができる）を5年毎に設定・提出し，その達成に向けて努力することが義務づけられている．そして，各国は，前の期よりも進展させた目標を提出することになっている．ただし，京都議定書とは異なり，目標の達成そのものは義務ではない．また，各国が行った気候変動対策に関する情報のモニタリング・報告・検証についても，すべての国が共通の枠組みの下で実施することが原則とされている．

第三に，緩和策だけではなく，適応策，資金支援，技術開発・移転，能力構築，行動と支援の透明性といった要素をバランスよく取り扱っていることである．加えて，パリ協定では，先進国以外の国に対しても，気候変動対策に必要な資金や技術などの支援を途上国に対して行うよう奨励している．

第四に，国際社会全体で気候変動対策を着実に進めるための仕組み，すなわち，①パリ協定の目的と長期目標を達成するために必要な気候変動対策を進めることができているかを5年毎にチェックする仕組みと，②途上国の気候変

動対策を支援する仕組みである．

②につき，先進国は，途上国に資金支援をする責務を有することがあらためて規定された．そして，その他の国（新興国を想定）に対しても途上国に資金を提供することが奨励されている．また，2020年以降，途上国の気候変動対策支援のための資金規模に関する目標に注目が集まっていたが，当面は，年間1,000億ドルという現在の目標を維持し，2025年までに，現在の目標を上回る新しい目標を決めることになった．

パリ協定の意義

パリ協定は，「歴史的合意」と評されているが，その理由は3つある．

第一に，国際条約のなかで，長期目標を設定したことである．つまり，今後，実現がむずかしい2℃目標の達成を目指して（さらには，1.5℃目標の達成も視野に入れて），国際社会が長期にわたって気候変動問題に取り組んでいく，すなわち，世界は化石燃料への依存から脱却していくという方向性を示した．これは，各国，産業界，そして，市民社会に対する重要なメッセージとなっている．

2℃目標の達成が非常に困難であることは，COP21の前からわかっていた．しかし，国際社会には，自分では温室効果ガスの排出を削減する余地がほぼないのに，気候変動影響を強く受けている人達が多くいる．これは不正義にほかならない．このため，国際社会は，気候正義の観点から，2℃目標の達成を目指して気候変動対策をとる道を選び，パリ協定に盛り込んだのである．

第二に，包括的かつ持続的な国際制度を実現したことである．パリ協定は，緩和策だけではなく，適応，損失と損害，技術の開発・移転や能力構築，また，それらのために必要な資金，さらに，すべての行動と支援について透明性を確保することを規定している．そして，すべての国が長期目標の達成のために気候変動対策を前進させ続けることになった．これまでのように，一定期間が終わるたびに新たな枠組みをどのようなものにするかについて交渉することなく，持続的に行動を進めていく仕組みが作られたことは意義深い．

第三に，「共通だが差異のある責任」という同条約の原則を一部修正したことである．先進国と途上国の差異化をどの場面でどう図るかは，パリ協定交渉の最大の論点であった．パリ協定では，先進国と途上国の二分論を回避しつつ，排出削減や行動の透明性については，それぞれの国の事情に違いがあることを認め，すべての国に対して気候変動対策をとることを求めている．同条約採択時から現在までの変化に対応するだけではなく，今後の国の事情の変化にも対応できるよう，配慮がなされている．

パリ協定の今後の課題

パリ協定の採択・発効は，国際レベルの気候変動対策の転換点となる大きな成果といえるが，同協定は，今世紀末までに世界全体でどの水準を目指して温暖化対策をとるのかと，そのための仕組みの大枠を示したに過ぎない．COP21では調整がつかずに，今後のパリ協定下の詳細ルール策定交渉に委ねられた項目も少なくない．

つまり，パリ協定が真に実効性あるものになるのかは，①今後の詳細ルール策定交渉と，②2020年まで，そして，2020年以降，各国がとる気候変動対策のレベルの引き上げを実現させられるかにかかっている．とりわけ，②は重要である．現在，各国が提出している2025年・2030年の温暖化対策の目標がすべて達成されたとしても，2℃目標の達成にはほど遠いためである（図1）．

パリ協定の発効は，世界全体の気候変動対策が新たな段階に移ったことを意味する．2018年には，締約国全体の緩和策の努力の進捗状況について科学的に議論し，各国の目標のレベルアップの促進を議論する予定である．2020年

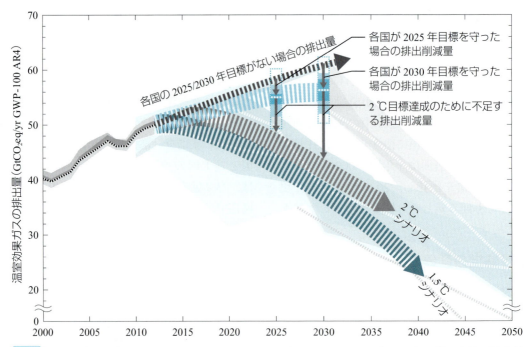

図1 各国が提出ずみの温暖化対策目標を実施した場合の2025年および2030年の世界全体の温室効果ガスの排出レベルと他のシナリオとの比較

[気候変動枠組条約事務局統合報告書「気候変動に対する世界全体の対応への自国が決定する貢献の総合的な効果:更新版」(Aggregate effect of the intended nationally determined contributions: an update)(FCCC/CP/2016/2)より改変]

には,締約国は,この議論の結果もふまえて,2030年目標を同条約事務局に提出することになる.わが国がこの分野で主導的な役割を果たすためには,パリ協定の詳細ルール交渉への貢献とともに,パリ協定の目的の実現に向けて,より一層の貢献を図り,日本国内での2030年目標の改善について,すべてのステークホルダーが参加して議論することが必要である.

参考文献

1) IPCC: Climate Change 2014: Synthesis Report. Contribution of Working Groups I, II and III to the Fifth Assessment Report of the Intergovernmental Panel on Climate Change [Core Writing Team, Pachauri RK and Meyer LA (eds)]. IPCC, Geneva, Switzerland, 2014: 151.
2) 高村ゆかり: パリ協定で何が決まったのか―パリ協定の評価とインパクト. 法学教室 2016; 428: 44-51.
3) 久保田 泉: パリ協定と今後の気候変動対策. *L&T* 2016; 71: 36-42.

水銀に関する水俣条約

斉藤　貢・坂本峰至

水銀の発生源とリスク

　水銀は火山活動，岩石の風化などの自然現象に加え，零細および小規模な金の採掘（artisanal and small-scale gold mining; ASGM），化石燃料（特に石炭）の燃焼，塩素アルカリ（塩酸・苛性ソーダ）・塩化ビニルモノマー・非鉄金属（鉛，亜鉛，銅等）・セメント製造などの様々な人間の活動によって排出されている．水銀は，いったん環境に排出されると分解されることなく自然界を循環するという環境残留性および長距離移動性を有し，土壌，水域および植物に蓄積されたものからも環境中に再放出される．

　水銀は環境中で様々な化学形態（単体または化合物）で存在し，その形態により物理化学的性質や毒性が異なり，特にメチル水銀は生体に取り込まれやすく，ヒトの発達期（胎児および小児）の神経系に有害である．無機水銀からメチル水銀への化学形態変換は，水系における生物学的蓄積過程の第一段階であり，食物連鎖を通じた生物濃縮等によって大型の海洋動物などの体内に高濃度に蓄積されると考えられている．最終的にヒトは魚介類の摂取でメチル水銀に曝露される．

　国連環境計画（United Nations Environment Programme; UNEP）は 2002 年に「世界水銀アセスメント」を公表し，水銀の環境中濃度が約 200 年前の産業革命以降，地球規模で急激に増加していることを指摘した（図1）．また，UNEP は 2010 年時点の人間活動による世界の水銀大気排出量を年間約 1,960 トンと推計しており，これは自然由来の排出量と比べて数倍程度と推定されるため，水銀の人為的な排出の削減に対

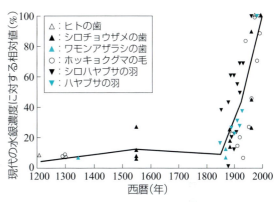

図1　ヒト・動物の体内に取り込まれた水銀濃度の経年変化

する世界的な取り組みが必要となってきた．

水銀に関する水俣条約の概要

　2009 年の第 25 回 UNEP 管理理事会において，「水銀によるリスク削減のための法的拘束力のある文書（条約）を 2013 年までに取りまとめることを目指す」という決議が採択され，それに基づき 2013 年 10 月に熊本市および水俣市で開催された外交会議において，「水銀に関する水俣条約」（以下，水俣条約）が全会一致で採択された．

　水俣条約は，水俣病の重要な教訓を認識し，水銀および水銀化合物の人為的な排出および放出からヒトの健康および環境を保護することを目的としている．対策としては，水銀のライフサイクルの各段階において，様々な対策手法を組み合わせた包括的なアプローチを戦略的に推進することが重要となる．

　水俣条約は水銀の採掘およびその輸出入を規制し，水銀と特定の水銀化合物［塩化第一水銀（甘汞），酸化第二水銀，硫酸第二水銀，硝酸第

二水銀，辰砂および硫化水銀］を使用する製品や製造プロセスを削減，可能な場合は廃止を目指しており，さらに，水銀の環境中への排出・放出を規制し，その保管や廃棄について適正な管理を求めている．

特に健康関係では以下にあげるように，取り組むこととされる課題が多岐にわたっている．

- ASGM の実態が無視できない程度存在する国における地域社会への公衆衛生についての戦略策定
- 水銀体温計，水銀血圧計，駆除剤，殺生物剤および局所消毒剤，$1\ \mu g/g$ を超える水銀を含む肌の美白用石鹸およびクリームなどの化粧品の 2020 年までの製造輸出入の禁止（保存剤としてのチメロサールを含むワクチン，目の周囲の化粧品について除外規定あり）
- 歯科用水銀アマルガムの段階的削減への取組の推進
- 水銀による被害を受けやすい人口集団の特定と保護のための戦略の策定
- 水銀の業務上の曝露に関する教育・予防計画の推進，影響を受ける人々の予防，治療，ヘルスケアのための保健サービスの推進
- 水銀への曝露に関連する健康上の危険の防止，診断，治療および監視のための制度的な能力および保健専門家の能力強化

水俣条約を受けた国内の取り組み

わが国では，1956 年に公式確認された水俣病におけるメチル水銀被害の実態をふまえ，環境保全対策を強化するとともに，政府，地方公共団体，産業界，市民団体などが水銀対策を進めてきた．その結果，1960 年代のピーク時に年間約 2,500 トンであった国内の水銀需要は，近年では 10 トン程度で推移している．国内の水銀鉱山は 1974 年にすべて閉鎖され，1990 年代には乾電池の無水銀化を達成し，同時期に水銀を使用していた製造プロセスはすべて水銀を使用しない方法に転換されている．歯科用水銀アマルガムの使用についても健康保険での優遇がなく，国内での使用はわずかである（歯科用充填材としての水銀使用が依然として多い EU 地域の国も存在する）．

さらに，水俣条約の採択を受け，国内での的確かつ円滑な実施のために，2015 年に「水銀による環境の汚染の防止に関する法律」（水銀汚染防止法）が成立したのをはじめ，条約を担保する法整備を進め，2016 年 2 月に水俣条約を締結した．実施にあたっての措置のなかには，水銀使用製品の水銀含有量基準の強化や廃止期限の前倒しなど，条約以上の内容のものがあるが，そこには日本が世界の水銀対策をリードしていくという意図も込められている．また，ASGM や暫定的保管目的での輸出を全面禁止するなど，条約の規定より踏み込んだ内容となっている（米国，EU 地域も水銀の輸出は原則禁止としている）．

国内の水銀対策の特筆すべきものの 1 つとして，医師会と協力した水銀血圧計・体温計の医療機関からの回収の仕組みがあげられる．東京都医師会が 2012 年度より実施している自主回収事業，および環境省が 2014〜2015 年度に川崎市医師会，静岡県医師会と連携して実施した回収促進事業により得られた知見をいかして，今後，医師会等の関係団体が水銀血圧計などの回収事業に取り組む際に参考とするための回収マニュアルが策定された．なお，水銀体温計の回収には，購入費よりはるかに高い費用が廃棄時に見込まれる点にも留意が必要といえる．

国際機関などの水銀対策および水銀協力

UNEP は，世界水銀アセスメントの編纂以来，水銀に関する取り組みの中心的役割を担っている．世界水銀アセスメントでは水銀に関する科学的な知見を集約し，地球レベルでの水銀の動態の把握に努めており，2002 年以降 5〜6 年毎に新たな版が出版されている．そのほか，UNEP の化学物質・廃棄物部門は水銀をはじ

めとする重金属プログラムを実施しており，2007年より世界水銀パートナーシップを立ち上げ，様々な水銀対策に取り組む実務者に対する情報や自主的な活動の場を提供している．このパートナーシップは現在 8 つの分野（石炭燃焼，水銀の供給・保管，水銀廃棄物管理，製品中水銀削減，水銀の大気モニタリング，ASGM，塩素アルカリ分野の水銀管理，セメント産業からの水銀排出）で活動を進めており，水銀廃棄物管理についてはわが国の環境省が分野リードを務めている．さらに，水俣条約の交渉が始まってからは，UNEP は条約の暫定事務局の役割を担い，条約発効までの間の様々な事務を取り扱っている．

地球環境ファシリティ（Global Environment Facility; GEF）は，1991 年に設立された地球環境問題の解決に向けた途上国支援の資金メカニズムである．水俣条約では GEF を公式な資金メカニズムと位置づけ，この決定を受けて GEF は途上国の水銀プロジェクトに資金供与を行っている．特に，多くの途上国の共通の課題と考えられている自国の水銀実態の初期評価である水俣イニシャルアセスメント，および ASGM 対策の行動計画策定について，優先的にプロジェクト形成を進めている．

世界保健機関（WHO）は，2014 年の第 67 回総会の決議第 67.11 号において，水銀などによる保健衛生影響に対し WHO と各国保健省が行うべき役割を示した．この決議では，WHO 加盟国が水俣条約を実施するにあたって，健康分野の技術支援や計画づくりに資するガイドラインの作成などを WHO が行うこととしている．WHO はこれまでも水銀の飲料水中濃度（無機水銀で 6 μg/L），成人の耐容一日摂取量（tolerable daily intake; TDI）（2 μg/kg），大気の年平均濃度（無機水銀蒸気で 1 μg/m^3）などの指針値を定めており，世界的な水銀に関する環境衛生政策に貢献してきた．さらに水俣条約の採択以降は，ASGM 地域の健康問題や肌の美白用化粧品に関する技術ノートなどを発表するとともに，GEF 資金を活用したパイロット調査を複数の途上国で実施しており，それまで断片的にしか行われてこなかった途上国住民の健康実態の把握に努めている．

国連工業開発機関（United Nations Industrial Development Organization; UNIDO）は，おもに水銀を使わないクリーン技術の導入や水銀の廃棄に関する取り組みを進めている．特に，ASGM 対策および塩素アルカリのプロセス転換に関する途上国支援を実施しているほか，GEF 資金を活用した水俣イニシャルアセスメントプロジェクトについても複数の国で実施している．

バーゼル条約，ロッテルダム条約およびストックホルム条約は，いずれも化学物質と有害廃棄物を国際的に管理していく国際環境条約で，現在は 3 条約合同事務局が設置されている．有害廃棄物の越境移動と処分に関するバーゼル条約においては，水銀廃棄物の環境上適正な管理のためのガイドラインが策定され，水俣条約においてもこのガイドラインを活用することが求められている．ロッテルダム条約は，化学物質の輸出入に際して事前の同意を得るための手続きを定めており，製品として流通する水銀なども対象物質に含まれている．水俣条約とこれらの条約との類似性をふまえ，条約の実施にあたっては協働してあたることが様々な機会に申し合わせられており，関連会合の共同開催や，バーゼル条約地域センターにおける水銀に関する研修などが実施されている．

そのほか，モニタリング・研究プログラムを進める多国間のネットワークには，水銀を対象物質の 1 つに含めている場合がある．たとえば，長距離越境大気汚染条約（Convention on Long-range Trans-boundary Air Pollution; LRTAP）（日本は未加盟）は，1998 年に重金属議定書を採択するなど，水銀を管理対象物質に指定しており，北米と欧州にまたがる環境監視評価プログラムを運営している．また，1992 年より水銀研究の世界的な会議として国際水銀会

議が 2～3 年毎に世界各地で開催されており，水銀の毒性学から環境動態，汚染処理技術など広範なテーマでの研究発表が行われている．

地球規模の水銀に係る課題の解決に向けた日本の貢献

わが国では，国内での水銀対策に加えて，世界レベルでの水銀研究や途上国支援，さらにわが国の水銀対策技術の国際展開など，様々な主体が協働して水俣条約の効果的な実施に向けての取り組みを進めている．

環境省は，水俣条約外交会議において「MOYAI イニシアティブ」と冠した途上国支援および水俣からの情報発信を軸とした取り組みを表明した．この一環として，特に途上国の水銀対策を後押しする目的で「水銀マイナスプログラム：Moyai Initiative for Networking, Assessment and Strengthening（MINAS）」が立ち上げられた．このプログラムに基づき，関係機関と連携しつつ，①アジア太平洋地域における水銀モニタリングネットワークの構築，②開発途上国の水銀使用，排出，実態等の調査・評価の支援，③開発途上国におけるニーズ調査・能力形成支援などの取り組みが進められている．

水俣条約の取り組みが条約の目的を達成しているかについては，定期的に有効性評価を行うこととされているが，そのためには比較可能なモニタリングデータの取得が必要とされる．環境省と国立環境研究所（以下，国環研）は協働で日本国内の大気水銀モニタリングネットワークの整備を進めているほか，米国とも協力してアジア太平洋地域の水銀モニタリング能力向上に取り組んでいる．さらに国環研は国立水俣病総合研究センター（以下，国水研）と協働で，水銀の多媒体動態モデルの構築と海洋生物への移行プロセスの研究を進めている．

国水研は，1978 年に設立された水銀に特化した総合研究機関であり，メチル水銀に関する総合的な調査・研究，情報の収集・整理，研究成果や情報の提供を行っている．国水研では 1990 年代より，ブラジルをはじめとした水銀による環境汚染が顕在化している国々で，水銀の曝露評価と被害防止のための調査・研究を進めている．また，WHO の研究協力センターにも指定されており，WHO などの要請に基づき技術指導，現地調査などの協力を行っている．

国際協力機構（Japan International Cooperation Agency; JICA）は，水俣条約の締結と実施を支援するための訪日集団研修を 2014 年より実施しているほか，国水研の協力によるニカラグアにおける水銀汚染モニタリング能力向上のためのプロジェクトなど，途上国支援を進めている．

わが国は水銀汚染による甚大な被害を経験した国として水俣条約の策定を主導し，同条約の採択後はその適切な実施と早期発効に向けて貢献してきた．また，過去の経験から，先進的な水銀代替・削減技術や高度な水銀リサイクルシステムを有しており，水銀による環境汚染と健康被害を世界のどの地域においても二度と繰り返さないよう，世界の水銀対策を牽引する役割が期待されている．

参考文献

1) UNEP: Global Mercury Assessment 2013, Sources, emissions, releases and environmental transport, 2013.
2) 環境省環境保健部：水俣病の教訓と日本の水銀対策, 2013.
3) 環境省大臣官房廃棄物・リサイクル対策部：医療機関に退蔵されている水銀血圧計等回収マニュアル, 2016.

環境基本法

井谷　修・兼板佳孝

法律が制定されるに至った背景

わが国では，1960年代に所得倍増計画に始まる高度成長期を迎え，急激な事業活動の拡大，とりわけ重工業の増大に伴い，いわゆる「公害」が社会問題化した．特に，莫大な被害をもたらした四大公害病である水俣病・新潟（第二）水俣病・四日市喘息・イタイイタイ病の発生を受け，公害対策の目的で「公害対策基本法」が1967（昭和42）年に制定された．この法律では，公害として大気汚染・水質汚濁・土壌汚染・騒音・振動・地盤沈下・悪臭の7つを規定していた．また，事業者・国・地方公共団体・住民の責務を明確にし，基本的な施策として，人の健康を保護し生活環境を保全するうえで維持されることが望ましい基準として「環境基準」が導入された．

1971（昭和46）年には公害の防止や自然保護を含む環境問題全般について対応すべく「環境庁」が発足した．自然環境の保全については，1970（昭和45）年の公害対策基本法の改正により自然環境保護の規定が新設され，1972（昭和47）年には「自然環境保全法」が制定され，自然環境保存の理念と基本方針が明らかにされ具体的な施策が実施されるに至った．なお，環境庁は2001（平成13）年の中央省庁再編により環境省に改組された．

わが国の環境行政は，「環境基本法」と「自然環境保全法」の2つの法律を基本として，公害および環境対策の体系が作られていった．局所的な公害の抑止については一定の成果をあげたが，その後公害・環境問題はよりグローバルな広がりをみせた．1970年代にはリゾート・都市開発に伴う自然および生活環境の破壊，生活・産業廃棄物の増加による環境汚染や処理場の問題が顕在化した．1980年代に入ると，経済のグローバル化に伴う企業の海外進出により，海外においても公害問題が発生した．また，世界規模での環境問題が国際的な重要問題として捉えられるようになった．オゾン層の破壊による地球温暖化が進み，熱帯雨林の減少や土地の砂漠化の危機が叫ばれた．こういった流れのなか，1992年にブラジル・リオデジャネイロにおいて「国連環境開発会議（United Nations Conference on Environment and Development; UNCED）（通称：地球サミット）」が開催された．この会議は，地球温暖化や酸性雨など顕在化する地球環境問題を人類共通の課題と位置づけ，「持続可能な開発（sustainable development）」という理念のもとに，環境と開発の両立を目指して開催された．この会議の結果，(1)環境と開発に関するリオ宣言の採択，(2)気候変動枠組み条約の署名，(3)生物多様性条約の署名，(4)森林に関する原則の採択，(5)アジェンダ21の採択などが行われた．この結果を受けて，1993年7月の第19回先進国首脳会議（通称：東京サミット）においても，環境問題が引き続き高い優先度を有することを確認するとともに，地球サミットの成果の効果的な事後点検を通じ，持続可能な開発を確保するとの決意が示された．

わが国においては環境庁が中心となり，新たな環境法制のあり方が検討され，中央公害対策審議会ならびに自然環境保全審議会の合同部会により新たな法律の制定の検討が行われた．各団体へのヒアリングおよび意見集約が行われた

のちに，1992（平成4）年10月に答申が出され，1993（平成5）年3月に法案は閣議決定され国会に上程されたが，成立直前に国会が急転解散され，いったん廃案となってしまった．しかし，その後新政権発足後に再び国会に再上程され，1993（平成5）年11月に「環境基本法」は成立した．なお，立法に至る詳細な経緯については，環境省企画調整局企画調整課による『環境基本法の解説 改訂版』[1]を参照されたい．

その精神

環境基本法はそれまでの環境法制度と比べて，格段に広い視点と理念の抜本的な見直しが行われている．その精神については第3〜5条に掲げられている．第一に，「環境の恵沢の享受と継承等」であり，環境の保全は，環境を健全で恵み豊かなものとして維持することが人間の健康で文化的な生活に欠くことのできないものであること及び生態系が微妙な均衡を保つことによって成り立っており人類の存続の基盤である限りある環境が，人間の活動による環境への負荷によって損なわれるおそれが生じてきていることにかんがみ，現在及び将来の世代の人間が健全で恵み豊かな環境の恵沢を享受するとともに人類の存続の基盤である環境が将来にわたって維持されるように適切に行われなければならない，としている．第二に，「環境への負荷の少ない持続的発展が可能な社会の構築等」であり，環境の保全は，社会経済活動その他の活動による環境への負荷をできる限り低減することその他の環境の保全に関する行動がすべての者の公平な役割分担の下に自主的かつ積極的に行われるようになることによって，健全で恵み豊かな環境を維持しつつ，環境への負荷の少ない健全な経済の発展を図りながら持続的に発展することができる社会が構築されることを旨とし，及び科学的知見の充実の下に環境の保全上の支障が未然に防がれることを旨として，行われなければならない，としている．第三に，「国際的協調による地球環境保全の積極的推進」であり，地球環境保全が人類共通の課題であるとともに国民の健康で文化的な生活を将来にわたって確保する上での課題であること及び我が国の経済社会が国際的な密接な相互依存関係の中で営まれていることにかんがみ，地球環境保全は，我が国の能力を生かして，及び国際社会において我が国の占める地位に応じて，国際的協調の下に積極的に推進されなければならない，とされている．

目的

第1条にその目的が記されている．「この法律は，環境の保全について，基本理念を定め，並びに国，地方公共団体，事業者及び国民の責務を明らかにするとともに，環境の保全に関する施策の基本となる事項を定めることにより，環境の保全に関する施策を総合的かつ計画的に推進し，もって現在及び将来の国民の健康で文化的な生活の確保に寄与するとともに人類の福祉に貢献することを目的とする」．つまり，国民の福祉に加えて，人類の福祉にまで対象を拡張したことや，環境保全施策を総合的かつ計画的に推進することや，施策の基本事項である「環境負荷」や「環境保全上の支障」などが一体的に規定されている．

効果

環境基本法はその名の通り「基本法」であり，理念や基本方針が示されている．成立後，目的に沿って各種環境施策が進められ，重要な個別法が順次策定されていった．環境基本法には環境アセスメント（環境影響評価）の推進が謳われている．環境アセスメントとは，環境への影響についてあらかじめ事業者が調査・予測・評価を行い，それらをふまえて環境保全の観点からよりよい事業計画を策定するという制度である．新しい環境政策の枠組みに対応することや，諸外国の制度の長所を取り入れる形で，1997（平成9）年に「環境影響評価法」が成立した．2011（平成23）年には計画段階環境配慮手続や

環境保護措置等の結果報告や公表手続きなどが盛り込まれた改正法が成立している．

また，環境基本法の下位法として策定されたものでは，循環型社会形成推進基本法と生物多様性基本法がある．循環型社会形成推進基本法は，大量生産・消費社会から循環型社会への転換を掲げ，ごみの排出者による原状回復責任や国が取り組むべき基本計画のチェック強化が盛り込まれ，容器包装リサイクル法などのごみ・リサイクル関連法を一体的に運用することを目的とし，2000（平成12）年に成立した．生物多様性基本法は，わが国で初めてとなる生物多様性の保全を目的とした基本法であり，自然保護団体が提案していた政策の検討段階での市民参加や，より強力な環境アセスメントの導入や，自然保護に関わる法律の改正などの要点が盛り込まれ，2008（平成20）年に成立している．

現　状

環境基本法における近年の大きな改正として，2013（平成25）年に「放射性物質による環境の汚染の防止のための関係法律の整備に関する法律」（以下，整備法）が施行された．改正の背景には，2011（平成23）年3月に発生した東日本大震災に伴う福島第一原子力発電所事故の発生がある．従来，放射性物質による環境の汚染防止のための措置については，環境基本法第13条において，「原子力基本法その他の関係法律」で定めるところによるとされてきた．しかし，大規模な原子力発電所の事故により大量に放出された放射性物質による環境汚染に対処するため，「平成二十三年三月十一日に発生した東北地方太平洋沖地震に伴う原子力発電所の事故により放出された放射性物質による環境の汚染への対処に関する特別措置法」が制定された．こうした状況をふまえ，今後類似の問題に対応することを念頭に置き，環境基本法のもとで放射性物質による環境の汚染の防止のための措置を行うことができることを明確に位置づけるため，第13条の規定が削除され，2013（平成25）年の整備法の成立・交付に至った．これにより，大気汚染防止法などの個別の環境法について，放射性物質による環境汚染についての適用除外規定は削除され，環境大臣が放射性物質による大気汚染・水質汚濁の状況を常時監視することになった．また，環境影響評価法における適用除外規定も削除され，放射性物質による汚染についても環境影響評価を行うこととなった．しかし，現状にあっても未だ原子力発電所の事故処理は収束の目処が立っておらず，汚染地域の除染も十分には進んでいない．この問題はまさに現在進行形で進んでおり，解決が切に望まれる喫緊の課題であるといえる．

課　題

わが国では，環境基本法第15条の規定に基づき，政府が環境の保全に関する施策の総合的かつ計画的な推進を図るため，環境の保全に関する基本的な計画（以下，環境基本計画）が順次策定されてきた．1994（平成6）年には第一次環境基本計画が，2000（平成12）年には第二次環境基本計画が，2006（平成18）年には第三次環境基本計画が実行されてきた．

そして現在，2012（平成24）年より第四次環境基本計画が遂行中である．本計画のポイントとして，(1) 環境行政の究極目標である持続可能な社会を形成するために「低炭素」・「循環」・「自然共生」の各分野を統合的に達成することに加え，「安全」がその基盤として確保される社会であると位置づけた．(2) 持続可能な社会を実現するうえで重視すべき方向として，以下の4点が設定された．①政策領域の統合による持続可能な社会の構築，②国際情勢に的確に対応した戦略をもった取組の強化，③持続可能な社会の基盤となる国土・自然の維持・形成，④地域をはじめ様々な場における多様な主体による行動と参画・協働の推進．(3)「社会・経済のグリーン化とグリーン・イノベーションの推進」，「国際情勢に的確に対応した戦略的取組の推進」，「持続可能な社会を実現するための地域

づくり・人づくり，基盤整備の推進」のほかに，6つの事象面で分けた以下の9つの優先的に取り組む重点分野が定められた．ⅰ経済・社会のグリーン化とグリーン・イノベーションの推進，ⅱ国際情勢に的確に対応した戦略的取り組みの推進，ⅲ持続可能な社会を実現するための地域づくり・人づくり，基盤整備の推進，ⅳ地球温暖化に関する取り組み，ⅴ生物多様性の保全および持続可能な利用に関する取り組み，ⅵ物質循環の確保と循環型社会の構築のための取り組み，ⅶ水環境保全に関する取り組み，ⅷ大気環境保全に関する取り組み，ⅸ包括的な化学物質対策の確立と推進のための取り組みである．さらに，東日本大震災からの復旧・復興に関わる施策および放射性物質による環境汚染対策について，それぞれ章として加えられている．

第四次環境基本計画の着実な実行を確保するため，中央環境審議会により定期的な点検・報告がなされている．2016(平成28)年に第4回の報告があり[2]，様々な個別の課題が述べられている．例として，放射線物質による環境汚染からの回復等の項目では「放射線による人の健康へのリスクの管理及び野生動植物への影響の把握について，調査研究等により生み出された知見を引き続き積極的に公表，発信し，地域の住民を含む国民に広く伝えるとともに，それらを活用したリスクコミュニケーションについては，情報を必要としている者に対し，効果的な情報伝達ができるよう，関係府省が一丸となって個々人の放射線不安に対応したきめ細かな取組を一層進めていくことが重要であること」が述べられている．ほかにも環境に関する多くの課題があげられており，この分野での今後解決すべき問題は非常に多く，解決への不断の努力が必要であると思われる．

文　献

1) 環境省総合環境政策局総務課：環境基本法の解説 改訂版．ぎょうせい，2002.
2) 中央環境審議会：第四次環境基本計画の進歩状況・今後の課題について，2016.

公害健康被害の補償等に関する法律

伊木雅之

公害健康被害等補償制度の背景

1960年代の日本では，各地で企業の事業活動に起因する大気汚染や水質汚濁が起こり，周辺住民に健康被害が生じていた．患者達は原因企業を相手取って損害賠償と汚染物質の排出差し止めを求めて提訴し，公害は大きな社会問題となっていた．国は1967(昭和42)年8月に公害対策基本法を制定，即日施行して対策の枠組みを示し，1969(昭和44)年，「公害に係る健康被害の救済に関する特別措置法」により医療費の自己負担分を補填するなどの患者の救済措置を講じた．しかし，これは民事責任とは切り離された一種の福祉制度で，財源の1/2は企業が負担するが，名目は寄付であった．企業の法的責任を問うには訴訟によるしかなかった．

一般に，損害賠償を請求する場合，原告側が「損害の発生」，「加害行為と損害との因果関係」，「加害者の故意または過失」などを立証しなければならない．しかし，環境汚染行為と健康被害の因果関係の科学的究明はもともと困難な場合が多く，しかも必要なデータは多くの場合，被告である企業側にある．この困難な状況を大きく変えたのは四大公害訴訟の判決であった．汚染と被害との因果関係は疫学的因果関係が示す蓋然性でよく，物質を特定した作用メカニズムや個人別の因果関係の証明は要しない，そして，被告側が反証できなければ，法的責任は免れない，いわゆる挙証責任の転換が行われた．さらに四日市公害訴訟判決では，集団的に立地し，時を同じくして操業している場合やコンビナートのように機能的に緊密な関係がある工場群の場合，個別の企業の汚染物質の排出と被害の因果関係の証明をせずとも，汚染の全体と被害の疫学的因果関係が証明できれば個々の企業にも責任が生じる共同不法行為責任が認められた．さらに，加害者に故意や過失がなくても，加害者の行為によって損害が生じたという事実があれば，損害賠償を認めるとする無過失責任が主張され，1972(昭和47)年の大気汚染防止法と水質汚濁法の改正では無過失損害賠償責任が制度化され，公害被害者の救済へ門戸は大きく開かれることになった[1-4]．

公害健康被害補償法の目的と補償の基本原則

上記のような背景のもと，1973(昭和48)年6月に「公害健康被害補償法」が制定され，翌年9月に施行された．本制度の目的は，公害に係る健康被害の救済に関する特別措置法の限界，すなわち，民事責任を問わないこと，逸失利益の補償がないこと，慰謝料が含まれないことなどを克服し，民事責任に基づき，公的機関が健康被害者を迅速かつ公正に保護，救災することである．

そこで，次の4つの基本原則を設けた[5]．①大気汚染や水質汚濁と疾病との一般的な因果関係があることを前提とするが，個人別の因果関係を問わない．②民事責任をふまえたものであるので，補償給付に要する費用は，原因物質を排出する一定の施設を設置していた者と自動車を有する者が負担し，公費では賄わない．③補償給付の内容を法で限定する．④救済の対象は健康被害に限定する．

患者の認定

患者の認定は都道府県知事・政令市市長が公害健康被害認定審査会の意見を聞いて行うが，前述の基本原則①により，個別因果関係を問わないので，ⅰ指定地域に居住または通勤し，ⅱ曝露が一定期間以上で，ⅲ指定疾病に罹患の要件が揃えば，当該汚染が原因であるかどうかを問わず認定される．要件①の指定地域は図1に示すように2種類が指定された[5]．

「第一種地域」は，事業活動等によって相当範囲にわたる大気汚染［二酸化硫黄（SO_2）の年平均濃度が 0.05 ppm 以上］が生じ，その影響により指定疾病（慢性気管支炎，気管支喘息，喘息性気管支炎，および肺気腫）が自然有症率の2～3倍となっている地域で，当初 12 自治体，次第に増加し，1978 年には 41 自治体が指定された．

「第二種地域」は，汚染による特異的な疾病が多発している地域で，水俣病の熊本県と鹿児島県の水俣湾沿岸と新潟県阿賀野川下流地域など6か所であった（図1）．

補償給付の仕組み

認定患者には表1の補償が給付される[2-4]．特別措置法に比べると，障害補償費の逸失利益相当分の給付と慰謝料的要素が盛り込まれている点で異なる．補償に必要な費用は，汚染物を排出している者がその排出量に応じて賦課金として負担する[5]．補償の仕組みを図2に示す．補償業務を実施する特殊法人公害健康被害補償協会が 1974 年に設立され，2004 年に現在の独立行政法人環境再生保全機構に改組された．同機構は，煤煙発生施設を有する事業者から汚染負荷量賦課金と第二種地域の汚染物質排出事業者から特定賦課金を徴収し，自動車重量税からの交付金と合わせて，自治体の長を通じて認定患者に補償を給付している．

第一種地域の認定患者の補償費用は，1987年4月1日現在で一定規模の煤煙発生施設を

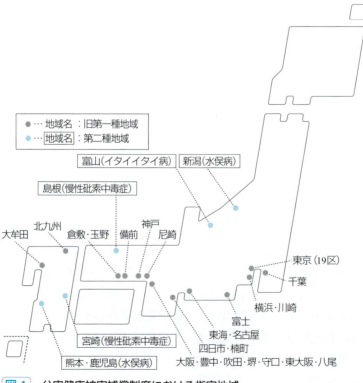

図1 公害健康被害補償制度における指定地域
(https://www.erca.go.jp/fukakin/y_tebiki/pdf/tebiki_all.pdf)

表1 公害健康被害補償法による補償の内容

①療養の給付および療養費	・被認定者の指定疾病に係る診察・治療等の必要な療養の給付 ・公害医療機関の窓口で公害医療手帳を提示
②障害補償費	逸失利益相当分に慰謝料的要素を加えたものとして，15歳以上の被認定者に指定疾病により一定の障害のある者にその障害の程度に応じて支給
③遺族補償費	生計を一にしていた遺族に対し，性年齢別平均賃金月額の70％相当額を，10年を限度に支給
④遺族補償一時金	③の遺族補償費は受けられないが，一定の要件を満たした遺族に対し，③の月額の36か月分を一括支給
⑤児童補償手当	15歳未満の児童について日常生活の困難度に応じて養育者に対して一定額の児童補償手当を支給
⑥療養手当	入院，通院に要する交通費等雑費
⑦葬祭料	通常の葬儀に要する費用を支給

(https://www.erca.go.jp/fukakin/y_tebiki/pdf/tebiki_all.pdf)

もっていたすべての事業所が，1982年から1986年までの5年間と各年度の前年に排出していたSO_2の量に応じて負担する．ただし，賦課料率は，第一種地域内の企業と地域外の企業で9：1の割合とし，また全国を10のブロックに分け，賦課総額が補償総額に対して赤字になるブロックの料率は上げ，黒字のブロックの料率は下げるなどの調整をして公平な負担となるようにしている．また，大気汚染物質の窒素酸化物（NOx）の主たる排出源は自動車なので，自動車重量税からも負担される．汚染負荷量賦課金と自動車重量税の負担割合は8：2である．

第二種地域の認定患者の補償費用は，独立行政法人環境再生保全機構が指定地域毎の状況から必要な額を算定し，原因事業者から特別賦課金として徴収している．

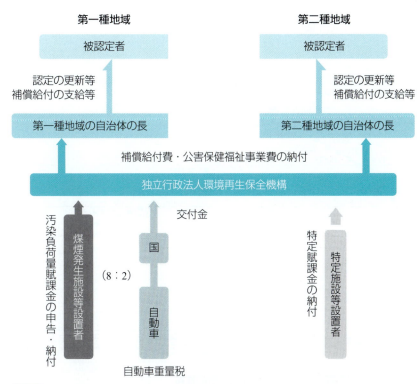

図2 公害健康被害に対する補償の仕組み
(https://www.erca.go.jp/fukakin/40th/ayumi/seitei2.html より改変)

公害健康被害補償法から公害健康被害の補償等に関する法律へ

1970年のいわゆる公害国会以降，公害に対する様々な法規制が行われたことと，1973年の第一次石油危機により高度経済成長が終わり，重化学工業中心の産業から加工組立型産業への技術転換が進み，汚染物質の排出が大きく低減した．その結果，SO_2を中心に大気汚染は大幅に改善し，1980年代前半にはほとんどの地域でSO_2の環境基準が達成された．ところが，図3に示すように第一種地域における認定患者数は1988年の11万人まで増加し続け，補償給付総額も1,000億円を超えた[1]．1986年4月，中央公害対策審議会大気汚染と健康被害の関係の評価等に関する専門委員会は，大気汚染レベルの高かった昭和30～40年代では慢性気管支炎などの指定疾病が主として大気汚染の影響と考えうる状況にあったが，現在の状況はこれと同様とは考えられないと報告し，同年10月中央公害対策審議会は環境庁長官に，現状の大気汚染レベルでは大気汚染の原因者の負担で損害の塡補を行うことは適当でなく，現行指定地域についてはその指定をすべて解除し，新規に患者の認定を行わないことと答申し，政府は1987(昭和62)年に公害健康被害補償法の一部改正を行った[6]．その内容は，①第一種指定地域の指定をすべて解除，②すでに認定されている被害者の補償給付は継続，③総合的な環境保健施策を推進というもので，法律の名称も「公害健康被害の補償等に関する法律」に変更された．図3において，1988年以降認定患者数が一転して減少するのは，新規認定患者がなくなったためである．

上記③の環境保健施策として，公害健康被害予防事業があり，環境再生保全機構が局地的大気汚染対策に関する調査事業や大気汚染による健康影響に関する総合的研修事業や啓発イベントを実施し，また，地方公共団体が環境保全に関して実施する事業に助成を行っている．

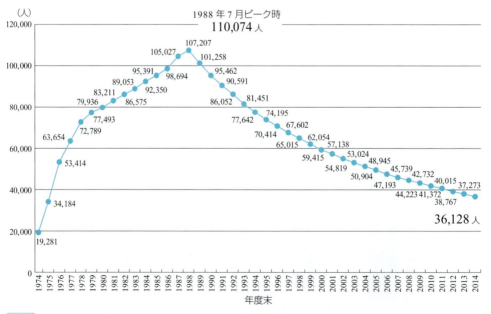

図3 公害健康被害補償制度における認定患者数の推移
旧第一種地域被認定者数の年度別推移．
(https://www.erca.go.jp/fukakin/40th/ayumi/seitei2.html より改変)

公害健康被害等補償制度の効果と課題

図3に示した認定患者数は，初年度の19,000人余りから11万人に増加し，患者の医療は大きく進んだ．確かに大気中のSO_2濃度はこの間も低下しており，患者の増加はSO_2汚染では説明できない．しかし，過去の曝露で発症した患者が遅れて認定される場合もあるし，大気中のNOxや浮遊粒子状物質（suspended particulate matter；SPM）の濃度は低下していなかったので，その影響が一部あることは否定できない．実際に1988年以降，大気汚染による新たな患者の発生がなかったのかどうかは疑問が残るし，大気汚染物質としてNOxやSPMを無視したのは不十分であった．

本制度の最大の特徴は，個別因果関係の立証を求めることなく，患者の認定に踏み切ったことである．これは多少の偽陽性（大気汚染以外の原因による患者の認定）を覚悟しても，患者の迅速な救済を行う一種の「割り切り」で，英断であった．もちろん当時の激しい大気汚染下では偽陽性は無視しうる程度だったのだろう．しかし，大気汚染の改善とともに偽陽性は無視できなくなった．1988年の改正は多少の偽陰性（大気汚染による患者にもかかわらず未認定）を覚悟しても，偽陽性をなくして企業の負担を減らす，逆方向での「割り切り」だったといえよう．

民事責任と賠償という観点では，本制度は企業が共同して補償費用を負担するので，個別企業の責任を不明確にしてしまったおそれがある．また，補償額を企業が広く薄く分担することで，補償に必要な額を確保することができた一方，同業の企業が同程度に負担するので，負担分を価格へ転嫁しやすくなり，結局は国民が費用を負担してきたと考えられる．また，価格に転嫁できると，賦課金を減らすために汚染物質の排出量を減らすインセンティブが働きにくかったはずである．一方，患者が受け取る補償には逸失利益の補填は含まれるものの，その算定基礎が平均賃金の80％で，民事訴訟の100％より低く設定されているうえに，慰謝料は「加味」されている程度で，十分とはいえないものであった．

公害健康被害等補償制度の今後

図3が示すように，認定公害患者は減り続け，いずれはゼロになり，公害健康被害の補償等に関する法律の本体部分が役割を終え，「等」の部分だけが残ることになる．公害対策基本法が環境基本法になり，立法目的も起こってしまった公害を念頭に置いた環境汚染防止や被害の補償から環境の維持，改善へと変化した．同様に，公害健康被害の補償等に関する法律も総合的環境保健施策が施策の中心となり，その充実が求められるだろう．今後，この分野での具体的な政策目標の設定と実現に向けてより有効な施策の立案が必要である．

文献

1) 独立行政法人環境再生保全機構：公害健康被害補償予防制度40年のあゆみ．
https://www.erca.go.jp/fukakin/40th/ayumi/index.html
2) 松浦以津子：公害健康被害補償法の成立過程1．ジュリスト 1984; 821: 29-35.
3) 松浦以津子：公害健康被害補償法の成立過程2．ジュリスト 1984; 822: 80-85.
4) 松浦以津子：公害健康被害補償法の成立過程3．ジュリスト 1984; 824: 91-97.
5) 独立行政法人環境再生保全機構：公害健康被害補償・予防の手引 2017.
https://www.erca.go.jp/fukakin/y_tebiki/pdf/tebiki_all.pdf
6) 淡路剛久：公健制度改正と問題点．公害研究 1987; 16: 32-37.

化学物質排出移動量届出（PRTR）制度

浦野紘平

PRTR法の成立と意義

1999（平成11）年に「特定化学物質の環境への排出量の把握等および管理の改善の促進に関する法律（略称：化学物質排出把握管理促進法，化管法，通称：PRTR法）が成立した．現在は改正されたこの法律によって，人や野生生物に有害性がある第一種指定化学物質（462物質）については，1％以上含む原材料等を物質換算で年間1トン以上，それらのうち，特に毒性が高い15物質については，0.1％以上含む原材料等を年間0.5トン以上取り扱う事業所は，環境省と経済産業省に排出量や移動量（下水道への放流や廃棄物として自家処理か処理業者に渡した量）を届け出ることが義務づけられた（図1）．

このPRTR制度には，以下の効果が期待された．

① 有害化学物質の発生源の全体像がわかる．
② 大気，水域，土壌，下水道等のすべての環境への排出量がわかる．
③ 環境中濃度の測定結果と合わせて，環境汚染の実態が把握できる．
④ 規制されていない物質，生態系に悪影響がある物質の管理もできる．
⑤ 発生源と周辺環境のリスクとの関係について適切な情報が提供できる．
⑥ 地域毎の環境リスクの比較ができ，リスクの高い地域の把握ができる．
⑦ 適切な化学物質政策の企画立案ができ，対策効果の追跡ができる．
⑧ 各事業者が他の事業者と比較して，自らの環境リスクへの負荷を把握できる．
⑨ 効果的なリスク削減対策を進める際の優先取り組み物質がわかる．
⑩ 国，地方公共団体，事業者，国民，民間団体の間で情報が共有され，リスクコミュニケーションが促進できる．
⑪ NGO・市民が環境リスクを低減させる消費活動を行うとともに，リスク削減対策の提案等を行うことができる．
⑫ 研究者が有効な環境測定評価方法や汚染防止技術の開発を進めることができる．

PRTR法の対象事業所

届出義務のある事業所は，常用雇用者（派遣・パート職員を含む）が21人以上の次の業種の事業所となっている．

金属鉱業，原油および天然ガス鉱業，製造業（23業種），電気業，ガス業，熱供給業，下水道業，鉄道業，倉庫業，石油卸売業，鉄スクラップ卸売業，自動車卸売業，燃料小売業，洗濯業，写真業，自動車整備業，機械修理業，商品検査業，計量証明業（一般計量証明業を除く），一般廃棄物処分業（ごみ処分業に限る），産業廃棄物処分業（特別管理産業廃棄物処分業を含む），高等教育機関（附属施設も含み，人文科学系のみを除く），自然科学研究所，医療業（2008年から追加）．

PRTR情報の国による公開

個別事業所の届出量等は，当初は公開されなかったが，現在は，環境省のPRTRインフォメーション広場[1]で，都道府県別や事業所別の排出量と移動量が公開され，また，報告対象とならない小規模事業所や家庭等からの排出量を推計した結果も公開されている．さらに，様々

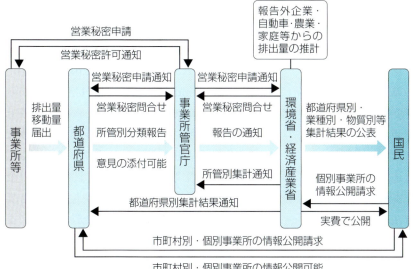

図1 PRTR制度の全体像

な関連資料もまとめて紹介されている．

なお，環境省または経済産業省に請求すると，すべての情報が入ったCD-ROMを入手できる．

PRTR情報等のTウォッチによる公開

PRTR対象化学物質には，毒性の強さが何万倍も違うものがあるので，排出量が同じでも人や野生生物への悪影響の可能性が何万倍も違ってしまう．また，一般の人には，多くのPRTR対象化学物質の様々な毒性はわかりにくい．

そのため，2002年には「PRTR情報および関連情報を市民にわかりやすく提供するとともに，市民活動の支援を行うことにより，化学物質による環境リスクの削減を促進することを目的」とした有害化学物質削減ネットワーク[2]が設立され，2004年にNPO法人になっている．

このTウォッチは，有害化学物質による環境リスクの削減に向けた市民の自主的・自立（律）的な活動が可能となること，海外のNGOと情報のネットワーク化をすること，および現行の法制度の見直しや有害化学物質に関する総合的・統括的な管理を目的とした政策の立案と提言を行うことなどを目指して活動を行っている．

たとえば，国が開示した事業所からのPRTR届出データ，および温室効果ガス排出量データが検索できる市民向けのウェブサイトを構築し，エコケミストリー研究会やその他の関連団体と連携してウェブサイト上のPRTR情報の活用と充実を図ること，PRTR制度や諸外国における類似制度およびリスクコミュニケーションなどについて理解を深めること，市民がPRTR情報を活用できるようにするための学習会やシンポジウムの開催や講師の派遣などの普及開発活動に取り組むこと，会員間の情報の伝達・共有化のために電子会議を開催することなどに取り組んでいる．

エコケミストリー研究会による情報公開

化学物質と環境との調和という目標を掲げて，1990年にエコケミストリー研究会[3]（浦野紘平が代表）が設立され，PRTR関連の情報提供ウェブサイトの構築と運営などを行っている．

この研究会は，「農薬，洗剤，溶剤，工業原料等の約10万種類の化学物質が製造・販売され，生活の様々な場所で使われ，また，廃棄物の焼却，自動車，その他の活動からも多くの有害物質が生成して環境中に排出されていること，これらのなかにはがんの原因あるいは人や野生生物の生殖能に悪影響を与えると考えられるもの，化学物質過敏症やアトピー等の原因になると考えられているものなど，人や生態系に対して有害なものが多数あること，フロン類等の地球環境に悪影響を与えるものもあることなどから，化学物質が製造，副生，輸送，貯蔵，使用，廃棄されるすべての段階で環境と調和するシステムを築くために，所属，立場，専門，地域等が異なる人が，最新情報を共有し，意見を

交換する場を提供することを目的」としている．

そのために，様々な合成化学物質，および燃焼や焼却，水の塩素処理，各種の製造工程，あるいは環境中での反応などで意図せずに生成してしまう化学物質の環境との調和について，①化学物質の各種の毒性，オゾン層破壊特性，残留性，蓄積性等の有害性の実測データや評価方法および予測方法等に関する領域，②環境中での挙動の実測データと予測方法，発生源の調査，分析とモニタリングの方法や実施結果，人および生態系への悪影響の評価方法や実態調査等に関する領域，③化学物質の環境安全情報の提供と利用のシステム，有害性の表示方法，リスク削減政策についての意見交換システム，リスクについての意識調査，関係者・市民の意見発表等に関する領域，および④有害性の低い物質の開発，有害物質を使用しない生産方法，有害化学物質の規制や指導の方法，企業内での管理方法，適正使用の指導・徹底の方法，排出の抑制方法，再利用の方法，排水・排ガス・廃棄物等の処理・処分の方法等に関する領域を取り扱っている．

このエコケミストリー研究会では，PRTR関連情報の発信だけでなく，会員情報誌『化学物質と環境』を年間6回発行（2017年1月現在で141号まで発行）し，化学物質管理関連のシンポジウム，セミナー，講習会などを40回以上開催している．また，残留性有機汚染物質 (persistent organic pollutants; POPs) に関する情報提供ウェブサイトの構築と日本POPsネットワークの運営なども行っている．

環境NGO・NPOの連携

2015年には「様々な環境活動に携わる多くの仲間とつながり，これまで積み重ねてきて経験と英知を結集し，危機的状況にある地球環境を保全し，持続可能で豊かな社会構築に向けた大きなうねりを日本社会に巻き起こすことを目的」に，環境関連のNGO，NPO，市民団体などの全国ネットワークとして「グリーン連合」が設立された．

このグリーン連合の設立趣旨には，「国連環境開発会議 (United Nations Conference on Environment and Development; UNCED) から23年が経過し，様々な対策がとられ，地域での環境保全活動，国や地球レベルでの環境政策に対する提言活動など様々な活動を展開する環境NPO・NGO等が数多く誕生し，行政や企業とは異なる立場と専門性をいかして活動しているが，地球温暖化に伴う気候変動の激化による被害や第六の絶滅時代とされるほどの生物多様性の喪失が続き，化学物質汚染が広がるなど，人間の生命や社会・経済活動の基盤である環境の悪化が進行し，さらに福島第一原子力発電所の過酷事故は私たちの文明の『豊かさ』に対する根源的な疑問を投げかけ，このままでは人類社会の存続さえも危ぶまれる危機的状況にある」と記されている．

また，「これらの問題の解決に向けては，科学的根拠に基づく倫理的で政治的な判断と人間の叡智に基づく，大きな社会変革を伴う根源的な取組が不可欠であるが，国内においては，根源的な政策転換は遅々として進まず，持続可能性をないがしろにした目先の経済重視の政策が優先され続けている状況を憂い，様々な環境問題を克服し，すべての生命と人間活動の基盤である『環境』を基軸とした民主的で公正な持続可能な社会を構築するために，環境NGO・NPOが各組織の個別の使命や目的を越えて，現世代と次世代の利益のために，互いにつながり結集して，強く社会に働きかけていくためにグリーン連合を設立する」とも記されている．

文　献

1) 環境省: PRTRインフォメーション広場.
   https://www.env.go.jp/chemi/prtr/risk0.html
2) NPO法人有害化学物質削減ネットワーク.
   http://toxwatch.net/
3) エコケミストリー研究会.
   http://www.ecochemi.jp/

エコチル調査

川本俊弘・新田裕史

　エコチル調査とは，正式には「子どもの健康と環境に関する全国調査」といい，全国の10万組の親子を対象に，胎児期から13歳に至るまで追跡を行う環境省主導の出生コホート調査である．本調査は2010(平成22)年に正式にスタートし，追跡後のデータ解析期間を含めると2032(平成44)年まで続く，わが国初の大規模かつ長期間の研究プロジェクトである．その目的は，化学物質の曝露や生活環境が胎児期から小児期にわたる子どもの健康にどのような影響を与えているのかを明らかにし，化学物質等の適切なリスク管理体制の構築につなげることにある．

小児環境保健疫学調査の必要性

　われわれの身の回りにはたくさんの化学物質が存在している．20世紀後半の有機化学の進歩に伴い，様々な新しい化学物質が開発され，身の回りの多くのものが合成樹脂をはじめとする新規化学物質で作られるようになった．住居における内装，家具，調度品，玩具，食器，弁当箱，箸，衣類，絵本などの印刷物，それらの表面のほとんどが20世紀初頭には存在しなかった化学物質で覆われており，われわれは毎日これらに接しているのである．もちろん，これらの化学物質が世の中に出てくるためには，ヒトや動植物への影響を考慮した厳しい審査・規制がなされているが，近年になって想定されていたよりも低濃度の曝露で生体影響が起こる可能性が示唆されるようになっている．低濃度の曝露による影響がとりわけ心配されているのは，胎児や小児である．その理由として，胎児・小児期は様々な器官が形成され，発達する時期であること，血液脳関門や代謝・排泄能力が不完全であること，母乳を通して脂溶性化学物質が移行しうること，「マウジング(mouthing)」や床に近い低い位置で生活するなどの行動特性を有するなど，特有の脆弱性が認められているからである．

　1997年に米国のマイアミで開催された先進8か国環境大臣会合において，小児環境保健をめぐる問題は優先的に取り組むべきであるとの宣言が出された．その後，2009年にイタリアのシラクサにおいて開催された同会合においてもこの問題の重要性が再認識され，小児環境保健疫学調査に関する国際協力の合意がなされた．わが国では，2006(平成18)年に環境省の「小児の環境保健に関する懇談会」が，子どもを対象とする大規模な疫学調査を推進するよう提言した．それを受けて，2007(平成19)年には環境省に「小児環境保健疫学調査に関する検討会」が設置され，調査の計画立案が始まった．そして，2010(平成22)年に予算が認められ，エコチル調査はスタートした．

エコチル調査の概要

1 仮　　説

　エコチル調査では，「胎児期から小児期にかけての化学物質曝露が子どもの健康に大きな影響を与えているのではないか」という中心仮説のもと，妊娠・生殖の異常，先天異常，精神神経発達障害，アレルギーなどの免疫系の異常，さらに代謝・内分泌系の異常の5つの分野でそれぞれ研究仮設を立てて，環境中の化学物質曝露の子どもへの影響をみようというものである．

2 実施体制

エコチル調査の実施主体は環境省であり，国立環境研究所がコアセンターとして運営し，国立成育医療研究センターがメディカルサポートセンターとして専門的立場から支援する．さらに，北海道から沖縄まで15のユニットセンターが地方自治体や協力医療機関と連携し，参加者のリクルートや追跡を行っている．

3 調査内容

図1に示すように，妊娠前期，妊娠中期～後期，出産時，出産1か月後にかけて，質問票調査や生体試料（血液，臍帯血，尿，毛髪，母乳）の採取を行う．また，6か月から6歳までは半年毎に質問票調査を行う．6歳以降の具体的な内容については検討中である．

4 リクルート方法

エコチル調査のリクルート方法は，地域ベースを基本として，①協力医療機関受信時のリクルート（プロバイダー・メディエイティド・コミュニティ・ベース・リクルートメント），②母子健康手帳の発行機会を利用したリクルートのいずれか，あるいは両者を組み合わせた方法を採用した．プロバイダー・メディエイティド・コミュニティ・ベース・リクルートメントを図2に示す．まず調査地区を設定し，その地区の妊婦が受診すると想定される参加施設すべてにエコチル調査への協力を求め，承諾した参加施設を協力医療機関として登録する．次に，当該協力医療機関に訪れた妊婦のうち，調査地区に住所のある妊婦のみをリクルートするという方法をとった．

調査地域における参加率を50％とすること，すなわち，調査地区で生まれてくる子どもの2人に1人がエコチル調査に参加することにより，地域ベースのリクルートを行った．

5 環境要因（化学物質曝露）

化学物質では，ダイオキシン類・ポリ塩化ビフェニル（PCB）・有機フッ素化合物・難燃剤等の残留性有機汚染物質（persistent organic pollutants; POPs），水銀・鉛・砒素・カドミウム等の重金属や農薬などを，血液・尿・臍帯血・毛髪・母乳などの生体試料を用いて測定する．大気汚染物質については，測定局のデータをもとにシミュレーションモデルによる曝露推計を

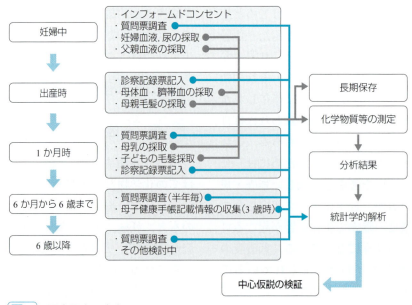

図1　調査研究の内容

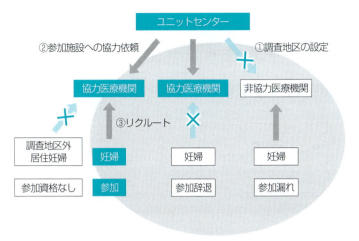

図2 プロバイダー・メディエイティド・コミュニティ・ベース・リクルートメント

表1 全体調査および詳細調査で収集するアウトカム

妊娠・生殖	性比の偏り，妊娠異常，流産，死産，早期産，出生時体重低下，出生後の身体（運動機能，腎機能，肺機能）の成長発育状況など
先天異常	尿道下裂，停留精巣，口唇・口蓋裂，消化管閉鎖，心室中隔欠損，染色体異常など
精神神経発達障害	発達の遅れや偏り（精神遅滞およびその他の認知の障害），自閉症スペクトラム障害（ASD），学習障害（LD），注意欠如／多動性障害（ADHD），性同一性障害（GID）等の精神障害およびその他の症状と行動特性など
免疫系の異常	アレルギー，アトピー性皮膚炎，喘息など
代謝・内分泌系の異常	耐糖能異常，肥満，生殖器への影響，性器形成障害，脳の性分化など
その他	小児腫瘍

行う．さらに環境要因以外にも，遺伝的素因，社会要因，生活習慣要因などについても調査を行う．

6 アウトカム（子どもの健康・疾病）

妊娠・生殖の異常，先天異常，精神神経発達障害，アレルギーなどの免疫系の異常，さらに代謝・内分泌系の異常の5つの分野で表1に示すアウトカムについて調べる．これらの情報は，出生1か月までは産科医療機関の診療録から収集し，生後6か月以降は半年に1回の質問票調査で把握する．さらに，特定の疾患については医療機関からも臨床情報を収集する．

エコチル調査のロードマップ

エコチル調査のロードマップを図3に示す．

まず，エコチル調査は，2011（平成23）年1月から2014（平成26）年3月末までの3年間は「リクルート期」にあたり，全国で103,097人の妊婦に登録いただいた．これは対象地域の総出生数の47%に相当し，目標の50%に近い値を得ることができた．さらに，51,909人の父親にも登録いただいた．3年間かけてリクルートしたため，参加している子どもの年齢は最大3年の幅があり，この幅で時間とともに成長していくことになる．

その後は「フォローアップ期」にあたり，誕生した子どもが13歳になるまで追跡をする段階である．参加者に半年毎に質問票を郵送しているが，その回収率はフォローアップの進行につれて少しずつ低下する傾向がみられる．そのため，回収率の高い水準を維持するために，参加者とのコミュニケーションを大切にし，情報発信にも力を注いでいるところである．

生体試料の化学分析は2014（平成26）年にスタートした．まず，重金属（鉛，水銀，カドミウム，マンガン，セレン）の分析では，高感度かつ多数の生体試料を効率的に分析できる方法の開発に取り組み，厳密な精度管理のもとで本格的な分析を実施しており，2017（平成29）年には10万人分の分析を終える予定である．重金属に続き，コチニン，8-ヒドロキシグアニン，POPsなどの分析を予定している．

そして最後に，「解析期」として，調査で得

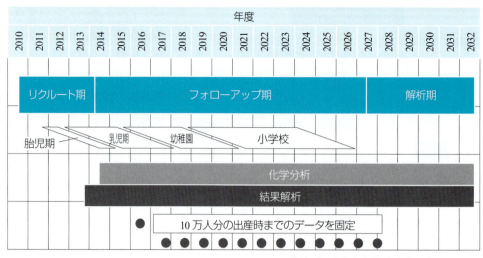

図3 エコチル調査のロードマップ

られたデータの総合的な解析のために5年間を充てることになっているが，実際にはフォローアップと並行して解析が行われている．質問票などで集められたデータや化学分析などの結果は順次固定され，統計学的解析に供されている．出産時までの10万人分のデータの固定作業は2016(平成28)年6月に終了しており，全国のエコチル調査関係者が解析しているところである．この先，1歳児，2歳児と順次10万人分のデータの固定作業を行われ，これらについても解析が行われる予定である．データ解析の結果発表については，初めの一定期間はエコチル調査関係者が優先的に行うことになるが，その後はエコチル調査に関係のない者もデータ利用が可能となる．

詳細調査

2014(平成26)年の秋から詳細調査がスタートしている．詳細調査とは，肥満やアレルギー，精神神経発達障害のように比較的発症頻度の高い疾患を対象に，10万人に対してはできないより詳細な調査を行うものである．リクルート開始後2年目以降に登録された全体調査参加者のなかから無作為に抽出され，あらためて同意が文書で得られた5,000名を対象に，家庭訪問による環境調査，2歳・4歳における新版K式発達検査，身体所見の観察や特異的抗体やホルモンなどの測定といった，より詳細な調査を行うものである．

おわりに

エコチル調査は2032(平成44)年まで続く壮大な調査である．参加している父親，母親の協力に報いるためにも，子どもが13歳になるまで追跡を続け，当初の目的を達成することが求められている．引き続きのご指導・ご鞭撻をお願い申し上げる．

参考文献

1) 国立研究開発法人国立研究所エコチル調査コアセンター: 子どもの健康と環境に関する全国調査(エコチル調査)研究計画書(第1.45版)，2016年7月1日．
2) Kawamoto T, Nitta H, Murata K, *et al*: Rationale and study design of the Japan environment and children's study (JECS). *BMC Public Health* 2014; 10: 14-25.
3) Michikawa T, Nitta H, Nakayama SF, *et al*: Baseline profile of participants in the Japan Environment and Children's Study (JECS). *J Epidemiol* 2017 (in press).

環境による健康リスク評価における疫学の役割

中村好一

疫学の定義は様々であるが，筆者は「人間集団における健康状態とそれに関連する要因の分布を明らかにする学問」[1]としている．

19世紀半ばのロンドンでのコレラの流行に対して，疫学の祖とされるJohn Snowは死亡者の地図を作成して危険性の高い井戸を指摘したり，水道会社の供給地域毎のコレラ死亡率を比較して問題点を指摘した（これらも広い意味での環境疫学ということもできる）[1]．このように疫学は感染症に端を発しており，そもそも「疫」の文字は感染症を意味する．しかし近年の医学の世界では，疫学的手法が他の疾患にも拡大し，世界的にはがんの疫学と循環器疾患の疫学が2大主流を占めている．しかし，発展途上国・地域ではまだまだ感染症も重要であり，またわが国のような先進国でも新興・再興感染症対策において疫学は重要視されている．

疫学の概念，あるいは考え方は「曝露→帰結」である．これは疫学特有のものではなく，すべての疾病に当てはまるものと考える．すなわち，何らかの曝露があって，これにより帰結（医学の世界では疾病発生）が起こるというものである．疫学では曝露と帰結の双方の分布（時には一方のみのこともある）を観察し，両者の間の関連を見出す．たとえば，喫煙（＝曝露）と肺がん（＝帰結）の関連において，人間集団において両者の分布を観察し，「喫煙者では肺がんの発生頻度が高い」ことを明らかにして，最終的には喫煙が肺がん発生の危険因子であることを示すものである．「曝露」と「帰結」の間の矢印の部分は疾病発生のメカニズムとなるが，疫学ではこの部分はあまり問題としない．疾病発生のメカニズムが明らかなほうがよいが，一方で疫学研究で「曝露と帰結に関連がある」という事実が観察できれば，メカニズムがわからなくても次のステップとして「曝露を減らせば帰結が減る」という予防につながるからである．

疫学手法

表1に疫学研究の分類をあげた．観察研究と介入研究にまず大別されるが，これは曝露について観察するだけなのか，それとも研究者が介入するのかの違いである（いずれの研究も帰結は観察するしかない）．

新たな健康問題が発生した場合の発端の患者の報告，あるいは同様の症例報告（case series）は，問題の顕在化という点では重要である．症例が蓄積すれば記述疫学として発生状態を「人」，「場所」，「時間」の観点から明らかにし，原因や危険因子に関する仮説を設定する．人の要因としては性，年齢，職業，家族発生の有無など，場所については地域集積性の有無，時間については増加・減少傾向，周期性の有無などである．

仮説検証や補強のための疫学的手法として，まず生態学的研究がある．曝露と帰結の頻度を個人としてではなく集団として観察し，両者の関係を明らかにする研究方法である．地域毎の曝露量（たとえば，国毎の国民1人当たりのアルコール摂取量）と帰結の頻度（虚血性心疾患の死亡率）の観察により，曝露量の高い地域では帰結発生の頻度も高い（あるいは低い）ことを明らかにする．

個人単位の曝露と帰結の関連の研究でまず行われることが多いのが横断研究である．観察時点での曝露の有無と帰結の有無を観察し，両者

表1 疫学研究の分類

観察研究	・(症例報告) ・複数の症例報告(case series) ・記述疫学 ・生態学的研究 ・横断研究 ・コホート研究 ・症例対照研究
介入研究	・個人割り付け介入研究 ・集団割り付け介入研究

の関連を明らかにする．観察時点の曝露と帰結の観察なのでデータの妥当性(正確性)は高いが，両者の時間的関係は明らかにできないので，両者関係の逆転(曝露と帰結の関係が逆)もありうる．

観察開始時点で対象者を曝露群と非曝露群に分けて観察を継続し，各群の帰結発生頻度を比較してリスク評価を行う研究がコホート研究である．観察開始時点で帰結の発生がない対象者を追跡するので曝露と帰結発生の時間的関係は明らかであるが，一方で将来に向かって追跡するので，帰結発生の確認に労力や研究費を要するし，得られた帰結に関する結果の妥当性は次の症例対照研究よりは劣る．さらに，稀な帰結(頻度の低い疾患)を対象とした場合には大規模なコホートを設定する必要があるし，頻度によってはコホート研究では評価できない場合も多い．また，慢性疾患では結果が出るまでに時間を要することも多い．

コホート研究の問題点を解決するために編み出された疫学特有の研究デザインが症例対照研究である．観察開始時点で帰結を有する者(症例)と有しない者(対照)に対象者を区分し，症例群と対照群で過去の曝露歴の比較を行うことで，曝露のリスク評価を行う．稀な帰結でも症例を集めることができれば研究として成立するし，帰結の正確性も研究開始時点のデータなので妥当性は高い．曝露も帰結もすでに発生しているので，研究に要する時間もコホート研究と比較して短い．しかし最大の問題点として曝露に関するデータは，一部では診療録などを利用した研究もあるが，多くは対象者の記憶に頼るものであり，妥当性は劣る．

介入研究は曝露の部分を対象者に対して研究者が割り付ける研究である．根拠に基づく医療(evidence-based medicine; EBM)の世界では最も強力な根拠を提供する研究デザインであるが，①割り付けることが不可能な曝露(たとえば遺伝的素因)や，事実上割り付けが不可能な曝露(たとえば社会経済因子等，環境要因ではこれが多い)では用いることができない，②倫理的な問題からよい健康影響を与える曝露にしか使うことができない，といった問題点も大きい．

疫学研究の利点と問題点

疫学研究の利点(特に動物実験などと比較した場合)として，外部妥当性が高い(ヒトを対象とした研究なので，結果をそのままヒトに当てはめることが容易)，帰結の発生機序を考慮することなく結果を予防につなげることが可能，といったことがある．

ヒトを対象とした疫学研究全体に関する問題点もある．動物実験とは異なり，完全な計画研究は不可能なので，交絡などのバイアスには常に十分な配慮が必要である．帰結発生の機序については，通常はわからない．過去に遡った情報収集(症例対照研究の多くの場合)や将来の情報の収集(前向きコホート研究や介入研究)では情報の質も問題となる．

環境に関する疫学研究の特殊性

これらに加えて，環境に関連する疫学研究特有の問題も存在する．多くは曝露情報の把握についてである．当然のことながら，環境問題に関する疫学研究における曝露は環境に関するものである．一般論として，対象者個人の曝露量の評価がむずかしいという問題がある．たとえば，大気汚染に関する曝露を想定した場合，個人の曝露量を個別に評価するのはむずかしい．そこで代替的に居住地を「曝露」と捉えて，当

該地区の汚染の程度を曝露として考えて検討を進めることになる．職場の騒音の評価の場合，職場外での騒音曝露をどのように評価するのか．食物を介した重金属曝露（水俣病やイタイイタイ病等）については，日々変化する個人の食物摂取量をどのように把握するのかなど困難な課題も多い．

これらの問題を解決する手法として，生態学的研究を利用する傾向がある．個人の曝露を評価していないという問題点があるが，「居住地＝曝露」と考えるとそれなりの合理性がある．地域を代表する曝露量と地域毎の帰結の頻度との関連を観察し，両者の関係を考察するものである．近年ではこのような状況について，元来は教育の世界で用いられていたマルチレベル分析（multilevel analyses）という手法も応用されるようになってきている[2]．環境による曝露についても個人の曝露量の測定手法が開発され，応用されるようになりつつあるが，まずは理解しやすい生態学的な解析を行い，そのうえで高度な解析で詳細を明らかにすることを筆者は推奨する．

なお，環境問題に関連する疫学についてはこれを専門とした書籍[3]もあるので，興味がある読者はそちらを参考にしていただきたい．

環境疫学の実際

筆者が関与した（している）環境問題に関する疫学研究の例を2つ紹介する．

1 電磁界の健康影響

高圧送電線，テレビ，電子レンジ，携帯電話などから発生する電磁界が白血病や脳腫瘍の危険因子となるという仮説がある．これを検討するために，症例対照研究で小児の電磁界の曝露を個人測定（測定器を自宅に設置）したが，明確な結論は得られなかった．特に高圧送電線については曝露量も微小なため，また交絡因子の影響の可能性も考慮すると，結論的な結果は出ずに，未だに「灰色」というのが適切であろう．

一方で携帯電話の普及で，その出力と標的臓器（脳や松果体．使用方法に起因して，距離による曝露の減衰は期待できない）への近接度から，高圧送電線の影響は消された感もある．先進国（たとえば英国等）では，小児の携帯電話の使用を推奨していないところもある．

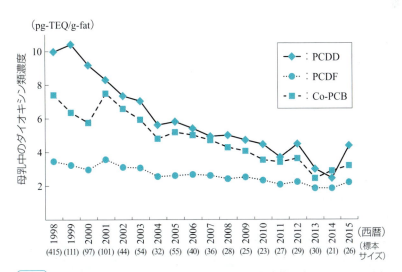

図1 わが国の母乳中のダイオキシン類濃度の年次推移（1998〜2015年）
pg：ピコグラム，TEQ：毒性等量，fat：脂肪，PCDD：ポリ塩化ジベンゾパラジオキシン，PCDF：ポリ塩化ジベンゾフラン，Co-PCB：コプラナーポリ塩化ビフェニル．

2 母乳中のダイオキシン類濃度

わが国では特に1990年代に，ごみ焼却場から排泄されるダイオキシン類の健康影響が問題となり，1997年から厚生労働省の研究班で母乳中のダイオキシン類濃度の測定を行っている[4]．母乳中のダイオキシン類は母親の授乳までの期間の曝露の指標と，乳児の母乳を介した曝露の指標の両方の側面をもつ．実際に計測してみると欧州諸国からの報告よりもやや低めで，図1に示すようにその後も低下傾向を続けている．ただし，ダイオキシン類は脂溶性物質であり，母乳は経口摂取によって体内に蓄積したダイオキシン類の大きな排泄経路となっている．このため，①母親の年齢が高いほど高濃度，②第二子以降の経産婦よりも初産婦のほうが高濃度，という仮説が成立し，わが国の結果はこれを裏づけているが，欧州の結果は母親の年齢や初産/経産を無視した分布を提示しているものも多い．なお，わが国での低下傾向は，焼却炉の改良の結果というよりも，特に1970年代を中心とした農薬類に不純物として含まれていたダイオキシン類の影響が徐々になくなってきているためと考えられる．また，母乳を摂取した児の追跡を行い，発育・発達の状況を観察しているが，摂取した母乳中のダイオキシン類濃度の多寡による違いは観察されていない．

おわりに

環境の健康影響では中毒学的な検討が多くなるのは致し方ないし，さらなる発展も必要である．一方で結果が直接ヒトの健康に結びつく疫学研究も重要だし，これまで以上の発展を期待したい．

文　献

1) 中村好一: 基礎から学ぶ楽しい疫学. 第3版. 医学書院, 2013.
2) Twisk JWR: Applied multilevel analysis. Cambridge University Press, 2006.
3) Baker D, Nieuwenhuijsen MJ: Environmental Epidemiology: Study methods and application. Oxford University Press, 2008.
4) Ae R, Nakamura Y, Tada H, et al: An 18-year follow-up survey of dioxin levels in human milk in Japan. *J Epidemiol* 2017 (in press).

II

有害環境因子によるおもな疾患

循環器系疾患

八巻尚洋・竹石恭知

　心血管疾患では，①高血圧，②糖尿病，③脂質異常症（高脂血症），④喫煙などの古典的危険因子が発症および進展に強く関与している．しかし，これら以外の環境因子についても近年研究が進められ，重金属（鉛，カドミウム，砒素，水銀），大気環境物質（$PM_{2.5}$），有機溶剤（二硫化炭素）などと心血管疾患との関連が示唆され，循環器疾患の危険因子と考えられている[1]．

　本項では，近年関心が高い$PM_{2.5}$を中心とした大気汚染物質の循環器疾患への影響について述べる．

$PM_{2.5}$とは

　$PM_{2.5}$とは，従来から大気汚染の原因として対策が進められてきた10 μm以下の粒子である浮遊粒子状物質（suspended particulate matter; SPM）よりもさらに小さな粒子で，粒径2.5 μm以下の粒子状物質（particulate matter; PM）を指す．さらに粒子径が0.1 μm以下のものは超微小粒子（ultrafine particle; UFP）と分類されている．1990年代から$PM_{2.5}$の健康影響に関する研究結果が米国を中心に報告され，注目されるようになった．呼吸により人体に取り込まれた粒子の大部分は鼻腔，咽頭あるいは上気道に沈着し排出されるが，粒径が小さい粒子ほど空気中に長く浮遊し，吸入された場合には細気管支や肺胞レベルまで到達するため，影響は大きい．その成分は，無機成分（硫酸塩や硝酸塩等），炭素成分，有機成分，金属成分，土壌成分などで構成される．発生源としては，煤煙発生施設（ボイラー，焼却炉等），粉塵発生施設（コークス炉，鉱物堆積場等），機械類（自動車，船舶，飛行機等）や土壌，海洋，火山など自然由来で発生するものに分類される．これらの粒子状物質は，①物質の燃焼などによって直接排出されるもの，②硫黄酸化物（SOx），窒素酸化物（NOx），揮発性有機化合物（volatile organic compounds; VOC）などのガス状大気汚染物質が化学反応により粒子化したものに分類される．最近では，中国の産業発展に伴う深刻な大気汚染の影響によるわが国への汚染物質の飛来が懸念され，$PM_{2.5}$に対する関心が高まっている．

　わが国では，ヒトの健康維持に望ましい水準とされる「1年平均値15 μg/m³以下かつ1日平均値35 μg/m³以下」を2009年に環境基準として定められている．

$PM_{2.5}$の健康への影響

1　欧米での疫学研究[2,3]

　ハーバード6都市研究は，米国東部6都市で住民8,111人を14〜16年間追跡したコホート研究であり，年齢，性別，喫煙，教育歴，body mass index（BMI）などの個人要因を調整したうえで，死亡との関連が解析された．その結果，$PM_{2.5}$濃度の最低都市と比べ，最高都市では心肺疾患死亡の相対リスク（95％信頼区間）は1.37（1.11-1.68）であった．この結果は再解析によっても再現され，再解析では心血管死亡リスクも示されており，$PM_{2.5}$濃度最低都市を基準とした場合の最高都市の相対リスクは1.38（1.10-1.72）であった．また，追跡期間を8年間延長した拡張研究でも，$PM_{2.5}$と心血管死亡との関連が確認され，10 μg/m³増加に対する相対リスクは1.28（1.13-1.44）であった．米

国がん協会（American Cancer Society; ACS）研究は，ACS Cancer Prevention II のデータと都市部の大気環境物質測定ネットワークデータをリンクさせ，全米 50 都市のおよそ 30 万人のデータを解析している．交絡要因としての年齢，性別，人種，喫煙，受動喫煙，BMI，飲酒，教育，化学物質への職業曝露を調整した解析において，$PM_{2.5}$ の最低濃度地域に比べ，最高濃度の地域では心肺死亡の相対リスクは 1.31（1.17-1.46）と上昇していた．そのほかに，女性の健康イニシアティブ（Women's Health Initiative; WHI）観察研究では，65,893 名の閉経後女性を平均 6 年間追跡し，$PM_{2.5}$ 濃度と循環器疾患による死亡との関連を検討している．計 1,816 の心血管イベントが発生し，10 μg/m³ 増加に対するハザード比は，心血管疾患死亡 1.76（1.25-2.47），冠疾患死亡 2.21（1.04-1.42），脳血管疾患死亡 1.83（1.11-3.00）であった．

これまで紹介したように，PM と死亡との関連は以前より報告されているが，罹患と PM との関連をみた報告は少ない．176 名の植え込み型除細動器（dual chamber implantable cardioverter-defibrillator; ICD）植え込み患者において，大気汚染と心房細動発症との関連を調査したボストンでの前向き研究がある．$PM_{2.5}$ 濃度と心房細動発症には相関がみられ，6.0 μg/m³ 増加に対するオッズ比は 1.26（1.08-1.47）上昇すると報告されている．同様に $PM_{2.5}$ と院外心停止との有意な関連がメルボルン，ヒューストン，ニューヨークで報告されている．また，マサチューセッツ州において $PM_{2.5}$ 濃度と急性心筋梗塞発症との関連の報告がある．Multi-Ethnic Study of Atherosclerosis（MESA）Air Study では，$PM_{2.5}$ への長期曝露により血管内皮機能が低下し，さらには頸動脈の内膜中膜複合体厚（intima-media thickness; IMT）が増加したと報告されている．

2 わが国での疫学研究

わが国での $PM_{2.5}$ と心血管疾患との関連をみた研究が報告されている．3 府県コホート研究（宮城県，愛知県，大阪府）においては，それぞれの都道府県で都市地区と対照地区を選定し，40 歳以上の男女計約 10 万人を対象に，10 年間の追跡調査を行っている．年齢，喫煙，職業，野菜摂取，果物摂取，BMI，飲酒，健康保険の種類を調整したハザード比が求められているが，$PM_{2.5}$ 濃度と循環器疾患死亡には負の関連を認めた（10 μg/m³ 増加に対する相対リスク 0.8-0.9）．NIPPON DATA 80 のデータを用いた研究では，13,771 名の対象者のうち，PM データの欠損者，冠動脈疾患や脳卒中の既往者を除外した 7,250 名が解析されている．性別，年齢，BMI，収縮期血圧，総コレステロール，血糖，喫煙，飲酒，居住地の人口規模を調整した Cox 比例ハザードモデルを用いた検討では，SPM レベルと全死亡との間には正の相関はみられず，循環器疾患死亡については有意ではないが負の関連が認められた．Japan Public Health Center-based prospective（JPHC）研究では，PM 測定局のある保健所管内の 40〜59 歳の居住者 78,057 名を対象として，SPM 濃度との関連が調査されている．Cox 比例ハザードモデルを用いて，年齢，性別，喫煙，間接喫煙，BMI，アルコール消費量を調整変数とし収縮期血圧，総コレステロール，糖尿病についての調整が行われた．その結果，SPM 濃度と循環器疾患死亡との間に関連を認めなかったものの，SPM 10 μg/m³ 増加に対する調整済みハザード比は，冠疾患罹患で 1.25（0.95-1.64），心筋梗塞罹患で 1.37（1.03-1.93）であり，心筋梗塞罹患との間には関連を認めた．このように，欧米で報告されている PM と心血管死亡との関連は，わが国では定まっていない．この原因として，欧米では心血管死亡の多くを心臓病死亡が占めるのに対し，わが国では脳卒中死亡が多いこと，また欧米諸国と比べてわが国では循環器疾患が少ないという違いが考えられる．また，PM 成分の相違も原因と推測されている．

PM$_{2.5}$が心血管疾患に影響を及ぼすメカニズム

PM$_{2.5}$は，直接あるいは間接作用を介して心血管疾患に影響を与えると考えられる[2,3]．

UFPは肺胞まで到達したのち，肺胞上皮を通過し血流にのると移動が可能となり，直接作用を発揮する．血管内皮に沈着した場合，局所での酸化ストレスと炎症を生じ，動脈硬化プラークの不安定化を生じる．また，UFPをラットに経静脈的に投与した実験では，左室収縮力増加や心室性期外収縮の出現などの強心作用を認めている．PM$_{2.5}$に曝露されると，健常者においても血中C反応性タンパク（CRP），インターロイキン（IL）-6，IL-8やIL-1βなどの炎症性サイトカイン濃度が上昇したと報告されている．こういった全身的な炎症が惹起されると，血管内皮不全を生じ，動脈硬化の進展をもたらす．また，酸化ストレスの関与も考えられ，PM曝露後のラットの肺や心臓において活性酸素種が増加していたと報告されている．活性酸素種の増加により，血管機能不全，動脈硬化進展，心筋障害および不整脈などが進行すると考えられる．ほかには，PM$_{2.5}$の吸入により，交感神経活性を亢進し，副交感神経を抑制することにより，血管収縮をもたらし血圧を上昇させ，催不整脈性を生じ，心血管リスクとなる．

おわりに

PM$_{2.5}$の年間平均濃度はわが国では減少傾向であるが，海外から飛来する越境汚染の影響が今後も懸念される．PM$_{2.5}$をはじめとする大気汚染物質が心血管疾患リスクとなりうることを認識し，今後も減少対策に努めていく必要がある．

文献

1) 武林　亨: 環境科学要因と心血管疾患に関する疫学エビデンス: 長期低濃度曝露による曝露量－反応関係. 日衛誌 2011; 66: 13-21.
2) Brook RD, Rajagopalan S, Pope CA 3rd, *et al*: Particulate matter air pollution and cardiovascular disease: An update to the scientific statement from the American Heart Association. *Circulation* 2010; 121: 2331-2378.
3) Du Y, Xu X, Chu M, *et al*: Air particulate matter and cardiovascular disease: the epidemiological, biomedical and clinical evidence. *J Thorac Dis* 2016; 8: E8-E19.

呼吸器系疾患

長瀬隆英

近年,呼吸器領域疾患の社会的重要性は急増しつつある.気管支喘息,慢性閉塞性肺疾患(chronic obstructive pulmonary disease; COPD)や肺がんなどの患者数,死亡者数は年々増加しつつあり,増勢に歯止めがかからない状況にある.世界的にも,世界保健機関(WHO)による予測では,2020年の死亡要因の第3位がCOPD,第4位が下部呼吸器感染症(肺炎等),第5位が肺がん,さらに第7位が結核と予想されるなど,呼吸器領域疾患による死亡者数の急増が予見されている.たとえば,米国では過去40年間で,虚血性心疾患や脳血管障害による死亡者数が著明に減少しているのに対し,COPDによる死亡者数は倍増の勢いにあり,今後も増加傾向が続くと予想されている.わが国では,たばこ消費動向などから類推するに米国から約30～40年のラグがあり,COPDや肺がんの患者数,死亡者数はさらに急峻な増加を示す可能性がある.また,わが国においては,今後,アスベストによる間質性肺炎,胸膜中皮腫,肺がんなどの呼吸器疾患が急増することも予想されている.

さて,このように呼吸器疾患が増加する要因として考えられるものが,有害環境因子と人口高齢化である.呼吸器は加齢・老化による影響を最も顕著に呈する臓器のひとつであり,呼吸機能は加齢により直線的に低下するとされる.また呼吸器は,出生直後より絶えず外気と接触し有害・汚染物質に曝されるリスクが高い.

本項では,有害環境因子として最重要と考えられるたばこ煙および喫煙関連疾患を中心に論説する.

有害環境因子と呼吸器疾患

有害物質を吸入することが原因で発症する呼吸器疾患の患者数は極めて多い.中でもたばこ煙はその最たるものであるが,これについては後述する.

粉塵を吸入することによって発症する呼吸器疾患を総称して「じん肺症」という.じん肺は起因物質によって種類が分けられる.具体的には,珪肺(起因物質は珪酸),ベリリウム肺(ベリリウム),石綿肺(アスベスト),タルク肺(タルク),インジウム肺(インジウム),鉄塵肺(酸化鉄)などがあげられるが,いずれも産業衛生の視点から介入すべき重要な疾患である.基本病態としては肺の線維化,拘束性呼吸障害を呈する.

表1 肺がん発症の危険因子

喫煙	・最大の危険因子 ・肺がん罹患リスクは,喫煙者は非喫煙者の5倍 ・肺がん罹患リスクと喫煙には用量反応関係がある ・禁煙によりリスクは低下する ・受動喫煙:非受動喫煙者に比べて21～26％リスクが高まる
環境因子	・職業(アスベスト,クロム,砒素,ニッケルカルボニ,コールタールなどを扱う職業) ・大気汚染 ・放射線被曝
基礎疾患	・COPD ・間質性肺炎

原発性肺がん

原発性肺がん発症の危険因子を**表1**に示すが，最大の要因がたばこ煙の曝露である．喫煙はいうまでもなく，受動喫煙も肺がん発症の要因とされる．特に喫煙開始年齢が早いほど肺がん死亡率が高くなることが明らかになりつつあり（**図1**），若年喫煙者への積極的介入が重要であることが示唆される．

慢性閉塞性肺疾患（COPD）

COPDは，たばこ煙を主とする有害物質を長期に吸入曝露することで生ずる肺の炎症性疾患であり，呼吸機能検査で正常に復することのない気流閉塞を示す[1]．気流閉塞は末梢気道病変と気腫性病変が様々な割合で複合的に作用することにより起こり，進行性である．臨床的には徐々に生じる体動時の呼吸困難や慢性の咳，痰を特徴とする．

COPDは呼吸機能検査の異常が診断基準となっているように呼吸生理学的に定義された疾患である．なお，臨床の場では慢性気管支炎や肺気腫などの疾患名が汎用されている．慢性気管支炎は咳や喀痰などの症候により定義された疾患であり，肺気腫は病理形態学的に定義された疾患である．

COPDの病因として最も重要なものが喫煙であり，また喫煙者におけるCOPD有病率は年齢とともに増加する（**図2**）[2]．1960年代以降わが国におけるたばこ販売量が増加し，現在も高水準にある．厚生労働省から公表された「慢性気管支炎および肺気腫」による死亡率は1980年代から急増しており，約20年のタイムラグがある．高水準のたばこ販売量と人口高齢化という状況にあって，今後ますますわが国のCOPD患者数が増加することが予想される．

COPDを特徴づける気流制限は気道病変（特に末梢気道病変）と肺気腫病変（肺胞壁の破壊）とが様々な割合で起こった結果生ずる．COPDの外因としては喫煙が最も重要である．COPD

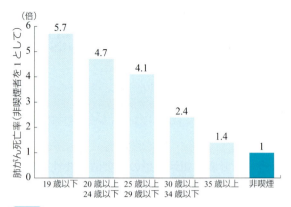

図1 喫煙開始年齢別にみた肺がん死亡率
昭和41〜57年．
（がん研究振興財団：がんの統計2003年度版）

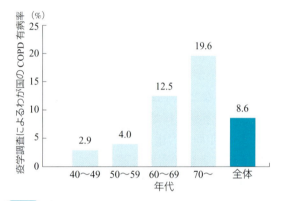

図2 高齢化によるCOPD患者の増加
（Fukuchi Y, et al: Respirology 2004; 9: 458-465）

患者の呼吸器の炎症は，たばこの煙などの慢性的刺激に対する呼吸器の正常な炎症反応が増強されたものと思われる．この増強のメカニズムは不明であるが，遺伝的に決定されている可能性がある．一部の患者は，喫煙していないのにCOPDを発症するが，これらの患者における炎症反応の特徴はわかっていない．肺の炎症は，肺における酸化ストレスと過剰なプロテアーゼによりさらに増強される．これらのメカニズムによりCOPDに特徴的な病理学的変化が引き起こされる．なお，最近の遺伝子工学の進歩は肺気腫病変に関する動物モデルを通して全く新しい病因論に結びつく仮説を提示しつつある．たとえば，転写コアクチベーターが肺気腫病変形成に関わる可能性が指摘されつつある[3,4]．このような新しい仮説は病因研究に新たな視点

を提供し，新しい治療標的を生み出す可能性を提示している．

理学所見については，典型的には胸郭前後径の拡大，口すぼめ呼吸，聴診上肺音の減弱などが知られているが，これらがみられなくてもCOPDを否定することはできない．また，胸部X線では，肺野の透過性亢進，横隔膜平低化などが特徴である．胸部CTでは，肺気腫病変が低吸収領域として描出される．検査としてはスパイロメトリーが確定診断においても，また重症度分類においても重要となる．気管支拡張薬吸入後のスパイロメトリーで1秒率が70％未満であればCOPDと診断する．気流閉塞をきたす疾患を鑑別する．類似病態を示しても，特徴的な病変が存在する気管支拡張症，肺結核後遺症，びまん性汎性細気管支炎などはCOPDの範疇に入らない．したがって，診断を確定するためには，X線検査や呼吸機能検査，心電図により上記鑑別疾患を除外することが必要である．気管支喘息との鑑別は典型例であれば容易であるが，気道可逆性の大きいCOPD，慢性喘息，COPDと喘息が併存している例では病態像を明確に判定することは困難である．

禁煙はCOPDの症状の進行を最も効果的に抑えるとされ，患者教育により禁煙などの危険因子を減らすことは肝要である．受診時に毎回短いカウンセリングを行い，依存性がみられる例ではニコチン置換療法を行うことがよいとされる．長期的な呼吸機能の低下を抑えると証明されている薬物はないものの，適切な薬物を用いて症状を緩和することは生活の質（QOL）向上のためにも重要なことである．

COPDは高齢者での罹患率が高く，急速に高齢化社会が進む今日，病態の究明と新しい治療法の開発が切望されている．COPDの発症には喫煙に代表される外的刺激物質の関与が想定されているが，その明確な発症分子機構については未だ解明されていない．COPDの発症分子機構の解明ためには，多様な学問領域を結集・統合したアプローチを必要とする．研究者はCOPDモデルの構築・解析およびCOPD発症分子機構の解明を目指し，呼吸器学と分子細胞生物学の世界最先端の技術を融合した研究アプローチにより，COPDの病態解明と治療法の開発を目指すべきであろう．また，関係省庁・研究機関からのCOPD研究支援も切望される．

文　献

1) 日本呼吸器学会: COPD（慢性閉塞性肺疾患）診断と治療のためのガイドライン. 第4版. メディカルレビュー社, 2014.
2) Fukuchi Y, Nishimura M, Ichinose M, *et al*: COPD in Japan: the Nippon COPD Epidemiology study. *Respirology* 2004; 9: 458-465.
3) Makita R, Uchijima Y, Nishiyama K, *et al*: Multiple renal cysts with concentration defects and pulmonary emphysema in mice lacking TAZ. *Am J Physiol* 2008; 294: 542-553.
4) Mitani A, Nagase T, Fukuchi K, *et al*: Transcriptional coactivator with PDZ-binding motif is essential for normal alveolarization in mice. *Am J Respir Crit Care Med* 2009; 180: 326-338.

消化器系疾患

柿崎　暁

　環境が消化器系疾患に及ぼす影響を考える場合，化学毒性物質などの化学的環境要因，放射線や温熱など物理的環境要因，ウイルスや細菌など生物学的環境要因など，様々な環境要因が消化器系疾患の発症や病態の形成に影響している．汚染された水や食物が原因のウイルス性肝炎（A型，E型肝炎等）や細菌性食中毒（サルモネラ，病原性大腸菌等）まで含めれば，数多くの消化器疾患が環境要因の影響を受けているといえる．

　本項では，おもに消化器がんと環境因子の関連について述べる（図1）．

消化管がん

1 食道がん

　たばこ，アルコール（アセトアルデヒド）が危険因子とされる．国際がん研究機関（International Agency for Research on Cancer; IARC）は生活環境の発がん性リスクをグループ1から4に分類[1]しており，たばこ，アルコールはともに「ヒトに対する発がん性あり」のグループ1に分類されている．特に，扁平上皮がんは喫煙と飲酒との関連が強く，両者が加わることでさらにリスクは高くなる．喫煙者は非喫煙者に比べ，男性3.4倍，女性1.9倍ほどリスクが高くなる[2]．アルコール代謝産物のアセトアルデヒドが発がんに関与するため，アルデヒド脱水素酵素2（ALDH2）の遺伝子多型がリスクに関連する．また，熱いお茶や熱いお粥なども危険因子で，熱い飲食物を摂る習慣がある南米（ウルグアイ等）や中国では食道がんが多い地域がある．放射線（X線，σ線）も消化管がん（食道，胃，大腸がん）のリスクとされる．化学物質では，

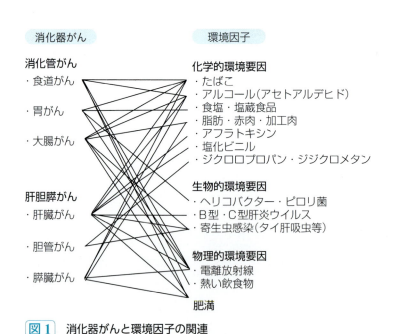

図1　消化器がんと環境因子の関連

ドライクリーニング工場のコホート研究で，テトラクロロエチレン曝露で発症リスクが増加すると報告されているが，確立はされていない．

欧米人に多いバレット腺がんは，胃食道逆流による下部食道の持続的炎症によるバレット上皮が発生母地であるため肥満も危険因子とされる．

2 胃がん

ヘリコバクター・ピロリ菌(*Helicobacter pylori*)の持続感染は，IARCでグループ1に分類され，EBウイルス(Epstein-Barr virus; EBV)関連の胃がんも報告されている．食塩や塩蔵食品の摂取量が多い人や地域で胃がんのリスクが高いことは知られているが，高濃度の塩分は，胃粘膜を保護する粘液を破壊し，胃酸による胃粘膜の炎症やピロリ菌の持続感染を助長すると考えられている．さらに，塩蔵食品の保存過程で生成されるニトロソ化合物なども発がんリスクとされる．

たばこも胃がんのリスクを高め，鉛の摂取と胃がんの関連を示唆する報告もある．アスベスト曝露が肺がんと胸膜中皮腫の発がんリスクであることはよく知られているが，胃がん・大腸がんなどの消化器がんの発生との関連も示唆されている．

3 大腸がん

アルコール，たばこ，加工肉(ベーコン，ハム，ソーセージ等)の摂取が危険因子とされ，赤肉(牛・豚・羊の肉)の摂取も関連が示唆される．動物性脂肪の摂取は，発がん促進作用のある二次胆汁酸の生成を高め，それが大腸粘膜に作用してイニシエーター(発がん物質)やプロモーター(発がん促進物質)になるとされる．食肉貯蔵や加熱などの調理によって生じるニトロソ化合物，ヘテロサイクリックアミン，多環芳香族炭化水素などが発がん原因とする報告もある．駆除により新規の感染はなくなったが，日本住血吸虫(*Schistosoma japonicum*)は大腸がんや肝胆道系がんの危険因子である．

一方，食物繊維，野菜・果物，カロテノイドの摂取は予防要因とされる．食物繊維は胆汁酸と結合して，一次胆汁酸から二次胆汁酸への変換を阻止し，さらに腸内の嫌気性菌の繁殖を抑制するとされる．アスピリンなどの非ステロイド性抗炎症薬(NSAIDs)を常用している人では，大腸がんの発生が減少するということが報告されている．魚に多く含まれるn-3(ω3)系多価不飽和脂肪酸は大腸がんに予防的に働くことが知られているが，疫学研究では，魚摂取と大腸がん罹患リスクに関連性がなかったとする報告もある．

肝胆膵がん

1 肝臓がん(肝細胞がん，肝血管肉腫)

肝臓がんの約9割を占める肝細胞がんの最も大きな危険因子は肝炎ウイルス(B型・C型肝炎)感染(グループ1)で，わが国では肝細胞がんの約7割が肝炎ウイルスの持続感染によるものである[3]．アルコールも危険因子で，食道がん同様にALDH2の遺伝子多型と肝機能障害のリスクは関連する．また近年，肥満や生活習慣病(糖尿病，高血圧等)を背景とした非アルコール性脂肪性肝炎(non-alcoholic steatohepatitis; NASH)からの発がんの増加も問題となっている．

化学的環境因子としてたばこ，アフラトキシン(aflatoxin)，塩化ビニル/トリクロロエチレンなどの反応性化学物質，物理的環境因子として電離放射線があげられる．

アフラトキシンは，カビ毒(マイコトキシン)の一種で，熱帯から亜熱帯地域にかけて生息するアスペルギルス・フラブス(*Aspergillus flavus*)などのカビにより生成される．毒性はB1が最も強く，IARCではグループ1に分類されている．B型肝炎感染者がアフラトキシンを摂取すると肝臓がんリスクが上昇するという報告もある．

有機塩素化合物の一種である塩化ビニルは，

樹脂製造に関わる労働者から肝血管肉腫による死亡例が報告され，疫学調査で関連性が認められた．肝細胞がんも塩化ビニルと関連性があるとされる．慢性砒素中毒では，長期毒性として肝障害（肝硬変や黄疸）や肝がんをきたすことがある．

トリウムやプルトニウムなどから放出される電離放射線（α線，β線）も危険因子である．かつて造影剤として使用されていたトロトラストは，α線内部照射のための晩発障害として肝細胞がんや肝血管肉腫を発症する．静脈に投与されたトロトラスト（トリウム）は主として網内系細胞に摂取され，その大部分は肝臓・脾臓・骨髄・リンパ節に沈着し半永久的に電離放射線（α線）を放射するため，発がん原因となる．

2 肝内胆管がん（胆管細胞がん），胆管がん

わが国の印刷工場の従業員に胆管がんが多発した事例では，1,2-ジクロロプロパンまたはジクロロメタンへの長期間，高濃度曝露が原因と考えられた．

日本では少ないが，タイ北東部などで高率に発生する胆管細胞がんでは，淡水魚の生食習慣が感染源であるタイ肝吸虫（*Opisthorchis viverrini*）（IARCグループ1）やその他の肝吸虫の持続感染をきたし発がん原因となる．

3 膵臓がん

膵臓がんのリスク要因として現在確立されているのはたばこである．そのほか，糖尿病，肥満，アルコール，放射線（X線，σ線），トリウム，赤肉の摂取などによってリスクが上昇するという報告がある．殺虫剤や農薬に使われていたジクロロジフェニルトリクロロエタン（DDT）や重金属のカドミウムやニッケルの関連を示唆する報告もあるが確立していない．

おわりに

消化器がんとの関連以外にも，①急性放射線障害では10 Gy以上の被曝で消化管障害（腹痛，嘔吐，下痢）をきたす，②鼠族・衛生害虫などによって媒介されるレプトスピラ症（Weil病）やツツガムシ病（リケッチア）などによる肝障害，③水質汚濁による各種の中毒や細菌性食中毒など様々な消化器疾患が環境因子の影響を受けており，消化器疾患を診療していくうえで環境因子は常に考慮する必要がある．

文献

1) International Agency for Research on Cancer: IARC Monographs on the Evaluation of Carcinogenic Risks to Humans.
http://monographs.iarc.fr/
2) Katanoda K, Marugame T, Saika K, *et al*: Population attributable fraction of mortality associated with tobacco smoking in Japan: a pooled analysis of three large-scale cohort studies. *J Epidemiol* 2008; 18: 251-264.
3) 日本肝臓学会：肝がん白書 平成27年度. 日本肝臓学会, 2015.

神経系疾患

岩田豊人・村田勝敬

　神経系疾患は，末梢神経疾患（知覚神経障害，運動神経障害，混合型障害），中枢神経疾患（大脳障害，小脳障害，錐体外路系障害，延髄・脊髄の障害），自律神経疾患に大別される．環境中の有害因子はこれら神経で局所的に障害を起こすものもあれば，神経系全体に障害を生じるものもある．神経系の臨床症状は多彩であり，末梢神経障害では局所の疼痛，異常感覚，筋力低下など，中枢神経障害では頭痛，認知・精神障害，視覚障害，痙直，失行，振戦，硬直，感覚鈍麻などがある．成人の場合，このような臨床症状は患者との問診で確認できるし，また神経学的検査中に医師が気づくことも多いが，小児の場合は必ずしも簡単ではない．すなわち，小児に視野検査を実施することはむずかしいし，乳幼児に痛みの種類や部位を尋ねたり知能検査を行うことは容易でない．さらに，有害化学物質といえども低濃度の曝露だと，定型的な神経症状を確認することは稀である．

　本項では，上述の神経部位や症状に関連する環境リスクを例示することにより，本書で取り上げられている有害因子の同定につなげられることを目指す．

有害因子による神経症状

　環境由来の有害因子による神経症状には次のような特徴があるとされる．①多くの神経毒性因子の曝露では用量−毒性関係があり，累積曝露の閾値を超えてから神経症状が現れるが，特異的な反応は少ない．有機溶剤中毒では当初「頭がボンヤリする」などの麻酔作用に由来する症状が出現しやすい．②有害因子曝露による神経症状は非局所性あるいは左右対称性を示すので，逆に目立った非対称性の症状を示す場合は別の原因を考える．③急性曝露では，著明な症状は当該有害因子の生理的作用（たとえば，有機リン化合物ではコリン作動性作用）に由来する．曝露後に生じる遅延性ないし永続性の神経障害（たとえば，有機リン中毒後の遅発性神経障害）は神経の病理的変化の結果である．④神経の再生能は限られるものの，曝露中止などである程度回復しうる（すなわち，曝露中止後に神経障害が悪化する場合は別の原因を考えることが求められるが，森永砒素ミルク事件のように乳幼児期には神経障害が確認できないこともある）．⑤単一の有害因子であっても複数の神経症状を示すことがあり，曝露の強度と時間により異なる（鉛中毒では，急性曝露では錯乱状態，慢性曝露では精神機能低下や末梢神経障害を呈する）．これらの特徴をふまえて，病歴調査（問診）と神経学的検査のほかに補助的検査（脳脊髄のCTやMRI，脳波，神経伝導速度，筋電図，腰椎穿刺，神経心理検査等）を適宜組み合せ，他の神経性疾患との鑑別診断を行うことが重要である．

　神経症状の聴取の際，訴えの真意は個人により異なるので，客観性や重症度に着目して問診を進めなくてはならない．たとえば，患者が述べる「めまい」は前庭機能不全からの回転性めまいもあれば，感覚鈍麻に由来する歩行不安定であったり，非特異的な具合の悪さを表現しているのかもしれない．「力が入らない」は疲労や無力感を通常意味するが，筋力低下のこともある．「疲労」は抑うつ，種々の全身性疾患，広汎な神経性疾患によって生じる．次に，時間的変化を聴取することも重要である．症状の現

れ方や継続時間によって急性(分〜日)，亜急性(週〜月)，慢性(月〜年)と区別されよう．また，症状の増減は繰り返し曝露や曝露以外の上乗せ因子の存在を示唆する．さらに，神経のどの部位に由来する症状なのかの見極めも大切である．神経系に障害をきたしうることが報告されている有害因子を表1に示す．

小児期の有害因子による神経障害は，本書の鉛や砒素中毒の項にあるように，後遺症として一生涯残る可能性もあるので，そのような疾患においては当該原因因子を環境中から取り除く，または接しないように努めることが予防策の原則(precautionary principle)となる．一方，小児の健康影響のうち，実験動物モデルを用いても最も確認しにくいのが神経影響である．動物は「痛い」とか「苦しい」といわないので，実験動物の観察中に早期の神経影響を発見することは困難である．さらに，神経障害では有害因子の曝露レベルと神経傷害発現までの時間などの関係が十分に解明されていないことが多い．したがって，環境省が行っている「子どもの健康と環境に関する全国調査(エコチル調査)」のように，出生時の環境有害因子の曝露評価を行うとともに，その子ども達の長期追跡による健康影響との関係を明らかにする研究が必要となる．

末梢神経障害

末梢神経疾患の主症状は感覚障害と筋力低下であり，時に深部腱反射の減弱・消失も認められることがある．多くの有害因子による末梢神経障害は左右両側に起こるが，鉛曝露による下垂手(橈骨神経麻痺)やピアニストの手根管症候群などでは使用頻度の高い筋や手で選択的に症状が現れる．また，アルコール中毒やスタチン類［脂質異常症(高脂血症)治療薬のHMG-CoA還元酵素阻害薬］で筋障害が現れることがあるものの，中毒性筋障害はほとんどない．鉛やマンガンの曝露により筋萎縮や筋力低下が起こりうるが，これは末梢神経の運動神経傷害の結果と考えられている．単一神経障害と比べて，多発性神経障害では遠位部に症状が現れやすく，典型的なものはノルマルヘキサン中毒で左右の靴下手袋領域に疼きやしびれを呈する．

末梢神経障害の客観的検査として，神経伝導速度や筋電図が用いられるが，電気刺激や針電極を用いるので患者の負担が大きい．これまでに有機溶剤(ノルマルヘキサン，アクリルアミド，スチレン等)，鉛，水銀，タリウム，砒素，局所振動作業，反復作業など職業曝露者で低下することが知られているが，アルコール中毒，尿毒症，糖尿病，ビタミン B_{12} 欠乏症などの全身性疾患による神経障害と区別しにくい．また深部知覚反射や二点識別閾なども利用されるが，後者は鋭敏であるといわれる反面，客観性の面で難がある．

中枢神経障害

障害部位により大脳障害(主要症候は意識障害，全身痙攣，精神障害等)，小脳障害(運動失調，企図振戦，酩酊歩行)，錐体外路系の障害(安静時の振戦，寡動，筋固縮)，延髄・脊髄の障害(球麻痺，痙性麻痺)に大別される．有害因子の高濃度曝露より急性症状として頭痛，いらいら感，失見当識，痙攣，健忘症，嗜眠，昏迷，昏睡などが現れる．慢性低濃度曝露で起こる精神障害には，認知障害，記憶障害(記銘・追想障害，逆行性健忘)，感情障害(不安，抑うつ)などがある．有害因子により，選択的に前庭神経や小脳が障害されると，平衡機能障害，めまい，歩行失調をきたすし，マンガン，一酸化炭素，メタノールの曝露で基底核が傷害されると運動緩慢，振戦など錐体外路症状が現れる．また，認知障害の判定にはミニメンタルステート検査が使われる(わが国では長谷川式簡易知能評価スケールが使用されるが，空間認知を調べる図形問題はない)．認知障害が酷い場合，障害パターンと重症度を把握するために神経心理検査が必須となるが，患者の協力が得られないと熟練検査者でも正確な評価はむずかしい．

表1　神経系に障害をきたしうる有害因子

障害部位/症状	文献的に発生が報告されたことのある有害因子 (①化学物質等，②物理的因子，③生物学的因子，④その他)
末梢神経障害	①鉛，トリオルトクレジルリン酸塩，タリウム，砒素，ノルマルヘキサン，アクリルアミド，メチル-n-ブチルケトン，臭化メチル，メチル水銀，エチル水銀，二硫化炭素，トリクロロエチレン，テトラクロロエチレン，2,4-D，DDT，ペンタクロロフェノール，四塩化炭素，一酸化炭素，スチレン，エタノール，メタノール，ベンゼン，トルエン，ジニトロベンゼン，ジニトロトルエン，クロロジニトロベンゼン，クロロホルム，トリクロロエタン，テトラクロロエタン，ピリジン，リン，アンチモン，ケロシン，蛇毒，②減圧症，振動障害，寒冷，電気ショック，四肢の過剰伸展，神経損傷，④飲酒，糖尿病，尿毒症
筋痙攣	①臭化メチル，フッ化水素酸，ジニトロフェノール，クロロベンゼン類，リン酸クレゾール，ボラン，ニコチン，樟脳，リチン，鉛，有機水銀，マンガン，②熱痙攣，寒冷，電撃症，④手指作業，疲労，重労働，発汗，脱水，椎間板ヘルニア，頸椎・胸椎の挫傷，筋炎，錐体路障害
脊髄障害	①鉛，マンガン，トリオルトクレジルリン酸塩，水銀，臭化メチル，ノルマルヘキサン，亜酸化窒素，有機リン化合物，②減圧症，③狂犬病，④脊髄損傷
運動失調	①メチル水銀，エチル水銀，金属水銀，アクリルアミド，臭化メチル，エタノール，メタノール，クロロニトロベンゼン，ジニトロベンゼン，塩化メチル，ヨウ化メチル，塩化エチル，トリクロロエチレン，テトラクロロエチレン，一酸化炭素，BHC，DDT，エチレンクロロヒドリン，マンガン，ナフタリン，ニッケルカルボニル，五塩化リン，四エチル鉛，砒素，水素化ホウ素，ジメチルホルムアミド，エチレングリコール，ガソリン，グリコロニトリル，ヘリウム，ヘキサン，硫化水素，ケロシン，リチウム，メチルカルバメート，二酸化窒素，オクタン，有機リン，ホスフィン，ピレトリン，ピリジン，ピロガロール，サリチル酸，トルエン，トリクロロエタン，キシレン，酸素，②減圧症，頭部損傷，④前庭障害
Parkinson症候群	①マンガン，二硫化炭素，一酸化炭素，メタノール，塩化メチル，タリウム，亜硫酸ガス，水銀，鉛，②頭部損傷
全身痙攣	①四アルキル鉛，臭化メチル，パラチオン，DDT，BHC，ニトロベンゼン，アニリン，シアン化水素，一酸化炭素，ニッケルカルボニル，アクリロニトリル，硫化水素，ベンゼン，メタノール，塩化メチル，フェノール，ピリジン，アミノピリジン，四塩化炭素，トリクロロエチレン，テトラクロロエチレン，ジクロロエタン，アセトンシアンヒドリン，アセチレン，脂肪族チオシアン化合物，アンモニウムミョウバン，砒素，鉛，バリウム，タリウム，ホウ素，クレゾール，エチレンクロロヒドリン，エチレングリコール，ヒドロキノン，ホルマリン，ガソリン，フッ化水素，硫化水素，ニコチン，二酸化窒素，リン，トルイジン，蛇毒，酸素，②減圧症，熱射病，頭部損傷，外傷性てんかん，③狂犬病，破傷風，④不整脈，尿毒症
傾眠，嗜眠，昏睡	①酸欠症，二酸化炭素，窒素ガス，メタン，エタン，プロパン，水素ガス，ヘリウム，一酸化炭素，シアン化水素，リン化水素，ニッケルカルボニル，アクリロニトリル，硫化水素，ニトロベンゼン，ニトロトルエン，アニリン，ジニトロフェノール，四アルキル鉛，無機鉛，臭化メチル，塩化メチル，ヨウ化メチル，ギ酸メチル，パラチオン，DDT，塩化ビニル，ブタン，アセチレン，エチレン，ナフタレン，フェノール，脂肪族チオシアン化合物，アルキルメルカプタン類，蛇毒，トリクロロエチレン，テトラクロロエチレン，四塩化炭素，クロロホルム，ジクロロエタン，ジクロロエタン，テトラクロロエタン，メタノール，イソアミルアルコール，エチルエーテル，メチルブチルケトン，メチルイソブチルケトン，ベンゼン，トルエン，スチレン，クロロベンゼン，酢酸メチル，エチレングリコール，シクロヘキサン，二硫化炭素，ガソリン，石油エーテル，石油ナフサ，石油ベンジン，ミネラルスピリット，ピリジン，②熱中症，寒冷，電気ショック，加圧症，減圧症，全身振動，頭部損傷，④疲労，ショック，アナフィラキシー，不整脈，肝不全，腎不全
錯乱，幻覚およびせん妄	①四エチル鉛，四メチル鉛，鉛，アルキル水銀，マンガン，タリウム，砒素，有機リン，トルエン，トリクロロエチレン，ベンゼン，エチレングリコール，エチレングリコールモノメチルエーテル，メタノール，エタノール，臭化メチル，ヨウ化メチル，塩化メチル，二硫化炭素，硫化水素，一酸化炭素，アクリルアミド，臭素，臭化物，ジクロロヒドリン，エーテル，ガソリン，フェノール，ピリジン，チオシアネート類，トリニトロトルエン，窒素，二酸化窒素，次亜塩素酸ナトリウム，モルフォリン，松脂，蛇毒，酸素欠乏，酸素中毒，②寒冷，熱射病，全身振動，頭部損傷，④肝不全，腎不全，アシドーシス
知能障害（認知症）	①アルコール(エタノール)，一酸化炭素，水銀，鉛，タリウム，②頭部損傷
記憶障害	①アルコール(エタノール)，一酸化炭素，臭素，臭化メチル，ブロモクロロメタン，トリクロロエチレン，エーテル，有機リン，水銀，鉛，②減圧症，電撃症，頭部損傷，④低酸素血症
不安状態	①スチレン，臭化メチル，アミノフェノール類，ホウ酸，ブチルトルエン，ジクロロエタン，ジニトロオルトクレゾール，ジニトロフェノール，グリセロール，塩化水素酸，ヒドロキノン，ナフチルチオウレア，ニコチン，ニトログリセロール，酸素，ホスゲン，ピリジン，レゾルシノール，サリチル酸，四エチル鉛，リン，有機リン，リン化水素，リン化亜鉛，水銀，タリウム，②高所障害，③狂犬病，破傷風
被刺激性（易怒性）状態	①ベンゼン，トルエン，キシレン，トリクロロエチレン，ジニトロベンゼン，ニトロアニリン，テトラクロロエタン，ガソリン，テトリル，ハロゲン系殺虫剤，塩化ベンジル，ヨウ化メチル，メチルメタクリレート，トルイジン，臭素，硫化水素，サリチル酸，カプロラクタム，サイクロナイト，二硫化炭素，水銀，タリウム，鉛，②高所障害，熱消耗，超音波，騒音，③ブルセラ症，破傷風，④疲労，日内変動障害
神経過敏	①水銀，アルキル水銀，鉛，四エチル鉛，アンチモン，砒素，セレン，二硫化炭素，一酸化炭素，ベンゼン，トルエン，トリクロロエチレン，ガソリン，四塩化炭素，ニトログリセリン，アニリン，クロロホルム，クロロプレン，フェノール，テトリル，トリメチルベンゼン，ヨウ化物，オゾン，ヘリウム
不眠	①二硫化炭素，一酸化炭素，二酸化窒素，硫化水素，アニリン，アクリルニトリル，塩化ベンジル，クロロホルム，ジニトロトルエン，ハロゲン化殺虫剤，ヨウ素，フェノール，ピリジン，テトリル，四エチル鉛，鉛，水銀，カドミウム，アンチモン，ベリリウム，マンガン，有機リン，四酸化オスミウム，③ブルセラ症，破傷風，④ストレス，日内変動障害，疼痛・咳嗽・嘔吐・発熱
自律神経症状	①鉛，砒素，タリウム，サリン，メチル水銀，有機溶剤，②局所振動，④飲酒

参照資料は項末の参考文献に記す．
2,4-D：2,4-ジクロロフェノキシ酢酸，DDT：ジクロロジフェニルトリクロロエタン，BHC：ベンゼンヘキサクロリド．

CT，MRI，脳磁図などで新たな画像診断の技術革新が図られているが，古くは脳波検査が中枢神経機能の補助診断として用いられ，その後誘発電位（視覚誘発電位，脳幹誘発電位，体性感覚誘発電位，P300）が使われるようになった．誘発電位では主として伝導時間が評価される．たとえば，鉛やメチル水銀で曝露濃度が高くなるにつれて聴性脳幹誘発電位の潜時が遅延することが報告されている．VDT（visual display terminals）作業者の作業前後で視覚誘発電位が測定され，作業後に潜時遅延が観察された．同様に，認知・判断機能を反映すると考えられるP300で，鉛では慢性影響，また飲酒では急性影響として潜時遅延が認められた．そのほか，コンピューターを用いた体重心動揺や振戦の研究もあり，鉛，金属水銀，マンガン，トリクロロエチレン，飲酒で異常所見が観察されている．さらに，フリッカー検査（連続的にストロボ周波数を変え，ちらつきを認知できる周波数を調べる）装置を用いて眼精疲労を調べた研究では，VDT作業を長期間（月～金曜日）行うと，週末にこの周波数が有意に低下した．

小児の精神神経検査には，行動検査，発達検査［Bayley乳幼児発達検査（BSID）等］，知能検査［児童用Wechsler知能検査（WISC）等］など多数あり，胎児期の残留性有機汚染物質（persistent organic pollutants; POPs）［ポリ塩化ビフェニル（PCB）等］や鉛，砒素，マンガン曝露による神経影響の評価に利用されている．メチル水銀の胎児期曝露では，BSIDの運動発達機能の低下が多くの研究で観察されている．また，小児の鉛や砒素曝露で知能指数（IQ）低下が報じられている．そのほか，自閉症や注意欠如/多動性障害（attention-deficit/hyperactivity disorder; ADHD）などの行動障害にどのような有害因子が関係するのか検討されているが，一貫性のある結論には至っていない．

自律神経障害

自律神経機能検査として，寒冷昇圧試験，Valsalva試験，Aschner眼球圧迫試験，涙液分泌検査，呼吸反射検査などが古くより用いられているが，循環器内科あるいは神経内科の専門知識が求められることから一般的検査として施行されることは少ない．このため，環境保健や産業保健領域では，自律神経症状・徴候（心悸亢進，発汗異常，不眠，インポテンツ等）が自律神経影響の評価に使用されていた．その後，糖尿病性神経障害の評価法として心拍数や心電図QTが測定されるようになったが，これらの解析法は交感/副交感神経の活動レベルが評価でき，かつ患者の負担も少ないので有用性が高い．心拍変動の周波数分析で，鉛，メチル水銀，有機溶剤，サリン，局所振動作業，疲労，長い通勤時間などによる副交感神経活動レベルの低下や交感神経優位状態が観察されている．また，交替制勤務者でQTc時間の延長や，家庭内ストレスを有する男性労働者でQT指標の高いことが報告されている．

おわりに

環境由来の有害因子曝露による健康影響として特に強調したいことは，神経影響は胎児性水俣病や森永砒素ミルク事件の経験から学んだように後遺症として一生涯続く可能性のあることである．しかしながら，このような影響が明らかにされている有害因子はきわめて限られる．このため，小児の神経発達に影響しうる有害因子に関する最新情報の収集に特段の注意を払っていただきたい．

参考文献

1) 荒記俊一：職業医学—理論と実践へのアプローチ．サイエンス社，1981.
2) 村田勝敬：環境・産業保健領域の有害因子による自律神経影響の評価—心拍変動の測定．日衛誌 1999; 54: 516-525.
3) Ladou J, Harrison RJ: Current occupational & environmental medicine. 5th ed. McGraw-Hill Education, 2014.

腎・泌尿器系疾患

長屋直哉・堀江重郎

環境因子は発がんの機序に重要な役割を果たすことが知られている．職業性発がんを初めて報告したのは英国のPercival Pottであり，彼は煙突掃除夫と陰嚢がんとの関連に注目し煙突内の煤が発がんの原因と推測した．また，産業革命以降に特定の産業従事者が取り扱う化学物質がその発がんに強く寄与することが確認された最初の固形がんは膀胱がんであった．19世紀のドイツにおいて，Ludwig Rehnは化学染料中に存在する芳香族アミンへの曝露を原因とする職業性膀胱がんの存在を初めて報告した．わが国においても現在は発がんとの関連性の高い芳香族アミン類の製造，使用，輸入が禁止されている．このように，ある特定の環境における疾患リスクを上昇させる因子への曝露は，原因物質を特定し，それを除去し，労働環境を改善することにより対策することが可能である．

しかしながら，普段の日常生活の環境のなかにも泌尿器科疾患に罹患するリスクとなる有害環境因子が存在する．通常の生活のなかでの環境因子は，意識することなく接することが多いため，1回の曝露量が低い量であっても，曝露時間が知らずと長くなることも多く，経年的に総曝露量が多くなることもあり注意が必要である．

本項では，おもに泌尿器腫瘍に焦点を当て，普段の日常生活で接する可能性がある有害環境因子のなかで，発がんならびにその進展に関与していると報告されているものについて概説する．

環境有害因子と膀胱がん

1 喫 煙

膀胱がんの最も重要なリスクは喫煙であり，喫煙者では非喫煙者と比較して膀胱がんの罹患リスクが2～4倍高いといわれている．たばこのなかにはナフチルアミンや多環芳香族炭化水素といった芳香族アミンが含まれており，これらの物質が腎・尿路から排泄される過程で発がんの原因となる．近年，欧米では男性の喫煙率は減少，女性の喫煙率は上昇し，男女で同等の喫煙率となっている．その結果，男性の膀胱がんの罹患率は減少し，女性の膀胱がんの罹患率は上昇している．また，受動喫煙も膀胱がんのリスクとなりうる．禁煙は膀胱がんに罹患した患者においても推奨され，喫煙が膀胱がんの再発までの期間に影響しているという報告もある[1]．

2 ビルハルツ住血吸虫

わが国では泌尿器系に寄生して臨床症状を引き起こすような土着の寄生虫は比較的稀である．しかしながら，海を越えた諸外国との往航が簡易になるにつれて，輸入寄生虫症も無視できない問題となりつつある．アフリカ大陸，中近東に分布するビルハルツ住血吸虫はおもに膀胱壁に産卵するため膀胱粘膜に潰瘍形成を引き起こし，膀胱がんの発生にも因果関係があると考えられている[2]．寄生虫生息地の出身者，日本人でも寄生虫生息地への渡航歴のある患者で，血尿や膿尿などの検査異常を呈する場合については，わが国では稀ではあるが，ビルハルツ住血吸虫も鑑別疾患にあげる必要がある．

3 染料（芳香族アミン）

　染料として使用されていた芳香族アミンは前述の通り膀胱がんの発がんと関連が指摘され，1972（昭和47）年の安全衛生法発令により発がんと関連のある芳香族アミンの製造・輸入が禁止されている．曝露から発がんまでの期間のピークは20年後と報告されており，最後に製造禁止となった芳香族アミン曝露による膀胱がん罹患は1990年から1995年にピークを認めている．しかしながら，当時20歳代の芳香族アミン作業工程従事者が最後の曝露者であると考えると，男性の平均寿命80歳とすれば職業性膀胱がんの終焉は2025年頃と推測され，現在も芳香族アミンへの曝露歴は考慮しなければいけない事項である．染料，化学工業は当然のことながら，染料・顔料・ペンキ類を使用・利用する職種はほかにも美容師・理容師，画家・写真家，医療従事者，織物・衣料産業，配管・整備工，靴屋，肉屋などがあり，疫学的にこれらの職種においても膀胱がんの発生の危険が高いことが判明しているため，膀胱がん早期発見を念頭に置いた検診においてこれらの職業歴の聴取は重要である[3]．

4 砒　素

　飲料水の砒素汚染は膀胱がんの原因となるといわれている．バングラデシュにおいて，砒素汚染された飲料水を使用していた地域の膀胱がんによる死亡リスクは2倍となったと報告されている．また，中国においても，20年以上前の砒素汚染が膀胱がんの死亡率を有意に上昇させていたと報告されている[1]．

5 トリハロメタン

　いくつかの疫学研究において，塩素消毒をされた飲料水と膀胱がんのリスクと関係があると報告している[4]．また，オゾン化処理することによりトリハロメタンの濃度が減少し，塩素消毒した飲料水を飲むことによる膀胱がんのリスクを減少したとの報告もある．このように，水道水の消毒に使用される塩素と腐植質の反応で生成されるトリハロメタンは，高濃度では健康への有害影響を及ぼすと考えられており，わが国を含む多くの国でその濃度が制限されている．

環境有害因子と腎臓がん

1 喫　煙

　膀胱がんほどの関連性はないが，腎臓がんも同様に喫煙との関連が報告されている．非喫煙者より男性で50％，女性で20％リスクが上昇するともいわれている．一酸化炭素曝露に伴う組織の慢性的な低酸素状態が発がんの原因のひとつと考えられている．また，喫煙者の腎臓がん患者の末梢血リンパ球には高度なDNAの損傷や，遺伝子変異を認めるという報告もある[5]．

2 アクリルアミド

　動物性の脂肪やタンパク質の大量摂取も腎臓がんのリスクと考えられているが，食事における環境発がん物質として腎臓がんとの関連が疑われているものは，炭水化物を多く含む原材料を高温で調理した際に生じるアクリルアミドである[5]．国際がん研究機関（International Agency for Research on Cancer; IARC）の発がん性リスクのグループ2Aに分類されており，腎臓がんとの関連を示唆する報告もあるが，一致した結論には至っていない．

3 トリクロロエチレン

　トリクロロエチレンへの長期間の曝露は腎臓がんの発症と関連しているかもしれないとの報告がある[5]．トリクロロエチレンは有機塩素系の化学物質で，工場や事業所で広範に使用されているものであり，トリクロロエチレンを使用する作業者は取り扱いに十分注意を払う必要がある．また工場跡地の地下水から検出されることもあり，環境への配慮も重要である．

環境有害因子と前立腺がん

1 喫 煙

　数多くの報告がなされているが，前立腺がんと喫煙との関連に一致した結論は出ていない．喫煙が前立腺がん患者の予後に関連していると報告している最も大きな検討としては5万人の前立腺がん患者の調査があり，前立腺がんの発生と喫煙との関連性は認められなかったものの，喫煙本数と前立腺がんによる死亡リスクの上昇に相関があったとしている[6]．また，悪性度と喫煙の関連に関しては，アフリカ系アメリカ人の検討において，ヘビースモーカーはより悪性度の高い前立腺がんに罹患するリスクが上昇していたと報告している．日本人においてはJPHC Study（多目的コホートに基づくがん予防など健康の維持・増進に役立つエビデンスの構築に関する研究）の結果，喫煙者のほうが前立腺がんに罹患するリスクが低くなるという結果であった．この結果は，非喫煙者のほうが健康志向が高く，前立腺特異抗原（prostate specific antigen；PSA）検診を積極的に受けている傾向にあるため，前立腺がんが発見されやすいためではないかと考察されている．そのため，この研究ではさらに自覚症状で発見された前立腺がん患者のみでも解析し，喫煙者のほうが進行性前立腺がんに罹患しやすい傾向を認めている．

2 ビスフェノールA

　ビスフェノールAはプラスチックや樹脂といった様々な製品の製造に広く用いられている．若年期に高濃度のエストロゲンに曝されると前立腺幹細胞に変化が生じ，その変化が壮年期まで持続し前立腺がんの発がんに影響するのではないかといわれている[7]．*in vitro* の実験や動物実験では，ビスフェノールAはエストロゲン様の作用を前立腺がん幹細胞に与えるとされている．しかしながら，ビスフェノールAが実際に前立腺がんの発がんに関わっているかは定かでない．厚生労働省は極低用量のビスフェノールAでも健康への様々な影響があるとの報告を受け，ビスフェノールAの摂取をできるだけ減らすことが適当との見解を示している．

おわりに

　以上，簡単ではあるが，泌尿器科で取り扱う腫瘍に関与していると考えられている環境有害因子の一部を紹介し概説した．われわれの身近な環境因子のなかにも泌尿器科腫瘍の誘因となりうる因子があり，泌尿器科専門医でなくてもこれらのがんと関与するといわれている環境有害因子を知っておく必要はある．また，喫煙はどの腫瘍においても発がん，進展リスクを上昇させる可能性があり，医師は喫煙をしている患者に対して禁煙を推奨することが求められる．

文 献

1) Burger M, Catto JW, Dalbagni G, *et al*: Epidemiology and risk factors of urothelial bladder cancer. *Eur Urol* 2013; 63: 234-241.
2) Mostafa MH, Sheweita SA, O'Connor PJ: Relationship between schistosomiasis and bladder cancer. *Clinical Microbiology Reviews* 1999; 12: 97-111.
3) 松島正浩，桑原　孝：我が国における職業性膀胱癌の歴史と現状．日泌尿会誌 2013; 104: 569-578.
4) Villanueva CM, Fernandez F, Malats N, *et al*: Meta-analysis of studies on individual consumption of chlorinated drinking water and bladder cancer. *J Epidemiol Community Health* 2003; 57: 166-173.
5) Chow WH, Dong LM, Devesa SS: Epidemiology and risk factors for kidney cancer. *Nature Reviews Urology* 2010; 7: 245-257.
6) Islami F, Moreira DM, Boffetta P, *et al*: A systematic review and meta-analysis of tobacco use and prostate cancer mortality and incidence in prospective cohort studies. *Eur Urol* 2014; 66: 1054-1064.
7) Lobaccaro JM, Trousson A: Environmental estrogen exposure during fetal life: a time bomb for prostate cancer. *Endocrinology* 2014; 155: 656-658.

皮膚・感覚器系疾患①
―皮膚

谷田宗男

　皮膚は多くの外環境因子に直接接触し，環境から様々な影響を受けるため，外環境因子との相互作用によって様々な皮膚疾患が発症する．外環境因子は，①物理的因子，②化学的因子，③生物的因子の3つに分けられる．物理的因子としては温度，電磁波(光線，放射線)，化学的因子としては酸アルカリ，金属，有機化合物など，生物的因子としては植物，細菌，ウイルス，寄生虫などがあげられる．

温度，湿度による皮膚障害

　寒冷環境下では，皮膚は末梢循環障害を起こし，チアノーゼを呈したり，凍瘡(しもやけ)を発症する．凍瘡は冬期間に気温が4〜5℃で，1日の気温差が10℃以上になると発症しやすくなるといわれている．さらに極度の低温(氷点下)に長時間皮膚が曝されると凍傷を起こし，重症の場合は患指を切断することにもなりうる．乾燥した冬場においては皮膚のバリア機能が低下し，アトピー性皮膚炎の悪化や乾燥性の皮膚疾患がみられるようになる．温熱環境においては発汗過多などによる紅色汗疹(あせも)や，さらに高温多湿の環境では白癬菌，カンジダ菌の皮膚真菌症が発症増悪の要因となり，足白癬，体部白癬，カンジダ症，癜風などがみられる．

光線(紫外線)による皮膚障害

　紫外線は表皮の最外層にある角層と表皮最内層にあるメラニン色素で吸収防御されるが，一定量以上の紫外線が皮内に到達すると急性の日光皮膚炎(日焼け)を起こす．また，同じ日光照射量のもとでも様々な要因で他人よりも強く異常な皮膚反応を示すことがあり，これが光線過敏症である．光線過敏症の皮膚症状は被照射部位に丘疹，紅斑，水疱，膨疹などを呈する．色素性乾皮症，ペラグラ，ポルフィリン症などの遺伝性，代謝性疾患で発症する場合と，光線の感受性を高めるような食品(セロリ，パセリ等)や薬品(サイアザイド系利尿薬やキノロン系抗菌薬等)を摂取したり，タールピッチのような産業化学物質に曝露されたりすることで発症する場合があるが，種痘様水疱症，日光蕁麻疹，多形日光疹，慢性光線性皮膚炎など発症要因が不明な疾患も多い．
　地上に届く紫外線は290〜320 nmの中波長紫外線(UVB)と320〜400 nmの長波長紫外線(UVA)である．UVBは急性皮膚障害として日焼け(サンバーン)を引き起こす．また，UVBでメラノサイトが刺激され，メラニンをたくさん作るために遅延型黒化(サンタン)を生じる．慢性のUVB皮膚障害としては，表皮角化細胞の遺伝子に変異を生じさせ，小色素斑(シミ)，しわや良性・悪性の腫瘍ができてくる可能性を高くする．紫外線照射によって発症する皮膚良性腫瘍は脂漏性角化症(老人性疣贅)，スキンタッグ(軟性線維種)などで，悪性腫瘍は日光角化症，基底細胞がん，有棘細胞がんなどである．悪性黒色腫は日本人では肢端型が多く，紫外線が関与しているとは言い切れないが，欧米では露光部位に多く発生し，紫外線が関与しているとされている．UVAはUVBの作用に協調して反応を増強する作用がある．UVAはUVBより皮膚深部にまで達するという特性により，真皮にあって皮膚の張りを保つ弾性線維を破壊するため皮膚の張りがなくなり，しわや

たるみができる光線性弾性線維症という変化を起こす．日光黒子（老人性色素斑），光線性花弁状色素沈着，項部菱形皮膚などが発症する．これを「光老化」という．そのほか，紫外線には免疫抑制機能があり，紫外線照射した部位に日焼けを生じると，その部位に単純ヘルペスを発症しやすくなることが知られている．

金属による皮膚障害

1 砒素による皮膚障害

砒素は自然界に鉱物として存在しており地下水にも含まれるが，様々な産業により環境中に排出され，人体に取り込まれると健康被害を引き起こす．砒素汚染された井戸水を飲用して起こる慢性砒素中毒が，ガンジス川デルタ地帯，中国，チリ，メキシコ，バングラデシュ，インド，ネパールなどで問題となり，1億人超の患者がいる．皮膚症状としては手掌・足底角化症（砒素角化症），色素異常（日光に曝されない被覆部の色素斑・脱色素斑，びまん性色素沈着から始まり，症状が進むと腰臀部・大腿部を中心にびまん性色素沈着のなかに点状色素脱失斑が多発する），多発性Bowen病であり，皮膚腫瘍のなかで次いで多いのは有棘細胞がん，基底細胞がんである．多発性Bowen病の患者は高率に内臓悪性腫瘍の合併（肺がん，膀胱がん，尿管がん）があるので，内臓悪性腫瘍の精査が必要である（本書「カラー口絵 - 慢性砒素中毒症の皮膚・粘膜病変」参照）．

2 多種金属によるアレルギー性接触皮膚炎

金属は様々な日用品や装飾品に用いられており，われわれの生活に密接に関わっている．感作が成立しやすく，接触皮膚炎を起こすが，時に接触部位を超えて全身に症状を起こす場合がある．職業上金属に触れることで接触皮膚炎を発症する事例も多く，特に水銀，ニッケル，コバルト，クロム，金は接触皮膚炎の原因として頻度が高い．生活環境に存在する金属を認識し

ておくことが重要である．

有機化合物による皮膚疾患

われわれは日常生活や職業上で農薬，防虫剤，抗生物質，抗菌薬などの化学物質の曝露を受けている．これらに接触することで様々な皮膚障害を起こすことが知られている．

1 シックハウス症候群（SHS）

シックハウス症候群（sick house syndrome；SHS）は単一疾患ではなく，居住環境によって生じる健康不良の総称である．特徴的な皮膚症状がなく，多種類の化学物質に対してきわめて低濃度で非アレルギー性機序で症状が発症する化学物質過敏症も含まれる．その原因として建材，塗料や新品の調度品などから発するアルデヒド類（ホルムアルデヒド，アセトアルデヒド等），揮発性有機化合物（volatile organic compounds；VOC）（トルエン，キシレン，p-ジクロロベンゼン等）があげられ，その症状は粘膜刺激症状，皮膚炎，気管支炎，動悸，不整脈，消化器症状，不眠，痙攣，失神発作など多彩である．

2 農薬による皮膚障害

1960年代，有機水銀剤などの強毒性の散布による急性中毒の死亡例が報告され，その後も輸入果実などにわが国で禁止されている農薬が使われていたことなどの問題が提起されていた．現在では低毒性，低刺激性の農薬が多く使用されてきており，急性中毒などの重症例は減ってきているが，農薬が直接皮膚に接触して起こる刺激性皮膚炎，農薬に感作されて発症するアレルギー性接触皮膚炎，さらに日光が農薬皮膚炎に関与する日光皮膚炎型の接触皮膚炎などがみられる．有機リン剤，カーバメート剤，無機硫黄剤，有機塩素剤など種々の農薬による皮膚障害の発生が報告されている．

3 職業，環境物質による皮膚障害

職業性皮膚障害と環境因子には密接な関連が

ある．多くは職業上に環境物質に接触することで皮膚障害を発症する．塗装業，印刷業，洗浄業などで用いられる有機溶剤は揮発性が高く，蒸気を吸えば急性中毒に，低濃度でも長時間吸えば慢性中毒を引き起こす．皮膚や粘膜に付着すれば紅斑，水疱，痛みなどの皮膚障害を発症する[1]．ドライクリーニングなどに用いられる有機溶剤のトリクロロエチレンおよびテトラクロロエチレンはStevens-Johnson症候群の発症報告[2]などがあるが，わが国の井戸水から高濃度で検出され問題となっている．廃棄物焼却施設などから排出されるダイオキシン類による汚染も社会問題となっているが，ダイオキシンの曝露による皮膚障害は顔面などの塩素ざ瘡（クロルアクネ）や色素沈着，浮腫（むくみ）などである．わが国では1968年にカネミ油症事件が起き，ポリ塩化ビフェニル（PCB）などの有機ハロゲン化合物が原因で患者にクロルアクネが多発して発症した．そのほか，職場環境で使われる機械油によるオイルアクネ，コールタールによるタールアクネの発症報告がある．コールタールは皮膚に色素沈着を起こし，有棘細胞がんなどの皮膚がんの発症母地になる．

生物的因子による皮膚疾患

1 花粉による眼瞼炎

特にスギ花粉飛散時にみられる眼瞼の皮膚炎は，花粉抗原が粘膜に付着することによって，抗原特異的免疫グロブリンE（IgE）を介したI型アレルギーによって生じる．臨床的特徴はスギ花粉飛散時に生じ，花粉が付着しやすい露出部位，特に上眼瞼を中心とする眼瞼周囲や，頬骨部，頸部などに淡い紅斑で始まり，掻破の刺激によって生じると思われる．

2 植物による接触皮膚炎

われわれの身辺には接触皮膚炎の原因となる植物が多数存在する．多くは職業上で植物の採取の際などに起こる接触皮膚炎が多い（シソ，キク，チューリップ等）．また，ウルシやハゼ，イチョウ（ギンナン）などの植物は，山歩きやキャンプなどの野外活動中に触れることで，顔面を中心とした露出部に皮膚炎を生じることがある．

アレルギー疾患の急増に関わりうる環境要因

現代はアトピー性皮膚炎などのアレルギー性皮膚疾患が急増し，その増加・増悪の主因として居住環境，衛生環境，食環境，水・土壌・大気環境など，外環境因子の悪化が指摘されている．これらの背景には化学物質の増加に代表される環境汚染の問題も共通して存在する．

最近の居住（室内）環境は密閉化され，空調の使用により室温が定常化してダニやカビの繁殖をもたらした．

食環境については，食物やその容器に対する添加物（防腐剤，着色料）の使用があげられる．特にプラスチック容器の可塑剤として汎用されているフタル酸ジエチルヘキシルによるアトピー性皮膚炎の増悪の可能性が指摘されている[3]．衛生環境においても，農薬や抗生物質，殺虫剤，防虫剤などの化学物質が使われることが多く問題となる．さらに粒径2.5 μm以下の粒子状物質（particulate matter; PM）（$PM_{2.5}$）に代表される大気汚染物質であるディーゼル排気微粒子（diesel exhaust particles; DEF）やディーゼル排気（diesel exhaust）がアレルギー性気管支喘息を増悪させることが指摘されており，アトピー性皮膚炎もこれに影響を受けることが考えられる．

文献

1) 椋本祥行, 中村元信: 有機溶剤が引き起こす皮膚障害. 産業医・検診医のためのハンドブック―有機溶剤による皮膚障害. 労働者健康機構, 2013: 6-11.
2) 久永直見, 城内 博, 兪 小忠, 他: トリクロロエチレンおよびテトラクロロエチレンに曝露された労働者に発生する急性肝炎を伴うスチーブンス・ジョンソン症候群. 産衛誌 2002; 44: 33-49.
3) 高野裕久: 環境汚染と免疫・アレルギー. 臨環境医 2016; 25: 61-68.

皮膚・感覚器系疾患②
―視覚

石橋真吾

　ヒトでの一般環境による眼の健康リスク・疾患を引き起こすものとして，光（太陽光）からの紫外線と可視光線が考えられる．太陽から地球に到達する紫外線は，その生物学的作用から，①400〜315 nmの長波長紫外線（UVA），②315〜280 nmの中波長紫外線（UVB），③280〜190 nm未満の短波長紫外線（UVC）の3つに分類され，UVAとUVBはオゾン層を通過し地上に到達するが，UVCは大気によって吸収されるため地上まで到達しない．地上に到達するUVAとUVBのうち，UVBはUVAに比べ，生物に大きな影響を与える．眼に関しては，UVAは約30〜50％が，UVBは約10％が角膜を通過し，その後，UVAとUVBは水晶体でそのほとんどが吸収されるが，わずかに網膜にも到達する．一方，可視光線（400〜700 nm）は網膜まで到達する．

　紫外線で誘発される代表的な眼疾患として，紫外線角膜炎（雪目）や翼状片，白内障があり，可視光線で誘発される眼疾患として網膜光障害があり，そのなかで急性の網膜光障害である日光網膜症と慢性の加齢黄斑変性がある．それぞれの疾患について解説する．

紫外線角膜炎（雪目）

　紫外線角膜炎は，短期間に多量の紫外線により角膜障害を引き起こす疾患で，これらは酸化ストレスによって角膜上皮細胞のアポトーシスが生じるとされている．そのなかで，雪目はスキー場などで雪面からの紫外線の反射で起こる．数時間から1日後に発症する．

　自覚症状は，疼痛や涙流，異物感，羞明などがある．

　臨床所見は，細隙灯顕微鏡検査で，角膜全体に点状表層角膜症や角膜びらん，結膜充血がみられる．

　治療法は，抗菌薬や角膜保護剤の点眼，抗菌薬の軟膏などがある．1，2日で改善する．

　予防法としては，ゴーグルの着用が有用である．

翼状片

　角膜上へ侵入した眼裂部の結膜組織を「翼状片」という．結膜下組織の増殖が加速し，角膜輪部のBowman膜のバリアを乗り越え角膜内に侵入した結果生じる．発症の原因の1つとして，紫外線が考えられている．

　自覚症状は，不正乱視による視力低下や異物感，結膜充血などがある．

　臨床所見は，細隙灯顕微鏡検査で，角膜に侵入した結膜組織がみられる（図1）．

　治療法は翼状片切除であるが，術後の再発率が高いため，結膜弁移植や羊膜移植の併用が行われる．

　予防法としては，帽子や眼鏡，サングラス，コンタクトレンズが有用である．

白内障

　白内障は，加齢に様々な要因が加わることで，水晶体を構成するタンパクの変性が生じて，水晶体が混濁する疾患である．紫外線は白内障発生の要因の1つと考えられている[1]．長期的な紫外線の曝露により，水晶体の透明性を保っている水晶体可溶性タンパク（α-，β-，γ-の各クリスタリン）が過酸化反応で変性し，可溶性から不溶性のタンパク質に変化する．また，水晶体内の過酸化物質除去酵素系の活性低下によ

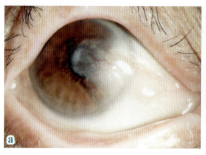 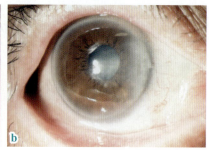

図1 翼状片の細隙灯顕微鏡検査所見

82歳女性．
a：右眼に翼状片がみられる．
b：翼状片切除術，有茎弁結膜移植術後1か月，翼状片の再発はみられない．

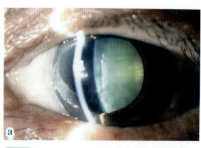 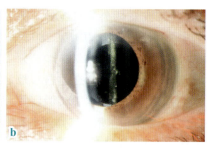

図2 白内障の細隙灯顕微鏡検査所見

79歳女性．
a：左眼に白内障がみられる．
b：水晶体再建術後2日，左眼に眼内レンズがみられる．

り，活性酸素濃度が高くなり過酸化脂質が増加する．これらにより，水晶体が混濁するとされている．また，紫外線により酸化された3-ヒドロキシキヌレニンなどのトリプトファンの代謝産物と共有結合している不溶性タンパクが増加することで，水晶体が黄色の色調を帯びるとされている．

年間日照時間が長い地域や緯度の低い地域，高度が高い地域では，白内障有病率が高い．

自覚症状は，視力低下やグレア障害，単眼複視，霧視，夜盲・昼盲などがある．

臨床所見は，細隙灯顕微鏡検査で水晶体の混濁がみられる（図2）．水晶体の混濁は，一般的に皮質混濁，核混濁，囊下混濁の3つに分類される．

治療法は，水晶体再建術（水晶体超音波乳化吸引術，眼内レンズ挿入術）を通常行う．

予防法としては，帽子や眼鏡，サングラス，コンタクトレンズが有用である．

日光網膜症

日光網膜症は，90秒以上の太陽光曝露によって生じる疾患で，熱障害と光化学障害が網膜内に生じるとされている[2]．

日食の観測後や，望遠鏡による太陽の観察，太陽との距離が近いパイロットに日光網膜症は生じやすい．

自覚症状は，多くは両眼性で，視力低下や歪視，中心暗点などがある．

臨床所見は，早期に中心窩に網膜浮腫を認める．陳旧期には網膜色素上皮萎縮や網脈絡膜萎縮がみられる．光干渉断層計では，急性期には網膜が高輝度に抽出される．フルオレセイン蛍光眼底造影検査では，急性期は障害部位の網膜から早期に過蛍光を示し，後期には蛍光漏出がみられることがある．

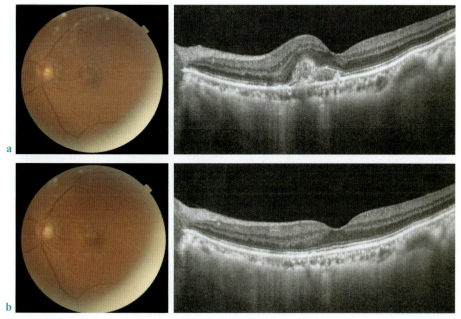

図3 加齢黄斑変性の眼底写真(左)と光干渉断層計所見(右)
80歳女性.
a：左眼に網膜下出血や網膜下フィブリンがみられる.
b：抗VEGF療法3回投与後4か月，網膜下出血，網膜下フィブリンはみられない.

治療法は経過観察である．軽度障害では約2週間で治癒するが，中等度以上の障害では網膜色素上皮萎縮や網脈絡膜萎縮を生じ，視力低下や歪視，中心暗点が残ることがある．

予防法としては，太陽観測フィルターや遮光ガラスの使用が有用である．

加齢黄斑変性

加齢黄斑変性は，50歳以上の高齢者の黄斑部に生じる疾患で，滲出型と萎縮型に分けられる．滲出型は，脈絡膜血管から発生した新生血管が，網膜下あるいは網膜色素上皮下に生じ，網膜出血や網膜下出血などを引き起こす．一方，萎縮型は，網膜色素上皮の萎縮が主体であり，脈絡膜からの新生血管はない．可視光線のなかで青色光(400～500 nm)が最も網膜障害を引き起こすとされ，青色光による酸化ストレスが加齢黄斑変性の要因の1つと考えられている[3]．

自覚症状は，視力低下や中心暗点，歪視がある．

臨床所見は，主要所見として，脈絡膜新生血管や漿液性網膜色素上皮剥離，出血性網膜色素上皮剥離，線維性瘢痕がみられる．随伴所見として，網膜出血や網膜下出血，硬性白斑，網膜浮腫，漿液性網膜剥離，網膜下フィブリンがみられる．これらの所見を，眼底検査や光干渉断層計，蛍光眼底造影検査を使用し診断される(図3)．

治療法は，抗血管内皮細胞増殖因子(VEGF)療法や光線力学療法がある．

予防法としては，帽子や眼鏡，サングラス，コンタクトレンズが有用である．

文 献

1) 原 克典, 大平明弘: 紫外線と白内障. 眼科 2013; 55: 253-259.
2) 松本英孝: 網膜硝子体疾患 日光網膜症. 眼科 2008; 50: 1502.
3) 鈴木三保子: 加齢黄斑変性の炎症病態―青色光による酸化ストレス― 日本の眼科 2014; 85: 146-149.

皮膚・感覚器系疾患③
―聴覚

小川　郁

　環境音など日常生活における音響曝露によって生じる健康リスクとしては，急性に発症する感音難聴と，長期間の音響曝露によって徐々に発症する騒音性難聴に分類される．騒音性難聴では聴力回復は困難であり，その予防は重要な課題となっている．これら急性および慢性の音響曝露による難聴は強大音の聴取という明らかな原因によって発症するため，その診断は比較的容易であるが，診断上，注意すべき点も少なくない．

　音響曝露による音響性聴覚障害は表1[1]のように分類される．不意に耳元で銃を撃たれたり，火薬が爆発するなど突然の強大音によって生じる難聴を「音響外傷」と呼び，同じ強大音でも自分で銃を撃ったり，大きな音でロック音楽を聞くなど予期した強大音によって生じるものを「急性音響性難聴」という．また，職業的に長期間曝露されてきた騒音によって突然発症する難聴は騒音性突発性難聴として区別する．鉄板をハンマーで叩くような作業や削岩機による作業が原因となることが多く，後述するような強大音による易傷性の変化が関係しているともいわれている．

音響性聴覚障害の病態

　強大音の曝露により蝸牛 Corti 器に機械的障害が生じる．音響外傷のように高度の障害では内・外有毛細胞をはじめとして支持細胞，神経線維も物理的に破壊されるが，障害は一般に基底回転に強く，内有毛細胞に比べると外有毛細胞で高度である．当然のことながら，このような高度の障害では難聴の改善は期待できない．音響曝露による難聴の発症 (y) には強大音の音圧 (i) と曝露時間 (t)，周波数特性 (f)，個体の易傷性 (s) が関係しており，相関関係の関数 $y = f(i, t, f, s)$ として決定される．同一の強大音曝露を受けた被曝者がすべて発症するとは限らず，個体側の強大音による易傷性または脆弱性も問題となる．易傷性または脆弱性については2つの要因がある．1つは体質としての易傷性であり，様々な遺伝子レベルでの関与が考えられており，酸化ストレス関連遺伝子，カリウムイオン再吸収関連遺伝子，単一難聴関連遺伝子，熱ショックタンパク遺伝子などがあげられている[2]．一方，前もってある程度の音響を聴取していると音響障害を予防するタンパクなどが誘導されて易傷性が低下することが古くから報告されており，"sound conditioning" と呼ばれている[3]．

　強大音曝露により生じる一過性の聴力閾値変動を "noise-induced temporary threshold shift (NITTS)" と呼び，閾値上昇が改善しない場合を "noise-induced parmanent threshold shift (NIPTS)" と呼ぶ．これら聴力閾値変動を生じる音圧レベルは 85 dB SPL (sound pressure level) であり，これよりも音圧の低い音の聴取では難聴は生じない．難聴の改善が期待できるのは NITTS であるが，このような状態では Corti 器の変化のほかに血管条の可逆的変化も関与している．強大音負荷により毛細血管の透過性の変化を伴う血管条細胞の形態異常が認められる[4,5]．

急性音響性難聴

　急性音響性難聴は爆発音のような強大音に曝されることによって感音難聴をきたす疾患であ

表1 音響曝露による難聴の分類

急激に発症する難聴	1	音響外傷：予期しない突発的な強大音によって起こる急性の聴覚障害.
	2	急性音響性難聴：予期して聞いた強大音の短時間曝露によって起こる急性の聴覚障害.
	3	騒音性突発性難聴：職業的に長期間曝露されてきた騒音によってある時突然発症する聴覚障害.
緩徐に発症する難聴	1	騒音性難聴：職業的に長期間曝露されてきた騒音によって徐々に発症する聴覚障害.

［立木 孝：音響による急性聴器障害の臨床．志多 享，他（編）：音響性聴器障害．南山堂，1993：146-154 より改変］

る．強大音に曝された直後から耳閉塞感や耳痛が起こり，次いで耳鳴や難聴を自覚する．難聴の程度は様々で，時に特定の狭い周波数域だけの聴覚障害［c^5 dip 型難聴（4,000 Hz 付近の感音難聴）］が起こることもある．左右耳が同時に音響曝露されても，難聴の重症度には左右差がみられることが多く，音源の方向によっては片側耳だけの難聴が起こることもある．稀に強大音曝露で内耳とともに耳石器も障害を受け，めまいを訴える例もある．

1 原　因

強いエネルギーをもつ音を無防備に聞くと，内耳組織は損傷され難聴が起こる．原因となる音は，低音よりも 3,000 Hz 以上の高音のほうが障害を起こしやすい．過去に報告された音響外傷の原因音源は，落雷，爆発，銃声，ドラム，爆竹，車のエアーバッグなど多岐に及ぶ．概して海外では戦争に関連して発症する例が多く，わが国ではディスコやロックコンサート，携帯音楽プレーヤーなど音楽聴取による例が多い．音に対する感受性は個人差が大きく，同じ音量の音に曝されても難聴になる人とならない人がある．

2 診　断

急性音響性難聴では，通常，音響負荷直後に一側耳に難聴，耳鳴，耳閉感が生じるが，音響負荷後しばらくしてから発症することもある．ロックやディスコ音楽による難聴のほとんどは発症時に肉体的・精神的疲労や睡眠不足，飲酒などの身体的誘因があることが多いといわれている．このことは，音響負荷に対する生理的防御機構などを含めた蝸牛の易傷性または脆弱性が発症に関係している可能性を示している．聴力型では c^5 dip 型難聴がよく知られているが，実際には様々である．

3 治　療

難聴が軽度であれば NITTS の可能性が高く自然に回復するものも多いが，発症時に NITTS と NIPTS を鑑別することは困難であるため，できるだけ早期に治療を開始する必要がある．発症1週間以内に治療を開始した症例の治癒率はそれ以降に治療した症例に比べて有意に良好であり，早期治療の必要性は明らかである．治療の原則は突発性難聴と同様であり，可及的に安静を保つ．強大音負荷が原因であるので，なるべく静かな環境で治療することが望まれる．副腎皮質ステロイドが有効であるが，強大音負荷による蝸牛循環障害が発症要因となっており循環改善を目的とした治療薬を併用する．

4 予　防

音響外傷を避けるためには，強大音発生の可能性が高い場所に近寄らないことが肝要である．強大音の発生が予測できる場合は，現場から離れるか，指で外耳道を閉鎖し音響被曝を避ける．強大音の発生に備え，あらかじめ耳栓を装着しておくのも有効な手段である．耳栓を装着しても完全に音が遮断できるわけではないが，それでもかなり音の侵入を防ぐことができる．大音響の音楽を楽しむ場合も，ディスコやコンサート会場などでは強大音に曝されないよ

うスピーカーの傍に近寄らないよう注意を払う．携帯音楽プレーヤーなどヘッドフォンを用いて音楽を聴取する場合，通常の音場で減衰する高周波帯の成分が減衰しないという特徴があり，比較的高い周波数の音で障害が生じる可能性が考えられる．すなわち，同じ音量で同じ音楽を聞いていても，ヘッドフォンでは高音域の周波数帯に強い音を含む音楽を聴くことになる．特に車や電車の中のような騒音下で聴取する場合，騒音がマスクするため音楽の音量が大きくなる傾向がある．オープンエア型のヘッドフォンではあらかじめ静かな部屋でヘッドフォンを介して通常の会話ができるレベルの音圧であることを確認して，そのレベルで使用すると安全なレベルの指標となる．また，クローズド型なら片方のヘッドフォンを外し，そちら側から聴こえてくる通常話声と音量の大きさを比較するというやり方が提唱されている．

騒音性難聴

騒音性難聴は日常的な騒音の曝露によってNITTSが蓄積され，NITTSが完全に回復しない状態にさらに騒音の曝露が加わり，NIPTSに慢性的に進行したことによる難聴である．つまり，NITTSが生じない程度の騒音の聴取であれば騒音性難聴にはならない．NITTSが生じない騒音レベルの上限は 85 dB(A)とされており，それ以上の音圧の騒音曝露では騒音性難聴が発症する可能性があるといえる．

1　診　　断

騒音性難聴の症状は両側性難聴と耳鳴である．耳閉感を訴えることもある．純音聴力検査では 4,000 Hz を中心とする周波数域の感音難聴が生じる（c^5 dip 型難聴）．この段階では難聴の自覚は少なく，耳鳴を訴えることが多い．次いで周囲の周波数に障害が拡大し，会話域に障害が及ぶと言葉の聞き取りが悪くなり，日常生活にも支障をきたすようになる．騒音性難聴の診断根拠を**表2**[1]にまとめた．

表2 騒音性難聴の診断根拠の原則事項

1	気骨導差のない感音難聴である．
2	騒音歴があること：当該聴力低下を起こすのに十分な騒音レベル下に長期間曝露された履歴があること．
3	左右の聴力が対称性であること（ただし，初期変化としての dip 型聴力像の段階で．dip の位置ならびにその深さに左右差が存在することもある）．
4	聴力型が騒音性難聴としての進展様式からみて著しく逸脱しない聴力像を示していること．
5	補充現象が陽性に出現することが圧倒的に多いこと．
6	語音聴力検査成績も純音聴力像からみて相当であること．
7	4,000 Hz dip は必ずしも騒音性難聴の初期像とは限らないこと．

［さらなる確認事項］
a　聴力障害は数年以上かかって徐々に進行すること．
b　聴力障害は騒音曝露開始後 8～10 年間に一定のレベルにまで進行すること．
c　騒音環境から離脱すれば聴力損失は固定し，以後の進行がないこと．

［立木　孝：音響による急性聴器障害の臨床．志多　享，他（編）：音響性聴器障害．南山堂，1993: 146-154 より改変］

2　予　　防

慢性的に発症，経過する騒音性難聴に対しては有効な治療法はない．したがって，その予防および騒音環境の管理はきわめて重要である．労働省『騒音障害防止のためのガイドライン』（1992 年）では騒音レベル 85 dB(A)以上を騒音環境と定義し，聴覚管理が必要であるとしている．

文　献

1) 立木　孝：音響による急性聴器障害の臨床．志多　享，野村恭也（編）：音響性聴器障害．南山堂，1993: 146-154.
2) Sliwinska-Kowalska M, Pawelczyk M: Contribution of genetic factors to noise-induced hearing loss: A human studies review. *Mutation Res* 2013; 752: 61-65.
3) Niu X, Tahera Y, Canlon B: Environmental enrichment to sound activities dopaminergic pathways in the auditory system. *Physiol Behavior* 2007; 92: 34-29.
4) Heinrich UR, Feltens R: Mechanisms underlying noise-induced hearing loss. *Drug Disc Today* 2006; 3: 131-135.
5) Basner M, Babisch W, Davis A, *et al*: Auditory and non-auditory effects of noise on health. *Lancet* 2014; 383: 1325-1332.

内分泌・代謝系疾患

梶尾　裕・大西　真

　糖尿病や甲状腺疾患などの内分泌・代謝系疾患は，様々な環境の変化によってその疾病の発症や進展リスクが影響される．糖尿病は遺伝的素因と環境要因が相まって発症する．近年の糖尿病，特に2型糖尿病の患者数の増加は，生活習慣や社会環境の影響を如実に物語っている．母体の栄養状態は胎児の母体内環境に影響を及ぼし，出生後に糖尿病や肥満の発症リスクに影響する．また，世界にはヨード欠乏による甲状腺障害が多く認められる地域がある一方で，チェルノブイリ原発事故後は放射能による小児甲状腺がんが増加している．

　本項では，2型糖尿病発症への環境要因の関与を中心に，その他の疾患についても概説する．

2型糖尿病と環境要因

　わが国では2型糖尿病患者が急速に増加している．平成24年国民健康・栄養調査報告によると，20歳以上の「糖尿病が強く疑われる者」の割合は男性で15.2％，女性で8.2％であった．2型糖尿病の発症や進展には，環境要因として食事因子，身体活動，肥満やその他の生活習慣などが指摘されている．

　食事因子としては，エネルギー摂取量と各種の栄養素摂取について検討されている．Japan Diabetes Prevention Program (JDPP) やZensharen Study for Prevention of Lifestyle Diseasesでの介入研究によって，日本人において，総エネルギー摂取量の適正化は糖尿病の予防に効果があることが示された．しかし，炭水化物摂取量については一定の結果が出ていない．The Japan Public Health Center-Based Prospective (JPHC) Studyでは日本人女性に炭水化物摂取率の低い食事と糖尿病発症低下との関連を認めたが，炭水化物制限食についてのメタ解析では明確な関連が出ず，他の栄養素摂取率の影響も指摘されている．脂質や脂肪酸については，総脂質摂取量との関連は認めていないが，飽和脂肪酸摂取は発症リスクの増加に，不飽和脂肪酸摂取は低下につながるとの報告がある．n-3(ω3)系多価不飽和脂肪酸は，メタ解析の結果，アジア人のみリスク低下と関連した．タンパク質については，動物性タンパク質の摂取量の増加が，日本人男性においては100 g/日を超す赤身肉の摂取が発症リスクとなることが示された．そのほか，グリセミック指数(glycemic index; GI)やグリセミック負荷(glycemic load; GL)は糖尿病の発症リスクと正の相関関係があり，食物繊維摂取や全粒穀物(未精製穀物)はリスクを低下させた．

　身体活動については，活動量の増加は糖尿病の発症リスクを低下させる．日本人男性(40～55歳)を対象に4年間観察した結果では，通勤の歩行時間が21分以上だと10分以下の場合と比べてリスクは27％減少していた．メタ解析では，定期的な中程度の運動によってリスクは31％減少し，1週間に2時間半以上の速歩を続けると30％減少した．一方，テレビの視聴時間が1日に2時間増える毎にリスクは20％上昇した．有酸素運動だけではなく，筋力トレーニングも発症リスクを軽減する．

　肥満はインスリン抵抗性と関連して糖尿病発症のリスクである．シンガポール在住の中国人を対象にした研究では，body mass index (BMI)が標準体重域でもそれ以下の群と比べて糖尿病の発症リスクは2.47倍となり，BMIの上昇に

伴いリスクも上昇した．Diabetes Prevention Program（DPP）では，体重減少による糖尿病発症予防の効果が示された．メタ解析では，ウエストヒップ比はBMIよりもリスクと関連性が高く，内臓脂肪型肥満の関与が示唆された．脂肪肝も糖尿病発症リスクの増加と関連する．また，成人早期（18～24歳）からのBMIの増加が大きいほど発症リスクが増加し，BMIが$1 kg/m^2$増加する毎にリスクは18％増加した．特に，成人早期での体重増加が糖尿病の発症に重要であることが示された．

喫煙については，喫煙者は非喫煙者に比べて発症リスクは1.44倍で，用量依存性が示されている．禁煙は短期的には体重増加によってリスクを増大させるが，長期的にはリスクを低減させた．アルコールは，メタ解析の結果，飲酒量と発症リスクにU字型の関係があることが示された．しかし，BMI 22以下の日本人男性では，1日のアルコール摂取が23 g以上では非飲酒者よりもリスクが増加した．糖尿病発症予防のために飲酒を勧めるエビデンスは今のところ少ない．コーヒーは，メタ解析では1日2杯以下と比べ6杯以上ではリスクが0.65倍であった．日本人では，The Japan Collaborative Cohort Study for Evaluation of Cancer Risk（JACC研究）で，緑茶（1日6杯以上；オッズ比0.67）やコーヒー（1日3杯以上；オッズ比0.58）によるリスクの低下が認められている．

精神的ストレスは，日本人男性で発症リスクとの関係がJPHC研究で認められた．睡眠時間については，Niigata Wellness Studyで，45歳以下で6.5時間未満だとリスクが増加していた．また，交替勤務（シフト勤務）は，特に男性でリスクが上昇することがメタ解析で示され，シフト勤務が夜や夕方の場合にリスクが上昇していた（Danish Nurse Cohort）．日本人では，長時間労働している場合，シフト勤務があるとリスクが2.43倍になっていた．

母親の生活習慣や乳幼児期の環境が児の将来に与える影響

胎生期や新生児期の生活環境が成人期での疾患の発症リスクに影響すると考えられている［developmental origins of health and disease（DOHaD）説］．メタ解析の結果，成人での糖尿病発症リスクは，出生時体重が2,500 g未満の低出生体重児では1.32倍，4,000 g以上の高出生体重児では1.27倍となっていた．わが国では低出生体重児の割合は近年漸増しており，1980年には4.2％であったが，2010年には9.6％になった．その原因の1つに妊婦のやせがあげられ，胎児の子宮内環境への影響が示唆されている．胎内期から新生児期の栄養環境によって，代謝関連遺伝子のメチル化，ヒストン修飾などにより遺伝子の発現が調整（エピゲノム制御）され，糖代謝が変化すると想定されている．

1型糖尿病

2型糖尿病だけでなく，1型糖尿病も世界的に発症率が増加している．1型糖尿病は膵β細胞が特異的に破壊される疾患であり，ほとんどの症例に自己免疫機序の関与が推定されている．発症率には国家，地域，人種間で差がある．発症時期には季節性があり，一卵性双生児での1型糖尿病の一致率は30～40％である．1型糖尿病のうち，劇症1型糖尿病は約70％に寒冒様症状が先行する．1型糖尿病の発症には遺伝的素因だけではなく，ウイルス感染や食物などの環境要因の関与も想定されている．

ウイルス感染としてエンテロウイルス，風疹ウイルス，サイトメガロウイルスなどが想定されている．エンテロウイルスは腸管内で増殖するコクサッキーウイルスなどのRNAウイルスである．Finnish Diabetes Prediction and Prevention（DIPP）Studyでは，糖尿病関連*HLA*を保有する子どものうち，自己抗体が出現し，膵β細胞機能が低下していく21名の57％に

自己抗体が最初に出現する前の6か月の間にエンテロウイルス感染を認めた．1型糖尿病患者の兄弟姉妹，子どもで関連 HLA の保有者を対象にした The Diabetes and Autoimmunity Study in the Young (DAISY) 研究では，エンテロウイルス RNA の陽性者は陰性者の約7倍早く1型糖尿病が発症し，エンテロウイルス感染が1型糖尿病への進展因子となることが示唆された．ノルウェーの1型糖尿病の環境要因を研究した MIDIA 研究では，膵島関連自己抗体の出現時にはエンテロウイルス RNA の出現頻度が高いことが報告されている．1型糖尿病発症後早期の膵島にごくわずかであるがエンテロウイルスを見出したという報告や，1型糖尿病で膵島関連自己抗体陽性の症例の高率にコクサッキー－アデノウイルス受容体が発現しているという報告もある．

1型糖尿病と食事の関連については多くの報告がある．ビタミンDに関しては，フィンランドでの大規模前向き研究で多量投与によって1型糖尿病の進展リスクが軽減されたとか，メタ解析でビタミンDを補充した幼児で1型糖尿病の発症頻度が低下したとの報告がある．牛乳については，インスリンとの交差反応が見出され，1型糖尿病の誘因になるとの議論があったが，結論は出ていない．牛乳については PTPN22 遺伝子の多型性との関連が示唆されている．母乳の自己免疫に対する予防効果は定まっていない．そのほか，出生時の過体重や小児期の体重増加が1型糖尿病のリスクであるとの報告もある．

近年の1型糖尿病患者の増加の原因の1つとして，衛生環境の改善が想定されている（衛生仮説）．これは，衛生環境が改善された結果，病原体への曝露の機会が減り，免疫系の発達やアレルゲンへの反応に障害が生じるという仮説である．そのほか，腸内細菌叢の関与も想定されている．The Environmental Determinants of Diabetes in the Young (TEDDY) 研究などが進行中である．

甲状腺疾患と環境要因

ヨウ素は甲状腺ホルモンに必須の成分である．通常，ヨウ素が不足すると甲状腺ホルモンの生成が障害され，特に小児期では精神的身体的な発達障害など重篤な障害を生じうる．ヨウ素欠乏は，土壌に含まれるヨウ素が少ない地域，たとえば，欧州の山岳地域，インド亜大陸の北部，中国の山岳地帯，南米のアンデス地域，アフリカの一部など世界的な問題となっている．2007年では全世界で約20億人がヨウ素欠乏であった．ヨウ素を添加した塩の利用などによって改善が試みられている．最近も，英国やニュージーランドから小児の知能発達に対するヨウ素摂取の重要性を示唆する研究が出ており，先進国でも欠乏が憂慮されている．また，放射線被曝によって甲状腺がんが増加する．チェルノブイリ原発事故後に小児甲状腺がんが増加した．福島原発事故では比較的被曝は少ないが，今後とも注意深い経過観察が必要である．

おわりに

糖尿病や甲状腺疾患などの内分泌・代謝系疾患に対する環境要因の影響は大きい．その発症や進展に対して環境的な要因を十分に考慮する必要がある．

参考文献

1) 日本糖尿病学会: 糖尿病診療ガイドライン2016. 南江堂, 2016: 473-498.
2) 恩田美湖, 西村理明: 1型糖尿病発症・進展に関わる環境要因. 日本臨床 2016; 74(増1): 229-235.
3) Vanderpump MP: Epidemiology of iodine deficiency. *Minerva Med* 2017; 108: 116-123.
4) Yamashita S, Takamura N, Ohtsuru A, et al: Radiation exposure and thyroid cancer risk after the Fukushima nuclear power plant accident in comparison with the Chernobyl accident. *Radiation Protection Dosimetry* 2016; 171: 41-46.

造血器系疾患

井田孔明

造血器系疾患と有害環境因子との関連については，喫煙や飲酒などの生活習慣を含めて多くの疫学的研究が行われている．特に注目されているのは，放射線障害としての血液疾患，および超低周波と小児白血病との関連性である．これらについては本書の別項と内容が重複するため，本項では様々な環境要因や毒物に関しては概略的な記載に留め，放射線障害としての血液疾患については広島・長崎の原爆被爆者を対象とした疫学的コホート研究の結果を述べたい．また，超低周波と小児白血病との関連性については，これまでの疫学調査の報告と，それをふまえた国際的な関連機関やわが国の対応を経時的に整理する．

造血器疾患と有害環境因子

生活習慣のなかで，喫煙や飲酒と肺がんや食道がんなどの多くの悪性固形腫瘍との関連性が指摘されており，造血器腫瘍についても多くの検討がなされている．しかし現時点では飲酒との関連は否定的である．一方，喫煙についてはメタ解析によって急性骨髄性白血病や非ホジキンリンパ腫との関連性が指摘されている[1]．

毒物との関連としては，ベンゼンによる造血障害について，これまでタイヤ工場の従業員における慢性中毒などいくつかの報告がある．再生不良性貧血や急性骨髄性白血病などで，用量依存性のリスクの上昇が指摘されている．しかしベンゼン曝露の高い職域における疫学研究では，発症数の増加が確認できないものもあり，一定の結論は出ていない．また，機序についても不明の点が多く，解析中である．

無機鉛の慢性中毒患者においては，造血系が最も影響を受けやすく貧血症状を認めることが多い．機序として，まず血中鉛濃度の上昇に伴い δ-アミノレブリン酸脱水素酵素の活性が低下する．この酵素は活性中心に亜鉛を含んだスルフヒドリル(SH)酵素であり，慢性中毒患者では亜鉛が鉛と置換されることによって活性が阻害される．また，鉛は三価鉄イオンを二価鉄イオンに還元する酵素活性を阻害するため，ポルフィリン環に導入される二価鉄イオンが不足する．これらの結果として小球性低色素性貧血となる．

放射線障害としての血液疾患

放射線障害について広島・長崎の原爆被爆者を対象とした詳細な疫学的コホート研究によると，血液疾患のなかで放射線の影響が有意に認められたのは，白血病(慢性リンパ性白血病と成人T細胞性白血病を除く)，骨髄異形成症候群(myelodysplastic syndromes; MDS)，monoclonal γ-globulinemia of undetermined significance(MGUS)であった．経年的な患者死亡数の推移(図1)をみると，白血病は被爆3年後から発生し始め，小児では急性リンパ性白血病(acute lymphoblastic leukemia; ALL)が，成人では慢性骨髄性白血病(chronic myeloid leukemia; CML)が急速に増加して7〜8年後にはピークに達した．やや遅れて急性骨髄性白血病(acute myeloid leukemia; AML)が成人に増え始めた．ALLとCMLはその10年以内にほぼ終息したが，AMLは徐々に下降しつつも現在まで持続している．高齢化しつつある若年被爆者で新たにMDSおよびそれから進展したAMLが増え始めている．多発性骨髄腫につい

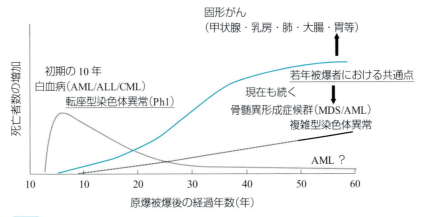

図1 原爆放射線誘発がんおよび白血病の過剰リスク
1950～2010年の経時的リスク．
(朝長万佐男：日本臨牀 2012; 70: 56-61)

ては，以前はリスク上昇がないとされていたが，最近MGUSの発生率が近距離の若年被爆者において加齢に伴い有意に上昇してきており，骨髄腫への進展率が追跡されている[2]．

超低周波と小児白血病に関する疫学研究

電磁波は波長によって様々な特徴を有する．波長の短いものほど(周波数の高いものほど)エネルギーが大きく，順に「γ線」，「X線」，「光(紫外線，可視光線，赤外線)」，「電波」と呼ばれる．周波数が100 kHzから300 GHzまでの電波が「μ波」であり，波長の短いものから長いものへ，レーダー，テレビ放送，電子レンジ，携帯電話などに用いられている．さらに波長の長い「短波」や「中波」はラジオ放送用に利用され，「超低周波」は電力設備や家電製品から発生している．

国際がん研究機関(International Agency for Research on Cancer; IARC)によれば，現在，超低周波磁界についてはグループ2B(ヒトへの発がん性を示す証拠は限定的であり，動物での発がん性を示す十分な証拠がない)，超低周波電界についてはグループ3(ヒトへの発がん性を示す証拠，動物での発がん性を示す証拠ともに不十分である)と評価されている．

超低周波の健康影響については，1979年の米国のデンバー近郊の小児がん患者を対象とした研究で，送電線近くに住む割合が高く，相対リスク比が白血病で2.28，悪性リンパ腫で2.36という報告を行ったのが始まりである．その後，北米と欧州を中心に小児白血病を対象にいくつかの症例対照研究が行われたが，関連性についての一定の見解は得られなかった．そこで，2000年9月にスウェーデンのカロリンスカ研究所のAhlbom博士らによって，過去の9つの疫学調査をまとめたプール解析が行われ，「磁界レベルが0.4マイクロテスラ(μT)

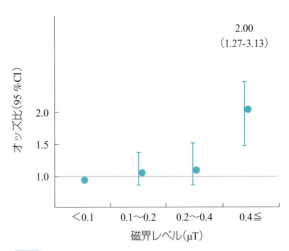

図2 プール解析(9研究)による小児白血病リスク比
図中の数値はオッズ比(95%CI)．
(齋藤友博：日本臨牀 2008; 66: 1827-1836)

以上の場合,小児白血病のオッズ比が2倍［95％信頼区間(95％CI) 1.27-3.13)］であり,磁界曝露と小児白血病との間に弱いながらも統計的有意差のある関連性が認められた」と報告された(図2)[3]．しかし,0.4 μT以上の対象者の割合は全体の0.8％とわずかであり,選択バイアスの影響の可能性も指摘された．2001年に開かれた国際非電離放射線防護委員会(International Commission on Non-Ionizing Radiation Protection; ICNIRP)の疫学分科会では,このプール解析の結果について,「既知のメカニズムがなく,再現性のある実験的根拠がないために解釈は困難であり,さらなる研究が必要である」と評価している．

また,1996年には世界保健機関(WHO)の国際電磁界プロジェクトが開始され,世界的規模の調査が行われた．わが国では,このプロジェクトの一環として,1999年から2001年にかけて,国立環境研究所を中心とした調査研究が行われた．当時,小児白血病の治療を行っていた5つの治療研究グループで新規に登録された15歳未満の小児患者1,603人のうち,調査への協力が得られた391人に対して面接調査を行い,そのうち312人では実際に磁界測定を行った．その結果,子ども部屋の平均磁界レベルが0.4 μT以上の群では,0.1 μT未満の群と比べて小児白血病の調整オッズ比が2.63(95％CI 0.77-8.96)と統計的に有意ではなかったが,急性リンパ性白血病のみを対象とした場合は調整オッズ比が4.73(95％CI 1.14-19.7)と有意な上昇を認めた[3]．

しかし,2007年6月に公表されたWHOの公式見解(WHOファクトシート No.322)では,国際電磁界プロジェクトの結果として,「全体として,小児白血病に関する証拠は因果関係としてみなせるほど強いものではない」と評価された．これを受けて,わが国では2007年に経済産業省内に電力設備電磁界ワーキンググループを設置し,2008年の報告書のなかで「疫学研究で磁界曝露と小児白血病のリスク増加との関連を示す限定的証拠は存在するが,疫学研究の問題点や,実験的証拠が欠如していることを考え合わせると,その関連が因果関係とみなせるとはいえない」と述べられている．現在の電力設備における電磁界の規制値は2011年に定められているが,それは高レベルの磁界への短期的な曝露によって生じる健康影響に関する対応であり,低レベルの磁界による長期的な健康影響については,電気事業者によるリスクコミュニケーション活動の励行に委ねられており,新たな磁界低減方策を求めないという内容に留まっている．

文　献

1) 松尾恵太郎:血液腫瘍罹患ハイリスク群の健診と診療. 成人病と生活習慣病 2007; 37: 1289-1292.
2) 朝長万佐男:放射線による発がんリスク. 日本臨牀 2012; 70: 56-61.
3) 齋藤友博:電磁波の健康へ影響. 日本臨牀 2008; 66: 1827-1836.

アレルギー・免疫系疾患

牧田英士・海老澤元宏

近年，先進国を中心に気管支喘息，アレルギー性鼻炎，食物アレルギー，アトピー性皮膚炎などのアレルギー疾患の増加が報告されており，遺伝的素因以外に環境因子の影響も指摘されている(図1)．

本項では，本書の別項では触れられていない，自然環境中に存在する抗原によって引き起こされる食物アレルギー [花粉食物アレルギー症候群(pollen-food allergy syndrome; PFAS または PFS)]，アナフィラキシー(ハチ毒)について解説する．

環境因子とアレルギー疾患の増加

気管支喘息，アレルギー性鼻炎，アトピー性皮膚炎の増加に関しては，文明の発達に伴う大気汚染などの自然環境の変化やライフスタイルの変容による屋内環境の変化が影響を与えているものと考えられる．

大気中の原因物質としては，四日市喘息などの原因となった二酸化硫黄をはじめ，一酸化炭素，二酸化窒素，小さな粒子状物質である浮遊粒子状物質(suspended particulate matter; SPM)や粒径2.5 μm以下の微小粒子状物質(particulate matter; PM)($PM_{2.5}$)があげられ，呼吸器など人体への影響が指摘されている．また，国民病ともいえる花粉症の増加のおもな原因は花粉飛散量の増加である．戦後わが国では復興や都市開発のために木材の需要が高まり，全国の山林でスギが植林された．その後，高度経済成長を経て国内の林業は停滞し，花粉の産生能が十分となる樹齢30年以上の樹木が伐採されずに残るようになり，スギ花粉の飛散量は著明に増加した．スギ花粉の曝露によるスギ花粉症患者の増加は著しい．

一方，屋内では，生活環境中のダニ，ハウスダスト，真菌などが感作抗原となり，アレルギー疾患の発症を起こしうる．ダニの死骸や糞に含まれる成分が抗原となり，ダニの主要抗原である Der p 1 量が 2 μg/g ダスト(ほこり 1 g 当たりダニ100匹)以上で徐々にダニ感作が成立すると報告されている．近代化に伴い居住環境の密閉化が進み，ダニの繁殖に適した空調，温度，湿度の環境が増えている．建材や家具に使用されているホルムアルデヒドなどの揮発性有機化合物への曝露が，喘鳴や気管支喘息の発症に関連するとの報告もある．

また，1989年には，先進国の衛生環境の改善に伴う生育期の細菌やウイルスの感染頻度の減少がアレルギー疾患の増加の原因であるとする「衛生仮説(hygiene hypothesis)」が提唱された．その後，現在までに様々な環境因子とアレルギー疾患の関係について報告されている．衛生仮説のメカニズムについては，従来考えられてきたTh1＜Th2バランスによるものに加えて，自己免疫寛容や免疫恒常性の維持の重要な役割を担っている制御性T細胞の関与が示唆されている．それは，乳児期まで衛生的な環境で育つと制御性T細胞の活性低下がみられ，Th1，Th2ともに活性化が促進され，アレルギー疾患の発症をきたすというものである．

アレルギー疾患の特徴は，ある特定の環境中の抗原に対する感作が成立した状態では，その抗原が有害な環境因子となる点である．

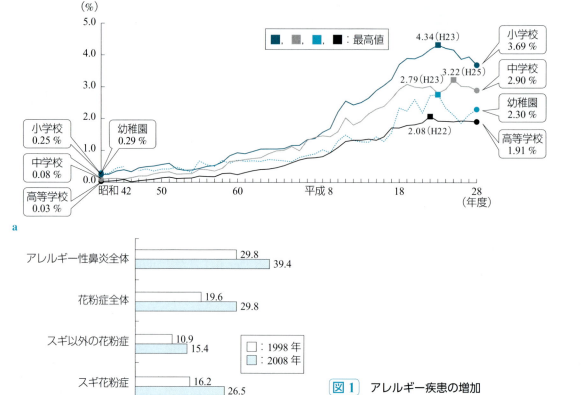

図1 アレルギー疾患の増加
a：気管支喘息（学校種別の経年的推移），
b：アレルギー性鼻炎（1998年と2008年の有病率）．
（文部科学省：学校保健統計調査 - 平成28年度の結果の概要／鼻アレルギー診療ガイドライン作成委員会：鼻アレルギー診療ガイドライン2016年版―通年性鼻炎と花粉症―．ライフサイエンス，2016）

花粉食物アレルギー症候群（PFAS）

　食物アレルギーの主要な原因食物は鶏卵，牛乳，小麦，ピーナッツなどであり，多くは原因食物に対する直接的な感作ののちに発症する．しかし，食物アレルギーの特殊型であるPFASの場合には，環境中に存在する花粉に対する感作から発症する．以下，PFASについて述べる．

1 発症機序

　PFASは花粉の感作成立後に果物や野菜などとの交差反応によって引き起こされ，原因食物を摂取した直後から認められる口腔内や咽喉頭に限局した症状が特徴である．花粉の種類によって交差する果物・野菜の組み合わせは異なり，代表的な花粉のアレルゲンとしてはシラカバ花粉のBet v 1やプロフィリンがあげられる（表1）．
　シラカバ（カバノキ科カバノキ属），オオバヤシャブシ（カバノキ科ハンノキ属）の花粉症患者の20～40％にバラ科食物に対するPFASの合併を認める．

2 症状，診断

　臨床症状は食物摂取直後からの口唇・咽喉頭粘膜の瘙痒感，疼痛，血管性浮腫が主であるが，カバノキ科花粉症患者では豆乳などの大豆製品摂取時に全身の蕁麻疹や呼吸困難などのアナフィラキシーを呈することもある．
　診断は病歴聴取や血液検査や皮膚テストによる感作の確認が参考となる．特異的免疫グロブリンE（IgE）抗体価は，花粉について上昇していても食物抗原については上昇していないケー

表1 花粉と交差反応性が証明されている果物・野菜など

花粉	果物・野菜など
カバノキ科	バラ科(リンゴ,西洋ナシ,サクランボ,モモ,スモモ,アンズ,アーモンド),セリ科(セロリ,ニンジン),ナス科(ジャガイモ)
シラカバ	マメ科(大豆,ピーナッツ),マタタビ科(キウイフルーツ)
ハンノキ	カバノキ科(ヘーゼルナッツ),ウルシ科(マンゴー)
オオバヤシャブシ	シシトウガラシ など
ヒノキ科 スギ	ナス科(トマト)
イネ科	ウリ科(メロン,スイカ),ナス科(トマト,ジャガイモ),マタタビ科(キウイフルーツ),ミカン科(オレンジ),マメ科(ピーナッツ) など
キク科 ヨモギ	セリ科(セロリ,ニンジン),ウルシ科(マンゴー),スパイス など
ブタクサ	ウリ科(メロン,スイカ,カンタロープ,ズッキーニ,キュウリ),バショウ科(バナナ) など

(日本小児アレルギー学会:食物アレルギー診療ガイドライン2016.協和企画,2016)

スも多く,生の果物や野菜を用いた prick-to-prick test が有用なことも多い.確定診断は食物経口負荷試験による.

3 治療,対応

診断確定後は原因食物の除去が望ましいが,PFASの場合は乳児期発症の鶏卵,牛乳,小麦などの一般的な食物アレルギーと異なり,加熱などの加工品,缶詰,加熱処理された市販のジュースでは症状を認めず,部分的な解除が可能な例が多い.また,ほとんどの果物,野菜の誘発症状は口腔粘膜症状のみが多いが,カバノキ科花粉による大豆アレルギーについてはアナフィラキシーのリスクが高いため,アドレナリン自己注射液(エピペン®)の処方を考慮する.

アナフィラキシー

アナフィラキシーとは,アレルゲンなどの侵入により複数臓器に全身性にアレルギー反応が惹起され,生命に危機を与えうる過敏反応である(表2).アナフィラキシーの誘因は食物,医薬品,ハチ毒などがあり,アナフィラキシーショックによる死亡例のほとんどは医薬品もしくはハチ毒によるものである.以下,自然環境に存在するハチ毒によるアナフィラキシーについて述べる.

1 診断

ハチ毒によるアナフィラキシーは,刺傷を受けたのちに刺咬部位以外の皮膚症状や全身反応の出現により診断される.特異的IgE抗体価はスズメバチ,ミツバチ,アシナガバチの3種類の測定が可能である.しかし,初回の刺傷後の血液検査で感作を認めても,再刺傷時に全身症状を認めない例は少なくない.

2 治療

ハチ毒によるアナフィラキシー時の治療は,その他の原因によるアナフィラキシーと同様にアドレナリン筋肉注射を主体とした対症療法である.

3 予防

予防としては,ハチが存在する山林などを訪れる際にはハチを刺激しないこと,また防護可能な衣服を着用することである.ハチ毒によるアナフィラキシーの既往がある場合には,再度刺傷を受けた際の全身反応のリスクが高いため,あらかじめアドレナリン自己注射液(エピペン®)の処方を受け,全身反応が出現した際には自己注射したうえで医療機関を受診することが推奨される.過去にアナフィラキシーショックを認めたことがある場合はハチ毒免疫療法が考慮されることもあるが,現時点では国内の保険適用はない.

表2 アナフィラキシーの診断基準

以下の3項目のうちいずれかに該当すればアナフィラキシーと診断する.
1. 皮膚症状(全身の発疹,瘙痒または紅潮),または粘膜症状(口唇・舌・口蓋垂の腫脹など)のいずれかが存在し,急速に(数分〜数時間以内)発現する症状で,かつ下記a, bの少なくとも1つを伴う.
   - a 呼吸器症状(呼吸困難,気道狭窄,喘鳴,低酸素血症)
   - b 循環器症状(血圧低下,意識障害)
2. 一般的にアレルゲンとなりうるものへの曝露ののち,急速に(数分〜数時間以内)発現する以下の症状のうち,2つ以上を伴う.
   - a 皮膚・粘膜症状(全身の発疹,瘙痒,紅潮,浮腫)
   - b 呼吸器症状(呼吸困難,気道狭窄,喘鳴,低酸素血症)
   - c 循環器症状(血圧低下,意識障害)
   - d 持続する消化器症状(腹部疝痛,嘔吐)
3. 当該患者におけるアレルゲンへの曝露後の急速な(数分〜数時間以内)血圧低下.
   収縮期血圧の定義:平常時血圧の70%未満または下記
   - ・生後1か月〜11か月　＜70 mmHg
   - ・1歳〜10歳　＜70 mmHg＋(2×年齢)
   - ・11歳〜成人　＜90 mmHg

(日本アレルギー学会:アナフィラキシーガイドライン.日本アレルギー学会,2014)

おわりに

環境の変化に伴ってアレルギー疾患が増加し,今後のアレルギー診療の重要性が増している.PFASの特徴やメカニズムの解明,ハチ毒などによるアナフィラキシーへの対応,アレルギー性鼻炎に対するアレルゲン免疫療法の普及など,環境に関連するアレルギー疾患の診療のさらなる進歩が期待される.

参考文献

1) 文部科学省:学校保健統計調査—平成28年度(確定値)の結果の概要.
   http://www.mext.go.jp/b_menu/toukei/chousa05/hoken/kekka/k_detail/1380547.htm
2) 鼻アレルギー診療ガイドライン作成委員会:鼻アレルギー診療ガイドライン2016年版—通年性鼻炎と花粉症—.ライフサイエンス,2016.
3) 日本小児アレルギー学会:食物アレルギー診療ガイドライン2016.協和企画,2016.
4) 日本アレルギー学会:アナフィラキシーガイドライン.日本アレルギー学会,2014.

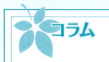

衛生仮説

松本健治

　1989年，Strachanらは，hay fever（花粉症）の21歳時点での罹患率が同胞の数に反比例しており，またその相関は年少の同胞の数よりも年長の同胞の数に大きく依存しているという疫学的事実（相関関係）を報告した．彼らは，その要因として，家庭内で年長児から上気道炎をうつされることによって，その後のアレルギー疾患の発症が防がれるのではないかと推察し，「衛生仮説（hygiene hypothesis）」を提唱した．

　その後の検討から，乳幼児期の上気道感染の回数や家庭内粉塵中のエンドトキシン量と喘息や花粉症の発症が逆相関することが報告された．その機序として，ウイルスやエンドトキシンを感知するtoll様受容体が抗原提示細胞（樹状細胞）に発現しており，頻回の上気道感染やエンドトキシン曝露時に環境中にある抗原（特に吸入抗原）が同時に樹状細胞に取り込まれることによって，その抗原特異的なTh1型（あるいは抗原特異的な制御性T細胞）の誘導が起こるため，と考えられている．換言すれば，非衛生的な環境でのアレルギー疾患発症抑制の作用点は樹状細胞の吸入抗原呈示時のアジュバント効果にあり，非特異的な免疫応答の変容ではない．実際に，農場での生活の食物アレルギーやアトピー性皮膚炎の発症に対する影響については一定の見解が得られていない．また，最近の研究では，単にエンドトキシン量だけでなく，細菌や真菌の菌種の多様性（microbial diversity）が喘息の発症予防に強く影響することも報告されている．

　さらに，エンドトキシンが気道上皮細胞にA20（NF-κB活性化を抑制する脱ユビキチン化酵素）を誘導し，このA20がダニ抗原曝露による喘息モデルの発症を抑制すること，A20欠損マウスではエンドトキシン吸入による予防効果が消失すること，A20の遺伝子多型が農場で成育した児の喘息発症に関連することも報告されている．

　一方，非滅菌の牛乳の摂取や，機械化されていない農場の粉塵中に存在する喘息の発症予防効果を有する分子（群）はまだ完全には同定されていない．また，腸内細菌叢がアレルギー性疾患の発症に影響することが示唆されているが，一部の乳酸菌の出生前および出生後の投与はアトピー性皮膚炎の発症は有意に抑制するが，免疫グロブリンE（IgE）抗体や気管支喘息の発症は予防しないことから，狭義の「衛生仮説」には含めない．

　今後はこの系を利用したアレルギー疾患の発症予防方法が開発されることが期待される．

運動器系疾患

芳賀信彦

運動器疾患の発症に関係する環境因子は多様であり,たとえば振動による手部の関節炎や腱鞘炎,繰り返す投球による野球肘,ランナーにおける下肢の疲労骨折など,使い過ぎ(overuse)による疾患も広い意味では環境による運動器疾患である.ここでは使い過ぎによる疾患は除き,様々な環境との関係が知られているいくつかの運動器疾患について解説する.

骨粗鬆症,くる病・骨軟化症

1 骨粗鬆症

骨粗鬆症は,骨量減少から骨折,さらには要介護につながる可能性のある疾患であり,超高齢社会のわが国で最も重要な疾患のひとつである.原発性骨粗鬆症と続発性骨粗鬆症に分類され,原発性骨粗鬆症には閉経後骨粗鬆症,男性骨粗鬆症,特発性骨粗鬆症(妊娠後骨粗鬆症等)が含まれる(表1)[1].環境と関連する骨粗鬆症は続発性骨粗鬆症に含まれ,栄養の異常(吸収不良症候群,ビタミンAまたはD過剰,ビタミンC欠乏等),薬物(ステロイド薬,選択的セロトニン再取り込み阻害薬,ワルファリン,メトトレキサート等),臥床安静や麻痺による荷重の減少のほか,喫煙,アルコール依存症などが骨密度低下と関係している[2].重力や立位・

表1 低骨量を呈する疾患

原発性骨粗鬆症	続発性骨粗鬆症	
閉経後骨粗鬆症 男性骨粗鬆症 特発性骨粗鬆症(妊娠後骨粗鬆症等)	内分泌性	副甲状腺機能亢進症 甲状腺機能亢進症 性腺機能不全 Cushing症候群
	栄養性	吸収不良症候群,胃切除後 神経性食欲不振症 ビタミンAまたはD過剰 ビタミンC欠乏症
	薬物	ステロイド薬 性ホルモン低下療法治療薬 SSRI(選択的セロトニン再取り込み阻害薬) その他の薬物(ワルファリン,メトトレキサート,ヘパリン等)
	不動性	全身性(臥床安静,対麻痺,廃用症候群,宇宙旅行) 局所性(骨折後等)
	先天性	骨形成不全症 Marfan症候群
	その他	関節リウマチ 糖尿病 慢性腎臓病(CKD) 肝疾患 アルコール依存症

(折茂 肇,他:日骨代謝会誌 2001; 18: 76-82 より改変)

歩行によるメカニカルストレスは骨量維持に重要な要素であり，ベッド上での安静臥床や宇宙での長期滞在により，体幹や下肢の骨密度が低下することが知られている．安静臥床を要する疾患の治療に際しては可及的に早期に離床すること，臥床中や宇宙での滞在期間中は運動を行うこと，が推奨されている．

2 くる病・骨軟化症

くる病は，発育期に骨・軟骨の石灰化障害をきたして類骨の割合が増加した状態で，成長障害と骨変形を示す．同じ病態が成人に生じると「骨軟化症」と呼ばれる．くる病は，遺伝性くる病（低リン血症性くる病，ビタミンD依存性くる病）とビタミンD欠乏性くる病に分類される．ビタミンDは食事から摂取されるか，皮膚で紫外線照射により合成されるため，そのいずれかが障害されるとビタミンD欠乏性くる病となる（図1）．わが国では第二次世界大戦後に徐々に栄養状態が改善してからは，ビタミンD欠乏性くる病はほとんどみられなくなっていたが，近年は再び増加している．これには，乳児アレルギー治療としての過度な食事制限，乳児に紫外線を避けるという傾向（日除けクリームの使用等），完全母乳栄養によるビタミンD不足などが関係すると考えられている．母乳のビタミンD不足は，母体のビタミンD不足と関係していると考えられ，わが国における疫学研究では，特に女性において血清25-ヒドロキシビタミンD値が低く，ビタミンDが不足していることが示されている[3]．

化学物質によるくる病や骨軟化症もある．Fanconi症候群は，近位尿細管の溶質輸送機能障害により，本来近位尿細管で再吸収される物質が尿中への過度の喪失をきたす疾患群であり，代謝性アシドーシス，電解質異常，脱水，発達障害，くる病，骨軟化症などを呈する．先天性と後天性に分けられ，後天性Fanconi症候群の原因としてトルエン，パラコートなどの化学物質，カドミウム（イタイイタイ病），水銀，鉛などの重金属が知られている．

骨壊死

骨壊死は，骨への血流障害により骨細胞，骨髄細胞が壊死に陥った状態であり，大腿骨頭や上腕骨頭に好発する．特発性と続発性に分類され，特発性の危険因子としてステロイド使用やアルコール多飲が，続発性の原因として外傷性，放射線照射，減圧症，鎌状赤血球症などが知られている（図2）．減圧症は，潜水時に常圧では

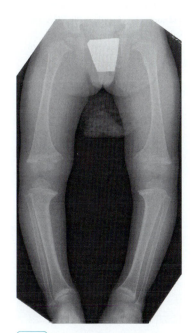

図1 ビタミンD欠乏性くる病
2歳男児．骨端線の拡大と不整，O脚変形，骨萎縮を認める．

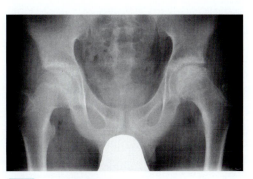

図2 左大腿骨頭壊死
14歳男児．急性リンパ性白血病の治療（ステロイドを含む）後に生じた左大腿骨頭壊死で，骨頭部の硬化像，変形を認める．

気化している窒素が血管内などに溶けており，急速に浮上すると外圧低下により体内の窒素が気泡化し，小血管内で塞栓となることにより生じる．時間をかけて減圧し，窒素の気泡化を防ぐことで予防される[4]．

黄リンの慢性中毒では，下顎骨の骨壊死，骨膜炎，骨髄炎を生じることがある．

微量元素と運動器疾患

いくつかの微量元素の過不足が運動器疾患の発症と関連している．

1 歯牙フッ素症（斑状歯）・骨フッ素症

フッ素は硬組織との親和性が高く，長期に曝露されると歯牙や骨に蓄積する．したがって，フッ素の過剰摂取により，エナメル質形成不全である歯牙フッ素症［斑状歯（dental fluorosis）］や骨フッ素症（skeletal fluorosis）を発症する．軽度の骨フッ素症では，腰椎や骨盤X線でやや濃厚な骨陰影がみられ骨梁が粗で不明瞭となるが，自覚症状はない．重症では骨硬化，骨増殖像，靱帯の石灰化がみられ，関節の可動域制限，四肢体幹の変形のほか，脊髄障害による神経症状を示すこともある．

2 Kashin-Beck病

Kashin-Beck病はチベットを中心とした中国の一部地域，シベリア，北朝鮮に多い原因不明の骨・関節疾患で，5～15歳の小児に多く発症する．指の遠位部の屈曲，膝や足関節の疼痛で始まり，徐々に関節の機能障害が進行し，低身長を示す疾患である．X線では，骨端部の変形と成長軟骨板の癒合，関節の肥大などを認める．成長軟骨板と関節軟骨における軟骨細胞の壊死が主たる病態で，これにより成長障害と二次性の変形性関節症をきたすとされている．Kashin-Beck病の病因に関しては，①微量元素の欠乏，②穀物中の真菌による中毒性物質，③飲料水中の高濃度フルボ酸の3つの説がある．本症と関係して欠乏する微量元素として，セレン，ヨードが考えられているが，これらの補充による予防効果は一部の報告に留まっている．

文 献

1) 折茂 肇, 林 泰史, 福永仁夫, 他: 原発性骨粗鬆症の診断基準（2000年度改訂版）. 日骨代謝会誌 2001; 18: 76-82.
2) 藤原佐枝子: 骨粗鬆症の危険因子とFRAXの考え方. 骨粗鬆症治療 2016; 15: 16-19.
3) Yoshimura N, Muraki S, Oka H, *et al*: Profiles of vitamin D insufficiency and deficiency in Japanese men and women: association with biological, environmental, and nutritional factors and coexisting disorders: the ROAD study. *Osteoporos Int* 2013; 24: 2775-2787.
4) 伊地知正光: 職業に起因する骨関節疾患. 痛みと臨床 2007; 7: 214-218.

生殖器系疾患

山本直子・甲賀かをり

大量生産・大量消費という現代文明を維持するために作り出される化学物質がわれわれの環境を汚染している．そのなかには「内分泌攪乱物質」と呼ばれる，ヒトや動物の体内でホルモンと同じように働き，特殊な作用を及ぼす物質がある．環境を汚染したこれらの物質が生物に取り込まれ，蓄積した結果，野生動物においては生殖異変が明らかになり，絶滅に瀕している動物種が存在する．ヒトに対する影響の有無やその状況について，様々な議論が巻き起こった．現在までに内分泌攪乱物質がヒトに及ぼす影響に関して様々な研究が行われてきており，本項では，男女の生殖機能ならびに産婦人科疾患と内分泌攪乱物質の関連について概説する．

環境と男性生殖機能

20年以上も前から，内分泌攪乱物質は停留精巣や精子量の減少など，ヒトの生殖機能に影響を及ぼしているのではないかと危惧されてきた．1992年にデンマークのSharpeらは過去50年間の男性の精液所見を検討し，精子濃度，精液量ともに明らかな減少を示していると報告した．彼らはこの機序として，化学物質がエストロゲン様に作用することで脳下垂体にネガティブフィードバック作用が働き，ゴナドトロピン量が減少して性腺の発達が胎児期に障害されるのではないかと唱えた．しかし，その後，より多くのエストロゲンに曝露されている女児との双胎妊娠であった男児ではそのような事象は認めないなど，様々な研究でこの学説は否定的であるとされた．次に，化学物質が胎児期にステロイドホルモン受容体を介して，またはホルモンの合成や分泌，移送などに作用することによって，内分泌攪乱を起こすのではないかという説が唱えられた．しかしながら，疫学的に大規模な精子濃度，精液量の推移を明らかにしたデータはなく，現在までコンセンサスは得られていない．精液中からダイオキシンが検出されることはわかっているが，これがどのように影響しているかも不明である．2017年のBondeらによるシステマティックレビューでは，33の論文報告を対象とし，様々な化学物質の曝露による男性生殖機能への負の影響はオッズ比1.11［95％信頼区間(95％CI) 0.91-1.35］であるとしている．

環境と女性生殖機能

食物や水などに含まれる様々な環境ホルモンは体内に吸収される．それらのなかには，ダイオキシンのように長く留まるもの(有機塩素系等)と，ビスフェノールAのように日々相当量が摂取されかつ代謝されていくもの(芳香族系等)とがある[1]．ビスフェノールAは製薬会社で1891年に初めて合成され，合成エストロゲンの1つとして研究されたが，ほかにエストロゲン活性の強い物質が発見されたため薬剤として使用されることはなかった．現在ではポリカーボネート性のプラスチックを製造する際などに使用されており，わが国でも年間約50万トンものビスフェノールAが製造されている．ビスフェノールAはエストロゲン受容体に結合することができ，受精卵の子宮への着床に重要とされている遺伝子に影響することが知られている．また，ビスフェノールAにより子宮内膜の血管増殖因子の抑制が生じ，血管新生が負の影響を受けることも動物モデルの研究で示

唆されている．東京大学のIkezukiらは様々なヒトの体液におけるビスフェノールA濃度を測定し，胎児および健康女性における血液，卵胞液において，それぞれ1～2 ng/mLのビスフェノールAを検出したことを報告している[2]．実際にヒトの顆粒膜細胞を高濃度ビスフェノールAに48時間曝した実験では，652の遺伝子で発現に変化が起きることを観察したが，自然界でヒトが接する程度の低濃度ビスフェノールAでは遺伝子に変化は認めなかったと報告されている．米国食品医薬品局（Food and Drug Administration; FDA）は，食品の包装などに使用されているビスフェノールAのレベルは，現時点の科学的データからは安全であると提言している．

現在のところ，動物レベルの研究ではこれら内分泌攪乱物質は卵胞形成を障害することが示され，ヒト女性生殖機能にも影響することが予想されている．しかし，ヒトにおいては，現実的には高濃度の内分泌攪乱物質に曝露されることがほとんどないため，生殖機能に明らかに影響を及ぼすというデータは得られていない．in vitroの研究では，内分泌攪乱物質によるアロマターゼ阻害作用などによって卵母細胞の形成に影響が出ることが示唆されている．これらの生殖能への影響はすぐに現れる場合だけではなく，次世代へと受け継がれる可能性も示唆されており，今後もさらなる研究が求められている．

環境と自然流産

ジクロロジフェニルトリクロロエタン（DDT）は1874年に初めて合成された物質で，マラリアを媒介するハマダラカなどに対する殺虫剤として使用されてきたが，徐々にヒトの生殖機能への影響が明らかとなってきた．2005年のLongneckerらの報告では，1,717名の女性を対象とし，DDTおよびその代謝物のDDEの血中濃度と自然流産の関係を調べている．この検討によると，DDEの60 μg/Lの増加に対して，自然流産のオッズ比は1.4（95％CI 1.1-1.6）であったという．そのほかにも複数の報告でDDTまたはDDT代謝物の血中濃度と自然流産の関連性が示唆されている．

Ikezukiらは様々なヒトの体液におけるビスフェノールA濃度を測定し，胎児および健康女性における血液，卵胞液においては1～2 ng/mLのビスフェノールAを検出し，さらに15～18週の胎児羊水中には8.3±8.7 ng/mLものビスフェノールAを検出したことを報告している[2]．妊娠した女性を血中ビスフェノールAレベルで分けた場合，高値のグループでは自然流産の相対リスクが1.83（95％CI 1.14-2.96）と，低値のグループよりも高くなるという報告もあるが，コンセンサスを得るには至っておらず，さらなる大規模な疫学研究が待たれる．

自然流産の原因は受精卵の染色体異常が大部分を占めると考えられるが，胚の発育に際して外部からの刺激に非常に敏感な時期である妊娠初期に内分泌攪乱物質が何らかの負の影響を与える可能性は否定できない．しかし，自然流産には様々な要素が影響するため，他の影響を排除して内分泌攪乱物質のみの影響を浮き彫りにすることは非常にむずかしいと考えられる．

環境と子宮内膜症

1993年に米国の研究者Rierらが，微量のダイオキシンをアカゲザルに4年間投与し，10年後の状態を調べた結果，子宮内膜症が多発し，投与量に比例して発症率が上昇し，進行期も悪化していることを発表した．これにより，子宮内膜症と環境ホルモンとの関連が注目されるようになった．子宮内膜症とは，本来，子宮内に存在する子宮内膜細胞に類似する細胞が，卵巣など他の部位で増殖してしまう病態であり，炎症，腹腔内の癒着を形成し，月経痛や不妊症を引き起こす．エストロゲン依存性の疾患であり，また近年の女性の晩産化の影響もあり，罹患患者数が増加してきている．乳児が母乳を通して摂取するダイオキシン量は体重1 kg当たり約

100 pg（わが国におけるダイオキシン耐用1日量は体重1 kg当たり4 pg）であり，上述の子宮内膜症が多発，重症化したアカゲザルに投与されたものとほぼ同量のダイオキシンを毎日摂取していることになる．そのため，東京大学のTsutsumiらは，子宮内膜症と子宮内膜症でない成人女性のグループにおける乳児期の母乳哺乳率を調べたが，子宮内膜症グループでは51%，非子宮内膜症グループでは68%と，予想に反して非子宮内膜症グループのほうが母乳保育率の高いことがわかり，母乳を介した乳児のダイオキシン摂取が必ずしも本症を引き起こすということはいえなかった[3]．一方，1976年にイタリアのセベソにある農薬工場で起きた爆発事故では，風下の広範囲な居住地区にダイオキシン類が飛散し，家畜の大量死やダイオキシン被曝による皮膚炎や被曝に関連すると思われるがんの発症が認められたが，ミラノ大学のEskenaziらはこの地域をダイオキシン濃度の汚染の程度で分け，汚染の少なかった地域の住人と比較し，汚染の多かった地域の住人では子宮内膜症が約2倍の頻度でみつかったことを報告している．しかし，対象症例数が限られており，統計学的には明らかにダイオキシンと子宮内膜症の関係を示唆するものではないと解釈されている．

これ以外にも様々な内分泌攪乱物質と子宮内膜症との関係を考察した研究は複数発表されているが，子宮内膜症病変を手術で証明した患者を対象としている研究は限られている．エストロゲン依存性の疾患である子宮内膜症と内分泌攪乱物質との関係に関するコンセンサスは未だに得られていない．

文　献

1) 堤　　治: 環境生殖学入門―毒か薬か 環境ホルモン．朝日出版社, 2005.
2) Ikezuki Y, Tsutsumi O, Taketani Y, *et al*: Determination of bisphenol A concentrations in human biological fluids reveals significant early prenatal exposure. *Hum Reprod* 2002; 17: 2839-2841.
3) Tsutsumi O, Momoeda M, Takai Y, *et al*: Breast-fed infants, possibly exposed to dioxins, have unexpectedly lower incidence of endometriosis in the adult life. *Int J Gynecol Obstet* 2000; 68: 151-153.

成長と発達①
―先天異常

黒澤健司

　乳児死亡の原因の第一位を占める「先天奇形，変形および染色体異常」は，新生児死亡でも第一位を占め，1985（昭和60）年以降変わっていない．これは先進諸国に共通する．生産児の2～3％は先天奇形を有し，新生児期に気づかれなくても，ほとんどの奇形は5歳までには気づかれる．死産児ではさらに頻度は上がり，15～20％で先天性の奇形が認められる．先天異常は出生前に起因し，結果として出生時に認められうる膨大な種類の疾患を総称するもので，形態的，または機能的，代謝や行動上の異常などを含む．薬剤曝露や感染症など環境要因による先天異常発生は歴史的にも注目されてきた．
　本項では，環境要因による先天異常発生についてまとめる．

先天異常発生に影響を及ぼす環境要因

　先天異常発生に影響を及ぼす要因は複数あり，多くは原因不明であるものの，環境要因も小さくないと考えられてきた（図1）．環境要因・薬剤曝露の極端な例としては，サリドマイドによる四肢異常の発生が思い起こされる（1959年）．サリドマイドのような催奇形因子による世界規模での先天異常発生は，以後認められないものの，先天異常発生に影響を及ぼす遺伝的特性や環境は考慮しておく必要がある．母体の妊娠中のアルコール摂取や喫煙も奇形発生に影響を与える（図2）．こうした要因は時代や文化的背景により変化することを考慮する必要がある．
　生殖補助医療の普及が，先天異常発生にどの程度影響を及ぼすかは慎重に検討する必要がある．わが国では1985年頃から急速に多胎が増えているが，これは生殖補助医療の普及による．

多胎の先天奇形の頻度は，生殖補助医療（発生初期胚の操作）の有無に関係なく，単体の倍にも達する．しかし，2004年をピークに多胎の発生頻度は減少傾向を示しており，この傾向は先進国ではほぼ一致している[1]．体外受精の直接的影響として Beckwith-Wiedemann 症候群などインプリンティングが発症に関与する疾患の発生が指摘されてもいるが，もともと非常に発生頻度が低いため，限られた症例数での議論では正確な結論には至らない．また，一般集団

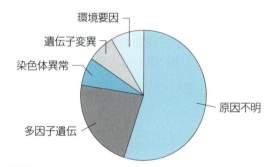

図1 先天異常の原因分類
(Moore KL, Persaud TVN: *The Developing Human: Clinically Oriented Embryology.* 6th ed. W.B Saunders, 1998)

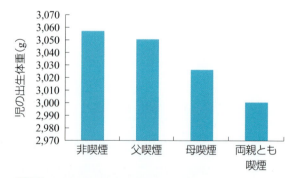

図2 親の喫煙習慣と児の出生体重
父母の喫煙習慣の有無が児の出生体重へ影響する．
(新生児特別地域保健事業　神奈川県における先天異常モニタリング事業 1981-2007年総合報告書)

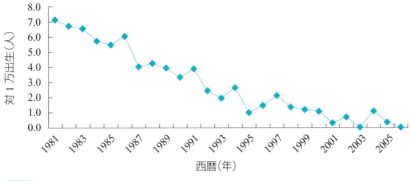

図3 無脳症発生頻度の推移
（新生児特別地域保健事業 神奈川県における先天異常モニタリング事業 1981-2007 年総合報告書）

への影響の程度は実際にはきわめて小さい．データに基づいた慎重な検討が必要である．

一方で，出生前診断の普及も先天異常発生に大きな影響を及ぼす．図3に，神奈川県の先天異常モニタリングにおける無脳症発生頻度の推移を示した．調査を始めた1982年以降2000年代にはほぼゼロに近くなっている．これは妊婦に対する画像診断の精度の向上と普及による人工的な発生頻度の低下である[2]．

代表的疾患—胎児性アルコール症候群（FAS）

胎児性アルコール症候群（fetal alcohol syndrome; FAS）は，妊娠中の母親のアルコールの過剰摂取を原因とする，予防可能な先天異常・発達障害である．①児の成長障害，②特異顔貌，③中枢神経系の機能障害を3主徴とする．フランスのLemoineらにより1968年に報告されたのが最初であるが，当初は受け入れられず，Jonesらによって1973年に再発見された．胎生期にアルコール曝露を受けることにより，身体特徴はないものの行動認知障害のみを症状として呈する例もあり，胎児性アルコールスペクトラム障害（fetal alcohol spectrum disorder; FASD）として捉えられることもある．診断は医療上の問題であるが，FASの存在する背景には社会的要因が関与する．FASという診断は，その母親と児という2人の患者を意味することになり，医療サイドはチームを組んで対応し

ていくべき疾患である．

発生頻度は，集団毎に異なり，米国では1,000出生当たり0.3～1.5，カナダでは1,000出生当たり7.2とされている．わが国では，田中らの1995年の報告を除くとほとんどが症例報告のみで，FASの実態は明らかにされていない[3]．わが国における発生頻度は1,000出生当たり0.1以下と考えられている．

動物実験や臨床経験からも，催奇形因子としてのアルコールの影響であることは，以前よりはっきりしていた．しかも血液中の高いアルコール濃度は量依存であり，曝露が発生の臨界期であるような早期であるほどその影響は大きい．大量曝露はもちろんであるが，少量から中等量の曝露でも，FASにみられるほど重度でないにしても，行動認知への影響は考えられる．同じ中等量のアルコール摂取量でも，数日にわたって飲んだ場合より，1日で全部摂取した場合のほうがリスクははるかに高い．妊娠初期の曝露ほど顔貌異常に現れやすい．成長障害は妊娠中期・後期の曝露と相関すると考えられ，妊娠5か月以降に飲酒をやめた例では，成長は正常化することもある．脳への影響は妊娠の初期，中期，後期いずれの時期の曝露においても起こりやすい．特徴的な脳の解剖学的異常が生じるわけではないが，脳細胞の遊走異常，脳梁の大きさや形態異常，小脳虫部低形成，海馬の異常などをきたす．記憶，情報処理，学習といった

前頭葉皮質で行われる高度な脳機能の障害も現れる．アルコールの催奇形因子としてのメカニズムのすべてが解明されているわけではない．

病態の複雑さから，チームでのアプローチが重要である．このチームは，コーディネーター，小児科医，心理学者，精神科医，ソーシャルワーカー，作業療法士，言語療法士などから構成されることが望ましい．家族に診断の意義を理解させ，その危険性を認識させる．

先天異常の疫学

環境要因による先天異常発生の検出では，疫学調査，モニタリングはきわめて重要である．神奈川県では1981年から厚生省心身障害研究「先天異常のモニタリングに関する研究」(1981～1985年)として始まり，「先天異常モニタリングシステムに関する研究」(1986～1988年)，神奈川県新生児特別地域保健事業(1989～2008年)と継続してきた［神奈川県における先天異常モニタリング(Kanagawa Birth Defects Monitoring Program; KAMP)］．研究成果については，毎年厚生省(厚生労働省)研究報告書に発表し報告を行ってきた．26年間に及ぶ観察期間に，警告を発する奇形の異常発生および催奇形因子は検出されなかった．しかし，この26年間に新たな環境変異原としての内分泌攪乱化学物質の問題や，母子保健に関連した母年齢の上昇，さらには先進国で問題とされている生殖補助医療の影響の有無といった問題が提示され，先天異常モニタリングの意義があらためて注目される時代となった．こうした結果は，大きく変化しつつあるわが国の社会および環境を反映するものでもあり，衛生保健行政の基礎となる資料としてきわめて重要な位置を占めると考えられる．環境による健康のリスク評価としての先天異常モニタリングは継続することに大きな意義がある．

文 献

1) Kurosawa K, Masuno M, Kuroki Y: Trends in occurrence of twin births in Japan. *Am J Med Genet A* 2012; 158A: 75-77.
2) 黒木良和：先天異常モニタリング．領域別症候群シリーズ．No.34 先天異常症候群辞典(下巻)．日本臨床, 2001: 868-877.
3) 田中晴美：日本における母親の飲酒による子どもの異常の現状．日本医事新報 1995; 3714: 45-49.

成長と発達②
―発達障害など

神尾陽子

　自閉症スペクトラム障害（autism spectrum disorder; ASD）や注意欠如／多動性障害（attention-deficit/hyperactivity disorder; ADHD）などの発達障害は，今では一般児童の数パーセントにみられる「ありふれた」病態であるが，病因は特定されておらず，根本治療がはまだない．その発症には，脳の発生や神経シナプス機能に関わる遺伝的素因の関与がわかってきたのに加え，多数の出生前や周産期の環境要因の探索が行われている[1, 2]．近年では環境要因がエピジェネティックスを修飾し，曝露を受けた個体への影響だけでなく，次世代以降への継世代伝達のメカニズムも示唆されているが，現実世界で複数のリスクが長期間にわたって及ぼす子どもの発達への影響はほとんどわかっていない．

　別の観点からみれば，発達障害への対応は環境調整や心理行動的介入など，環境側を変えていくことによって患者の適応や予後を向上させるものが中心であり，環境への介入効果のエビデンスは増えている．しかしながら，「環境要因と発達障害／発達障害症状の間に相関がみられること＝因果関係の根拠」ではないため，その解釈には慎重であるべきである．過去にはBettelheimの自閉症母原説や，近年の自閉症－MMRワクチン説［MMR：麻疹（measles），流行性耳下腺炎（mumps），風疹（rubella）］など，当事者や家族，そして社会全体に多大な負の影響を残した歴史を忘れてはならない．人の観察研究から環境要因の関与を解釈するには，研究の方法論上，課題は大きい．発達障害の発症だけにアウトカムを絞って因果関係を調べることは重要であるが，広く子どもの心身への影響を長期的に調べないと安全性の保障にならないことはいうまでもない．これらの点をふまえ，本項では発達障害との関連性が示されている環境要因のおもなものを列挙し（表1），臨床的に留意すべき環境要因を以下に紹介する．

妊娠中のアルコール

　母親の妊娠中の飲酒と関連して，特徴的な顔貌，成長の遅れ，中枢神経系の機能および構造の異常を伴う先天性の胎児アルコール症候群はよく知られているが，近年，特徴的な顔貌を呈さず，知能障害やADHDを前面に呈する不全型の存在が注目されている．不全型も含む広い概念である胎児性アルコールスペクトラム障害（fetal alcohol spectrum disorders; FASD）は学童の2〜5％にみられるという報告もあり，従来，ADHDと診断されて薬物治療されていたケースのなかにはFASDが含まれており，薬物反応性の検証が十分でないことに警鐘が鳴らされている．ADHDの治療開始前に母親の妊娠中の飲酒歴を確認し，FASDの可能性をチェックする必要がある．行動上の問題に対しては心理行動的介入が優先され，医学的対応だけでなく飲酒と関連しやすい養育環境への対応も含めて，継続的な育児支援や福祉的ケアの必要性をみきわめることが重要である．

妊娠中のバルプロ酸

　抗てんかん薬のうち，バルプロ酸は低い知能水準やASDのリスクを上昇させる可能性があり，妊娠の可能性のある女性患者には妊娠前カウンセリングを行い，計画妊娠を念頭に置いててんかん治療を行うことが望ましい．動物実験からは，バルプロ酸の曝露を受けた母親の仔の

表1 発達障害との関連性について報告されている環境要因

		ASD/ASD症状との関連	ADHD/ADHD症状との関連
妊娠前	父親または母親の高年齢	○	△
妊娠中	飲酒	○	○
	喫煙	△	△
	覚醒剤 / 麻薬	△	△
	治療薬	◎ [*1], △ [*2]	△ [*3], △ [*4]
	妊婦の肥満（糖尿病）	△	○
	高テストステロン（多嚢胞性卵巣症候群等）	△	
	免疫活性化	○	
	精神的ストレス	○	△
周産期合併症	遷延分娩 / 胎児低酸素	△	△
	早産 / 低出生体重 / 子宮内発育遅延	△	△
外的要因（妊娠中から周産期を通して）	感染（風疹等）	○	
	大気汚染	○	○
	鉛への曝露	○	○
	PCBへの曝露	○	
	有機リン系農薬への曝露	△	△
	ネオニコチノイド系農薬への曝露	△	△
	食事：葉酸の欠乏（妊婦）	○	
	栄養：亜鉛，マグネシウム（児）	○	△
	食事：食品添加物（着色料，保存剤）	△	△
出生後（乳児期）の心理社会的要因	施設入所（深刻な環境剥奪）	◎	◎
	家庭環境：貧困，不和，マルトリートメント	△	○

ASD：自閉症スペクトラム障害，ADHD：注意欠如 / 多動性障害，FASD：胎児性アルコールスペクトラム障害，PCB：ポリ塩化ビフェニル．
◎：強い関連性がある，○：関連性を指摘する報告が多数ある，△：関連性を指摘する報告が少ないがある．
[*1]：バルプロ酸は抗てんかん薬または双極性障害の気分安定薬としても使用されている．
[*2]：選択的セロトニン再取り込み阻害薬（わが国で承認されているのは抗うつ薬のフルボキサミン，パロキセチン，セルトラリン）．
[*3]：ブプロピオン（bupropion）はわが国では販売されていない，米国で使用される抗うつ薬．
[*4]：解熱剤のアセトアミノフェン．

脳がエピジェネティック変化を介して遺伝子の脱抑制を生じさせるというメカニズムや，さらに遺伝子発現の異常は継世代的に伝達されるメカニズムも示唆されている．

出生後の環境要因

養育者の頻繁な交代と子どもが当然しているべき経験の剥奪を特徴とする生後間もない頃からの劣悪な大規模施設で育った子ども達がどのような影響を被ったかを追跡して調べる，言わば歴史的な社会実験ともいえる一連の研究［ERA（English and Romanian Adoptee）試験］がある．対象となった子ども達は，チャウチェスク政権崩壊後のルーマニアの悲惨な施設に措置されていた孤児達で，乳幼児期に英国に国際養子として迎えられ，適切な養育環境に移された．長期追跡から，児童期に回復した可逆的な影響と，成人期まで残った影響，そして成人期に新たに現れた問題など，生涯にわたって多方面のサポートが必要であることが明らかになった．生後

6か月以降に養子縁組されたケースの2/3は，6歳，11歳の時点で精神発達に何らかの異常を示し，その約半数は認知，脱抑制型対人交流，仲間関係，自閉症的，不注意・多動，情緒，行動など複数の領域で問題が認められた．一方，生後6か月以前に養子縁組されたケースの2/3は，早期の剥奪にもかかわらず正常な発達をたどった．6か月を超えて施設入所を経験した群は，知能は児童期に回復したが，ASD症状，脱抑制型対人交流，ADHD症状は22〜25歳時にもなおコントロール（英国の施設やルーマニアの施設を6か月より少ない期間経験した群）と比べて有意に高頻度であった．さらに情緒の問題も成人になると有意に高頻度となった．これらの追跡結果により，環境剥奪と発達障害との間に強い関連性が示された．ただし，一部の子どもにのみ障害が現れる点，発達障害の臨床像が非典型的である点などから，環境剥奪が発達障害そのものを引き起こしたと解釈するよりむしろ，遺伝的素因との相互作用，すなわち発達障害の素因を修飾し発達障害の症状を増強したと解釈するほうが無理がないと考えられる．

一方，ありふれた児童虐待については，子どもの外在化問題，さらに成人期のうつ，不安，薬物乱用に影響を及ぼしうるという双生児研究に基づくエビデンスがあるのに対して，発達障害との関連については，因果関係を結論するには尚早といえる．児童虐待が発達障害の発症の原因になるという可能性に焦点が当てられがちであるが，一般に障害を持ち，育児が難しい子どもは児童虐待を経験しやすいという事実を考慮すると，発達障害児の行動パターンが親から虐待を引き出すという可能性も排除できないからである．最近，発表されたスウェーデンの双生児研究[3]は巧みな疑似実験デザインを用いて，この問いに答えを出した．この研究では，児童虐待を受けた一卵性双生児と受けていない片方とでは，発達障害の症状数に違いがなかった．さらに一卵性，二卵性を含めると児童虐待を受けた子どもはそうでない子どもよりも発達障害の症状は多かったが，発達障害診断が多いということはなかった．これより，児童虐待は発達障害の発症の原因となるのではなく，症状の増加に対してある程度関連する可能性が示唆され，児童虐待と発達障害に共通する遺伝要因の存在が示唆された．したがって，児童虐待が疑われるケースでは，発達障害の症状評価をていねいに行い，逆に発達障害のあるケースでは虐待リスクが高いことに留意し，発達特性に応じた子育て支援につなげる必要がある．

音環境

学校での騒音はADHD児の症状を悪化させる可能性がある．さらに，聴覚過敏を伴うことの多いASD児に対しては，通常はストレスとならない程度の音環境も負の影響がありうることを十分に考慮する必要がある．教室内に厚めの防音壁や敷物を用いることで行動改善に役立つという報告もある．わが国の学校の音環境に関して，日本建築学会は2008年に『学校施設の音環境保全規準・設計指針』を提示し注意喚起している．

教訓─MMRワクチン

1998年，*Lancet*誌上でのWakefieldらの論文発表以降，MMRワクチン（保存剤にチメロサールという有機水銀が使用されている）の接種がASDを引き起こすという恐怖が親達の間に広まりワクチン接種を回避する親が増えた結果，米国では麻疹は2000年に排除されたにもかかわらず，麻疹の流行が何度も起きた．MMRワクチンおよびチメロサールとASDリスクとの関連はその後の良質なコホート研究および症例対照研究によって否定された．遺伝的均質性の高い日本人集団においても同様に否定的な結果が報告されている．事の発端となった論文はその後問題が明らかになり取り下げ処分となったほか，同医師は医師免許の剥奪処分を受けたが，負の影響は未だに根深く残っており，現在も感染リスクよりもASD発症を恐れてMMRワク

チン接種を避ける親が多い．安易な因果関係づけへの教訓となる最近の事例である．

おわりに

現在のところ，発達障害を引き起こすという因果関係の実証された環境要因はないが，メカニズムは不明なものの，関連性が示唆される環境要因はいくつか報告されている．今後，発達障害患者の治療や予防に役立つエビデンスの確立が待たれるが，実験動物での結果を人に外挿する際には，発達障害に関する最新のエビデンスと矛盾しない妥当な仮説を立て，洗練された方法によって適切なアウトカム評価を行う必要がある．さらに，感受性の個人差や長い発達過程のなかでの可塑性にも目を向けて，環境要因の保護的側面も明らかにされることが望まれる．

文 献

1) Mandy W & Lai M-C: Annual Research Review: The role of the environment in the developmental psychopathology of autism spectrum condition. *J Child Psychol Psychiatry* 2016; 57: 271-292.
2) Thapar A, Cooper M, Eyre O, *et al*: Practitioner Review: What have we learnt about the causes of ADHD? *J Child Psychol Psychiatry* 2013; 54: 3-16.
3) Dinkler L, Lundstrom S, Gajwani R, *et al*: Maltreatment-associated neurodevelopmental disorders: a co-twin control analysis. *J Child Psychol Psychiatry* 2017; 58: 691-701.

III 環境汚染に伴う健康リスク

A 大規模災害に伴う健康リスク

放射能汚染による健康リスク①
―福島原発：ヒトの被曝の現状と健康調査計画

細矢光亮

　ヒトが放射線を被曝すると様々な健康障害が起こる可能性がある．被曝後数時間から遅くとも数か月内に起こる健康被害を「急性障害」と呼び，一定期間を経てから現れる健康被害を「晩発障害」と呼ぶ．原爆被害者らの調査から，急性障害が臨床症状として現れるのは一度に250ミリシーベルト（mSv）を超える放射線を被曝した場合とされ，500 mSv 程度でリンパ球数がわずかに減少し，1,000 mSv を超えると悪心・嘔吐などの症状とリンパ球数の著明な減少がみられ，それ以上では皮膚の紅斑，脱毛，下痢などが顕著となり死に至る場合もあるとされている．他方，晩発障害にはがん，白血病，白内障などがあり，放射線に起因するがんによる死亡者数が増加するのは一度に 100 mSv を超える放射線の被曝を受けた場合とされている．また，チェルノブイリ原発事故後に明らかになった健康被害として，放射性ヨウ素の内部被曝による小児の甲状腺がんがあり，甲状腺等価線量が 100 mSv を超えると甲状腺がんの発生リスクがあるとされている．

　福島県は，東京電力福島第一原子力発電所事故（以下，東電原発事故）による放射性物質の拡散や避難等をふまえ，県民の被曝線量の評価を行うとともに，県民の健康状態を把握し，疾病の予防，早期発見，早期治療につなげ，将来にわたる県民の健康の維持，増進を図ることを目的として，「県民健康調査」を行っている．この「県民健康調査」は，被曝線量を推計する基本調査と，健康への影響を調査する 4 つの詳細調査（甲状腺検査，健康診査，こころの健康度・生活習慣に関する調査，妊産婦に関する調査）からなり，その実施を福島県立医科大学に委託している．また，調査結果を外部評価するため，有識者よりなる「県民健康調査」検討委員会が設置されている．

　本項では，これまで県民健康調査で得られた結果[1]と，それに対する「県民健康調査」検討委員会の評価[2]を中心に述べる．

基本調査

　東電原発事故後，空間線量が最も高かった時期（事故直後から 4 か月間）における放射能汚染による外部被曝線量の推計を行うものである．福島県に居住していた全県民を対象に，自記式質問票（基本調査問診票）に回答してもらい，事故後の行動記録と滞在地の空間線量から外部被曝線量の推計が行われている．

　2016（平成 28）年 9 月 30 日現在，対象者 2,055,305 人中 565,904 人（27.5％）から回答が寄せられている．年齢階級別にみると，0〜9 歳が 46.4％，10〜19 歳が 35.7％と回答率が高い．565,904 件中 551,510 件（97.5％）の推計作業が完了し，551,110 件に結果が通知されている．対象者のうち，事故後 4 か月間の行動記録の十分な記載があり，外部被曝線量が推計できた者は 472,841 人で，このうちの放射線業務従事経験者を除いた 463,659 人の外部被曝推計結果を表1 に示す．最高値は 25 mSv，平均値は 0.8 mSv，中央値は 0.6 mSv で，1 mSv 未満が 93.8％，5 mSv 未満が 99.8％，5 mSv 以上 10 mSv 未満が 0.2％であった．

　この結果から，「県民健康調査」検討委員会は，これまで得られている科学的知見に照らして，統計的有意差をもって確認できるほどの健康影響が認められるレベルではないと評価している．

表1 基本調査による外部被曝実効線量推計結果

実効線量 (mSv)	放射線業務従事経験者を除く			
1未満	288,401	62.2%	93.8%	99.8%
2未満	146,701	31.6%		
3未満	25,591	5.5%	5.8%	
4未満	1,495	0.3%		
5未満	505	0.1%	0.2%	
6未満	389	0.1%		0.2%
7未満	230	0.0%	0.1%	
8未満	116	0.0%		
9未満	78	0.0%	0.0%	
10未満	41	0.0%		
11未満	36	0.0%	0.0%	0.0%
12未満	30	0.0%		
13未満	13	0.0%	0.0%	
14未満	12	0.0%		
15未満	6	0.0%	0.0%	
15以上	15	0.0%		0.0%
計	463,659	100.0%	100.0%	100.0%

2016（平成28）年9月30日現在．

詳細調査

1 甲状腺検査

東電原発事故による放射線拡散の健康への影響については，予想される被曝線量を考慮すると極めて少ないと考えられるが，子どもたちの健康を長期に見守るため，福島県では甲状腺超音波検査を実施している．

1992（平成4）年4月2日から2011（平成23）年4月1日までに生まれた福島県民を対象に，2011（平成23）年10月から2014（平成26）年3月までに行われた先行検査では，300,476人に超音波検査による甲状腺がんスクリーニングが実施され，二次検査の対象者となった2,086人中545人が穿刺吸引細胞診を受け，うち116人が悪性・悪性疑いと診断された．

甲状腺超音波検査により発見される甲状腺がんの有病数は，わが国の地域がん登録で把握されている甲状腺がんの罹患統計などから推計される有病数に比較して数十倍のオーダーで多いことが指摘されている．このことについて，「県民健康調査」検討委員会は，被曝線量がチェルノブイリ事故と比較して総じて小さいこと，被曝からがん発見までの期間が概ね1年から4年と短いこと，事故当時5歳以下からの発見がないこと，地域別の発見率に大きな差がないことから，総合的に判断して，放射線の影響は考えにくいと評価され，将来的に臨床診断されたり，死に結びついたりすることがないがんを多数診断している可能性があるとしている．ただし，放射線の影響の可能性は小さいとはいえ，現段階ではまだ完全には否定できず，影響評価のためには長期にわたる情報の集積が不可欠であるため，検査を受けることの不利益についても丁寧に説明しながら，今後も甲状腺検査を継続していくべきであるともしている（本書「III-A- 放射能汚染による健康リスク③―福島原発：甲状腺がんをめぐる論争」参照）．

2 健康診査

避難区域等の住民が，自身の健康状態を把握し，生活習慣病の予防や疾病の早期発見，早期治療につなげ，将来にわたる健康増進につなげることを目的に健康診査が行われている．対象は，2011（平成23）年時指定の避難区域等の住民および「基本調査」の結果必要と認められた者で，検査項目は，0～6歳が身長，体重，血算（白血球分画を含む），7～15歳が身長，体重，血圧，血算（白血球分画を含む）に希望により血液生化学（AST，ALT，γ-GT，TG，HDL-C，LDL-C，HbA1c，血糖，血清クレアチニン，尿酸）を追加，16歳以上が身長，体重，腹囲（BMI），血圧，血算（白血球分画を含む），尿検査（尿タンパク，尿糖，尿潜血），血液生化学（AST，ALT，γ-GT，TG，HDL-C，LDL-C，HbA1c，血糖，血清クレアチニン，eGFR，尿酸）である．

放射線の影響を受けるとされる白血球数・分

画の結果からは，東電原発事故後において，放射線の直接的な影響は確認されていない．一方，循環器疾患の危険因子（肥満，高血圧，脂質異常，糖尿病，腎機能障害，高尿酸血症）の増加がみられ，放射線の間接的な影響（避難等による生活環境の変化などによる健康影響）が考えられることから，「県民健康調査」検討委員会は生活環境の変化による健康影響への対策を一層重視して行くべきとしている．

3 こころの健康度・生活習慣に関する調査

震災で困難な状況にある県民のこころやからだの健康問題を正しく把握し，保健・医療・福祉に係る適切なケアを提供するとともに，将来の子ども達の世代に向けて，自然災害時や緊急時における「こころのケア」のよりよいあり方を受け継ぐことを目的に，こころの健康度・生活習慣に関する調査が実施されている．

避難区域等の住民を対象に，調査票（自記式または保護者回答）を郵送し，現在のこころとからだの健康状態について，生活習慣について（食生活，睡眠，喫煙，飲酒，運動），現在の生活状況や人とのつながりについてなどの調査項目に回答を求めている．

その調査結果により，①こころの健康および生活習慣上，相談・支援の必要があると判断された方には，臨床心理士や保健師・看護師等による「こころの健康支援チーム」が電話支援などを行う．②電話支援などにより医師の診察が必要と判断された場合は，県内医療機関の「登録医師」を紹介する．また，継続的な支援が必要な場合には，避難元の市町村や「ふくしま心のケアセンター」と連携し，必要な支援を提供する．③登録医師の判断により，さらに専門家によるこころのケアが必要と判断された場合には，医科大学等で対応するなどの支援がなされており，「県民健康調査」検討委員会はこの支援を評価している．

4 妊産婦に対する調査

妊産婦の健康状態などを把握し，健康管理に役立てることを目的に妊産婦に関する調査が実施されている．毎年，福島県内の市町村から母子健康手帳を交付された方を対象に調査票を郵送し，妊産婦のこころの健康度について，現在の生活状況（避難生活，家族離散の状況）について，出産状況や妊娠経過中の健康状態について，育児の自信について，次回妊娠に対する意識について，などの調査項目に関する回答をいただいている．

その調査結果により，①支援が必要と判断された方には，福島県立医科大学放射線医学県民健康管理センター専任の助産師・保健師等から電話支援をしている．また，調査対象者の妊娠，出産，育児や，その他健康に関する質問や心配事に適切に対応するため，専用のダイヤルとメールアカウントを設けて助産師・保健師等が相談に応じる．②専門的な回答が必要な相談には，各分野の専門家・専門機関が対応するなどの支援がなされており，「県民健康調査」検討委員会はこの支援を評価している．

文　献

1) 福島県: 第25回「県民健康調査」検討委員会資料.
http://www.pref.fukushima.lg.jp/uploaded/attachment/194773.pdf
2) 福島県: 県民健康調査検討委員会中間とりまとめ.
https://www.pref.fukushima.lg.jp/uploaded/attachment/158522.pdf

A 大規模災害に伴う健康リスク

放射能汚染による健康リスク②
―福島原発：環境汚染の広がり

吉田　聡

事故による放射性物質の放出

2011年3月11日の東日本大震災に伴って発生した東京電力福島第一原子力発電所の事故（以下，福島原発事故）によって，本来は原子炉のなかに閉じ込められているべき放射性物質が環境中に放出された．大気中に放出された放射性物質のほとんどは当時の卓越風に従って東の方向に移動し，北太平洋に沈着して海水中に拡散した．一方で，風向きの変化に伴って陸上に移動した放射性物質は主として降水とともに地表面に沈着して生活環境などの汚染を引き起こした．様々な大気拡散モデルやモニタリングデータにより，非常に不均一な汚染の広がりの様子が明らかになっている．たとえば，住民の避難が続いている福島第一原発から北西方向の地域では，主として2号機から放出された放射性物質が3月15日〜16日にかけて風で運ばれ，同時期に発生していた降雨や降雪によって大気中から地表面に洗い落とされたことがわかっている．

福島原発事故によって大気中に放出されたおもな放射性核種を国際原子力機関（International Atomic Energy Agency; IAEA）が取りまとめた放出量の推定値[1]とともに表1に示す．放出量は，1986年のチェルノブイリ原発事故の約1/10と推定されている．現在，ヨウ素131（半減期：8日）を含めた半減期の短い核種は消失し，環境を介した人の被曝が問題となるのは，セシウム137（半減期：30年）とセシウム134（半減期：2年）である．ストロンチウム90（半減期：29年）などの放射性核種も検出されているが，通常の環境では，放射性セシウムに対処していれば被曝線量のうえで問題になる量ではない．一方，海洋へは，大気からの沈着に加えて，福島第一原発からの直接流出もあった．環境中には過去の大気中核実験に由来する放射性物質が存在しており，福島原発事故の影響が少ない地域では区別が困難になる．

表1 福島原発事故によって大気中に放出されたおもな放射性核種

核種	半減期	放出量（PBq）[1]		被曝に関する一般的な特徴
		福島第一原発	チェルノブイリ	
^{133}Xe	5.25 日	6,000〜12,000	6,500	希ガス．大気中の核種からの外部被曝．放出時に影響．
^{131}I	8.03 日	100〜400	〜1.76×10^3	吸入あるいは経口で摂取された場合の甲状腺の内部被曝．初期の影響．
^{134}Cs	2.07 年	8.3〜50	〜47	地表に沈着した核種からの外部被曝および経口で摂取された場合の内部被曝．長期にわたる影響．
^{137}Cs	30.1 年	7〜20	〜85	
^{90}Sr	28.8 年	3.3×10^{-3}〜0.14	〜10	経口で摂取された場合の内部被曝．骨に集積．長期にわたる影響．

^{133}Xe: キセノン133，^{131}I: ヨウ素131，^{134}Cs: セシウム134，^{137}Cs: セシウム137，^{90}Sr: ストロンチウム90．

環境の汚染とモニタリングデータの意味

陸上環境の汚染状況を把握するために用いられるモニタリングデータの1つは，地表の単位面積当たりに存在する放射性物質の量［例：ベクレル/平方メートル（Bq/m^2）］であり，現地で採取した土壌中の放射性物質の量を実測することなどによって得られる．大気から地表面への放射性物質の沈着量とその後の変化を評価するために重要であり，様々な種類の放射性物質に対するマップが作成されている．半減期が短いため，十分な観測データが得られなかったヨウ素131に対しては，ごくわずかだが同時に放出されたヨウ素129（半減期：1570万年）の定量結果を用いて推定することが行われている．

もう1つの重要なモニタリングデータは，地上1mでの空間線量率［例：マイクロシーベルト/時間（μSv/h）］であり，様々な方法（航空機や車を用いたモニタリング，人の手による測定，定点のモニタリングポスト等）で計測され，被曝線量の評価，避難区域の設定，除染実施の判断とその効果の確認などに利用されている．福島第一原発からの放射性物質の放出が続いていた状況では，大気中を漂う放射性物質からの放射線で空間線量率が上昇することが観測された．一方で，現在の空間線量率を左右しているのは，地表面などに沈着している放射性セシウムからの放射線であり，大気中に存在する放射性物質の寄与は無視できる．そのため，空間線量率（μSv/h）のマップと放射性物質の量（Bq/m^2）のマップは同じ傾向をもつことが一般的である．

これらのモニタリング値は，放射性セシウムの物理的な減衰によって時間とともに低下する．事故から6年以上が経過した現在，セシウム134は3回の半減期を迎えており，その放射能は事故時の1/8以下になっている．セシウム137の減衰はそれよりも遅い．放射性セシウムの土壌深部や他の場所への移動もモニタリング値の低下の要因となる．

食品の汚染と生態系の特徴

環境が放射性物質で汚染されると，その場所から得られる食品にもそれが取り込まれる．一般の食品の基準値は放射性セシウムで100ベクレル/キログラム（Bq/kg）であるが，これは，食品を通した年間の追加被曝の上限を1 mSvとして設定されたものである．事故直後から検査が実施されているが，現在，広い地域で比較的高い濃度の放射性セシウムが検出されることが多い食品は，野生の林産物や一部の水産物などに限定されている．

農作物の場合，事故時に大気中の放射性物質が表面に直接沈着したことで，比較的高い濃度の放射性セシウムや放射性ヨウ素が各地で観測された．また，茶などでは，古い葉の表面に沈着した放射性セシウムが樹体内に吸収されて春の新芽に移動する「転流」がみられた．長期的影響の観点では，汚染した土壌から農作物への経根吸収が重要であったが，一般的に農作物中の放射性セシウムのモニタリングデータは比較的短期間で減少し，現在，農作物で100 Bq/kgを超える値が出ることはほとんどない．この減少の要因としては，放射性セシウムの物理的減衰，移動・流出，土壌への固定などが重要であり，各種の汚染対策（除染，施肥，土壌への吸着剤添加等）も効果を上げた．特に，土壌中のイライトなどの粘土鉱物は放射性セシウムを選択的に強く吸着（固定）することが知られており，これによって農作物への経根吸収が時間とともに抑制される．

森林は放射性セシウムを長期間保持することが従来から知られており，これに強く関わっているのが森林生態系における栄養塩の循環である．森林生態系はカリウムなどの栄養塩を効率的に再利用するための仕組みを備えており，カリウムと同じアルカリ元素のセシウムも一部がこの仕組みに取り込まれて森林内を循環する．福島原発事故後，森林から流出する放射性物質が下流の農耕地や河川・海洋を汚染するが

懸念された．複数の機関が森林（集水域）における放射性セシウムの収支を実測しており，これまでに，放射性セシウムの森林からの年間推定流出量は森林への総沈着量の1％にも満たず，山から放射性セシウムはほとんど流出していないことが明らかになっている[2]．

このような森林の特長に加えて，セシウムを蓄積しやすい生物が存在することも林産物の濃度を高める原因となっている．特にキノコに関しては，チェルノブイリ原発事故以降，非常に多くのデータが報告され，わが国でも大気中核実験由来の放射性セシウムが野生キノコ中に蓄積している傾向が報告されていた．福島原発事故後のモニタリングデータでも，野生キノコにおいて100 Bq/kgを超える値が現在も多くみられる．イノシシなどの野生動物へは森林内の食物を介して放射性セシウムが取り込まれるため，動物の食性が重要である．

海に入った放射性物質は潮流とともに移動しながら拡散する．福島県沖の海産物のモニタリングデータをみると，海水の表層や中層で生活する魚種は比較的早く放射性セシウム濃度が低下したのに対し，海底で生活する魚種は低下しにくいことがわかる．海底では，汚染した海底堆積物を起点とした食物連鎖が重要であると考えられている．また，多くの地域で淡水魚中に比較的高い放射性セシウムがみられている．淡水では海水と浸透圧が異なり，放射性セシウムが水から魚により取り込まれやすいことがわかっている．また，淡水生態系特有の食物連鎖が原因となっていることもわかってきた．

食事による影響の評価

現在，ほとんどの食品中の放射性セシウムは検出限界以下であり，上述の食品（生物）についても流通品は検査されている．厚生労働省は，日本各地の食事を通した被曝線量評価をマーケットバスケット方式により継続的に行っている[3]．2011年9～11月の調査では，放射性セシウムによって1年間に受ける放射線量（mSv/年）は東京都で0.0021，福島県で0.019であったのに対して，2016年9～11月の調査では，福島県を含めて最大で0.0014であった．これらの値は，食品の基準値を定める際に想定した上限値（1 mSv/年）に比べてきわめて低い．すなわち，日常的な食生活による追加被曝は無視できるほど小さい．

文 献

1) IAEA: The Fukushima Daiichi Accident, Technical Volume 4/5, Radiological Consequences, 2015.
2) 日本学術会議農学委員会林学分科会報告書: 福島原発事故による放射能汚染と森林，林業，木材関連産業への影響―現状及び問題点―, 2014.
3) 厚生労働省: 食品中の放射性物質への対応．
http://www.mhlw.go.jp/shinsai_jouhou/shokuhin.html

A 大規模災害に伴う健康リスク

放射能汚染による健康リスク③
—福島原発：甲状腺がんをめぐる論争

田代　聡

　原爆放射線の人体影響としては，白血病や様々な悪性固形腫瘍の増加があげられる．被爆者の悪性固形腫瘍のなかで最初に増加が報告されたがんは，甲状腺がんである．チェルノブイリ原発事故では，事故発生から4～5年後から小児で甲状腺がんの増加が認められている．

　本項では，これまでに蓄積されてきた放射線被曝の人体影響についての知見から，福島で行われている甲状腺検査の結果について考察する．

チェルノブイリ原発事故

　1986年のチェルノブイリ原発事故では，原子炉の爆発により環境中に放出された放射性ヨウ素などの放射性物質が農産物などの汚染を引き起こした．しかし，当時のソ連政府は放射性物質により汚染された牛乳などの食品の流通を制限しなかったため，多くの住民が内部被曝を受けてしまった．甲状腺がんは小児では非常に稀ながんであるが，事故当時18歳以下だった住民のうち6,000名以上に発症し，そのうち15名が2005年までに亡くなられている[1]．さらに，甲状腺の被曝線量と甲状腺がんの過剰発生が相関することも報告されている．甲状腺がんの発症は事故当時0～3歳の子ども達に集中し，事故後に生まれた子ども達には発生が認められなかったことなどから，半減期が短いヨウ素131（^{131}I）などの放射性ヨウ素による被曝と甲状腺がん発症の関連が強く示されている．一方，成人の住民では甲状腺がんリスクの増加を認める報告は現在のところないため，放射線感受性が高い小児に特異的に発生した放射性ヨウ素による被曝の後障害と考えられている．原子放射線の影響に関する国連科学委員会（United Nations Scientific Committee on the Effects of Atomic Radiation; UNSCEAR）は，チェルノブイリ原発事故では住民への放射線被曝による直接の健康への影響は，小児甲状腺がんの増加以外は現在のところ認められていないとしている[1]．

福島原発事故

　2011年の東京電力福島第一原子力発電所事故（以下，福島原発事故）でもチェルノブイリ原発事故と同様に，環境中に放射性ヨウ素やセシウムなどが放出された．しかし，チェルノブイリ原発事故の場合と異なり，政府や自治体により放射性物質に汚染された牛乳や水道などの流通規制や小児の屋内への退避は，比較的速やかに行われた．3月下旬に政府の現地対策本部が福島県などと協力して行った1,000名以上の小児を対象とした甲状腺被曝線量のスクリーニング検査では，100ミリシーベルト（mSv）のスクリーニングレベルを超える甲状腺被曝線量を示す小児はいなかった．県民健康管理調査での行動調査に基づく一般住民の外部被曝線量の推計も，非常に低いレベルであった．これらの調査結果から，福島原発事故では，チェルノブイリ原発事故と比較して高線量の甲状腺被曝をした小児は非常に少ないと考えられている．

福島県県民健康調査「甲状腺検査」について

　チェルノブイリ原発事故では，一般住民で唯一明らかになっている放射線による健康障害は小児の甲状腺がんであるため，福島県県民健康調査では0歳から18歳を対象に超音波検査による「甲状腺検査」を行っている．一次検査は

表1 福島県県民健康調査「甲状腺検査」および3県調査の結果

	受診人数	対象年齢	悪性ないし悪性疑い
先行検査(検査1回目) (平成23〜27年) 平成27年4月30日終了	300,473人	0〜18歳	116人[*1]
本格検査(検査2回目) (平成26〜28年) 平成29年3月31日現在	270,511人	0〜18歳	71人
本格検査(検査3回目) (平成28〜) 平成29年3月31日現在	120,596人	0〜18歳	4人
3県調査 (平成24〜26年) 平成26年3月終了	4,365人	3〜18歳	1人

[*1]：うち1例は良性結節.
第27回「県民健康調査」検討委員会(2017年6月5日開催)資料/平成26年度原子力災害影響調査等事業(甲状腺結節性疾患追跡調査事業)成果報告書より作成.

超音波画像診断装置を用いた超音波検査であり，精査が必要とされた症例では，穿刺吸引細胞診を実施し，必要な症例では手術が施行されている．

甲状腺検査はこれまでに3回行われている(表1)．1回目の検査である先行検査の一次検査は，2011(平成23)年10月9日から2015(平成27)年6月30日までに行われ，約30万人が受診している．その結果，116名が「悪性ないし悪性疑い」とされている．2回目の検査である本格検査(1回目)では約27万人が受診し，71人が「悪性ないし悪性疑い」とされている．3回目の検査である本格検査(2回目)では約12万人が受診し，4人が「悪性ないし悪性疑い」と診断されている．

わが国における小児甲状腺がんの発症頻度は，0〜4歳では0人であり，5〜9歳では100万人中数人程度，15〜19歳では100万人中男性5人，女性20人といわれており，これらの頻度に比較して福島の甲状腺検査で見出された「悪性ないし悪性疑い」の症例数は非常に高い．そのため，甲状腺検査の結果は福島における小児甲状腺がんの発症増加を示唆するとの論文も発表されている[2]．

一方，甲状腺検査では症状が出現する前に超音波検査を行なっているため，本来ならば腫瘍が浸潤や転移しないため症状が出現しない，あるいは自然退縮するために生涯甲状腺がんとして発症しない症例が甲状腺がんと診断されているスクリーニング効果の可能性が示唆されている．実際，福島県での甲状腺検査との比較のため青森，長崎，山梨県の3県で県民健康調査と同様に超音波検査が行われた甲状腺結節性疾患有所見率等調査(3県調査)では，約4,000人の調査で1例が甲状腺がんと診断されている(表1)．韓国でも甲状腺がんのスクリーニングが導入されて以来，10万人当たり約4人であった甲状腺がんの発症頻度が約60人まで15倍に上がっている[3]．また，チェルノブイリ原発事故後では，5歳以下での甲状腺がんの顕著な増加が認められたが，県民健康調査では甲状腺がんが認められたのはすべて5歳以上であり，チェルノブイリ原発事故後とは甲状腺がんの症例の年齢分布が全く異なっている(図1)[4]．これらのことから，甲状腺検査で「悪性ないし悪性疑い」とされている症例はスクリーニング効果による可能性が高いと考えられる．

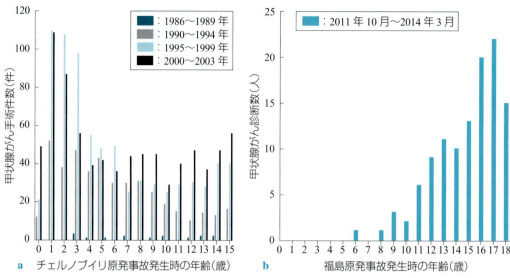

図1 原発事故後の年齢別甲状腺がん症例数
a：チェルノブイリ原発事故後，**b**：福島原発事故後．
(Takamura N, et al: Lancet Diabetes Endocrinol 2016; 4: 647 より改変)

おわりに

　福島原発事故の発生からまだ6年しか経っておらず，またスクリーニング効果の可能性も高く，現段階で小児甲状腺がんの増加を判断することは困難である．そのため，小児を中心とした住民の健康管理を継続するとともに，特に大きな精神的ストレスにも曝されている子育てを行なっている一般住民について，精神面を含めた多角的な支援を行うことが重要であると考えられる．

文　献

1) "Sources and effects of ionizing radiation" in "UNSCEAR 2008 Report to the General Assembly with Scientific Annexes", United Nations Scientific Committee on the Effects of Atomic Radiation. 2011.
2) Tsuda T, Tokinobu A, Yamamoto E, et al: Thyroid cancer detection by ultrasound among residents ages 18 years and younger in Fukushima, Japan: 2011 to 2014. *Epidemiology* 2016; 27: 316-322.
3) Ahn HS, Kim HJ, Welch HG: Korea's Thyroid-Cancer "Epidemic" – Screening and Overdiagnosis. *N Engl J Med* 2014; 371: 1765-1767.
4) Takamura N, Orita M, Saenko V, et al: Radiation and risk of thyroid cancer: Fukushima and Chernobyl. *Lancet Diabetes Endocrinol* 2016; 4: 647.

A 大規模災害に伴う健康リスク

放射能汚染による健康リスク④
―チェルノブイリ原発事故

今中哲二

1986年4月26日未明，旧ソ連ウクライナ共和国のチェルノブイリ原子力発電所において，原子炉停止作業中だった4号機（RBMK型，電気出力100万kW）が，突然出力暴走事故を起こして爆発・炎上した．さらに，原子炉構造材である黒鉛の火災が発生し，約10日間にわたって放射能の大量放出が続き，原子力発電史上最悪の事故となった[1]．事故の翌日，原発敷地に隣接するプリピャチ市の住民が避難し，さらに5月の初めに原発周辺30 km圏の住民避難が実施され，合わせて11万6,000人が緊急避難した．事故から3年経った1989年春になって，チェルノブイリ周辺の詳細な汚染地図が初めて公表され，原発から200〜300 km離れた所にも高レベル汚染地域が広がっていることが明らかになり，さらに約27万人が移住の対象となった．

チェルノブイリ・フォーラム報告

チェルノブイリ原発事故から20年を前にした2003年，事故影響について包括的なレビューを行い，今後の施策について勧告することを目的に，国際原子力機関（International Atomic Energy Agency; IAEA）や世界保健機関（WHO）など国連の8組織と，ロシア，ベラルーシ，ウクライナという事故被災3か国の代表によって，チェルノブイリ・フォーラム（以下，フォーラム）が結成された．2年間の作業ののち，2005年9月にウィーンのIAEA本部においてフォーラムの報告会が開かれた[2]．（今後のがん死者を含め）チェルノブイリ事故による死者の総数4,000人というフォーラムの結論は，当時のマスコミからは，「チェルノブイリ原発事故の健康影響は予想より小さかった」と報道された．フォーラム報告については様々な批判があるが，いわゆる「オフィシャルな見解」を代表している．

本項では，チェルノブイリ原発事故影響について，そのフォーラム報告を中心に，別の立場からの見解を合わせて紹介しておく．

表1は，フォーラム報告に基づくチェルノブイリ原発事故の被災者数と被曝量推定値のまとめである．被災3か国の定義に従うと，放射能汚染地域とは「セシウム137土壌汚染が3万7,000ベクレル/平方メートル（Bq/m^2）以上」の場所であり，その面積は被災3か国合わせて14万5,000 km^{2}に及んでいる．ちなみに，同じ定義に従うと，福島の放射能汚染地域は約8,400 km^{2}で住民数は約160万人である[3]．

急性放射線障害

チェルノブイリ原発事故の現場では，大量の被曝を受けた発電所職員や消火にかけつけた消防隊員が次々と気分を悪くし病院に運ばれた．4月26日の夕方にはモスクワから専門医グループが駆けつけ重症者をモスクワの専門病院（第六病院）に搬送した．フォーラム報告によると，最終的に急性放射線障害と診断されたのは134人で，そのうち28人が数か月の間に死亡した．

周辺住民の急性障害については，1986年のソ連政府報告からフォーラム報告まで，オフィシャルな見解では1件もなかったことになっている．ところが，ソ連崩壊の翌年の1992年，事故当時のソ連で最も権力をもっていた共産党中央委員会政治局に設置されていた，チェルノ

表1 チェルノブイリ被災者の分類と被曝量

カテゴリー	人数	平均被曝量 (mSv)
事故処理作業者 (1986〜1989年)	60万人	〜100
30 km 圏避難者 (1986年)	11.6万人	33
高レベル汚染地域住民 (1986〜2005年)	27万人	>50
一般汚染地域住民 (1986〜2005年)	500万人	10〜20

mSv：ミリシーベルト

表2 共産党秘密議事録に記載されていた事故被災者に関する記述（抜粋）

日付	記載内容
1986年 5月4日	5月4日までに病院に収容された者は1,882人．検査した人数全体は3万8,000人．様々なレベルの放射線障害が現れた者204人，うち幼児64人．重症は18人．
5月6日	5月6日9時の段階で病院収容者は3,454人に達する．うち入院治療中は2,609人で，幼児471人を含む．確かなデータによると，放射線障害は367人で，うち子ども19人．34人が重症．モスクワ第六病院では，179人が入院治療中で，幼児2人が含まれる．
5月8日	この1日で，子ども730人を含む2,245人を追加収容．1,131人が退院．病院収容中は5,415人，うち子ども1,928人．315人に対し放射線障害の診断．
5月12日	ここ数日間で，病院収容2,703人追加，これらはおもにベラルーシ．678人退院．入院治療中は1万198人，うち345人に放射線障害の症状あり，子どもは35人．事故発生以来8人が死亡．重症は35人．

本議事録の全訳はウェブ（http://repository.kulib.kyoto-u.ac.jp/dspace/bitstream/2433/84824/1/d304.pdf）上に公開してある．

ブイリ原発事故対策特別班の秘密議事録が暴露された．表2はその議事録の抜粋である．チェルノブイリ原発事故直後に数万人規模で周辺住民が入院し，多数の急性放射線障害の報告が

あった．事故当時の医療対策責任者であったIlyinは著書『チェルノブイリ：虚偽と真実』（1994年）のなかで，「住民の入院は予防的措置であり，放射線障害の診断は地元の医者に経験がないための間違いで実際には放射線障害ではなかった」と述べている．一方，Lupandinは，ベラルーシ・ゴメリ州ホイニキ地区中央病院に残されていたカルテを調べ，住民の間に急性放射線症状が多数記録されていたことを報告している[1]．

がん・白血病

被曝に伴うがん影響が観察されているとフォーラムが認めているのは，小児甲状腺がんと事故処理作業者の白血病の増加だけである．小児甲状腺がんについては，1992〜2002年の間に被災3か国で4,000件以上発生し，うち甲状腺がんにより15人が死亡した．白血病については，ロシアの事故処理作業者の追跡調査で，150ミリグレイ（mGy）以上の被曝群での発生率が被曝の少ない群に比べ約2倍であったと述べている．上記以外の様々な報告については，「研究方法に限界があり，統計的な検出力に欠ける」として認めていない．なお，チェルノブイリ原発事故後25年の機会にまとめられたウクライナ国家報告によると，事故時に0〜18歳であった子ども達に2008年までにウクライナだけで6,049件の甲状腺がんが生じた．

前述の「事故の総死者4,000人」というフォーラムの数字は，表1に示した被災者カテゴリーのうち，事故処理作業者20万人（1986〜1987年のみ），30 km圏避難住民11.6万人，高レベル汚染地域住民27万人を対象に生涯に予測されるがん・白血病死を3,940件と見積もり，それに急性障害死者と小児甲状腺がん死を加えて4,000件としたものである．表3[4-6]は，チェルノブイリ原発事故によるがん死数の見積りを比べたものである．こうしたがん死数の見積もりは，対象集団の大きさ，平均被曝量，がん死リスク係数に依存する．表3[4-6]は，対象集

表3 がん死数の見積もり

評価者	がん死数	対象集団	被曝1Sv当たりのがん死率
フォーラム(2005年)	3,940人	60万人	0.11
WHO報告[4](2006年)	9,000人	被災3か国 740万人	0.11
IARC論文[5](2006年)	1万6,000人	欧州全域 5.7億人	0.1
キエフ会議[6](2006年)	3〜6万人	全世界	0.05〜0.1

Sv：シーベルト．
[Cardis E, et al: J Radiol Prot 2006; 26: 127-140／IARC: The Cancer Burden from Chernobyl in Europe, World Health Organization, 2006／Fairlie I, et al: The Other Report on Chernobyl (TORCH), 2006]

団の大きさを変えるだけで一桁違ってくることを示している．一方，フォーラムに批判的なYablokovらは，フォーラムが無視している多数の論文をレビューし，チェルノブイリ原発事故により，がん死以外も含め，約100万の死者が出ると予測している[7]．

先天性障害・遺伝的障害など

フォーラム報告は，ベラルーシでの流産胎児と新生児の先天性奇形頻度の推移に関するLazjuk論文を引用し，汚染地域と非汚染地域で差はなく，チェルノブイリの汚染地域では先天的障害や遺伝的影響は認められていないと述べている．

筆者はLazjuk氏とは1990年代からの知り合いで，「事故後の数年間は汚染地域で先天性奇形が増えていた」と聞いていたので，フォーラム報告について直接尋ねたところ，「あれはフランスの研究者がデータをもっていって，勝手に解析して発表した」とのことであった．「では，Lazjuk自身の見解をまとめてほしい」と依頼して作ってもらったのが図1[8]である．フォーラム報告が引用した図と異なり，1987〜1989年にかけて汚染地域での先天性奇形の増加が認められ，放射能汚染の影響を示唆している．同じデータを用いて結論に違いが出たのは，被曝群と対照群の分け方の違いによるもので，フォーラムの論文では，地区単位ではなく，州単位で割り付けられたため影響が薄められてしまったとのことである．

Dubrovaらは，ウクライナとベラルーシの汚染地住民について，DNA親子鑑定の手法を用いて突然変異率を調べた．その結果，非汚染地域に比べて，汚染地住民の変異率が有意に大きかったと報告している[9]．

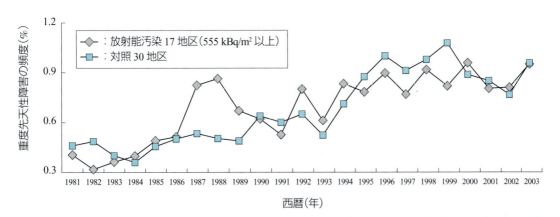

図1 ベラルーシの汚染地域17地区と対照地域30地区において流産胎児・新生児に観察された先天性奇形頻度の推移

汚染地区（$n = 982$）と対照地区（$n = 1,876$）．
[今中哲二：チェルノブイリ原発事故の実相解明への多角的アプローチ―20年を機会とする事故被害のまとめ―．トヨタ財団助成研究（2004年11月〜2006年10月）報告書（KURRI-KR-133），2007]

福島原発事故が起きた2011年，ある週刊誌から筆者に宛てて，「ベラルーシの汚染地域で生まれる子どもの8割に重度の障害がある」という内容のドキュメンタリーDVDが送られてきてコメントを求められた．「そんな事実はないでしょう．影響があったとしてもそれほど大きくはないはずです」とすぐに答えられたのはLazjuk論文の内容を承知していたからであった．

事故後30年を経ても，チェルノブイリ汚染地域の子どもの健康状態について様々な情報が発信されている．情報の是非を判断するには，比較対照群を含めた健康統計データが不可欠である．長期的な放射能汚染影響を考えると，福島でも将来様々な形で健康影響が問題になるだろう．そうした状況に備えて，日本中の子ども達の健康状態を調査し記録しておくシステムを今から確立しておく必要があろう．

文　献

1) 今中哲二: 放射能汚染と災厄—終わりなきチェルノブイリ原発事故の記録．明石書店，2013．
2) Chernobyl Forum: Chernobyl's Legacy: Health, Environmental and Socio-Economic Impacts and Recommendations to the Governments of Belarus, the Russian Federation and Ukraine. IAEA, 2006.
https://www.iaea.org/sites/default/files/chernobyl.pdf
3) 沢野伸浩: 本当に役に立つ「汚染地図」．集英社新書，2013．
4) Cardis E, Howe G, Ron E, *et al*: Cancer consequences of the Chernobyl accident: 20 years on. *J Radiol Prot* 2006; 26: 127-140.
5) IARC: The Cancer Burden from Chernobyl in Europe, World Health Organization, 2006.
https://www.iarc.fr/en/media-centre/pr/2006/pr168.html
6) Fairlie I, Sumner D: The Other Report on Chernobyl (TORCH), 2006.
http://www.chernobylreport.org/torch.pdf
7) Yablokov AV, Nesterenko VB, Nesterenko AV: *Chernobyl Consequences of the Catastrophe for People and the Environment*. New York Academy of Sciences, 2009.
http://www.strahlentelex.de/Yablokov_Chernobyl_book.pdf
8) 今中哲二: チェルノブイリ原発事故の実相解明への多角的アプローチ—20年を機会とする事故被害のまとめ—．トヨタ財団助成研究（2004年11月〜2006年10月）報告書（KURRI-KR-133），2007．
http://www.rri.kyoto-u.ac.jp/PUB/report/04_kr/img/ekr012.pdf
9) 今中哲二: チェルノブイリを見つめなおす—20年後のメッセージ．原子力資料情報室，2006．
http://www.rri.kyoto-u.ac.jp/NSRG/etc/Che20Final20060406-a.pdf

A 大規模災害に伴う健康リスク

火山性ガスと火山灰による健康リスク

岩澤聡子・大前和幸

　火山噴火は大地の運動に伴って地下で溶融した岩石（マグマ）が地上に噴出する現象であるが，火山噴火に伴って発生する災害要因は多様である．たとえば，溶けたままの高温のマグマが直接，噴出して川のように流れる溶岩流や，固化したマグマが砕け，火山ガスや大気と一体となり地上を流れ広がる火砕流，山麓に降り積もった火山灰が降雨によって一気に流される土石流などである．

　本項では，わが国で繰り返される火山活動に伴う，火山噴煙からの火山性ガスと火山灰による健康リスクについて述べる．

火山性ガスによる健康リスク

　火山性ガスの主成分は水蒸気と二酸化炭素であるが，二酸化硫黄（SO_2）や硫化水素（H_2S），塩化水素，二酸化炭素，酸化窒素，放射性核種なども含まれており，注意が必要である．

　SO_2曝露では，喘息などの高感受性者では，0.2 ppmでも15分間運動でわずかな呼吸機能低下がみられるなど，より低い濃度で健康影響が報告されている．また，非高感受性者でも，1.6 ppmで呼吸機能低下を示した報告がある．1990年代には，阿蘇山で火口付近を訪れた観光客が急性中毒により死亡した事例が報告されたため，監視体制を整え，SO_2ガス濃度に応じた立ち入り規制の対策がとられている．そのほか，急性中毒症例として，登山客や温泉の周囲における，H_2S曝露によるものが知られている．H_2Sは卵の腐ったような匂いがする無色の気体である．空気よりもやや重いため，風のない条件では窪地に高濃度で溜まる．1,000 ppmを超えると呼吸麻痺を起こし死亡する．

　火山性ガスの大気汚染により深刻な影響をもたらした最近の事例として，東京都伊豆諸島にある三宅島での火山活動がある．三宅島の雄山は，2000年6月より噴火が始まった．同年8月の最大規模の噴火に続いて火砕流が発生し，山頂火口からのSO_2を中心とする多量の火山ガスの放出が続いたため，同年9月に全住民に島外避難命令が出された．住民は，全島避難を余儀なくされ，避難中もSO_2濃度は環境基準を大きく上回り，居住禁止地区を設定せざるをえない状況や，呼吸器や皮膚・粘膜に対する健康リスクが存在するという状況が継続した．内閣府・東京都・三宅村は，2002年に合同で「三宅島ガス検討会」を設置し，同年度末の報告書で，帰島のための条件の1つとして，「三宅村がリスクコミュニケーションを開催し，住民各自が健康リスクの存在を認識して自己責任で健康リスクの受容を決定し，火山ガスが高濃度に流入した場合は指定された避難行動を行うこと，を条件に帰島すること，帰島後は健康診断を受診すること」とした．そのなかで，年平均値0.04 ppm，1時間値0.1 ppmを超えた回数が年間10％以下である環境の場合，咳や痰を訴える人は2～3％増えるということが報告された．これを受けて，2003年12月までに都内外の避難所で60回リスクコミュニケーションが実施された．三宅村は，2005年2月に帰島を許可し，24時間体制でのSO_2濃度観測と独自の警報レベルの設定，2005年度以降年1回の呼吸器健康診断の実施を条例で定め，健康診断を行った．これらをまとめた研究報告は以下の通りであった．

　小児の呼吸機能はスパイロメトリーで評価し

た．2006年2月と11月の測定結果を比較すると，喘息などの既往をもつSO_2高感受性小児群でのみ有意な％呼吸機能の低下が観察され，長期の呼吸器影響が懸念されたことから，小児呼吸器専門家2名をSO_2濃度をブラインドにして呼吸機能と気道感受性の判定を毎年行い，その後の解析データとした．呼吸機能を6年間追跡した結果[1]，成長につれて呼吸機能の立ち直りが観察され，この期間の年平均SO_2環境濃度2.47～75.1 ppbではスパイロメトリーで測定できる呼吸機能には影響を及ぼさないことが明らかになっている．

小児の自覚症状については，SO_2濃度が比較的高い地区（年平均45 ppb）に居住する小児の「喉」，「目」，「皮膚」の刺激や痛みの有症率が，26.7％，26.7％，17.8％で，最も低い地区（年平均19 ppb）に居住する小児の有症率，7.8％，9.8％，3.9％より有意に増加していた．6年間の追跡研究においても，自覚症状有症率は濃度依存性に高い傾向を示し，6年間の健康診断前3か月の平均SO_2濃度が最も低かった地区を対照群として有症率の年齢・性・感受性調整オッズ比を求めると，「喉の刺激や痛み」，「目の刺激や痛み」については30 ppb超の群で有意なオッズ比を示した[1]．

成人のスパイロメトリーでの評価では，2004年の帰島前健診と2006年11月の測定結果を比較すると，2年間で呼吸機能が悪化している証拠はなかった[2]．6年間の追跡研究においても同様の結果であった．

成人の自覚症状では，「咳」や「痰」の有訴率が，2004年よりも2006年で有意に増加しており，年齢・性別・喫煙状況を調整したオッズ比は，「咳」と「痰」で，1.75［95％信頼区間（95％CI）1.33-2.30］，1.44（1.12-1.87）であった．喘息などSO_2に感受性が高いと考えられる住民を除いた集団では，慢性気管支炎様症状の有訴率は，2004年の2.1％に対して2006年では4.1％と有意に増加していた．「痰」や「喉の刺激や痛み」の自覚症状は，最も低い地区と比較して比較的高い地区で有意に増加していた[2]．6年間の追跡研究においても，自覚症状有症率は濃度依存性に高い傾向を示し，6年間の健康診断前3か月の平均SO_2濃度が最も低かった地区を対照群として有症率の年齢・性・喫煙状況・感受性調整オッズ比を求めると，「咳」，「喉の刺激や痛み」，「鼻の刺激や痛み」，「目の刺激や痛み」については70 ppb超の群で有意なオッズ比を示した．また，帰島ボランティアを対象とした調査でも，SO_2濃度と呼吸器系自覚症状発生率との間に，明瞭な量-反応関係を認めた．

成人の結果をふまえ，2013年12月には，三宅村安全確保対策専門家会議は，「帰島前健康診断開始から9年を経て，高感受性者の増加割合が当初の想定範囲内であることから，全島民を対象とした帰島後健康診断については，成人に限り2013年度をもって終了することは問題ないと判断した．但し，身体の成長期である小児の健康診断に係る継続・終了の是非については，継続審議とする」という見解を公表した．また，2015年7月には，同委員会で，小児の健康診断も2014年度をもって終了することとされた．

火山灰による健康リスク

火山灰は，周辺地域だけでなく，広い地域に降下しうる．たとえば，噴火に伴い大気中の浮遊粒子状物質（suspended particulate matter; SPM）が増加するが，SPMは軽くて比較的遠くまで運ばれるため，広い地域に拡散し，その濃度は比較的低いレベルに留まることが多い．直径2 mm以下のパイロクラスト（火山破砕物）が火山灰と定義されている．火山灰は毒性学的には比較的不活性である．火山灰粒子が肺の末梢部へ到達する確率は粒子径・粒子の形状・呼吸速度などに影響されるが，粒子径が概ね5 μm以下になると肺胞に達しうる．粒子径0.02 μm前後で肺胞への沈着が最も多く（約50％），さらに小さくなると肺胞に沈着せずに

上気道に沈着しやすい．直径10μm以上の火山灰粒子は鼻炎・鼻汁，喉の痛み，咳などの症状を起こす．これより小さい粒子は，咳，痰，喘鳴，息切れなどの症状を起こしたり，喘息発作，急性気管支炎，慢性気管支炎，心疾患の悪化などを引き起こすことがある．なお，国際がん研究機関(International Agency for Research on Cancer; IARC)は，粒子状物質(particulate matter; PM)による屋外空気汚染が発がんの原因（グループ1）となると結論している．火山灰には結晶質シリカを含むものがあり，これは珪肺症の原因となりうる．結晶質シリカは，IARCによりヒトに対して発がん性あり（グループ1）と評価されている．

1970年代後半から1990年代前半にかけて桜島の南岳は頻繁に噴火を繰り返した．これに伴い，周辺地域に大量の降灰があり，様々な研究報告がなされている[3]．UdaらはAmerican Thoracic Society-Division of Lung Disease (ATS-DLD)質問票を用いて学童の喘息様症状の頻度を調べたが，降灰量の多い地域での増加は確認できなかった．桜島火山の場合，火山灰に占める吸入性粉塵は1％未満と推定されており，火山灰への曝露は慢性の呼吸器疾患の原因とはならないと考えられている．1981年，Yanoらは桜島の麓にある桜島町（現 鹿児島市）の女性を対象として，呼吸器症状の標準質問票であるATS-DLD-78質問票を用いて調査を行ったが，慢性気管支炎や他の呼吸器症状の有病率は低かった．その後に鹿屋市（曝露地域）と田代町（現 錦江町，対照地域）で行われた調査でも，呼吸器疾患の有病率には，両地域でわずかな違いしか認められなかった．これらの結果などから，桜島の火山灰は呼吸器疾患のおもな原因とはならないと結論した．桜島がある旧桜島町とその南東に位置する垂水市の降灰量は風向きなどの影響から，他地域に比べて顕著に多い．Higuchiらは，旧桜島町と垂水市の1968〜2002年における肺がん死亡率が鹿屋市に比べて男性で約1.85倍，女性で約2.26倍高いことを報告した．また，慢性閉塞性肺疾患(chronic obstructive pulmonary disease; COPD)死亡率も増加していた．しかし，これが桜島の火山活動の直接的な影響か，それとも火山灰の屋内侵入を防ぐために窓を閉め切るなどの結果として室内環境が悪化するためか，あるいはそれ以外の要因によるものかはわかっていない．桜島の火山灰を解析したHillmanは，火山灰の約60％が二酸化ケイ素で，その火山灰に含まれる結晶質シリカの1つであるクリストバライトは7％を占め，そのうち10％が直径10μm以下であったと報告した．西井らは降灰量とSPMの間に関係はないと報告したが，これはSPMが軽いため比較的遠くまで運ばれるためと考えられる．しかし，桜島周辺で珪肺症による死亡の増加は確認されていない．

文　献

1) Iwasawa S, Nakano M, Tsuboi T, et al: Effects of sulfur dioxide on the respiratory system of Miyakejima child residents 6 years after returning to the island. *Int Arch Occup Environ Health* 2015; 88: 1111-1118.
2) Iwasawa S, Kikuchi Y, Nishiwaki Y, et al: Effects of SO_2 on respiratory system of adult Miyakejima resident 2 years after returning to the island. *J Occupat Health* 2009; 51: 38-47.
3) 秋葉澄伯, 樋口健太: 桜島. 最新医学 2015; 70: 1221-1225.

A 大規模災害に伴う健康リスク

大震災による健康リスク①
―災害死

山内　聡

環太平洋地震帯に属している日本列島は，地殻変動が激しく，世界の地震の約2割が発生している地震大国である．

本項では，大震災におけるおもに急性期の災害死について概説する．

地震災害による死亡の原因

地震被害に影響を与える要因としては，表1に示すように自然要因，人為的要因，個人的要因がある[1]．地震災害による死亡のおもな原因には，①建物倒壊や家具などの転倒，落下物によるもの，②火災によるもの，③津波によるものがある．一般的には，①による直接外力が最も多い[1]．地震災害によって倒壊家屋などの下敷きとなった場合，救出し救命可能な時間は，発災直後から24〜48時間以内とされており，建物倒壊による生存救出者の85〜95％は24時間以内に救出されている[2]．2000年以降，わが国を除く世界で起きた大規模地震災害には，ⅰスマトラ島沖地震［2004年にスマトラ島沖で発生したマグニチュード（M）9.1の地震により約28.6万人が死亡し，うち28.3万人以上が津波により死亡］，ⅱ四川大地震（2008年に中国四川省で発生したM8の地震により6.9万人以上が死亡し，うち6万人以上が倒壊家屋の下敷きにより死亡），ⅲハイチ地震（2010年にハイチ共和国で発生したM7の地震により1万〜3万1,600人が死亡し，多くが倒壊家屋の下敷きにより死亡）がある．

わが国における地震による死亡原因（表2）[3]

大正以降，わが国で起こった死者・行方不明者が5,000人を超える地震は3回あった．1923（大正12）年に起こった関東大震災では，ちょうど昼食時ということもあり，台所で火を使っていた家庭も多く，136件もの地震火災が発生した．関東大地震による死者は約10万5,000人，うち87.1％は地震火災で亡くなった．

1995（平成7）年に起こった阪神・淡路大震災において大量の犠牲者を出す最大の要因となったのは，全死者数の8割以上を占める，1981（昭和56）年以前に建築された不適格住宅の倒壊による圧死などであり，さらに，住宅密集市街地等で発生した火災によって，より多くの犠牲者を出すこととなった．

2011（平成23）年に起こった東日本大震災では，地震による激しい揺れに加えて，地震発生直後から各地の沿岸に到達した大規模な津波により甚大な被害が生じた．この津波は，東北地方太平洋沿岸部においては，高さが9メートル以上にもなり，川を遡上するなどして広範囲に及ぶ地域を襲った．東日本大震災による全国の死者は1万5,893人，行方不明者は2,553人に上る（2016年3月10日現在）が，死者の9割以

表1 地震災害に影響する要因

自然要因	地滑り，津波，余震，気候，発生時刻，季節など
人為的要因	・危険物の存在：火災の発生，ダムの崩壊など ・構造物関連：建築様式，耐震化，老朽化，不法建築など ・非構造物関連：家具，書棚や大型電機製品の配置や固定など
個人的要因	建物内での居住者の位置，閉じ込め状態，救出までの時間など

（石井　昇：地震災害．災害医学，改訂2版．南山堂，2008より改変）

表2 関東大震災，阪神・淡路大震災，東日本大震災の比較

	関東大震災	阪神・淡路大震災	東日本大震災
発生日時	大正12年9月1日 午前11時58分	平成7年1月17日 午前5時46分	平成23年3月11日 午後2時46分
マグニチュード	7.9	7.3	9.0
最大震度	震度6	震度7	震度7
地震の種類	海溝型地震	直下型地震	海溝型地震
津波被害	あり	なし	あり
死者・行方不明者	10万5,385人	6,437人	2万960人
おもな死因	・火災：87.1% ・圧死・損壊死：10.5%	・圧死・損壊死：83.3% ・焼死：12.8%	・溺死：90.6% ・圧死・損壊死：4.2%

（総務省消防庁ウェブサイト：東日本大震災記録集，2013年3月より改変）

上の死因は溺死であることが判明している[4]．

阪神・淡路大震災における クラッシュ症候群死亡例の検討[5]

阪神・淡路大震災後に被災地10市10町と周辺の18市の95医療機関に対して，発災後15日間に入院加療を受けた患者を対象に調査が行われた．対象患者は6,107例，外因が2,718例，うちクラッシュ症候群（圧挫症候群，挫滅症候群）が372例であった．クラッシュ症候群の死亡例は50例（13.4%）であったが，これは他の外因症例が5.5%であったのに比較して高率であった．37例（74%）は，受傷早期（1週間以内）に死亡した．死因は崩壊した筋肉から流出したカリウムによる高カリウム血症と，損傷部位への体液シフトによる循環不全死であると考えられた．1週間以降の死亡13例（26%）では，敗血症や多臓器不全（multiple organ failure; MOF）がおもな死因であった．

東日本大震災における防ぎ得た災害死の検討[6]

筆者らは，宮城県内の147病院のうち，調査の同意が得られた災害拠点病院14病院と非災害拠点病院82病院を対象として，防ぎ得た災害死（preventable disaster death; PDD）に関する訪問調査を施行した．PDDは「非災害時でその地域や病院が通常の環境・診療体制であれば救命できたと考えられる死亡」と定義した．2011年3月11日〜4月1日における死亡患者（1,243名）の診療録に基づくデータベースを作成したのちにPDDの判定を行った結果，対象患者のなかに125名のPDDが存在した．死亡例に占めるPDDの割合は，災害拠点病院と非災害拠点病院間では有意差を認めなかったが，沿岸では内陸と比較し有意に高かった（17.3% vs. 6.3%，$p < 0.001$）．非災害拠点病院では，一般病床数が100床未満の施設，療養病床を有する施設のほうがPDDの割合が有意に高かった．PDDの原因として，エリア別では，沿岸で医療物資不足，ライフラインの途絶，医療介入の遅れ，避難所/居住環境悪化が多く，内陸では，医療介入の遅れ，ライフラインの途絶が多くなっていた．病院機能別では，災害拠点病院で，医療介入の遅れ，避難所/居住環境悪化，医療物資不足が多く，一方，非災害拠点病院で，ライフラインの途絶，医療物資不足，医療介入の遅れ，域内搬送不能などがあげられた．PDDを防ぐためには，被災地域に対する組織的支援強化，災害拠点病院の機能充実とともに，非災害拠点病院も含めた医療施設としての事業継続計画（business continuity planning; BCP）の整備が求められる．

わが国で発生が予測されている大地震

わが国で発生が予測されている地震で，特に被害が大きなものとして次の2つの地震がある．

1 首都直下地震[7]

30年以内の地震発生確率は70％程度と考えられている．都心南部が震源となる最悪の場合は，首都圏全体で最大2万3,000人が死亡し，その約7割は火災によると予測されている．

2 南海トラフ地震[8]

こちらも30年以内の地震発生確率は70％程度と考えられている．死者数は最大32万3,000人，その7割が津波，2.5割が建物倒壊によるものと予測されている．

いずれも最大の被害が生じた場合，東日本大震災よりも被害は大きく，また受傷機転も異なるため，BCPの整備を含めた準備とともに，柔軟に対応できるようにしておくことが必要である．

文　献

1) 石井　昇：地震災害．山本保博，鵜飼　卓，杉本勝彦(監)．災害医学．改訂2版．南山堂，2008：61-77．
2) Schultz CH, Koenig KL, Noji EK, et al: A Medical Disaster Response to Reduce Immediate Mortality after an Earthquake. *N Engl J Med* 1996; 334: 438-444.
3) 総務省消防庁ウェブサイト：東日本大震災記録集．http://www.fdma.go.jp/concern/publication/higashinihondaishinsai_kirokushu/（2017年2月21日閲覧）
4) 警察庁ウェブサイト：東日本大震災と警察．https://www.npa.go.jp/archive/keibi/syouten/syouten281/pdf/ALL.pdf（2017年2月21日閲覧）
5) 織田　順，田中　裕：クラッシュ症候群．吉岡敏治，田中　裕，他(編)．集団災害医療マニュアル．へるす出版，2000：29-36．
6) Yamanouchi S, Sasaki H, Kondo H, et al: Survey of Preventable Disaster Deaths at Medical Institutions in Areas Affected by the Great East Japan Earthquake: Retrospective Survey of Medical Institutions in Miyagi Prefecture. *Prehosp Disaster Med* 2017; 32: 1-8.
7) 中央防災会議首都直下地震対策検討ワーキンググループ：首都直下地震の被害想定と対策について(最終報告)（平成25年12月）．内閣府，2013．http://www.bousai.go.jp/jishin/syuto/taisaku_wg/pdf/syuto_wg_report.pdf（2017年2月21日閲覧）
8) 中央防災会議南海トラフ巨大地震対策検討ワーキンググループ：南海トラフ巨大地震の被害想定について(第一次報告)（平成24年8月29日）．内閣府，2012．http://www.bousai.go.jp/jishin/nankai/taisaku_wg/pdf/20120829_higai.pdf（2017年2月21日閲覧）

A 大規模災害に伴う健康リスク

大震災による健康リスク②
—震災関連死亡

小早川義貴

災害時，2つの死亡—直接死と間接死

　Dictionary of Disaster Medicine and Humanitarian Relief 2nd ed(Springer, 2013)によれば，災害(disaster)は「自然や人為的な原因により，人間とその環境の物理的・機能的関係の広範な生態学的破壊され，利用できる資源が要求を満たすことができず，打撃を受けたコミュニティーがその状況に対応するのに特別な努力を要し，しばしば外部支援や国際支援を必要とする深刻かつ急激な出来事」と定義されている（筆者拙訳）．簡単にいえば，住民とそれを取り巻く環境の激変により，その関係性が崩れた状態が災害である．地域に住民がいなければ災害は起こりえない．また地域コミュニティーがハザードの影響を受けたとしても，地域コミュニティーが容易に対応できれば，これも災害にはなりえない．災害が発生する場合には，ハザードの種類や大きさだけでなく，地域コミュニティー側の因子も無視できないものである．

　ある地域で災害が発生した際，地域コミュニティーの最も大きな脅威は住民の死亡である．災害により住民が死亡する場合，2つの形式がある（図1）．1つは災害を引き起こすきっかけとなったハザードそのものによる死亡であり「直接死」と呼ばれる．自宅の倒壊により圧死した，火災による熱傷で死亡したなどがあげられる．もう1つは「間接死」である．ハザードによる死亡は免れたが，その後の生活において死亡するものである．災害により治療が中断して原疾患の悪化，深部静脈血栓による肺塞栓，避難生活のなかで活動が落ち生活不活発病で死亡したなどがあげられる．

　直接死はハザードによる最初の一撃で発生するので，ハザードが過ぎ去ればそのリスクはなくなる．したがって直接死はハザードの種類や規模，時間的経過，また受け手の因子としては地域生活環境や住民の居住分布などの影響を受け，主として発災直後を含む急性期に発生する．間接死は避難生活のなかで発生する死亡であるから，避難生活環境の影響を大きく受け，避難生活が続くかぎり発生しうる死亡である．

災害時，死者数の把握

　災害がなくとも住民は死亡する．平時には戸籍法に基づき，住民の死後1週間以内に死亡届が市町村に提出され，市町村は住民の死亡を把握する．また人口動態調査は統計法に基づく基幹統計調査として実施され，死亡届をもとに死亡票が作成され，人口動態統計が公表される．

　災害後も戸籍法に基づく死者数の把握は行われるが，死亡届は最大で提出まで1週間かかり，迅速に死者数を決定できない．災害時に市町村・区等は災害対策本部を設置し，そこで死者数が把握される．また都道府県災害対策本部では，各市町村・区等災害対策本部からの報告

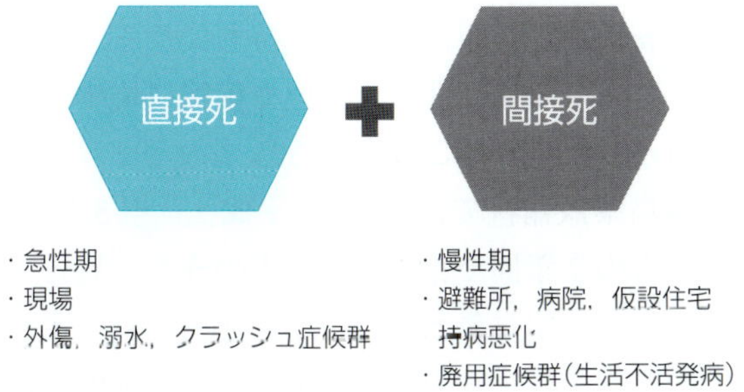

直接死 ＋ **間接死**

・急性期
・現場
・外傷，溺水，クラッシュ症候群

・慢性期
・避難所，病院，仮設住宅
　持病悪化
・廃用症候群（生活不活発病）

図1 災害による死亡

に基づき，死者数を集計する．いずれの本部でも，警察や消防，医療機関などからの情報により死者数が把握される．

2016（平成28）年の熊本地震では一連の地震で大きな地震が2度発生したが，4月14日21時26分発生の前震のあとの4月15日の第2回熊本県災害対策本部会議資料では「人的被害 死者2人 益城町(2)」（1時30分現在）と報告された[1]．また16日1時26分発生の本震のあとの同日第7回熊本県災害対策本部会議資料では「人的被害 熊本市4人，南阿蘇村5人，西原町5人，御船町2人，嘉島町3人，益城町12人，八代市1名，計32人」と報告されている[2]．18日の時点では「人的被害 熊本市10人，阿蘇市1人，南阿蘇村8人，西原町5人，御船町2人，嘉島町3人，益城町12人，八代市1人，計42人」と報告され[3]，死者数が10人増えた．この資料では「警察が検視により確認している死者数42人」，「阿蘇市の報告で，避難所で亡くなられた方1人」と記載されている．阿蘇市の1人は42人のなかに含まれているので避難所で亡くなり，かつ警察の検視を受けたものと解釈できるが，この1人はのちの資料で検視により確認している死者数から除外されており，実際には検視は受けていないものと推定される．19日の第12回熊本県災害対策本部会議資料では南阿蘇村で2人の死者が増えて44人の死者となり[4]，20日の第14回熊本県災害対策本部会議資料では「警察が検視により確認している死者数48人」「避難生活等における身体的負担による疾病により死亡したと思われる死者数11人」の計59人が死者数として報告された[5]．災害直後は死者数の全体は明らかでないが，時間経過とともに次第に明らかとなる．また急性期に把握される死者数は多くの場合直接死である．

一方，間接死の計上には，震災関連死（「災害関連死」とも呼ばれる）（以下，関連死）が用いられる．関連死は間接死の一部を構成する．東日本大震災では関連死の死者を「東日本大震災による負傷の悪化等により亡くなられた方で災害弔慰金の支給等に関する法律（以下，弔慰金法）に基づき，当該災害弔慰金の支給対象となった方」[6]と定義している．熊本地震においても，最終的に関連死数は弔慰金の支給件数で定義されたが，審査に時間を要するため，発災後しばらくは避難所で死亡した例などは関連死の可能性が高いものとして報告された．7月6日の熊本県災害対策本部会議資料では「②災害による負傷の悪化又は身体的負担による疾病により死亡したと思われる死者数26人」が計上され，新規項目として「②のうち市町村において災害が原因で死亡したものと認められた死者数（6人）」と記載されている[7]．この6名は弔慰金の支給が認められたものと解釈できる．

関連死とその課題

弔慰金法は1973（昭和48）年に成立した法律である．災害弔慰金支給の主体は市町村であり，遺族は災害弔慰金受給を市町村に申請する．市町村毎に災害弔慰金審査会が開催され，支給対象となるか否かが決定される．この審査会で弔慰金の支給の対象となり，かつ直接死でないものによる死亡が「関連死」として計上される．

審査会は複数の市町村が合同で開催したり，県が代行する場合もある．直接死でも災害弔慰金は支給されるため，災害弔慰金が支給されたケースが必ずしも関連死として計上されているわけではないこと，遺族の申請がなければ災害と真に関連があったとしても関連死と計上され得ないことに注意を要する．

認定されず弔慰金が支給されない場合，遺族は家族の死亡を否定された気持ちになる．不服申立てや訴訟に発展し，弔いや復興に要すべき時間が費やされることもある．

福島県飯舘村では，2011（平成23）年3月11日からの2年間で亡くなった人のうち，災害弔慰金法の支給対象となった死亡住民以外のすべての遺族に村単独の弔慰金を支給する制度を創設した．災害との因果関係を問わずに支給する

ものである．村として住民に弔意を示すことが大事であると考えたという．これまでもいくつかの自治体で単独弔意金の制度はあったが，これらは災害が弔意金法の適応外となった場合の単独弔意金である．飯舘村の場合は弔意金法が適応されたが，認定されない住民を救済するもので，初めての事例であると考えられる．

医療だけでは災害医療の目的は成し遂げられない

　災害医療の目的の1つは災害による死亡をなくすことである．1995（平成7）年の阪神・淡路大震災では多くの住民が建物の倒壊や火災による熱傷で死亡した．建物の倒壊による圧死を防ぐためには耐震家屋を増やすことや就寝場所周囲の家具の固定なども予防の観点から重要である．また火災を防ぐためには住宅の耐燃性の向上や通電火災の予防も必要になる．医療では災害派遣医療チーム（disaster medical assistance team; DMAT）などの医療救護班を整備し，急性期から活動できるよう体制を整備してきた．しかしながら，医療の充実だけでは直接死をなくすことはできない．

　東日本大震災では6,230人の住民が受傷したが，その一方で避難生活を必要とした人は最大で47万人であった．受傷した約6,000人は直接死に至る候補であるが，47万人は間接死となるリスクを内包している．災害全体の住民死亡を減らすためには急性期の直接死対策だけでは不十分であり，中長期的な間接死対策が必要である．その1つとして，災害の急性期を生き残った多くの住民が避難生活を送る避難所や応急仮設住宅の環境整備が重要な対策となる．

おわりに

　一般医療では，近年，重症者も早期から集中治療室でリハビリテーションが開始され，患者の社会復帰を支援している．このことは災害医療においても同様である．急性期に発生した傷病者対応が重要であることはもちろん，避難所対策など，間接死を減らすための対応も急性期から始めなくては災害全体の死者数を減らすことはできない．

文　献

1) 熊本県：第2回災害対策本部会議資料，平成28年4月15日．
   http://www.pref.kumamoto.jp/common/UploadFileOutput.ashx?c_id=3&id=15459&sub_id=1&flid=66695
2) 熊本県：第4回災害対策本部会議資料，平成28年4月16日．
   http://www.pref.kumamoto.jp/common/UploadFileOutput.ashx?c_id=3&id=15459&sub_id=1&flid=66700
3) 熊本県：第11回災害対策本部会議資料，平成28年4月18日．
   http://www.pref.kumamoto.jp/common/UploadFileOutput.ashx?c_id=3&id=15459&sub_id=1&flid=66704
4) 熊本県：第12回災害対策本部会議資料，平成28年4月19日．
   http://www.pref.kumamoto.jp/common/UploadFileOutput.ashx?c_id=3&id=15459&sub_id=4&flid=66725
5) 熊本県：第14回災害対策本部会議資料，平成28年4月20日．
   http://www.pref.kumamoto.jp/common/UploadFileOutput.ashx?c_id=3&id=15459&sub_id=8&flid=66864
6) 復興庁，内閣府（防災担当），消防庁：東日本大震災における震災関連死の死者数（平成28年9月30日現在調査結果），平成29年1月16日．
   http://www.reconstruction.go.jp/topics/main-cat2/sub-cat2-6/20160930_kanrenshi.pdf
7) 熊本県：平成28年本地震等に係る被害状況等について（第114報）（速報値），平成28年7月6日．
   http://www.pref.kumamoto.jp/common/UploadFileOutput.ashx?c_id=3&id=15459&sub_id=117&flid=74099

A 大規模災害に伴う健康リスク

大震災による健康リスク③
―PTSDなどメンタルヘルス不調

三木崇弘・立花良之・藤原武男

人は自然災害などひどくショッキングな出来事を経験すると心理的なダメージを受ける．一過性に身体的・精神的な症状が出現すること自体は正常な反応であるが，それが長期にわたり遷延する場合がある．一般的に「トラウマになる」といわれているもの，これが心的外傷後ストレス障害（posttraumatic stress disorder；PTSD）である．災害直後から中期にかけてのネガティブな心理学的反応のみで診断基準を満たさないものはPTSDとして扱わないが，その人が苦痛を感じていたり生活に支障をきたしたりする場合はケアが必要である．

心的外傷後ストレス障害（PTSD）

PTSDは，命の安全が脅かされるような出来事により強いストレスを感じることが原因で，著しい苦痛や，生活機能の低下をもたらす障害である．自然災害以外にも，虐待，事故や犯罪被害，テロや戦争などが原因となりうる．症状は表1に示す通りで，これらを一定以上満たす状態が1か月以上持続するものをPTSD，持続が1か月未満のものを「急性ストレス障害（acute stress disorder；ASD）」という．トラウマ体験の想起による苦痛を感じること（再体験）や，あるいはその苦痛から逃れるための感情の萎縮・麻痺（感情麻痺，感覚鈍麻），その苦痛を想起させる場所や物を避けること（回避），危機への迎撃態勢が解除できない状態（過覚醒）などが特徴である．

治療としては，選択的セロトニン再取り込み阻害薬や気分安定薬，漢方などの薬物療法，あるいは曝露療法をはじめとした認知行動療法，眼球運動による脱感作および再処理法（eye movement desensitization and reprocessing；EMDR）などの心理療法などがあるが，まずは専門家へのコンサルトが望ましい．

自然災害によるストレスの種類

自然災害におけるストレスには，①自然災害そのものによる生命の危機と，②避難生活による生活ストレスの2つがある．

1 自然災害そのものによる生命の危機

ASDやPTSDの原因となるのは，「life-threatening（命を脅かすよう）」なものである．たとえば，地震の揺れの体験，津波や火災の目撃や経験，建物の被害，肉親や友人の死などがあげられる．PTSDはトラウマに曝露したすべての人が発症するわけではなく，わが国では被曝露者の2〜8％が発症し，諸外国ではもう少し高いといわれている．

表1 PTSDの症状

再体験症状	1	侵入的で反復するトラウマ体験記憶の想起
	2	その記憶に関する不快な夢　など
回避症状	1	トラウマ体験についての記憶，感情，思考の回避
	2	それらの記憶等を想起させるもの・こと・場所の回避　など
気分症状	1	トラウマ体験の記憶の一部喪失
	2	過剰な自己非難
	3	恐怖，不安，怒り，罪悪感　など
過覚醒症状	1	攻撃性
	2	過剰な警戒や驚愕
	3	集中力の低下
	4	睡眠障害　など

（日本精神神経学会：DSM-5 精神疾患の診断・統計マニュアル，医学書院，2014より改変）

2 避難生活による生活ストレス

自然災害によって起こる二次的な影響としては，避難所での生活（不十分な栄養や清潔保持，プライバシーの欠如），度重なる引っ越し，地域コミュニティーの破壊などがあげられる．これらは被災以前の暮らしを支えていた土台のようなものであるが，これが破壊されることで日常生活上でも継続的にストレスに曝露されることになる．生活ストレスそのものがメンタルヘルスを病的な段階にまで悪化させることは少ない．しかし，繰り返しストレスがかかることで，災害そのものによるダメージからの立ち直りに悪い影響を与える，あるいは悪化させる．

自然災害被災後の経過

自然災害に遭った人の経過は，以下に述べる急性期，亜急性期，慢性期の3つの段階に分けられる．

1 急性期（1週まで）

最初に必要なのは生命の危機からの脱出である．救命救急，避難，ライフラインの確保などを夢中で行い，その次に家族の安否確認などに追われる．友人や地域などの周辺領域まで意識が向くのには数時間を要するといわれている．

身体的には，緊張，動悸，口渇などから始まり，緊急避難が終わると震えや脱力などの反応がみられる．心理学的な反応としては，避難訓練などの経験により冷静沈着に対応できる群，あるいは一時的に混乱状態となるものの正常な反応の範囲で収まる群がある一方で，ある群は茫然自失となり，無感動，無表情となる．また，災害の脅威を回避したあとは，安堵から精神的に高揚し，口数が多くなるなど感情が高ぶる．

2 亜急性期（1～4週まで）

災害そのものからの避難がいったん完了し，物資が続々と届く．被災者同士に独特の連帯感が生まれ，災害後の環境に適応したようにみえる（過剰適応）．ところが，災害当初の緊張感が落ち着いてくると，現実的な問題に直面することになる．さらに避難所や部分的に破壊された家での実際の暮らしは不安定であり，財産や家族の喪失の確認，避難所での対人トラブルなどが発生し，悲嘆，怒り，抑うつなどの反応が出現する．このように，ストレス要因が，生命の危機に曝されるようなストレスから生活に関連した継続的なストレスに移っていくのもこの時期である．

3 慢性期（4週～2,3年まで，およびそれ以降）

被災による混乱から立ち直り，仮設住宅からの転出，家の立て直しなど新生活に必要な準備

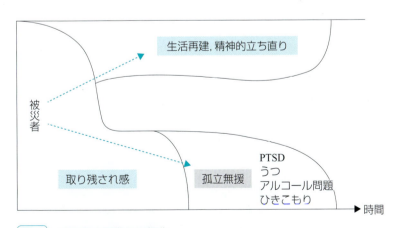

図1　被災者の回復の二極化
（金　吉晴: 心的トラウマの理解とケア．第2版．じほう，2006）

に経済的な負担がかかる．また，復興に個人差が出始め，生活再建の目途が立つ人と立たない人の格差が顕著になってくる．このように，災害後の人生に見通しが立ってくる時期でもある．その状況あるいはそれまでの経過によって，災害受容ができて前向きになる人もあれば，無力感に苛まれ抑うつや倦怠感が持続する人もある（図1）．

このように，自然災害ののちに起こる様々な心理学的反応は正常なものと理解されることが多いものの，すべてのケースが正常な精神状態へと回復していくわけではなく，PTSDをはじめとしてASD，うつ病，パニック障害，身体表現性障害，アルコール依存症など多岐にわたり，そして長期にわたり症状が持続することも多い．初期にある「正常なネガティブな心理学的反応」が精神疾患に進展しないための必要な条件として，反復するトラウマ曝露を避けることや心身の休息，それらを可能にするための継続的な社会的支援などが必要となってくる．

東日本大震災とメンタルヘルス

2011年に起きた東日本大震災では多くの方が被災し，今なお様々な問題を抱えている．新津らが2012年に一関で行った調査では，成人の48.0％が精神的な不調を訴えている．また藤原らが2013年に行った調査では，被災1.5～2年後の時点で，被災当時に未就学だった子どものうち33.8％が何らかのPTSD症状を呈していた．そのなかでも，実際に地震を経験していたり，親戚や友人を亡くした経験があったりする場合に，PTSD症状が出現するリスクが高くなっている．

おわりに

ここ20年の間，阪神淡路大震災，東日本大震災をはじめとした大きな震災が頻発し，その教訓として，食糧や避難場所の確認といった物理的な備えは啓発が進んできた．しかし，精神的に傷ついたときに，自分で自分を癒すために，被災した際の心理学的な反応を知っておく，という心理的な備えの必要性はまだまだ知られていない．東日本大震災から6年が経過し，被災地への関心の低下とともに，災害への備えも疎かになってくる時期である．もう一度，災害への備えの重要性を確認したいものである．

参考文献

1) 日本精神神経学会: DSM-5 精神疾患の診断・統計マニュアル．医学書院，2014．
2) 金　吉晴: 心的トラウマの理解とケア．第2版．じほう，2006．
3) Niitsu T, Takaoka K, Uemura S, et al: The psychological impact of a dual-disaster caused by earthquakes and radioactive contamination in Ichinoseki after the Great East Japan Earthquake. *BMC Res Notes* 2014; 7: 307.

A 大規模災害に伴う健康リスク

大震災による健康リスク④
―循環器疾患リスクの上昇

青木竜男・下川宏明

2011年3月11日に発生した東日本大震災は，わが国で生じた地震としては最大級のマグニチュード（M）9.0を記録し，東北地方を中心とした東日本に大きな被害をもたらした．当科の検討では，慢性心不全をはじめとした心血管疾患が震災後に著増したことが明らかになっている（図1）[1]．

本項では，震災により生じ，心血管疾患発症のリスクとなったと考えられるストレス因子や環境因子について概説する．

東日本大震災の概要

東日本大震災は宮城県沖を震源とし，わが国で生じた地震としては最大級のM9.0を記録した．これにより東北地方を中心とした東日本は多大なる被害を受け，特に太平洋沿岸地域では津波による被害が著しく，壊滅的な打撃を受けた．震災から5年が経過した2016年3月に発表された被害規模は，死者19,418人（関連死含む），負傷者6,220人と報告されており，その被害は甚大であった．また，避難者数は最大で45万人以上に上ったことも考慮すると，近年生じた大震災と比較しても，その被害は過去最大級である．本震災の特徴の1つとして，死者・行方不明者が多く，負傷者が少なかったことがあげられるが，これまでの地震では倒壊した家屋の下敷きになって亡くなった方，受傷した方が多かったのに対して，本震災では津波に襲われ亡くなられた方が多かったためと考えられる．

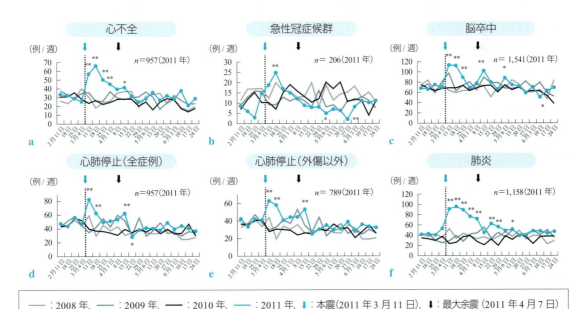

図1　震災後の疾患別救急搬送件数
$*p<0.05$, $**p<0.01$.
（Aoki T, et al: Eur Heart J 2012; 33: 2796-2803）

実際に被災地では，地震により道路や鉄道が大被害を受け，物流の停止や食料の不足に加えて，電気，ガス，水道といったライフラインの寸断が深刻であった．停電戸数は480万戸以上（東北電力管内），ガス停止戸数は45万戸，断水は約180万戸に上り，被害が大きかった地域では復旧までに多くの時間を要した．

震災により生じたストレス因子・環境因子

震災関連のストレスは，大きく急性期と亜急性期～慢性期に分けて考えるべきである．前者は震災や津波といった地震による直接的な被害がもたらすストレスであり，後者は，震災により二次的にもたらされた環境の変化によるストレスである．これらのストレスは，交感神経活性の亢進，血液凝固能の亢進，血圧の上昇などを介し，心血管疾患発症の増加に寄与したと考えられる．

1 急性期ストレス

a 地 震

急性期にはおもに震災そのものによる精神的ストレスが大きかったと考えられる．本震直後から断続的な余震が続き，これも被災者に多大な不安感を与えた．

b 津 波

東日本の沿岸部は広範囲にわたり津波による甚大な被害を受けた．宮城県に関していえば，死亡者の99％が太平洋地域に面した市町村の住民であり，全半壊家屋の96％が同地域のものであった．このデータからも，今回の震災で津波の被害がいかに大きかったかが推測できる．

これらの結果，被災者が多大なる精神的ストレスを被ったことは想像に難くない．CHART-2（Chronic Heart Failure Analysis and Registry in the Tohoku District-2）は，東北地方の24の基幹病院が参加する慢性心不全の前向き観察研究であり，2006～2010年の登録期間内に10,219例が登録され，現在も追跡を継続中である．東日本大震災は観察期間内に生じており，研究対象患者で震災による心的外傷後ストレス障害（posttraumatic stress disorder; PTSD）の発症率を検討した．PTSDの調査はアンケート送付により行われ，3,620例から回答を得た．これらのうち534例（14.7％）がPTSDの診断基準を満たしており，特に津波の被害が大きかった沿岸地域では34％とPTSDの発症率が高かった[2]．

2 亜急性期～慢性期ストレス

a 避難所での生活

本震災により，ピーク時には45万人を超える人々が避難所生活を余儀なくされた．長期にわたり避難所生活を要した方も多く，生活環境の変化，睡眠障害などが精神的・肉体的ストレスの原因となった．40歳以上の国民健康保険加入者を対象とした地域検診の結果をもとに震災後の生活習慣病の状況を追跡した研究［FHMS（Fukushima Health Management Survey）］では，震災後の生活習慣病の有病率に関する解析が行われた．その結果，震災後に体重の増加が認められ，特に避難所生活者で増加が著しいことが明らかになった（避難者＋1.2 kg vs. 非避難者＋0.3 kg, $p<0.01$）．この増加は男女ともに認められ，性差はなかった[3]．また，血糖値，HbA1cは震災後に有意に上昇し，耐糖能障害の悪化が示唆された．糖尿病の発症率は，体重同様に避難者で高く（2.6％ vs. 3.0％, $p<0.01$），避難所生活が生活習慣病悪化の危険因子であることが示された．さらに，震災後の糖尿病発症には性差が認められ，男性でより高いことが明らかになった［ハザード比1.57（95％信頼区間1.33-1.85），$p<0.01$］[4]．

b 寒 冷

発災当日の最低気温は3.8℃と寒冷であった．また，避難所は体育館などの施設が多く，電気，ガスなどのライフラインが寸断され屋内でも低温に曝露することになったと考えられる．

c 感　染

避難所生活は人々が密集した状況での集団生活であり，また，十分な食料が行き届かなかったことも加わり，気道感染症を中心とした感染性疾患が蔓延しうる環境であった．本震災においても，震災直後から肺炎が増加していることが明らかになっている[1]．

d 保存食の摂取

道路の寸断，ガソリンの不足から物流が停止し，被災地域では食料品を求める人々がスーパーなどに行列を作った．生鮮食料品の不足から，自ずと比較的塩分量の多い保存食（カップラーメン，缶詰等）を摂取せざるをえず，心血管イベントの引き金になった可能性がある．

e 内服薬の欠乏

宮城県内では薬品卸倉庫が壊滅的な被害を受け，また交通網も甚大な被害を受けたため，薬品の供給が非常に不安定となった．津波による被害で家屋を流された住民は，翌日から使用する内服薬もなくなり，内服を中断せざるをえなかった症例も存在した．降圧薬や抗血小板薬の中断が，心血管疾患の発症に影響を与えた可能性がある．

f PTSD

前述のCHART-2のデータから，津波被害の大きかった沿岸地域でPTSDの発症率が特に高かったが，重要な点は，PTSDを有していた症例では，なかった症例に比して，全死亡，心不全入院などを含む主要心血管イベントの発現率が有意に高いという点である[2]．震災は急性期の心血管イベントのみならず，PTSDを介して，慢性期の心血管イベントの増加にも関与していることが示された（図2）．災害後，心不全患者ではPTSDの発症に留意し，メンタルケアに努める必要があると考えられた．

ストレスによる心血管疾患の増加の機序

1 塩分感受性の亢進と血圧の上昇

血圧の上昇は心血管疾患の発症に強く関与している．臨床研究のデータでは，ストレス状況下の塩分負荷は血圧の上昇を惹起しやすいという報告があり[5]，さらに最近，交感神経が活性化した状態では塩分感受性が亢進するということが報告されている[6]．すなわち，震災後のストレス状況下では，交感神経が活性化し，塩分摂取量の増加がなくても，塩分感受性が亢進する可能性があり，その結果，血圧の上昇を招いた可能性がある．また，降圧薬の中断も血圧の上昇を招いたと考えられる．

2 血液凝固能の亢進

阪神・淡路大震災後を対象とした研究によると，震災後，フィブリノーゲン，von Willebrand因子などが増加したと報告されている．この増加は精神的ストレスが強かった群でのみ認められており，精神的ストレスが血液凝固能の亢進を介して心血管疾患発症の危険因子となりうることが示された[7]．

3 交感神経の活性化

1999年9月21日に台湾中部で発生したM7.6の地震による精神的ストレスが，交感神経に与える影響について検討した研究が報告されている．これは地震当時，震源から50km圏内に居住し，偶然Holter心電図を装着していた12名を対象としたもので，交感神経活性の指標としてRR間隔から算出されるLF/HF比を算出している．12名中，β遮断薬を内服していなかった9名では，地震直後からLF/HF比が上昇し，交感神経が活性化されたことが報告された[8]．

地震ではないが，ハリケーンの被災者について，心拍変動（heart rate variability; HRV）を用いて災害が自律神経へ与える影響を明らかにした報告がある．2005年8月下旬，米国南東部に多大な被害をもたらしたハリケーン（カトリーナ）に関する研究によると，被災者はコントロール群に比してPTSDや抑うつを生じる頻度が高く，LF/HF比が高い，つまり交感神経

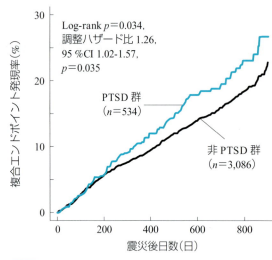

図2 PTSDと慢性心不全患者の予後

AMI：急性心筋梗塞，IES-R：改訂出来事インパクト尺度，BNP：脳性ナトリウム利尿ペプチド，eGFR：推算糸球体濾過量，Hb：ヘモグロビン．
(Onose T, et al: Circ J 2015; 79: 664-667)

が活性化された状態であったと報告されている．この研究は災害から約1年が経過した2006年9月から2007年4月に行われており，災害が交感神経の活性化に与える影響が比較的長期にわたることがわかる[9]．

まとめ

本項で述べたように，震災，災害時には急性期から慢性期にかけて，様々なストレス因子・環境因子が複雑に影響し，心血管疾患の発症に関与しているものと考えられる．慢性期においては，PTSD群に循環器疾患のリスクが高く，メンタルケアの重要性が示唆された．また，震災後の避難所生活は，高血圧や糖尿病といった生活習慣病の悪化と関連しており，特に男性でその影響が大きく，注意が必要である．

文献

1) Aoki T, Fukumoto Y, Yasuda S, et al: The Great East Japan Earthquake Disaster and cardiovascular diseases. Eur Heart J 2012; 33: 2796-2803.
2) Onose T, Nochioka K, Sakata Y, et al: Predictors and prognostic impact of post-traumatic stress disorder after the great East Japan earthquake in patients with cardiovascular disease. Circ J 2015; 79: 664-667.
3) Ohira T, Hosoya M, Yasumura S, et al: Effect of Evacuation on Body Weight After the Great East Japan Earthquake. Am J Prev Med 2016; 50: 553-560.
4) Satoh H, Ohira T, Hosoya M, et al: Evacuation after the Fukushima Daiichi Nuclear Power Plant Accident Is a Cause of Diabetes: Results from the Fukushima Health Management Survey. J Diabetes Res 2015; 2015: 627390.
5) Sawai A, Ohshige K, Yamasue K, et al: Influence of mental stress on cardiovascular function as evaluated by changes in energy expenditure. Hypertens Res 2007; 30: 1019-1027.
6) Mu S, Shimosawa T, Ogura S, et al: Epigenetic modulation of the renal β-adrenergic-WNK4 pathway in salt-sensitive hypertension. Nat Med 2011; 17: 573-580.
7) Kario K, Matsuo T, Kobayashi H, et al: Earthquake-induced potentiation of acute risk factors in hypertensive elderly patients: possible triggering of cardiovascular events after a major earthquake. J Am Coll Cardiol 1997; 29: 926-933.
8) Huang JL, Chiou CW, Ting CT, et al: Sudden changes in heart rate variability during the 1999 Taiwan earthquake. Am J Cardiol 2001; 87: 245-248.
9) Tucker P, Pfefferbaum B, Jeon-Slaughter H, et al: Emotional stress and heart rate variability measures associated with cardiovascular risk in relocated Katrina survivors. Psychosom Med 2012; 74: 160-168.

A 大規模災害に伴う健康リスク

洪水・ゲリラ豪雨に伴う二次健康リスク

久保達彦

洪水・ゲリラ豪雨とは

　気象庁は，天気予報などの発表に用いる用語を，①予報用語（予報に用いる用語），②解説用語（解説資料などに用いる用語），③使用を控える用語の3つに分類している．本項で取り上げる「洪水」は予報用語として取り扱われ，「河川の水位や流量が異常に増大することにより，平常の河道から河川敷内に水があふれること，及び，堤防等から河川敷の外側に水があふれること」と定義されている．洪水の原因は，台風などによる豪雨のみならず，積雪時の急激な気温上昇や降雨によって引き起こされる融雪，ダムの決壊など様々である．

　一方，「ゲリラ豪雨」については，爆弾低気圧などと同様に「使用を控える用語」に分類されているものの，強い注意喚起力がある用語としてマスコミ報道などで用いられている．気象庁としては，「ゲリラ豪雨」と呼ばれる事象を，局地的大雨（予報用語：急に強く降り，数十分の短時間に狭い範囲に数十ミリ程度の雨量をもたらす雨），あるいは集中豪雨（解説用語：同じような場所で数時間にわたり強く降り，100ミリから数百ミリの雨量をもたらす雨）として予報・解説している．

なぜゲリラ豪雨が注目されたのか？

　「ゲリラ豪雨」という用語は，2008年の新語・流行語大賞に選出されるなど，近年報道などで多用されている．その背景には，おもに都市部における局地的大雨に伴う水害リスクの増加がある．一般的に，局地的大雨は単独の積乱雲が発達することで起こり，急な強い雨のために，時に河川等が警報が出される間もないほど短時間で増水し重大事故に至る．気候変動の影響により局地的大雨の頻度は増加してきているが，その傾向を助長したのが都市のヒートアイランド現象である．ヒートアイランド現象とは，都市化や人間活動の影響によって都市の気温が周囲よりも高くなる現象のことである．山間部などの強い上昇気流に伴う積乱雲がヒートアイランド現象によって急激に発達し，局地的大雨をより強め，またその発生の予測をより困難にした．さらには地表面がアスファルト等に覆われ下水道などに直接流れ込む雨水が増大し，従来は水害にならなかった程度の降雨でも氾濫が起こるようになった．地下鉄や地下街といった地下空間への都市機能の進展・高度化も相まって，浸水に対する都市の水害リスクが顕在化するに至り，日本気象学会機関誌において新用語解説として「都市型水害」が取り上げられたのは2010年のことである．

　これらの経過から，本項では「局地的大雨に伴う都市部の洪水（都市型水害）」をおもな対象環境事象として取り扱い，その健康リスクを特に感染症リスクを中心にして解説する．

都市型水害に伴う健康リスク[1]

　都市型水害に伴う健康リスクについて，局地的大雨発生期，氾濫・洪水発生期，洪水遷延・消退期に分けて経時的に概観する．

1 局地的大雨発生期

　局地的大雨発生期の健康関連リスクとしては，急激な雨による各種事故，積乱雲に伴って発生する落雷，雹（ひょう），冬季であれば低体

温（積乱雲は冬季も発生する）などが想定される．一方，都市型水害という視点に立てば，この時期に重要なのは氾濫・洪水発生に対する危険予知，および実際のリスク回避行動である．

危険予知に最も影響を与えるのは地理（場所）であり，過去の事例から，地下施設（事例：地下街，地下室，地下ガレージなどに氾濫した水が流入する），道路（事例：路面が冠水して道路と側溝の境目がわかりにくくなり，歩行者や自転車が転落する，また自動車が冠水部分に乗り入れて水没する），川原や中洲（事例：魚釣りなどに訪れた行楽客が中洲に取り残される，流される），下水道管，用水路（事例：作業員が流される）がハイリスクな場所である．局地的大雨発生時には，このような地点から高台など安全な場所に速やかに避難することが繰り返し呼びかけられている．

その際，局地的大雨に伴う水害は，数分〜数十分というきわめて短時間で危険な状態になること，自分のいる場所で強い雨が降っていなくても，上流など離れた場所で降った雨が流れてくることによって危険な状態になること，注意報や警報の発表に至らない雨でも災害が発生する場合があること（大雨や洪水の警報・注意報には発表基準が設定されており，特に水路周辺の事故は基準に達しない雨量でも災害が発生している）を理解しておくことは重要である．

2 氾濫・洪水発生期

氾濫・洪水発生期にまず問題となるのは水に流されること，あるいは閉鎖空間に閉じこめられ溺れることである．感電も問題となり，漏電ブレーカーの不具合，あるいは水没したハイブリットカー（蓄電量が多く，漏電遮断システムが付いていてもバッテリー自体が破損して漏電する可能性がある）や最近では太陽光発電パネル（光があれば発電し続ける）などが感電源となる．また，このような電源から電気火災を生じることがある．また，水害後の停電で室内やガレージなど喚起が十分でない閉鎖空間での自家発電機利用に伴う一酸化炭素中毒の事例も繰り返し報告されている．

3 洪水遷延・消退期の感染症リスク[2]

洪水遷延・消退期には，種々の経口消化器感染症，汚水への接触による皮膚炎（とりわけ足白癬），結膜炎，レプトスピラ症，レジオネラ症，破傷風，また蚊の大量発生等による昆虫媒介疾患などが問題となる．加えて，感染症ではないが，浸水被害にあった建物に発生したカビが気管支喘息などのアレルギー疾患の要因となる．

レプトスピラ症は，レプトスピラ菌に汚染された土壌や水に接触した際に，経皮的あるいは経口的に菌が侵入することで感染する．通常，レプトスピラ菌はドブネズミなど保菌動物の腎臓に保菌され，尿中に排出され，洪水時には保菌動物の尿で汚染された水や土壌への接触機会の増加が問題となる．臨床症状は感冒様症状のみで軽快する軽症型から，黄疸，出血，腎機能障害を伴う重症型（Weil 病）まで多彩で，5〜14 日間の潜伏期を経て，発熱，悪寒，頭痛，筋痛，腹痛，結膜充血などが生じ，第 4〜6 病日に黄疸や出血傾向が増強する．レプトスピラ症の臨床診断は容易でなく，汚染水との接触機会など疫学的背景の聴取が重要となる．確定診断は血清抗体の検出などによる．確定診断されれば感染症法に基づく届け出（4 類感染症）が必要である．治療はドキシサイクリンの服用などである．

レジオネラ症の原因となるレジオネラ属細菌は環境に広く存在し，洪水後の家屋の清掃時などに乾燥した泥と一緒にレジオネラ菌を吸い込むことで感染する．一過性の場合もあるが，時に劇症型の肺炎を引き起こす．臨床症状のみでは他の細菌性肺炎との区別は困難だが，市販キットによる尿中抗原の検出で確定診断が可能である．エリスロマイシンなどが有効であるが，有効な抗菌薬の投与がなされない場合，劇症型の肺炎では 7 日以内に死亡することが多い．確定した際には感染症法に基づく届け出（4 類感

染症）が必要である．

破傷風は，破傷風菌が産生する毒素により強直性痙攣を引き起こす感染症である．洪水後の復旧作業などで創傷を負った部位からの破傷風菌感染が問題となる．感染症法で5類感染症全数把握疾患に定められており，診断した際には感染症法に基づく届け出が必要である．同届け出については，感染巣近傍の筋肉のこわばり，顎から頸部のこわばり，開口障害，四肢の強直性痙攣，呼吸困難（痙攣性），刺激に対する興奮性の亢進，反弓緊張など症状による臨床診断でよい．発症時の治療は抗破傷風ヒト免疫グロブリン（TIG）投与などを実施するが，何より重要なのは予防である．被災地で活動する者は，破傷風トキソイドワクチン接種を受けておくことが広く推奨されている．

水害後の清掃・消毒対策[3,4]

水害発生後，被災地では自宅や職場の清掃と消毒に多くの労力が費やされる．前述の感染症リスクによっても明らかなように，まず重要なのは作業者を対象とした適切な作業管理である．すなわち，まず破傷風などの予防接種を受けておくこと，また保護具としてマスク［米国環境保護庁（Environmental Protection Agency；EPA）はN95規格マスクを推奨］を着用し，汚染水からの経皮感染を予防するために防水性のある長靴や手袋，通気口のないゴーグルを着用する．保護具を着用した作業時には自ずと熱中症リスクが問題となるため，作業者には熱中症リスクを周知し，休憩時間の確保や水分や塩分の定期摂取，体調不良時の連絡先を周知する．

水害後の家屋の清掃・消毒方法については，いくつかのマニュアルが示されているものの，とりわけ消毒薬の選択や有用性に関するエビデンスは必ずしも確立していない．関係状況の解説は，茨城県薬剤師会発行の『水害と消毒』（2001年）に詳しく，かつ有事の際のマニュアルとしても実用的である．同マニュアルが選定

表1 水害後の用途別の消毒薬

用途	成分
屋外（し尿槽や下水があふれた場所，動物の屍骸や腐敗物が漂着した場所，氾濫した汚水が付着した壁面，乾燥しにくい床下）	クレゾール石鹸
屋内（汚水に浸かった床や壁，家財道具）	逆性石鹸
手指（汚染箇所や土に触れた手指）	逆性石鹸
食器類	次亜塩素酸ナトリウム
井戸水	次亜塩素酸ナトリウム

（茨城県薬剤師ボランティア：水害と消毒．茨城県薬剤師会，2001）

した消毒薬を表1[3]に示す．また，EPAが発行するマニュアルは特に実践的で，「作業時にはN95規格マスク含め保護具を着用せよ」，「家中を掃除して乾燥させよ」，「洪水で濡れて，きれいにできない物はすべて廃棄せよ」，「タイル面などの硬い面は殺菌性のある洗剤（成分指定なし）を利用して清掃し，カビが生えた物品は廃棄せよ」，「発電機は屋外で建物から離して利用せよ」と書かれている．消毒薬については，行政などから配布され入手可能なもので可及的に対処し，実践的には入念な清掃と，積極的な汚染物品の廃棄を行うというのが現実的な対応指針と思われる．

文献

1) 気象庁：局地的大雨から身を守るために—防災気象情報の活用の手引き—．2009．
http://www.jma.go.jp/jma/kishou/info/ooametebiki_main.pdf
2) 国立感染症研究所：感染症発生動向調査週報．
http://idsc.nih.go.jp/idwr/index.html
3) 茨城県薬剤師ボランティア：水害と消毒．茨城県薬剤師会，2001．
http://www.ipa.or.jp/health/04/health_04_01.pdf
4) Environmental Protection Agency: Flood Cleanup and the Air in Your Home, 2015.
https://www.epa.gov/sites/production/files/2015-09/documents/flood_booklet_en.pdf

A 大規模災害に伴う健康リスク

震災アスベスト

神山宣彦

わが国は世界有数の地震国である．最近の大地震だけでも，1995年の阪神・淡路大震災（死亡者・行方不明者数 6,418人），2003年の十勝沖地震（同48人），2004年の新潟県中越地震（同40人），2007年の新潟県中越沖地震（同68人），2011年の東日本大震災（同18,447人），2016年熊本地震（同160人）などが発生している．今後も大地震は必ず起きる．

本項では，震災時および復興時に問題となるアスベスト，すなわち「震災アスベスト」について考えてみる．

工業化とアスベスト

アスベストの消費は，1930年代に工業化が始まった欧米において急増した．その結果，アスベスト取り扱い労働者のなかに，石綿肺のみならず悪性腫瘍である肺がんや中皮腫が発症することが知られ，1960年代までには多数の疫学研究によってアスベストの発がん性が明確になった．1972年，世界保健機関（WHO）はアスベストの発がん性を公式に発表した．一方，戦前に始まったわが国の工業化は，戦後一時停滞したが，1960年代に本格的に進展し始めた．その工業化に伴ってアスベストの使用も急伸し，欧米から20〜30年遅れて1970年頃に大量消費時代に入った．その頃，米国の企業は急にアスベストの使用をやめた．その理由は，WHOの発がん性公認によって，将来の訴訟をおそれたからだといわれている．そうしたなか，国際労働機関（International Labour Organization；ILO）は，1986年に世界アスベスト会議を開き，角閃石系アスベスト［クロシドライト（青石綿），アモサイト（茶石綿）等］の使用を禁止する一方で，蛇紋石系アスベスト［クリソタイル（白石綿）］は管理使用が可能と決議した．

その決議に従って，わが国と欧州各国はクリソタイルのみを建材などに使用してきたが，2005年頃にはすべてのアスベストの使用を禁止した．その20年間に，アスベスト製品の製造現場の労働環境は管理できても，様々なアスベスト製品の使用先での労働者の曝露は管理・制御しきれないことが明らかになる一方で，アスベストの代替材が準備できたからである．また，本項で述べるように，震災・復興時に新たな曝露者が生じる危険性も使用禁止の要因となったのであろう．しかしながら，このようにアスベストの安全使用は困難であることが明らかになった現在でも，アスベストを使い続けている工業化途上国は多い．アスベストは工業化に不可欠といわれる由縁である．

震災とアスベスト含有建材

震災時にアスベストが問題となるのはなぜか？ 1975年に吹き付けアスベストが禁止されたのち，石綿スレートやパルプセメント板といった建材に大量に使用され続けたことがその原因である．まだ大量消費を続けていた1982年，年間22.4万トンの消費のうち，紡織品やジョイントシートなどのアスベスト製品に23.9％，建材に68.0％が使用されていた．1986年には年間25.6万トンのうち，アスベスト製品に13.7％，建材に78.2％が使用され，次第に建材に集約されていった．使用量が年間188トンに急減した1996年には，建材に93％が使われた[1]．

このように，アスベストが建物の吹き付けや

建材に大量に使用されたことから，地震で建物が倒壊した際や倒壊後の解体工事，瓦礫処理の際にアスベストが飛散し，近隣住民や復旧作業者のアスベスト曝露が懸念されるようになった．

1995年1月17日に発生した阪神・淡路大震災は，大都市の直下型地震による大災害であった．環境省は，神戸市などの商工業，住宅，幹線道路など17か所の定点で，震災発生の1か月後から1か月毎に1年間大気中のアスベスト濃度を測定した（表1）（筆者注：位相差顕微鏡による総繊維数濃度）．その記録によると，震災発生の1か月後時点の市内の大気中アス

表1 阪神・淡路大震災後の一般環境におけるアスベスト繊維数濃度の推移

(単位：本/L)

地域区分	市町村名	地点名	第1次 H7.2.6～2.12	第2次 H7.3.9～3.16	第3次 H7.4.24～4.28	第4次 H7.5.29～6.2	第5次 H7.6.26～6.30	第6次 H7.7.24～7.28	第7次 H7.8.28～9.1	第8次 H7.9.25～9.29	第9次 H7.10.23～10.27	第10次 H7.11.27～12.1	第11次 H7.12.20～12.25	第12次 H8.1.22～1.26
商工業	尼崎市	国設測定局	0.9	(3.8)	0.7	1.4	1.5	1.1	0.6	0.7	0.7	0.5	0.2	0.3
		小田南中学校	1.0	(2.5)	1.1	0.9	1.0	1.2	0.3	0.8	0.6	0.5	0.3	0.2
	川西市	加茂測定局	1.0	0.3	0.7	0.5	0.7	0.6	0.5	0.3	0.3	0.2	0.2	0.3
	伊丹市	市役所	0.5	0.5	0.8	0.8	1.2	0.7	0.6	0.6	0.5	0.2	0.2	0.2
	神戸市	東灘監視局	1.2	1.2	1.1	0.6	0.3	0.7	0.5	0.7	0.3	0.5	0.2	0.3
		灘保健所	1.4	(2.0)	1.4	0.7	0.7	0.7	0.5	0.6	0.3	0.5	0.2	0.1
		中央区役所	(4.9*1)	(2.1)	(2.0)	0.9	1.1	0.9	0.8	0.7	0.7	0.8	0.9	0.6
		環境保健研究所	0.6	1.2	0.7	0.6	1.7	0.6	0.7	0.7	0.6	0.5	0.3	0.2
		兵庫保健所	1.7	0.6	0.9	1.2	1.2	0.7	0.5	0.6	0.5	0.5	0.2	0.2
		長田監視局	1.5	0.8	1.5	0.8	1.6	0.8	0.3	0.7	0.5	0.7	0.1	0.3
住宅	宝塚市	老人福祉センター	0.8	1.0	0.5	1.0	0.6	0.8	0.5	0.3	0.5	0.3	0.3	0.2
	芦屋市	潮見小学校	1.3	0.6	1.0	0.7	0.6	0.7	0.6	0.8	0.6	0.6	0.5	0.3
	神戸市	須磨監視局	0.2	0.6	0.7	0.7	1.1	0.6	0.5	0.6	0.6	0.5	0.5	0.5
	一宮町	群谷小学校	0.2	(5.5)	0.2	0.9	0.6	0.6	0.8	0.7	0.5	0.2	0.5	0.1
幹線道路	西宮市	六湛寺自排局	(4.8*1)	(6.0)	(2.1)	1.4	0.7	0.6	0.5	0.7	0.5	0.3	0.1	0.1
		津門川自排局	0.7	0.6	1.0	0.7	0.6	0.7	0.6	0.8	0.5	0.7	0.6	0.6
	芦屋市	打出自排局	1.3	0.5	0.8	0.9	0.5	0.7	0.7	0.6	0.3	0.3	0.2	0.2
最大値			4.9	6.0	2.1	1.4	1.7	1.2	0.8	0.8	0.7	0.8	0.9	0.6
最小値			0.2	0.3	0.2	0.5	0.3	0.3	0.3	0.3	0.2	0.2	0.1	0.1

○：アスベスト繊維数濃度の上位10か所．
*1：アスベストは，4.9本/L「中央区役所（神戸市中央区）」，4.8本/L「六湛寺局（西宮市）」がほかより高かった．ビル解体の影響を受けているものと考えられる．
（兵庫県南部地震に係る環境安全性総点検調査報告書）

表2 吹き付けアスベスト・石綿スレート使用建築物解体現場周辺調査結果（ビル，マンション，工場，学校，ホテル，社宅） （単位：本/L）

	調査年月日	最大値	最小値	検体数
平成7年	4月24日～4月25日	9.5	1.4	8
	5月29日～6月23日	19.9	1.4	9
	6月26日～6月30日	9.5	1.4	7
	7月24日～8月1日	21.2	1.8	8
	9月21日～10月5日	8.6	1.8	4

ベスト濃度の最大値は4.9本/Lを示していたが，それ以後は徐々に減少し，8月頃にはほぼ平常値となった．一方，震災で倒壊した吹き付けアスベストや石綿スレート使用建物の解体現場付近のアスベスト濃度は，最大値で9〜21本/Lが記録されている（表2）．

筆者は震災発生の1か月後に現地を踏査したが，市内は異常に埃っぽかったことを覚えている．復興作業による建物の解体現場から発生する粉塵がその原因であったようだ．そうした環境下で住民はガーゼマスクをして生活していた．今ほど粉塵マスクが普及していなかった当時は，作業者でも粉塵マスクをしていない者が多かった．震災による多数の死傷者と破壊された市街地のショックのもとで，アスベストの問題は優先順位が低かった．そうした状況から，2007年に環境省は『災害時における石綿飛散防止に係る取り扱いマニュアル』を策定した[2]．

2004年10月に発生した中越大震災，2007年7月に発生した中越沖地震においては，新潟県が一般環境のアスベスト濃度を調査している．その資料（平成23年5月11日 第1回東日本大震災アスベスト対策合同会議における環境省資料）によると，一般環境中のアスベストはほとんど検出されていない．

阪神・淡路大震災から17年後の2012年，神戸市の倒壊ビルの解体作業に携わった労働者が中皮腫を発症し労災補償給付を受けた．その人は，それまで建築現場などとは無関係であったが，震災で自身の店が倒壊したため，再建までの数か月間，解体作業に従事したという．その際に吹き付けアスベストなどに曝露したものとみられた．

東日本大震災

2011年3月11日午後2時46分，マグニチュード（M）9.0の巨大地震が三陸沖で起きた．地震の揺れによる建物などの倒壊に続き，地震で生じた大津波が東日本沿岸部を襲い甚大な被害を与えた．2万人以上の尊い命が奪われた（死者15,893人，行方不明者2,554人，関連死3,523人，負傷者6,152人）（復興庁報告，2017年3月10日現在）．また，福島第一原子力発電所の一部が破壊され漏えい放射性物質で広域が汚染され，6年後の今も12万人を超す多数の住民が避難を強いられている．破壊された住宅やビル，工場，学校，病院，自動車などから膨大な量の災害廃棄物（以下，瓦礫）が生じた．膨大な量の瓦礫処理は，処理作業者のアスベストなどへの曝露防止対策を講じて慎重に進められた．復興庁の発表によると，被災地の瓦礫処理は，岩手県と宮城県では2015年度末までに100％終了し，それぞれ590万トン，1,930万トンを処理した．福島県は原発事故による避難区域を除いて2016年度末までに98％（407万トン）の処理が終了した．

倒壊建物の解体や瓦礫処理に伴うアスベスト飛散

震災復旧作業では，まず倒壊建物の解体や瓦礫処理に伴うアスベストの飛散が懸念されるため，東日本大震災に対して環境省，厚生労働省および各自治体は，震災後の復旧作業におけるアスベスト曝露対策を厳しく講じた．

被災自治体の宮城県と岩手県は速やかに広い瓦礫処理場を確保し，そこに瓦礫を運搬・搬入し，新設した処理施設内で作業者が分別と処理を行った．同時に，環境省は建物の解体現場や瓦礫処理場付近の大気中アスベスト濃度をモニタリングし飛散状況を調査した．厚生労働省は復旧作業者らに呼吸保護具を配布し，着用徹底

表3 東日本大震災被災地における大気中アスベスト濃度調査結果

	1次	2次	3次	4次	5次	6次	7次	8次
サンプリング日	2011.6.7～6.30	2011.7.26～8.26	2011.10.24～11.26	2012.1.13～3.1	2012.5.8～6.10	2012.7.17～9.4	2012.9.24～11.30	2013.1.16～2.28
地点数/総検体数	134/296	118/270	99/229	157/372	162/401	168/417	182/454	202/492
総繊維数が1本/Lを超えた検体数	45～87	24～39	7～13	8～10	4～5	7～9	3～3	5～7
同検体数の%	29.40%	14.40%	5.70%	2.70%	1.20%	2.10%	0.66%	1.40%
アスベスト数が1本/Lを超えた検体数	6～9	2～2	3～7	1～1	1～1	4～5	2～2	1～1
同検体数の%	3.0%	0.7%	3.1%	0.27%	0.25%	1.2%	0.44%	0.20%

(神山宣彦:保健の科学 2013; 55: 582-587)

のパトロールを実施した．さらに復旧作業者の個人曝露モニタリングも行った．

これらの調査結果は，発災2か月後に発足した東日本大震災アスベスト対策合同会議で逐次報告された．合同会議は2013年3月までの2年間に計10回開催され，そのうち2回は現地視察を兼ねて仙台市で開かれた．8次にわたる調査データは，瓦礫処理などに伴う一般大気中へのアスベスト飛散は概ね心配する状況にないことを示している（表3）[3]．なお，同対策合同会議による調査は2016年度も続いている．東日本大震災では，大津波によって破壊された建物などの瓦礫が膨大で，海水に浸かったため一時的にはアスベストの飛散は抑えられたものの，瓦礫処理場では乾燥とともに飛散しやすくなっていった．

一方，いくつかのホテルやビルなどの建物解体・改修現場でアスベストの漏えいが確認された．その原因はアスベスト使用の調査不備などであった．こうした建物の解体・改修工事などに伴うアスベストの飛散に対して，環境省は再発防止のために2013（平成25）年6月に大気汚染防止法を改正し，責任者を明確にするとともに，工学的な対策（養生の徹底や養生内の負圧確保等）も厳格にした．また，最近は石綿スレート板やパルプセメント板など，いわゆる「レベル3」と称される建材の取り壊し時に，場合によってはかなり高濃度のアスベストが飛散することが判明し，その対策も検討されている．

まとめ

都市直下型地震による阪神・淡路大震災（1995年）は甚大な被害を生んだ．復旧作業でのアスベスト曝露による中皮腫患者も約17年後に確認された．そうした経験から，東日本大震災（2011年）では復旧作業時のアスベスト対策が厳重になった．国や自治体あるいは企業団体は，いち早く呼吸保護具などの調達と配布を実施し，作業者のみならず多くの住民も着用するようになった．関連法規も厳格化され，「震災時だから特別だ」という雰囲気は薄れ，解体作業や瓦礫処理において平常時の作業と同レベルのアスベスト曝露対策がとられるようになった．

文献

1) 神山宣彦，星野圭司: 石綿の用途と日本での使用状況．石綿ばく露と石綿関連疾患―基礎知識と補償・救済．三信図書, 2008: 25-40.
2) 環境省大気環境課: 災害時における石綿飛散防止に係る取り扱いマニュアル．環境省，2007．
http://www.env.go.jp/air/asbestos/indexa.html
3) 神山宣彦: 東日本大震災復興作業のアスベスト飛散状況とばく露防止対策．保健の科学 2013; 55: 582-587.

B 地球環境変化による健康リスク

オゾンホールと紫外線

錦織千佳子

　太陽は光合成を行い植物を育み，熱（暖かさ），光（明るさ）をもたらし，ビタミン D_3 を活性化し，生命の生存に必須な自然の恵みと考えられてきた．しかし，太陽光に含まれる紫外線（ultraviolet radiation; UV）は DNA に傷をつくり，細胞死，突然変異を誘発し，皮膚がんの原因にもなる．一方で，環境中の放射線，UV など種々の外因性物質により遺伝子に傷が生じても，自己の遺伝情報を正しく子孫に伝えるために，生物には遺伝子に生じた傷を修復する多様な機構が備わっている．ヒトは太陽光の恵みを享受しつつ，その有害性からは守られるようにプログラムされていたと考えられるが，現代ではヒトは高齢化し，様々な環境変化で UV が増えてくると，備わっている仕組みでは対応できなくなってきた．現状を把握し，それに応じた対策が求められる．オゾン層との関連で捉える際に UV そのものの理解が必須であるので，まず，UV の生体への影響を概説し，オゾン層との関連で捉えたい．

太陽光からの光とその生物作用の原理

　太陽光からは赤外線，可視光線，UV が地球上に届く．UV は生物学的作用の違いをもとに，長波長側から，UVA（320〜400 nm），UVB（290〜320 nm），UVC（190〜290 nm）に分類される（図 1a）．しかし，太陽紫外線のうち 300 nm 以下のものは成層圏のオゾン層に吸収されるため，地球上に届くのは 300 nm 以上の UV，可視光線，赤外線である．光のエネルギーは波長に反比例するので，波長の短い光ほどエネルギーが大きい．したがって，生物学的な影響は

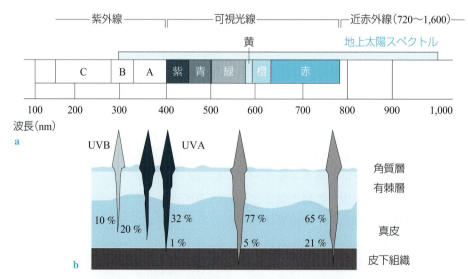

図 1　太陽光線の波長による皮膚での透過度
　a：太陽光からの可視光，UVA，UVB，UVC とそれぞれの波長．
　b：紫外線，可視光線，近赤外線スペクトルとそのエネルギー，皮膚への到達度を示す．
［Ippen H: Mechanisms of photopathological reactions. *In Biological Effects of U. V. Radiation*. Pergamon Press, 1969: 683／Jagger J: Introduction to Research in Ultraviolet Photobiology Prentice-Hall. Englewood Cliffs, 1967 より改変］

UVB > UVA の順となる．UV の生物学的な作用はもっぱら励起作用による．光が生体で何らかの反応を及ぼす際には必ず生体内の分子にいったん光が吸収され，光のエネルギーによって励起分子となって反応性が増すことにより周辺の分子との反応を引き起こす，という過程をたどる（図2）．UVB のほうが単位線量当たりの生物効果は高いが，地球上に届く UV 量の95％は UVA であり，UVA は波長が長いため皮膚の深部まで到達するので，両者の特性をよく知って生体での反応を捉える必要がある（図1b）．太陽光線によって生じる生理的な反応のうち，急性期の反応として日光皮膚炎（日焼け），免疫抑制反応，ビタミン D_3 合成が知られており，慢性期の反応としては光老化（シミ，しわ，皮膚がん）が知られている．日焼け，皮膚発がん，免疫抑制は UVB がおもな作用波長である．UVA は真皮の深部に到達するため，弾性線維の変性を引き起こし，しわ，たるみの原因となる．

UV によってできる傷とその修復

ヒトの細胞に UV が照射されると，遺伝子も細胞質を構成するタンパクも障害を受ける．タンパクの傷害の場合は遺伝子をもとに再び同じタンパクを作れるが，遺伝子に傷が存在する場合は複製が阻害され，あるいは複製の際に正確な対合が行われず，重大な機能障害，細胞死，突然変異をもたらす．

DNA の UV 吸収スペクトルは 270 nm をピークとし，UV による細胞致死作用ならびに突然変異誘発の作用スペクトルとよく一致する．このことから，UV による細胞死，突然変異の標的物質は DNA と考えられる．皮膚に UV を照射すると，細胞の DNA に UV のエネルギーが吸収されることにより，DNA の構成塩基であるピリミジン［チミン（T），シトシン（C）］が隣接した部位に，ピリミジンダイマーならびに(6-4)光産物といった二量体（「ダイピリミジン光産物」と総称）が生じる．このような紫外線 DNA 損傷は健常者では，複製期に入るまでに，ヌクレオチド除去修復（nucleotide excision repair; NER）により修復される．複製まで修復されずに残ってしまった傷も損傷を乗り越え複製（translesional DNA synthesis; TLS）という仕組みで多くの UV 損傷は元通りになる．

UV と皮膚がん

UV が日光による皮膚がんの原因となることは疫学的，実験的，理論的な数多くの証拠がある．

発がんの機序はがん化に関与する多くのがん関連遺伝子に傷が生じ，それが積み重なることによると考えられているが，UV によって皮膚がんが生じる場合においても，UV が遺伝子に傷をつくることにより，突然変異が生じ，多くのがん関連遺伝子に傷が生じることが主たる発症機序と考えられている．

UV によって生じた DNA の傷は健常者では，前述の NER や TLS という仕組みで元通りになるが，修復能力を超えるような大量の UV

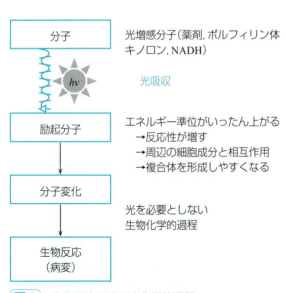

図2　生物反応に至る光化学的過程

hv：光子エネルギー，NADH：ニコチンアミドアデニンジヌクレオチド．
光が生物反応を引き起こす際の過程を示す．光のエネルギーが生体内の分子に吸収されて励起分子となり，それが周辺の分子と相互作用することで様々な生物反応が引き起こされる．
(Harber L, Bickers D: In Photosensitivity diseases: Principles of diagnosis and treatment. Saunders, 1981)

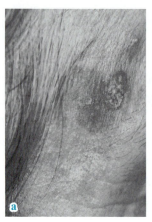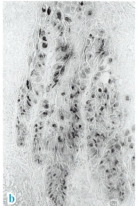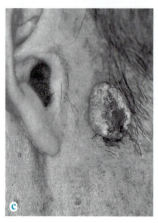

図3 太陽光による皮膚がん
a：太陽光が原因となって生じる皮膚がんの前がん状態である光線角化症．
b：光線角化症における変異型 p53 タンパクの発現をそのモノクローナル抗体でみたもの．前がん病変である光線角化症の時期にもすでに p53 の変異が生じていることを示している．
c：光線角化症（a）が進展すると有棘細胞がんとなる．

表1 皮膚がんにおける露光部と非露光部の p53 遺伝子変異型

a 露光部の非悪性黒色腫皮膚がん

塩基置換	Py-Py 部位	非 Py-Py 部位	合計
G：C --> A：T	6（50 %）	2	8（66 %）
A：T --> T：A	3	0	3（25 %）
G：C --> C：G	0	1	1（8 %）
合計	9	3	12（100 %）

b 非露光部の非悪性黒色腫皮膚がん

塩基置換	Py-Py 部位	非 Py-Py 部位	合計
G：C --> A：T	2（18.1 %）	0	2（18.2 %）
G：C --> C：G	5	0	5（36.4 %）
A：T --> C：G	1	1	2（18.2 %）
G：C --> T：A	1	0	1（9.1 %）
A：T --> T：A	0	1	1（9.1 %）
合計	9	2	11（100 %）

を浴び，DNA 損傷が残ってしまった場合，正しい対合ができなくなり，序序に突然変異が積み重なり，まず，前がん状態である日光角化症が生じ，やがて有棘細胞がんへと進展する．事実，光線角化症の初期の病変部においても，多くのがんで高率に変異が検出されているがん抑制遺伝子の1つ p53 遺伝子の変異がすでに生じている（図3）．

ダイピリミジン光産物が生じるとトランジション型（ピリミジン→ピリミジン，またはプリン→プリン）の点突然変異が引き起こされやすいことが知られており，"UV signature mutation" と呼ばれるが，p53 遺伝子の変異について非露光部と露光部に生じた皮膚がんで比較すると，露光部皮膚がんでは UV signature 変異が多いことからも UV による突然変異が UV 発がんの機序であることがわかる（表1）[1]．

最近の研究から UV 発がんは UV によって生じる DNA の傷だけでなく，UV 炎症とその遷延，UV による免疫抑制，前がん病変が進展してがん化することを許容する宿主側の遺伝的背景など多様な側面が関わっていること，さらに，UV によって生じた DNA 損傷は免疫抑制や炎症にも関与することが示されている[1]．

オゾン層と UV

太陽光は成層圏のオゾン層で短波長側が吸収されるため，地表に到達する太陽光はおよそ 300 nm 以上の UV と可視光線である．フロンガスなどのオゾン層破壊による UV 量の増大に関心が集まっているが，これはフロンガスが成層圏でオゾンと光反応を起こしてオゾンが失われた結果，短波長の UV の地表への到達が増えることを懸念している．すなわち，前述したように，短波長領域の UV である UVB は生物

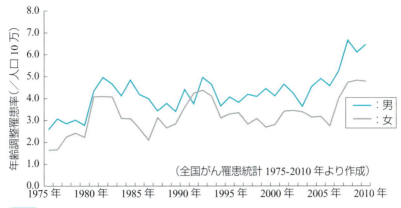

図4 わが国における皮膚がん罹患率の年次推移
わが国では皮膚がんは近年急速に増加している.
(環境省: 紫外線環境保健マニュアル 2015. 2015年3月改訂版. 環境省, 2015)

効果が高く,白内障や皮膚がん発症の直接要因となる波長であるからである.オゾンは260 nmをピークとするUVを吸収することにより[$O_3 \rightarrow O_2 + O$]の反応が進むため,ちょうどDNAに突然変異を作りうるUVの波長域をオゾンで吸収してくれるわけである.大気中でUVBを吸収するのはオゾンだけなので,地表に到達するUVB量を大きく左右するのは,成層圏のオゾン量ということになる.1969年から1986年の17年間に北半球中高緯度域(北緯30度から64度)では,1.7～3％オゾンが減少したという報告がある(NASAの設置したOzone Trends Panel).一方,オゾン減少によりUVBがどのくらい増加するかについて,Setlowは大気中のオゾンが1％減ると有効な近紫外線が2％増えると推測した.このような背景から,1980年代にオゾンホールが世界的な大問題となり,先進国が中心となってフロンの使用規制などを実施した成果が上がり,日本上空のオゾン量は1990年代初めに最も少なく,その後はほとんど変化がないか,もしくは緩やかに増加している.一方,気象庁の観測では,国内のUV量には観測を開始した1990年以降,長期的な増加傾向がみられており,その原因としてはエアロゾルが減った影響なども考えられている[2].しかし,世界規模でみると,測定した年と地域によってオゾン層の増減に差

があるものの,全世界的にオゾンが減っているというわけではない[3].Munakataらが1999年から2007年にかけて世界各地で行った胞子の生存率を用いた生物学的な手法でのUV量の測定では,UV量は測定したほとんどの地域で増加傾向がみられ,さらに,月次毎のUV量とオゾン量とが負の相関を示しており,UV量がオゾン量に大きく依存することを示している[3].UV量との関連で筆者らが最も関心のある皮膚がんの発生数の推移も顕著な増加を示している(図4).皮膚がんの増加は人口構成の高齢化や診断率の向上も大きな要因と考えられるが,UV量の増加も1つの要因であろう.特に,現在の高齢者はオゾンホールが問題になり,世界的な対策がとられるまでにUV曝露を受けている世代であり,UV発がんは生涯に曝露されたUV量が大きく寄与するので,当時のオゾンホールの影響は否定できないと考えられる.

文 献

1) Nishigori C: Current concept of photocarcinogenesis. *Photochem Photobiol Sci* 2015; 14: 1713-1721.
2) 紫外線環境保健マニュアル編集委員会: 紫外線環境保健マニュアル 2015. 環境省, 2015.
3) Munakata N, Kazadis S, Bolsee D, *et al*: Cariations and trends of biologically effective doses of solar ultraviolet radiation in Asia, Europe and South America from 1999 to 2007. *Photochem Photobiol Sci* 2009; 8: 1117-1124.

B 地球環境変化による健康リスク

地球温暖化①
―地球温度の変化

塩竈秀夫

過去の気温上昇

世界気象機関（World Meteorological Organization; WMO）などの発表によると，2016年の世界平均地上気温は19世紀後半から約1.1℃上昇し，それまでの観測史上最高記録を更新した（2017年1月18日発表）．観測データのある19世紀以降の上位16年のうち，15年が21世紀に入ってから記録されている（残りの1年は1998年）．「19世紀後半と比べて，といわれても実感がわかないな」と思われるかもしれないが，1961～1990年の平均値と比べても2016年は0.83℃高い．読者の皆さんが子どもの頃（または青年の頃？）と比べてもこれだけ上昇している．

大気，海洋，陸面などの気候システムには，二酸化炭素（CO_2）を含む温室効果ガス濃度や太陽活動などの外部因子が変化せずとも勝手に気温などが変動する「自然の揺らぎ」がある．日々の天候の変化をもたらす高低気圧や，年々の気象に大きな変動をもたらすエルニーニョ現象とラニーニャ現象なども，この自然の揺らぎの一種である．上記の長期気温の上昇にも，この自然の揺らぎの影響が多少あるが，自然の揺らぎだけではとても起こりえない大きさと速さであることがわかっている．

では，なぜこれほど気温が上がったのだろうか？ 2013～2014年にかけて発表された「気候変動に関する政府間パネル（Intergovernmental Panel on Climate Change; IPCC）第5次評価報告書（AR5）」では，「1951年から2010年の世界平均地上気温の観測された上昇の半分以上は，温室効果ガス濃度の人為的増加とその他の人為起源強制力の組み合わせによって引き起こされた可能性がきわめて高い．温暖化に対する人為起源の寄与の最良の見積もりは，この期間において観測された温暖化と同程度である」と結論づけられている．

気候モデル

人間活動による温室効果ガス濃度の増加によって，過去の気温上昇が引き起こされてきたことを説明した．では，このまま温室効果ガスの人為起源排出が続くと，21世紀中にどれだけ気温が上昇するのだろうか？ そもそも，どのように予測するのだろうか？

気温や降水量などの気候変動は，気候モデルを用いて予測される．「モデル」というと原因因子と結果を結ぶ回帰分析モデルなどを思い浮かべられるかもしれないが，気候モデルは違う．気候モデルは，大気，海洋，海氷，陸面などの運動，エネルギー収支などの膨大な物理方程式をスーパーコンピューターを用いて解いていく数値モデルである．天気予報に使われている数値モデルは，気候モデルの大気部分にあたる．この気候モデルに将来の温室効果ガス濃度などの外部条件を与えてやることで気候変動を予測する．

将来の社会経済と温室効果ガス濃度

将来の気候変動を議論するためには，まず将来の社会経済（人口，GDP，エネルギー利用，土地利用等）がどのように変化するかを想定する必要がある．しかし，100年先の経済などを予測することができるのだろうか？ 実は，この「社会経済の想定」は予測ではなく，こうい

う場合もある，ああいう場合もありうるという「シナリオ」である．50年，100年先の社会経済を予測することは不可能であり，またわれわれがどのような世界を目指したいかという選択肢の問題にもなるので，1つのシナリオを予測するのではなく，できるだけ幅をもった社会経済のシナリオを複数作成する．このとき，社会経済モデルを用いて，そのシナリオの社会経済に整合的な温室効果ガスの排出量が計算される．この温室効果ガスの排出量から，さらに大気中濃度変化のシナリオ（濃度経路シナリオ）を計算する．IPCC AR5 では，温室効果ガスが大きく増加するシナリオ（RCP8.5）から，あまり増加しないシナリオ（RCP2.6）まで，4種類の代表濃度経路（representative concentration pathways; RCP）シナリオが用意された．このシナリオ間の幅は，将来の社会経済の不確実性を表している．

この濃度経路シナリオを外部条件として，気候モデルを用いて気候変動の予測（projection）が行われる．「数日後の気象の予測（または予報）」を表す英単語は "prediction(forecast)" である．一方，ある社会経済シナリオを想定したうえでの長期気候変動の予測を表す英単語は "projection" で，こちらは何月何日の気象を正確に予測（予報）することを目指すのではなく，数十年間の平均値・分散などの統計学的性質を推定しようとするものである．残念ながら，日本語では "prediction" と "projection" を区別するのはむずかしく，どちらも「予測」と訳され，専門家以外の人達が混乱する一因となっている．気候モデルのなかには，植生や海洋生態系における炭素の循環も計算できるモデル（「地球システムモデル」と呼ばれる）があり，そのようなモデルでは，温室効果ガスの濃度経路シナリオではなく，排出量のシナリオを与えて，気候モデル内部で濃度経路を計算する．

自然の揺らぎとモデルの不確実性

同じ濃度経路シナリオ（外部条件）を1つの気候モデルに与えた場合にも不確実性がある．これは，自然の揺らぎが，初期値がわずかでも異なると，そのあとの時間発展に大きな差が生じるという性質をもつためである．そのため，長期の気候変動予測では，ある年にエルニーニョになるか，ラニーニャになるか，ある日ある

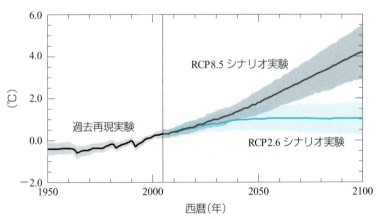

図1 1986〜2005年平均に対する世界平均地上気温の変化

過去再現実験（42の気候モデルの結果），RCP2.6シナリオ実験（32モデル），RCP8.5シナリオ実験（39モデル）の世界平均地上気温変化（1950〜2100年）．1986〜2005年の平均値からの差で示しており，19世紀後半（1850〜1900年）からの差を知りたい場合は約0.6℃を足せばよい．陰影は複数モデルの幅，実線はモデル平均を表す．
［気象庁ウェブサイト: IPCC 第5次評価報告書 第1作業部会報告書 政策決定者向け要約（気象庁訳）．気象庁，2015 より改変］

場所に低気圧が通るのか，高気圧が通るのかといった，自然の揺らぎに関する不確実性が含まれる．この自然の揺らぎの幅は，複数の初期値を用いた複数の実験を行うことで見積もられる．

また，同じ濃度経路シナリオ(外部条件)を外部条件として，複数の気候モデルで長期気候予測を行った場合も，それぞれの気候モデルが異なる予測値を示す．これは，気候モデルが完璧ではなく，不確実性（モデル不確実性）があるためである．この不確実性の幅は，現在の科学の理解の幅を示しているともいえる．

気温変化の予測

図1は，2種類のRCPシナリオを多数の気候モデルに与えて予測した世界平均気温変化を示す(IPCC AR5)．1つのRCPシナリオに対する気温変化に幅があるのは，自然の揺らぎの不確実性とモデル不確実性による．一方，異なるRCPシナリオ間の差は，社会経済の不確実性を表している．19世紀後半を基準にした21世紀末までの気温変化の予測範囲（66％の確率でこの気温上昇に収まると考えられる範囲）は，温室効果ガス排出量が最も大きいRCP8.5シナリオでは3.3〜4.8℃，温室効果ガス排出量が最も小さいRCP2.6シナリオでは0.9〜2.3℃になる（本書「カラー口絵 - 地球温暖化の現状」も参照）．国際社会は，「将来の気温上昇を2℃以下（できれば1.5℃）に抑える」という目標（パリ協定）を掲げている．現在までに観測されているCO_2濃度の増加はRCP8.5シナリオに近い経路を通っており，このままでは目標を達成することができない．将来の気候変動の影響を小さくするためには，温室効果ガスの排出量を早急に減らす必要がある．

参考文献

1) 世界気象機関(WMO)ウェブサイト：WMO confirms 2016 as hottest year on record, about 1.1℃ above pre-industrial era（世界気象機関は2016年平均気温が観測史上最高を更新したことを確認した．産業革命前から1.1℃上昇）(2017年1月18日発表)．
https://public.wmo.int/en/media/press-release/wmo-confirms-2016-hottest-year-record-about-11%C2%B0c-above-pre-industrial-era

2) 気象庁ウェブサイト：IPCC第5次評価報告書 第1作業部会報告書 政策決定者向け要約（気象庁訳）．気象庁，2015．
http://www.data.jma.go.jp/cpdinfo/ipcc/ar5/

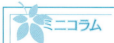

国連気候変動に関する政府間パネル（IPCC）

IPCCは，"Intergovernmental Panel on Climate Change"の略．1988年に国連環境計画(United Nations Environment Programme; UNEP)と世界気象機関(World Meteorological Organization; WMO)により設立された組織で，現在195か国が参加している．各国政府から推薦された科学者の参加のもと，5〜7年毎に最新知見に基づき，地球温暖化に関する科学的・技術的・社会経済的な評価を行っている．その成果は報告書として公表されているが，2013年の第5次評価報告書が最新である．

(車谷典男)

地球温暖化②
―生物媒介感染症と環境

髙崎智彦

　生物によって媒介される感染症は，狂犬病や中東呼吸器症候群（middle east respiratory syndrome; MERS）など動物から直接感染するものも含まれるが，地球環境の変化に密接に関連するのは蚊が媒介する感染症である．蚊以外にもダニやハエが媒介する感染症も地球環境の変化と関連するが，世界的に流行が拡大しているのはデング熱，チクングニア熱，ジカ熱（ジカウイルス病）などネッタイシマカやヒトスジシマカなどのヤブカ属の蚊が媒介する感染症である．

　デング熱はデングウイルス，ジカ熱はジカウイルス，チクングニア熱はチクングニアウイルス感染によって引き起こされるウイルス感染症である．媒介蚊であるネッタイシマカやヒトスジシマカは，ヒトの住環境近くに生息し活動していることが多い．2014年夏に国内流行が発生したデング熱を媒介したのはヒトスジシマカである．このヒトスジシマカは東南アジア原産の蚊であるが，卵が乾燥に強く，古タイヤなどの輸出とともに欧米に侵入・定着し生息域を世界的に拡大している（図1）．定着に必要な条件は年平均気温11℃以上であるとされている．ヒトスジシマカの日本国内での生息域は1950年頃には福島県南部が北限であったが，年々北上し，2000年には宮城県から秋田市，能代市を含む秋田県の日本海沿岸がその北限となった．2009年には岩手県盛岡市で，2010年には秋田県八峰市で定着が確認された（2年続けて夏季に同じ場所でヒトスジシマカが確認された場合を"定着"とする）．そして2016年には青森県で定着が確認された．飛翔距離が50～100 m程度であるヒトスジシマカの北限の拡大は，蚊が飛んで広がっているわけではない．その卵は非常に乾燥に強く，たとえば関東から東北への引っ越しの際に植木鉢の皿に卵が付着し乾燥状態で移動し，水を得ると孵化して成虫になることで生息域を拡大してきた．ヒトスジシマカが北海道に定着するのはまだ少し時間を要すると思われるが，北海道新幹線開通で物流が盛んになった道南地方では，年平均気温が11℃以上になる年もある．

　また，ヒトスジシマカ，ネッタイシマカは人の住環境近くで生息するヤブカであり，その活動は温暖化だけでなく，都市への人口集中や下水道などの基盤整備によるところも大きい．ヒトスジシマカやネッタイシマカの産卵場所として重要である雨水マスは，都市の基盤整備が未熟な時代では生活用水も流れ込む状況もあり，産卵場所として適さない状態であったが，基盤整備が進み雨水以外の水が流れ込まないようになると最適な産卵場所となっている．

　2014年のデング熱国内流行が代々木公園を中心に全国に拡大した理由としては，①産卵に最適な比較的きれいな雨水が溜まりやすい空き缶やペットボトルなどが捨ててあったこと，②数多くのイベントが開催されており，参加者が感染し，それぞれが全国に帰ったこと，③国際化により，東南アジアなどの流行地との行き来が増えたことなどがあげられる．デング熱はヒトからヒトへ感染はしないが，感染者の血を媒介蚊が吸って感染蚊となりさらに第三者を刺して感染を拡大させる．デング熱はわが国でも1942～1945年の第二次世界大戦中にも長崎，佐世保，福岡，広島，呉，神戸，大阪で合わせて20万人規模の流行が発生した．

　日本人に馴染みのある蚊媒介性感染症として

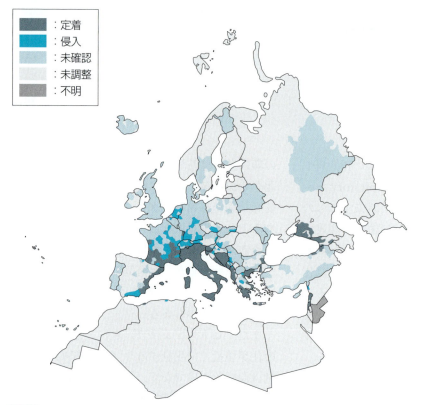

図1 欧州におけるヒトスジシマカの定着地域（2017年1月）
卵の状態でもち込まれたヒトスジシマカは，地中海沿岸を中心に年々定着域を拡大している．
［欧州疾病予防管理センター（ECDC）ウェブサイト］

は，日本脳炎（以下，日脳）とマラリアがある．日脳ウイルスは日本国内から駆逐されたわけではなく，毎年夏季には関東以西の地域ではブタとコガタアカイエカの間で活動している．しかし日脳には，わが国が開発した日脳不活化ワクチンがある．日脳不活化ワクチンはマウス脳を増殖基材として1954年に実用化されて以来，日脳患者の減少に大きく寄与し，2009年にはマウス脳由来に代わって細胞培養不活化ワクチンが登場し現在に至っている．コガタアカイエカの産卵場所は水田や池，沼など比較的自然豊かな地域である．ワクチン接種以外の日脳患者減少の要因は，水田とブタ農場の距離が離れたこと，家屋の網戸設置や空調施設の装備によりコガタアカイエカが家屋に侵入しにくくなったこと，稲作の過程で一時的に水田の水を抜く乾田作業の普及がコガタアカイエカの生息数を減少させていることなどがあげられる．

マラリアは世界的には熱帯・亜熱帯を中心に患者数が多く，重要な蚊媒介性感染症である．非流行地から流行地を訪れる旅行者の感染が問題となっており，わが国でも毎年50～70名の輸入症例が報告されている．マラリアには熱帯熱，三日熱，四日熱，卵形マラリアがあるが，重症化リスクの高いのは熱帯熱マラリアであり，腎臓や脳の障害をきたして死に至る場合がある．原虫侵入後の潜伏期は熱帯熱マラリアで約12日，四日熱マラリアは約30日，三日熱マラリアと卵形マラリアでは約14日前後である．三日熱マラリアでは，初感染でも1年以上無症状の場合もある．潜伏期間後，熱発作で発症し，発作の間隔は，四日熱で72時間毎，三日熱・卵形で48時間毎，熱帯熱では不定期で短い．マラリア媒介蚊は現在でも日本国内に生息している．明治から大正にかけてわが国でも多数の三日熱マラリア患者が認められていた．媒介蚊はシナハマダラカとされていたが，ヒト吸血嗜好性が高いオオツルハマダラカが重要な媒介蚊と考えられている[1]．

ハマダラカもコガタアカイエカも比較的自然が豊かなところに生息し，吸血源を探して家屋内に侵入する蚊である．マラリアと日脳の大きな違いは，マラリアには治療薬があること，日脳には治療薬がないがワクチンがあること，日脳ウイルスは国内で活動しているがマラリア原

虫は国内から駆逐されている点である．わが国におけるハマダラカの生息密度は第二次世界大戦前と比べて相当低くなっており，現在の生活水準が保たれれば，今後温暖化が進行したとしても，わが国でマラリアが流行する可能性は低い．日脳はウイルスが夏季には国内で活動し，年間数人であるが患者が報告されており，ワクチン接種プログラムは継続する必要がある．

節足動物媒介性ウイルス感染症の病態

1 急性発熱発疹性疾患

ヤブカが媒介する三大ウイルス感染症として，デング熱，チクングニア熱，ジカ熱があげられる．いずれも発熱，発疹をきたし臨床症状は類似するため，実験室診断（病原体検査，血清学的検査）で鑑別診断する必要がある．

デング熱は，発熱・発疹・骨関節痛を3主徴とするが，発熱は38℃以上の高熱であることが多い．発疹はやや軽快する兆しを呈する頃に出現することが多い．下痢や嘔吐，肝腫大，リンパ節腫脹，結膜充血，肝機能障害をきたすこともある．デング熱は非致死性の熱性疾患であるが，時に重症化し死に至ることがある．デングウイルスには4つの血清型があり，再感染がある．この再感染時に重症化することが多い．デング出血熱，ショック症候群以外の肝機能不全，臓器障害などの重症病態を含めた「重症型デング熱」の概念が世界保健機関により提唱されている[2]．

チクングニア熱は発症すると発熱，全身倦怠，関節痛，関節炎，発疹，リンパ節腫脹，頭痛，筋肉痛などを呈する．ほとんどの症状は3～10日で消失するが，関節炎は数週間から数か月持続する場合あるいは再燃する場合がある．この関節炎は特に指関節，手根関節，趾関節，足関節に多発し，激しい関節痛および多発性腱滑膜炎を伴う．炎症が遷延化すると慢性末梢性リウマチ様の関節変形をきたすこともある．

ジカ熱（ジカウイルス病）の臨床症状は，発疹，発熱，関節痛，結膜炎・結膜充血といったデング熱と類似するものであるが，症状は軽い．発熱がない場合もある．

2 脳炎を起こす疾患

フラビウイルス科フラビウイルス属のウイルスで脳炎を起こすウイルスは，日本脳炎ウイルス血清型群とダニ媒介性脳炎ウイルスに分類される．日本脳炎ウイルス血清型群のウイルスとしては，世界的には日脳とウエストナイル熱・脳炎が流行している．また，北海道道南地方にはダニ媒介性脳炎ウイルス（ロシア春夏脳炎）が浸淫しており，1993年と2016年に患者が報告されている[3]．ウエストナイル脳炎，ダニ媒介性脳炎は日脳と類似の病態を呈する．ウエストナイル熱の場合は発熱，頭痛，背部痛，筋肉痛，食欲不振，めまい感，倦怠感などの症状が3～6日間続く．約半数で発疹が胸部，背部，上肢に認められ，またリンパ節腫脹も認められる．これらの脳炎も臨床的に鑑別は困難であり，実験室診断が必要である．

おわりに

蚊やダニといった節足動物が媒介する感染症は，地球温暖化という環境変化が節足動物の活動を活発化させる一因とはなる．しかし，それ以外にたとえば媒介蚊が都市部に生息する感染症は，都市の人口増加や基盤整備なども重要な要因となる．また，家の中に入ってくる蚊に関しては住宅構造の変化も要因となる．それぞれの感染症の媒介生物と病原体の性質も詳細に解析し，媒介生物に対する対策が必要である．

文　献

1) 髙崎智彦，小林睦生：蚊媒介感染症—ヤブカが媒介するウイルス感染症を中心に—．獣医公衆衛生研究 19-2:15-20, 2017.
2) World Health Organization: *Dengue: Guidelines for Diagnosis, Treatment, Prevention and Control*. Geneva, World Health Organization, 2009.
3) 竹澤周子，佐藤達朗，水谷保幸，他：ロシア春夏脳炎の一例．神経内科 1995; 43: 251-155.

B 地球環境変化による健康リスク

地球温暖化③
—水・食料媒介感染症

砂川富正

　地球温暖化に伴い，ヒトの健康に対して直接及ぼされる影響として，教科書的には代表的な例が以下のようにあげられている[1]．
- 大気の汚染に関連する疾病の増加
- 極端な気候による傷害，死亡，疾病の増加
- 水系疾病の増加
- 食品媒介疾病の増加
- 昆虫媒介疾病の増加
- 高温に関連する疾病および死亡の増加
- 低温に関連する死亡の減少

　これらのうち，低温に関連する死亡の減少以外はすべて悪い方向への影響である．気候変動による昆虫媒介感染症増加のリスクはわかりやすいところであり，温暖化により昆虫媒介感染症の感染地域拡大や感染伝播が可能な期間が長期化するなどの影響が予想される．ほかに感染症に関係するところとして，地球規模で考えると水系感染症や食品媒介感染症が気温の上昇に伴って増加することが懸念されてきた．これは気温の上昇とともに，特に細菌，アメーバなどの病原体が増加しやすくなるためである．汚染された水が原因で生じる下痢などの水媒介感染症には，温度，湿度，降水，水源の汚染状況など，複数の要因が関連している（図1）[2]．途上国を中心に，世界では安全でない水が常に大きな問題となっており，世界保健機関（WHO）による

と，2015年には世界的に少なくとも約18億人が糞便で汚染された飲料水源を利用しており，下痢症により約84万人の死亡が引き起こされていると推定されている[3]．下痢症は途上国における5歳未満の子どもの最大の死亡原因となっている現状がすでにあるが，上下水道などの給水・衛生設備の普及により減少する．一方，気温などの気象要因とも強く関連しており（図1）[2]，今後の気温上昇に伴い安全ではない水への曝露がさらに増加すると，乳幼児や妊婦でより影響が大きいと考えられる．太平洋赤道域の日付変更線付近から南米のペルー沿岸にかけての広い海域で海面水温が平年に比べて高くなり，その状態が1年程度続くエルニーニョ現象が発生すると，1℃の気温上昇に伴い10歳未

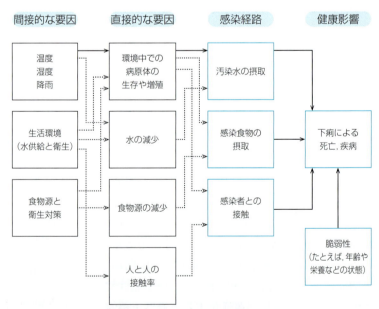

図1 温暖化の人の健康への影響（水媒介感染症）
（環境省ウェブサイト：地球温暖化と感染症—今，何がわかっているのか？—．環境省，2008）

満の子どもの下痢による入院が8％増加する状況が1997年から1998年にかけてペルーで観察されたとの報告もある[4]．今後の温暖化の進行により水資源の供給に困難が生じると，安全な飲料水はさらに減り，水媒介感染症が増加する可能性が考えられる（図1）[2]．WHOは，2025年には世界人口の約半数が，おもに水の供給不足によるストレスを被る地域に住むと予想している[3]．

感染症発生動向調査における気候変動と感染症発生に関する監視

国内における感染症の監視や対策は，「感染症の予防及び感染症の患者に対する医療に関する法律」（以下，感染症法）に規定されている．この法律の目的は，感染症の予防，およびその蔓延の防止であり，手段の1つである「感染症発生動向の把握，公表」には気候変動に伴う感染症発生動向変化の監視を今後明確に含めていくべきかもしれない．水系感染が重要な感染経路となる感染症の種類として，WHOファクトシートでは腸チフス，コレラ，レプトスピラ症，A型肝炎があげられている[5]．これらのうち，わが国の感染症法上第4類感染症として，すべてのヒト患者の報告が必須であるレプトスピラ症に注目したい．

レプトスピラ症は，病原性レプトスピラによる，多様な症状を示す急性の人獣共通感染症である．病原性レプトスピラを腎臓に保有しているネズミ，イヌ，ウシ，ウマ，ブタ，マングースなどの尿で汚染された下水や河川，泥などにより，ヒトは経皮的に，時には汚染された飲食物の摂取により経口的に感染する．ヒトでは高熱，黄疸，筋肉痛・関節痛・結膜充血などを主症状とし，重症になると出血，

腎機能障害などの症状が現れ，死に至ることもある．感染のリスク要因として，汚染された淡水への曝露は重要であり，熱帯に位置するフィリピンでは雨季，特に台風後の洪水がアウトブレイクの発生リスクの1つである[6]．

国内では推定感染地としては沖縄県が半数以上を占めることから，沖縄県におけるヒトのレプトスピラ症の報告と降水量（主要な感染地域とされる沖縄本島北部の名護市および西表島）の推移を図2[7, 8]に示す．2014年，2016年と多くの患者が報告されているが，そのような年に特に多い降水量を認めているわけではなく，むしろ渇水の年もある．しかし，さらに局地的な降水量をみるべきかもしれない．あるいは降水量よりも，沖縄県では近年は河川でのレジャー・労働による推定曝露が約8割を占めていることに注目し[9]，分母となる観光客や観光業者の増加による影響を分析するべきかもしれない．さらには，患者発生動向はほかに野生動物の分布や保菌状況にも影響を受けているかもしれない．気象変動と感染症の動向の相関は非常に複雑なようである．

多方面の研究の必要性

公衆衛生インフラおよびサーベイランスシステムが整備された先進国であっても，大雨など

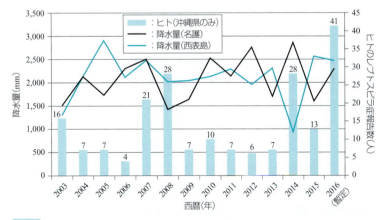

図2　沖縄県におけるヒトのレプトスピラ症の報告と降水量（沖縄本島北部：名護市，西表島）の推移

［国立感染症研究所ウェブサイト：*IASR* 2016; 37: 103-105／沖縄県記者発表：レプトスピラ症の集団発生事例について（平成28年9月28日）より作成］

の異常気象の発生と水系感染症アウトブレイクの発生とは高い相関があるとの主張は以前よりあった．1948年から1994年の期間に対する後方視的分析では，過去45年間に，米国におけるすべての水媒介感染症アウトブレイクの68％が極端な降水事象（extreme precipitation）に続き，正常の80パーセンタイルを上回って発生していたとの分析がなされている[10]．すなわち，先進国においても，極端な気象を中心とした地球温暖化に伴う気候の影響により，水系感染症アウトブレイクが増加しうる状況を示唆するとも考えられる．

気をつけなければならない点としては，前述のように極端な降水事象や気温変化の頻度を増加させると考えられる地球温暖化と水による感染症への影響に関する研究はグローバルな視点で公衆衛生研究の優先事項でありながら，未だ不十分である点である．

2001年1月から2013年12月の間に英語で発表された研究論文（北米とアジアを中心とする24の論文）に対して行われた文献レビューの結果はそのことを如実に示していると思われる[11]．このレビューでは，4つの論文では水系感染症のアウトブレイクが調査単位の対象となり，残りの論文では水媒介感染症の症例数が使用されていたという違いがあった．研究の大部分では降水量の増加と感染症の発生との間に正の相関があることが確認されていたが，この関連性が証明されていない論文も複数あり，逆に降水量が減少することと感染症発生の関連性が指摘されていたものもあった．この結果は，降水量または温度により促進される感染伝播と水媒介感染症発生との複雑な関係を強調している．このレビューにおいては，特定の微生物の種類，地理的地域，季節，給水の種類，水源または水処理などの潜在的な効果修飾因子（effect modifier）を調べることが重要だと強調されている[11]．この示唆は，気候変動の負の影響を最小限に抑えるための必要な分野を特定するために，多様な要因に関する丁寧な研究の実施が，チャレンジであるが最も重要であることを示している．

文　献

1) World Health Organization: *Global Climate Change and Child Health*. WHO Training package for the health sector, 2009.
2) 環境省ウェブサイト：地球温暖化と感染症—今，何がわかっているのか？—．環境省，2008.
https://www.env.go.jp/earth/ondanka/pamph_infection/full.pdf
3) WHOウェブサイト：Drinking-water (Fact sheet Reviewed November 2016). http://www.who.int/mediacentre/factsheets/fs391/en/
4) Checkley W, Epstein LD, Gilman RH, *et al*: Effect of El Niño and ambient temperature on hospital admissions for diarrhoeal diseases in Peruvian children. *Lancet* 2006; 355:442-450.
5) Humanitarian Health Action: WHO. Flooding and communicable diseases fact sheet. Risk assessment and preventive measures.
http://www.who.int/hac/techguidance/ems/flood_cds/en/
6) 鈴木　基，齊藤信夫，北庄司絵美，他：フィリピンにおけるレプトスピラ症の臨床像と治療．*IASR* 2016; 37: 110-111.
http://www.nih.go.jp/niid/ja/allarticles/surveillance/2345-iasr/related-articles/related-articles-436/6526-436r05.html
7) 沖縄県記者発表：レプトスピラ症の集団発生事例について（平成28年9月28日）.
http://www.pref.okinawa.jp/site/hoken/eiken/kikaku/kansenjouhou/documents/160928lepto.pdf
8) 気象庁ウェブサイト：過去の気象データ検索.
http://www.data.jma.go.jp/obd/stats/etrn/index.php
9) 喜屋武向子，柿田徹也，加藤峰史，他：沖縄県におけるレプトスピラ症患者の発生状況，2008〜2015．*IASR* 2016; 37: 105-106.
http://www.nih.go.jp/niid/ja/allarticles/surveillance/2345-iasr/related-articles/related-articles-436/6519-436r01.html
10) Curriero F, Patz JA, Rose JR, *et al*: The association between extreme precipitation and waterborne disease outbreaks in the United States, 1948-1994. *Am J Public Health* 2001; 91: 1194-1199.
11) Guzman Herrador BR, de Blasio BF, MacDonald E, *et al*: A Analytical studies assessing the association between extreme precipitation or temperature and drinking water-related waterborne infections: a review. *Environ Health* 2015; 14: 29.

地球温暖化④
―暑熱による超過死亡

本田　靖

熱波について

「熱波」とは，通常，気温の高い日が続くことを意味する．しかし後述するように，暑くない日に挟まれて1日だけ暑い日があっても，その影響は連続した暑い日のうちの1日と影響とあまり変わらないと考えられている．少なくとも，孤立した暑い日の影響をことさら無視することに意味はないので，本項では，熱波ではなく，「暑熱」による死亡影響を対象とした．

暑熱による超過死亡の評価

通常，暑熱による死亡といえば，熱中症を考える．しかし，たとえば，ある人の冠動脈が狭くなっており，気温が高くなったのに十分な飲水をしなかったことで，通常の人であれば問題ない程度の脱水で心筋梗塞を起こしたとする．そのような場合，心筋梗塞として死亡届が提出される．しかし，その日の気温が低ければ，脱水も起こらず，死亡することもなかったと考えられるので，疫学的には高気温を原因の1つと考える．死亡診断書には様々な死因が記載されているが，上記のように暑熱が原因の1つと考えられる熱関連死亡を捉えるために，筆者らは，死因にこだわらず，すべての死亡データを用いて，日別に気温と死亡との関連を観察した．もちろん，死因は暑熱だけでないため，気温が高くても死亡数が少ない日もあるが，非線形回帰分析を行えば，平均的な状況としての回帰曲線が得られる．図1は，例として1972年の東京都のデータを用いた日最高気温と総死亡数との関連を示している．約27℃で死亡数が最低となるので，この気温を「至適気温」と呼ぶ．気温

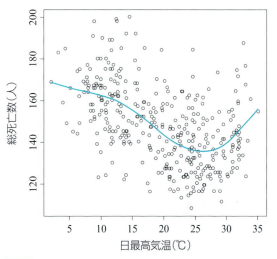

図1　日最高気温と総死亡数との関連
東京，1972年．

が至適気温を超えると死亡数は多くなる．その死亡数と至適気温における死亡数との差を「超過死亡数」と定義する．

なお，ある日気温が高かった場合，もちろんその日の超過死亡数が最も多いが，次の日以降にも影響が持ち越される．最近では，気温と，その持ち越し効果の二次元について非線形のリスクを評価するという，distributed lag non-linear models が用いられることが多い．1972年から2012年までの東京において総死亡を評価したものが図2である．筆者らのリスク評価では，これら持ち越し効果を合計したリスク関数を用いた[1]．

疫学研究から将来予測へ

疫学の授業では，無作為割り付けを行うことが可能な実験研究と，無作為割り付けできない観察研究の違いを学び，観察研究では偏りや交絡因子(研究対象である因子のリスク推定値を

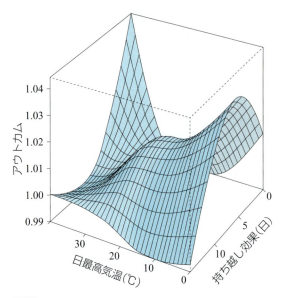

図2 日最高気温とその持ち越し効果のリスク
東京，1972〜2012年．

攪乱する第三の因子）の制御の重要性が強調される．疫学研究者として，気温と死亡との関連を評価する場合には，当然ながら交絡因子として他の環境要因，湿度や大気汚染などとともに，性，年齢，その他生活環境を考慮する必要がある．それらの要因を考慮していない研究は，疫学研究としての評価が低くなる．

一方で，地球温暖化の影響は全球に及ぶため，全球としてどの程度の影響があるのかという将来予測を行うことが対策に不可欠である．この観点から，気温によるリスク評価モデルは，全球に適用可能でなくてはならない．各種統計が整備されている日本，米国などの先進国では多くの変数を用いて精緻なモデルを構築することができるが，途上国などでは，死因は言うに及ばず年齢別の死亡率さえ疑わしい場合があるため，精緻なモデルは全球予測に用いることができない．ここに非常に大きなチャレンジが存在する．

通常の疫学研究では対処できない問題を，ではどう扱えばよいのか？　逆説的ではあるが，やはりそれは疫学の手法を駆使することに尽きる．実際，これまでの疫学研究では，交絡因子が多数制御されているとはいうものの，すべてが制御されているわけではない．交絡因子のう

ち，情報が得られて，かつ影響の大きいもののみが制御されているのである．温暖化の将来予測においては，多少の誤差は容認して，影響の大きくない要因をなるべく削って，途上国でも適用可能な，より簡素なモデルを作成すればよいのだ，ということになる．

気温と死亡の関連―地域差

より簡素なモデルがよい，といっても，途上国でも制御でき，かつ制御しないと大きな問題となる因子は，もちろん考慮に入れる．第一に，国，あるいは地域毎に人口規模が異なる．そのため，死亡数を指標にした気温と死亡のモデルを単純には適用できないため，至適気温での死亡数を基準として，相対的なリスクを計算することになる．

第二に，至適気温について，多くの研究から，寒冷な地域は低く，温暖な地域は高いことが知られていた．しかし，単純な指標，たとえば30年間の平均気温といった気候の指標では，図3に示すように問題があった．筆者らは，韓国，台湾の研究者とともに共同研究を行い，日最高気温の84パーセンタイルにあたる気温（たとえば，年間の365日分の日最高気温で，

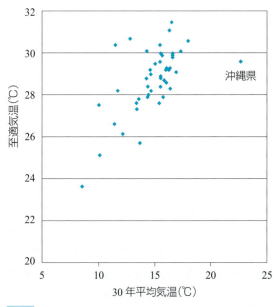

図3 30年間の平均的な気温と至適気温との関連

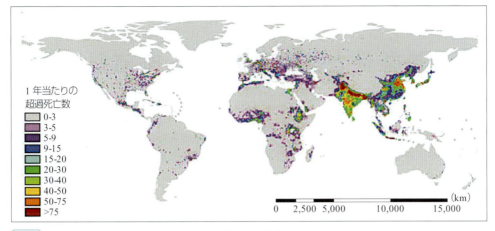

図4 2050年における65歳以上の熱関連超過死亡数
0.5°グリッド毎の死亡数を示す．
[Honda Y, et al: Chapter 2 Heat-related mortality. In: Kovats S, et al (eds). Quantitative risk assessment of the effects of climate change on selected causes of death, 2030s and 2050s. World Health Organization, 2014: 17-25 より改変]

低いほうから306番目あたりの気温）で至適気温を推定できることを示すことができた[1]．これによって，日最高気温の将来予測から，簡単にそれぞれの地域の至適気温を推定することが可能となった．

熱関連超過死亡数の将来予測

上記の知見を用いて，筆者らは，世界保健機関（WHO）の温暖化による健康影響評価報告書のうち，熱関連超過死亡について報告した[2]．将来の温暖化レベルは，温室効果ガス排出の程度によるので，そのシナリオとして，バランスよくエネルギーを使って高度な経済発展を遂げるという，SRES A1B シナリオで推移した場合の気温と，年次死亡数の将来推計値を用いて熱関連超過死亡数を予測した．図4がその一例で，2050年における65歳以上の超過死亡数を示している．中国やインドで超過死亡数が多くなっているが，その理由の1つはこれらの国で人口が多いことである．

なお，上記WHOの報告書では，食糧不足による低栄養，マラリア，デング熱，下痢性疾患，沿岸洪水による死者数が温暖化でどの程度増加するかも推定されているが，これらの死因による死亡が途上国で多く，洪水の死亡者以外は若年者に集中しているのに対し，熱関連超過死亡数は，高齢者に集中しており，わが国を含む先進国でも多いという際だった特徴をもっている．

おわりに

上記の研究を行った時点では，フィリピンなどのように年較差が非常に小さい熱帯地域での研究がほとんどなく，検討可能な国も少なかった．しかし，その後，熱帯地域でも熱関連死亡は起こることが明らかになり，国際的な共同研究によって，多くの地域で類似の傾向を示すことが明らかになってきた[3]．

文献

1) Honda Y, Kondo M, McGregor G, et al: Heat-related mortality risk model for climate change impact projection. Environ Health Prevent Med 2014; 19: 56-63.
2) Honda Y, Kondo M, McGregor G, et al: Chapter 2 Heat-related mortality. In: Kovats S, Hales S and Lloyd S eds. Quantitative risk assessment of the effects of climate change on selected causes of death, 2030s and 2050s. World Health Organization, 2014: 17-25.
3) Gasparrini A, Guo Y, Hashizume M, et al: Mortality risk attributable to high and low ambient temperature: A multi-country study. Lancet 2015; 386: 369-375.

コラム

温熱条件と熱中症による搬送リスク

小泉昭夫

地球温暖化

1890年以降，地球の温暖化が進行しつつある．そこで，1961年から2010年の平均値を基準としてトレンドをみると，1890年から1960年まではマイナスに振れ，2010年以降はプラスに振れ，2020年にはほぼ0.5℃高くなることが予想される．地球温暖化により熱波が発生しやすくなり，わが国でも熱中症が問題となっている．

熱波

熱波の定義は，通常は湿球黒球温度(wet bulb globe temperature; WBGT)で表現される．WBGTは，Yaglouに起源をたどることができるが，単位は「セルシウス度(℃)」で表され，湿度，日射と輻射，気温の3つを考慮し人体の熱平衡に注目した指標である．31℃以上で危険，28～31℃で厳重警戒，25～28℃で警戒，25℃未満を安全と見込んで注意領域とする．

図1aは，2015年7月におけるWBGTが28℃以上を示した全国の都道府県の数と全国での救急搬送者の推移をみたものであるが，両者は強い相関があり(図1b)，全国のほぼ半数の都道府県所在地のWBGTが警戒閾値を超えると，全国でおよそ60名の熱中症患者が搬送されると予想される．

温熱負荷に対する個体差を感受性素因の観点から解説

総務省のデータによると，2015年5月から9月までの間に約5万5千人の熱中症患者が搬送された．特に，WBGTが警戒域を超える7月下旬から8月第1週にかけて，約2万人の患者が搬送された．搬送患者の45.2％が高齢者であり，感受性素因の観点からも高齢者の熱中症は重篤化しやすく注意が必要である．

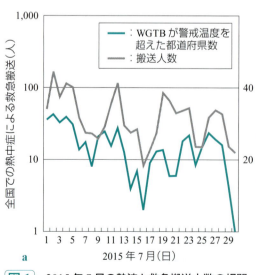

a

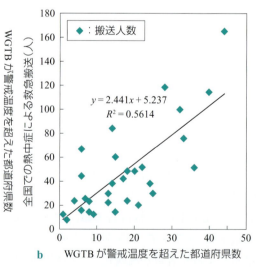

b

図1 2015年7月の熱波と救急搬送人数の相関

越境汚染物質① ― PM$_{2.5}$

渡部仁成・倉井　淳

越境汚染物質，PM$_{2.5}$による健康影響が注目されるようになった背景

　今日のように，多くの人がPM$_{2.5}$（粒径2.5 μm以下の粒子状物質）を知るようになった契機は，2013年に中国北京で発生した大規模かつ深刻な大気汚染をメディアが大きく取り上げて以降である．それ以前の2000年代は，黄砂による健康影響が報告されるようになったことから，黄砂に関する報道が多かった．大陸を起源とする黄砂がわが国に飛来し，健康に影響を与えることから，隣国で発生した大規模なPM$_{2.5}$が偏西風の風下である日本に到達し，同様に健康に影響を及ぼすのではないかと懸念することは当然のことであったと思われる．また，2013年の当時に，世界的にはPM$_{2.5}$の健康リスクは確立されており，そのことがわが国での PM$_{2.5}$への関心をより一層高めたことはいうまでもない．

越境汚染物質としてのPM$_{2.5}$とその動向

　越境汚染によるPM$_{2.5}$の健康影響を考えるうえで，本当に大陸からPM$_{2.5}$が流入しているか否か明らかにすることがまず必要である．2013年1月から2月にかけて日本各地において観測されたPM$_{2.5}$の高濃度現象と越境大気汚染との関連について，国立環境研究所から検討結果が公表されている．この検討では，西日本で広域的に高濃度のPM$_{2.5}$が観測されたこと，九州西端の離島においても高濃度のPM$_{2.5}$が観測されたこと，東アジアスケールの大気シミュレーションの結果によって北東アジアにおける広域的なPM$_{2.5}$汚染の一部が日本にも及んでいること，こうした結果をもって，大陸のPM$_{2.5}$がわ

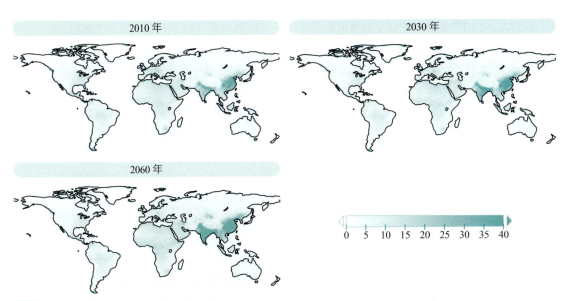

図1　人為的起源のPM$_{2.5}$濃度推移予測（μg/m^3）
（OECD: OECD POLICY HIGHLIGHTS The economic consequences of outdoor air pollution. OECD Publishing, 2016）

が国に流入している可能性が示されている．また，大気汚染物質の起源を検討する方法として鉛(Pb)/亜鉛(Zn)比が有用であることが報告されており，大陸からの大気汚染物質のわが国への流入があることが示唆されている．このようないくつかの検討からは，大陸で発生した $PM_{2.5}$ が長距離輸送の結果，特に西日本を中心に，わが国へ流入してくる可能性は高いと考えられる．

多くの国や地域で $PM_{2.5}$ の環境基準を達成できておらず，特に南アジアと東アジアでは非常に濃度が高い状況にある(図1)[1]．経済協力開発機構(Organization for Economic Co-operation and Development; OECD)は，今後も改善ではなく，むしろ世界的に $PM_{2.5}$ 濃度が上昇すると予測しており，とりわけ中国，インドでその傾向が顕著であるとしている．中国の $PM_{2.5}$ 濃度はわずかずつであるが改善しているものの，今後も2013年のような $PM_{2.5}$ の高濃度現象が発生することが懸念される．

越境汚染に起因する $PM_{2.5}$ の健康影響

わが国における $PM_{2.5}$ の健康リスクに関して，疫学調査，臨床研究の知見はきわめて乏しいのが実情である．また，現在のところ越境してくる $PM_{2.5}$ と国内起源の $PM_{2.5}$ を区別して定量することはできない．最近になり，大陸からの $PM_{2.5}$ の流入について，衛星を利用し様々な観測やシミュレーションが試みられ，多くの情報が提供されるようになった．しかし，$PM_{2.5}$ が越境している日を決定できるには至っていない．このような実情であり，現在のところ，越境汚染に起因する $PM_{2.5}$ がわが国の健康にどのように影響しているのかについて記述できることはきわめて限られる．

Yamazakiら[2]は，中国北京で大規模な大気汚染が発生した2013年1月に姫路市で $PM_{2.5}$ の喘息発作への影響を検討している．この期間には $PM_{2.5}$ がわが国に流入していたと考えられるが，$PM_{2.5}$ の濃度上昇と喘息発作による受診頻度に有意な関係は確認されなかった．OECDは，自然死以外の死亡に与える $PM_{2.5}$ の今後のリスクを発表し，中国，インドでの急速な増加を予測している．日本と韓国での増加にも言及しており，この原因に中国での大気汚染悪化があげられる．OECDの予測からは，越境してくる $PM_{2.5}$ はわが国にとって重大な健康リスクであると考えられる．

$PM_{2.5}$ への短期曝露と死亡率，入院の関連について，疾患と年齢を分類し，110の研究調査についてメタ解析が実施されている．このメタ解析では，循環器疾患，虚血性心疾患の死亡，入院はいずれも $PM_{2.5}$ と関連していた．この報告のように，$PM_{2.5}$ や PM_{10} などの粒子状物質が循環器疾患や発がんに関連することは世界的には確立した感がある．一方，わが国で実施されたNIPPON DATA80，NIPPON DATA 90では，粒子状物質と循環器疾患との因果関係を必ずしも証明できておらず，海外調査報告との間に乖離がある．喘息あるいは喘息様症状をもつ子どもへの，PM_{10} の短期曝露影響について36の研究についてメタ解析が報告されている．この報告の興味深い点は，PM_{10} の影響が夏でより高くなること，さらに欧州の研究を除くと関連が高くなることなど，国や地域，季節によって結果に差異がみられることである．

筆者らは，401名の小学校児童を対象に2012年4月から5月，2013年の3月から5月に毎日呼吸機能測定を行い，$PM_{2.5}$ への短期曝露が児童の呼吸機能に与える影響について検討した．2012年の調査では $PM_{2.5}$ の濃度上昇に伴い統計学的に有意に呼吸機能が低下していたが，2013年の調査では関連を認めず，同一の症例で調査を行ったにもかかわらず $PM_{2.5}$ の影響に差異が確認された．このように $PM_{2.5}$ や PM_{10} の健康影響調査の結果に乖離が生じる原因の1つに組成の違いがあげられる．事実，世界保健機構(WHO)も，$PM_{2.5}$ などの大気汚染物質の毒性は発生源により異なり，健康影響が強い発生源を特定する必要があるとしている．

したがって，越境汚染に起因するPM$_{2.5}$の健康影響について評価を行う際には，わが国に起因するPM$_{2.5}$と大陸から越境してくるPM$_{2.5}$について，組成の違いや組成に基づいたヒトへの毒性差についても考慮する必要があると思われる．

筆者らは，PM$_{2.5}$などの粒子状物質のヒトへの毒性が組成によって異なるか検討した．PM$_{2.5}$などの粒子状物質が，ヒトの健康に影響を与える主要なメカニズムとして，①DNA損傷，②酸化ストレスの亢進，③炎症性サイトカインの産生亢進，などによることが報告されている．PM$_{2.5}$などの粒子状物質の炎症への影響を検討する場合には，インターロイキン（IL）-6，IL-8，腫瘍壊死因子（TNF）-αが評価されることが多い[3]．この3つのサイトカインのうち，実際にヒトが大気汚染物質の曝露を受けた場合に気管支，肺内で上昇することが報告されているのはIL-8である．PM$_{2.5}$はきわめて微量であるために，PM$_{2.5}$を含むPM$_{10}$を24時間毎に捕集し，捕集したPM$_{10}$でヒト由来単球を刺激培養し，培養上清中のIL-8濃度をELISA法により測定した．得られたIL-8濃度を，その日のPM$_{10}$の炎症誘導能とした．2015年2月に24時間毎にPM$_{10}$の捕集を行い，同時期に399名の小学校児童を対象に毎日呼吸機能測定を実施した．この調査では，PM$_{10}$，PM$_{2.5}$の濃度上昇により呼吸機能は低下傾向を示すものの，有意な低下は確認されなかった．これに対して，IL-8濃度の上昇に伴い呼吸機能は有意に低下していた．この結果からは，PM$_{2.5}$やPM$_{10}$の呼吸器官への影響は単に曝露量だけが重要なのではなく，組成に基づいてどの程度の炎症惹起能をもつかがより重要であることが示唆された．

この結果に基づき，越境大気汚染がわが国のPM$_{2.5}$の炎症誘導能を増強させるかを検討した．中国で大規模なスモッグが発生した2013年2月に鳥取県で捕集したPM$_{2.5}$と，中国で大規模なスモッグが少なく，大気汚染の衛星データを参考にして越境大気汚染が少なかったと考えられる2013年6月に捕集したPM$_{2.5}$について，同一量でヒト単球を刺激培養し，IL-8の転写活性を測定することで，IL-8の誘導能を比較した．この結果では，6月のPM$_{2.5}$に比較し2月のPM$_{2.5}$でIL-8の産生量は有意に高く（図2），越境大気汚染がある場合にわが国のPM$_{2.5}$の炎症誘導能が高くなることが示唆された．既述した2015年2月に評価したPM$_{10}$のIL-8産生に対する越境大気汚染への影響についても検討した．越境大気汚染が流入するときには，ガス状の大気汚染物質であるオゾン濃度がPM$_{2.5}$に先行して上昇し，夜間になっても低下が乏しいことが指摘されている．このことから，大陸からの「越境大気汚染日」は，①PM$_{2.5}$の上昇前にオゾン濃度の上昇がある，②夜間にもオゾン濃度が低下しない，③衛星データで大陸から山陰に大気汚染が移動していることが確認できる．以上①～③のすべてを満たす場合とした．この定義に基づいて，「越境大気汚染日」と「非越境大気汚染日」のPM$_{10}$によ

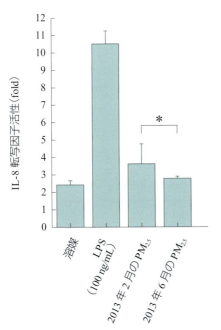

図2 PM$_{2.5}$によるIL-8産生

LPS：lipopolysaccharide．
PM$_{2.5}$を単球に400 μg/mL添加し，6時間刺激培養にIL-8の転写因子活性を測定し，IL-8誘導能を評価した．

るIL-8産生量を比較すると，IL-8は「越境大気汚染日」で有意に高い結果となった．「越境大気汚染日」の大気汚染物質について後方流線形解析により飛行ルートを解析すると，ほとんどは大陸の大気汚染が激しい地域を通過しており，通過していない日は少なかった．preliminaryな検討ではあるが，この結果からも大陸からの越境大気汚染はPM$_{2.5}$の炎症誘導能に影響を及ぼし，わが国でのPM$_{2.5}$の健康影響を増悪させる可能性が示唆された．

おわりに

2016年に，石炭燃焼によるPM$_{2.5}$は，他の発生源から生じるものより，虚血性心疾患発症に与える影響が強いことが報告された．石炭燃焼によるPM$_{2.5}$は中国での大気汚染の重要な原因の1つであり，PM$_{2.5}$がわが国に流入しているのであれば懸念される報告である．また，PM$_{2.5}$の健康影響で重要な点は，現在の環境基準を達成するような低濃度であっても，慢性的な曝露は発がんのリスクとなることである．越境してくるPM$_{2.5}$の健康影響を解明するには，第一にわが国のPM$_{2.5}$の健康影響の知見を増やす必要がある．次に，どのような組成のPM$_{2.5}$が，どの程度越境しているのか知る必要がある．このためには医師と様々な分野の専門家が共同で研究を進めていくことが望まれる．

文　献

1) OECD: OECD POLICY HIGHLIGHTS The economic consequences of outdoor air pollution. OECD Publishing, 2016.
2) Yamazaki S, Shima M, Yoda Y, *et al*: Association between PM2.5 and primary care visits due to asthma attack in Japan: relation to Beijing's air pollution episode in January 2013. *Environ Health Prev Med* 2014; 19: 172-176.
3) Mitschik S, Schierl R, Nowak D, *et al*: Effects of particulate matter on cytokine production in vitro: a comparative analysis of published studies. *Inhal Toxicol* 2008; 20: 399-414.

表1 わが国における黄砂曝露と入院、救急搬送、死亡との関連を解析した疫学研究

地域都市	研究期間(年)	対象者の年齢	疾患(アウトカム)	黄砂曝露による疾患の増加割合(%)(95%信頼区間)	黄砂日の定義または黄砂曝露指標	論文
富山	2005-2009	1〜15歳	喘息(入院)	88 (4-241) (当日) 71 (18-148) (前日)	日平均ライダー黄砂消散係数(上空1 km未満平均)が0.1/km(100 μg/m³)以上 *1	Kanatani, et al: Am J Respir Crit Care Med 2010; 182: 1475-1481.
福岡	2001-2007	12歳以下	喘息(入院)	21 (−5.2-54.8) (当日)	気象庁の発表による黄砂日 *1	Ueda, et al: Environ Health Prev Med 2010; 15: 350-357.
福岡	1999-2010	20歳以上	脳梗塞(入院)	全脳梗塞 7 (−7-23) アテローム血栓性脳梗塞 44 (8-91) (いずれも 0〜1日前)	気象庁の発表による黄砂日 *1	Kamouchi, et al: Stroke 2012; 43: 3085-3087.
福岡	2003-2010	20歳以上	急性心筋梗塞(入院)	33 (4-69) (4日前)	気象庁の発表による黄砂日 *1	Matsukawa, et al: Circ Cardiovasc Qual Outcomes 2014; 7: 743-748.
北海道, 宮城, 茨城, 新潟, 富山, 島根, 長崎	2005-2008	全年齢	病院外心停止(ワンタイムデータ)	7.8 (−3.2-20.1) (1日前)	1) 日最大ライダー黄砂消散係数(上空1 km未満平均)が0.05/km以上 2) 日最大 SPM が50 μg/m³以上 3) 毎時黄砂消散係数とSPMの相関が一定値以上 *1	Nakamura, et al: J Epidemiol 2015; 25: 289-296.
長崎	2003-2007	全年齢	循環器・呼吸器疾患(救急搬送)	全疾患 12.1 (2.3-22.9) 循環器疾患 20.8 (3.5-40.9) 呼吸器疾患 10.3 (−11.5-37.5) (いずれも 0〜3日前)	日平均ライダー黄砂消散係数(上空120〜900 m平均)が0.105/km以上 *1	Ueda, et al: Inhal Toxicol 2012; 24: 858-867.
岡山	2006-2010	65歳以上	循環器・呼吸器疾患(救急搬送)	全疾患 0.9 (0.2-1.7) 心血管疾患 1.6 (0.1-3.2) 脳血管疾患 2.8 (0.7-4.9) 肺疾患 0.5 (−1.4-2.5) (いずれも当日、黄砂消散係数の四分位増加当たり)	ライダー黄砂消散係数の連続値を黄砂曝露指標として使用	Kashima, et al: J Occup Environ Med 2014; 56: 1277-1283.
鳥取, 島根, 岡山, 広島, 山口	2005-2010	65歳以上	死亡	全死亡 0.1 (−0.1-0.3) 心疾患 0.6 (0.1-1.1) 脳血管疾患 0.0 (−0.6-0.6) 呼吸器疾患 0.3 (−0.2-0.9) (いずれも 0〜2日前、黄砂粒子10 μg/m³増加当たり)	日平均ライダー黄砂消散係数(上空120〜150 m平均)が0.1/km以上	Kashima, et al: Occup Environ Med 2012; 69: 908-915.
北九州	2001-2009	全年齢	死亡	全死亡 12.0 (−5.3-32.3) 循環器疾患 −5.1 (−16.3-7.5) 呼吸器疾患 18.8 (1.5-39.1) (いずれも 2日前)	気象庁の発表による黄砂日 *1	Lee, et al: Atmospheric Environment 2014; 89: 309-317.
長崎, 松江, 大阪, 東京	2005-2011	65歳以上	死亡	全死亡 0.3 (0.1-0.5) 循環器疾患 0.2 (−0.3-0.6) 心血管疾患 0.2 (−0.4-0.9) 呼吸器疾患 0.1 (−0.4-0.6) (いずれも当日、黄砂粒子10 μg/m³増加当たり、ソウルを含む要約推定値)	ライダー黄砂消散係数の連続値を黄砂曝露指標として使用	Kashima, et al: Atmospheric Environment 2016; 128: 20-27.

二次データを解析した国内の疫学研究。疾患増加率は論文中の代表的な推定値を抽出した。
*1:非黄砂日に対する黄砂日の疾患増加割合。SPM:浮遊粒子状物質、黄砂消散係数:ライダーで観測される光量の変化をもとにした非球形エアロゾル(黄砂)推定量の指標。黄砂消散係数 0.1/km が概ね黄砂粒子濃度 100 μg/m³ に相当すると考えられる。

て偏光レーザ光を発射し，非球形の黄砂エアロゾルと球形の大気汚染エアロゾルを区別して高度分布を定量的に評価できる装置で，黄砂曝露指標として有用と考えられている．ただし，実際の黄砂曝露時間や黄砂粒子濃度を考慮していない研究もあり，今後の課題である．また，黄砂の飛来経路や，輸送過程で通過する高度によって，人為起源の大気汚染エアロゾルの量や組成が異なることが知られており，飛来経路や高度により健康影響の大きさが異なることを示唆した報告もある．

おわりに

ここまで述べてきたように，近年わが国において黄砂の健康影響を示唆する研究報告が増えており，メカニズム解明のための実験研究とともに，化学組成の違いを考慮した影響評価，脆弱者集団の特定，曝露予防・軽減に資する疫学研究の実施が望まれる．

文 献

1) 橋爪真弘，上田佳代，西脇祐司，他: 黄砂の健康影響—疫学文献レビュー．日衛誌 2010; 65: 413-421.
2) Otani S, Onishi K, Mu H, *et al*: The relationship between skin symptoms and allergic reactions to Asian dust. *Int J Environ Res Public Health* 2012; 9: 4606-4614.
3) Watanabe M, Noma H, Kurai J, *et al*: Association between pulmonary function and daily levels of sand dust particles assessed by light detection and ranging in schoolchildren in western Japan: A panel study. *Allergol Int* 2016; 65: 56-61.

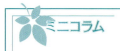

おもな地球環境条約

ラムサール条約 (1971 年)	特に水鳥の生息地として国際的に重要な湿地に関する条約で，湿地およびそこに生息，生育する動植物の保全を目的としている．
ロンドン条約 (1972 年)	海洋投棄による海洋汚染防止を目的とした条約で，本条約を改正強化した「1996 年議定書」で廃棄物の海洋投入処分が原則禁止された．
ワシントン条約 (1973 年)	野生動植物の国際的取引の規制により，絶滅のおそれがある野生動植物の種の保全を図ることを目的とした条約．
長距離越境大気汚染条約 (1979 年)	酸性雨等の越境大気汚染の防止対策を義務づけ，被害影響の状況の監視・評価，原因物質の排出削減対策などを定めた条約．
ウィーン条約 (1985 年)	オゾン層保護のための国際的枠組み条約．これを反映させた「モントリオール議定書」は特定フロンなどの全廃を定めている．
バーゼル条約 (1989 年)	有害廃棄物の国境を越える移動およびその処分の規制に関する国際的な枠組みと手続きを定めた条約．
気候変動枠組条約 (1992 年)	地球温暖化問題に関する国際連合枠組み条約．COP3 (第 3 回締約国会議) の「京都議定書」，COP21 の「パリ協定」などがある．
生物多様性条約 (1992 年)	生物の多様性の保全を目的とした条約．これを受けた「カルタヘナ議定書」は遺伝子組換え生物等の使用規制を定めている．
ストックホルム条約 (2001 年)	POPs (残留性有機汚染物質) の製造・使用の原則禁止に関する実施計画の策定を義務づけた条約．
水俣条約 (2013 年)	ヒトの健康と環境に及ぼす水銀のリスクを低減するため，水銀のライフサイクル全般についての包括的規制を定めた条約．

( ) 内は採択年．

(車谷典男)

C 流通後製品の残留・廃棄物による健康リスク

鉛

村田勝敬・前田恵理

ローマ帝国の衰退原因はローマに張り巡らされた水道管に起因する鉛中毒のせいだとする話は書物のなかに度々登場する．当時の葡萄酒やシロップを貯蔵した容器も鉛製であり，溶け込んだ鉛により流・死産や不妊もあったといわれる．また，1950年代の米国では密造酒造りが盛んに行われ，蒸留装置として自動車のラジエーターを使って作られたウイスキーを飲んだ農民が鉛脳症を発症した．この鉛に対し，世界保健機関（WHO）を含む国際機関や各国政府が法規制を強化するのは当然のことである．ただ，この規制値設定に際して，医学的側面を配慮せずに数理統計の正当性ばかりを強調して闇雲にゼロに近づけようとするなら，その姿勢に疑義を抱かざるをえなくなる．

本項では，鉛の毒性とリスク評価を概説する[1]．

鉛中毒の症状

Hippocratesは金属抽出を行っていた人の激しい疝痛発作を記述し，その原因が鉛であることを認めた最初の古代人とされる．Nicanderは紀元前2世紀に鉛による便秘，疝痛，顔面蒼白，筋麻痺を初めて記載し，またTanquerel des Planchesは1839年に鉛中毒に関する集大成を刊行した．わが国の鉛の使用は奈良時代よりとされるが，鉛中毒の報告は明治以降であり，含鉛白粉による役者の中毒（皮膚障害，貧血，疝痛）であった．そのほか，母親が使う白粉で乳児が脳膜炎症状を呈することも明らかになり，含鉛白粉は1935年に禁止された．1972年の労働安全衛生法の導入により，大規模事業場での鉛中毒の発生はないとされるが，中小の事業場で下垂手や鉛脳症を起こす事例があった．

小児の鉛曝露例として，わが国では1996年に7歳男児が釣用おもりを誤飲し，胃透視でおもりの存在が確認され，全身麻酔下で内視鏡的に摘出される事例があった．誤飲後約24時間の血中鉛濃度は38 μg/dL，誤飲後20日で15 μg/dLにまで低下したが，半年の経過期間に自覚症状や学業成績の変化は観察されなかった．また2006年，米国で小頭症および発達遅延のある4歳男児が嘔吐のため小児救急外来を受診し，制吐剤処置され帰宅した．2日後に腹痛・無力状態で救急外来を再度受診，入院2日目より興奮状態，呼吸困難，大脳浮腫が起こり，3日目（血中鉛濃度180 μg/dL）に脳死状態，4日目に死亡した．病理解剖の際，胃からハート型の飾り（靴に添付された鉛製ブレスレット）が摘出された．

日本と欧米の鉛認識の違い

鉛を含む工業製品（特定製品を除く）の輸入を欧州が全面禁止した2007年，米国では中国製玩具に鉛塗料が使用されていることが発覚し，大問題となった．わが国に輸入された同玩具に関するNHK報道は，「日本の輸入元業者は現在この玩具を回収中ですが，『少量なので子どもが舐めても健康問題は起こらない』と述べています」と短く伝えるのみであった．

1995年6月26日付けの朝日新聞に「ハクチョウは悲しからずや」という見出しがあった．猟銃用散弾に使われる鉛が環境中に散在し，それを啄んだ白鳥が鉛中毒に陥ったという．2001年5月8日付けの朝日新聞では，850万世帯で家庭用鉛製水道管が使用されているとのことで

あった．しかし，上述の鉛塗料玩具の報道から推察できるように，わが国では鉛中毒が公衆の問題として扱われることはほとんどなく，鉛毒性の認知度はきわめて低い．

オーストラリアの医学雑誌は20世紀初頭に「小児が塗料に触れると比較的低濃度の鉛でも危険である」と記していた．一方，壁や家具の表面に塗る鉛塗料を大量に生産販売していた米国 National Lead Company は，「鉛は近代生活に欠くことのできない有益な物質である」と1920年代に新聞広告で謳っていた．初めて公衆の問題となったのは，1943年12月，塗料に含まれる鉛により中毒になった小児例を扱ったByersとLordの論文を大衆誌 TIME が紹介したことによる．そのなかで，「鉛塗料に関する親の認識不足が家庭内の鉛塗料の使用を招き，小児の鉛中毒を誘発している」と記した．同社は1950年代までに鉛塗料が小児に有害であることを認めたが，自動車のアンチノッキング剤であるテトラエチル鉛（ガソリン添加物）を1996年まで販売していた（わが国では有鉛ガソリンを1975年に全廃）．

典型的な鉛中毒症状（蒼白，頭痛，放浪癖等）を示す3歳のラテン系アメリカ人少女を診察した Needleman は，その後，急性鉛中毒症状のない小児270名の血中鉛濃度が高くなるにつれ，学校の成績やIQが低下することを報告した．そのうちの132名を10年以上追跡すると，高校中退者の割合は7倍以上であり，成績が悪く，欠席日数が多く，読解障害をもつ者が多かった．2002年には，IQ低下，問題行動，学業不振などの持続的な有害影響は血中鉛濃度10 μg/dL以上の小児にみられることが報告された．Lanphearらは世界各地で行われた類似の研究を集めて分析し，最大血中鉛濃度が7.5 μg/dLを超える曝露を受けるとIQの低下を招くと発表した．さらに，6～10歳児の血中鉛濃度が5～10 μg/dLであっても，読解や数学推論の学力検査得点がそれぞれ7.8 ± 2.4点および6.9 ± 2.2点低下したと報告され，今日では小児領域で中枢神経影響の現れ始める濃度（臨界濃度）は5 μg/dL付近と考えられている．加えて，小児期のこの神経影響は一生涯残る可能性が高く，経済的損失も大きいので，「環境中鉛のさらなる低減を推進すべき」と米国小児保健医は述べている．このように，米国における鉛塗料玩具に対する過剰反応は，中国製品の輸入超過に対する反発ではなく，鉛の健康影響に関する研究成果に寄せる米国民の信頼が厚いことによると考えられた．

鉛の臨界濃度―リスク評価

ヒト生体内で有害影響が現れる臨界濃度を推定する方法として，無毒性量（no observed adverse effect level; NOAEL）ないし最小毒性量（lowest observed adverse effect level; LOAEL）法とベンチマークドース（benchmark dose; BMD）法がある．産業保健領域の鉛については LOAEL 法が用いられていた．すなわち，鉛作業者群と非曝露群の健康影響指標を比較し，有意差のみられた作業者群の平均血中鉛濃度のうち最も低い集団の値が臨界濃度とみなされた．その後，BMD法が開発され，2008年までに鉛の臨界濃度をBMD法で検討した疫学論文数は25編あった．この頃のBMD法（今日，「ハイブリッド型BMD法」と呼ぶ）は，非曝露集団の95％下限（あるいは上限）正常値をカットオフ値とし，そこから外れる人の割合を，当初の5％からさらに5％増加［ベンチマーク反応（benchmark response; BMR）］させる曝露濃度（BMD値）を数理統計学的に算出した（図1）[2]．

たとえば，非曝露集団のIQの95％下限値は75であり，それ以下は「精神運動発達遅滞」と呼ばれる．つまり，鉛曝露によってIQが75以下になる人の割合が計10％（図1のP$_0$＋BMRに相当）となる血中鉛濃度をBMD値（点推定値），その95％信頼区間（95％CI）の下限値を「ベンチマークドースレベル（benchmark dose level; BMDL）」と呼び，臨界濃度とみなす．図2[3]は神経生理ないし神経内分泌検査を鉛作

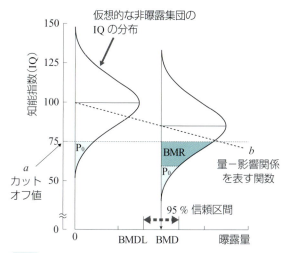

図1 BMD法の考え方

非曝露集団の健康影響指標（図左）の度数は正規分布形であり，この集団の異常者比率が P_0 (%)となる値 a をカットオフ値とする．健康影響指標(IQ)がある有害物質(鉛)の曝露量と依存関係にあるなら，曝露量の増加に伴い，度数分布は関数曲線 b に沿って右方移動する．この仮定下で，a 値を超える異常比率が P_0 から $P_0 + \mathrm{BMR}$ (%)になる曝露濃度をBMD値，その95％信頼下限値をBMDL値と定義する（P_0 は通常5％，BMRは異常増加率を指す）．
（村田勝敬，他: 産衛誌 2011; 53: 67-77）

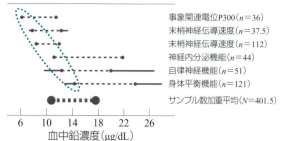

図2 ハイブリッド型BMD法で算出された臨界濃度

鉛作業者に神経影響を及ぼし始める鉛濃度（真値はBMDとBMDLの間に存在）．
（Murata K, *et al: J Occup Health* 2009; 51: 1-12）

業者に実施した研究データから計算したBMD値とBMDL値であり，最下段の大きな黒丸はサンプル数で重み付けして算出した平均値を表す．これより，神経影響が成人に現れる血中鉛濃度は10〜18 μg/dLの間に存在すると推定された．

新たなBMD法も開発され，異なる曝露量をもつ4群以上の集団のある健康影響指標の平均値（ないし反応率）を算出し，それらに最も適合する量−反応曲線を選択し，その曲線から算出される健康指標のバックグラウンド（0 μg/dLの仮想用量）値がBMR（0.1〜10％の値を採用）だけ変化させる曝露量をBMD値と定義した．たとえば，欧州食品安全機関（European Food Safety Authority; EFSA）は血中鉛濃度31.1 μg/dL以下の女性2,165名を4群に分けて鉛の血圧影響を検討し，BMD法で血圧1.2 mmHgの増加（BMR = 1％）をもたらす血中鉛濃度3.6 μg/dLを臨界濃度とした．同様に，フランス食品環境労働衛生安全庁（French Agency for Food, Environmental and. Occupational Health & Safety; ANSES）の評価書は，米国人14,778名中の慢性腎臓病（chronic kidney disease; CKD）の罹患率と，血中鉛およびカドミウム濃度との関係を検討した論文を用い，BMR = 10％としたBMD法から臨界血中鉛濃度を1.5 μg/dLと算出した．そのほか，血中鉛濃度10 μg/dL以下の米国人13,946名を3群に分けて解析し，3.63 μg/dL以上群の総死亡および虚血性心疾患死亡は1.93 μg/dL未満群と比べて有意に高かった（リスク比はそれぞれ1.25，1.89）とする報告もある．

リスク評価に関わる疑惑

有害のレッテルが貼られると，それを排斥しようとするのは世の常である．ゼロリスクを目指すことは最良の予防策といえるが，科学的根拠を歪曲してまでゼロリスクを目指すならば，逆に人類の新たな進歩・発展を阻害しかねない．すなわち，リスクコミュニケーションで求められるのは弁解（excuse）ではなく，論理的根拠（rationale）である．わが国の食品安全委員会には医学専門家が多いが，EFSAには医師が少ない．その結果，重要な攪乱因子（交絡因子）を見落としたり，統計を弄して臨界濃度が小さくなるようなBMRを選択しているかもしれない．前述のEFSAが算出した臨界濃度（BMDL）は，非曝露集団の平均収縮期血圧が

120 mmHgであるとき，集団全体の平均血圧を1.2 mmHg高くする血中鉛濃度を意味する．しかし，鉛による高血圧発症リスクではないので，医学的意味は曖昧である（事実，BMR＝1％では血圧測定の誤差範囲である）．ANSESの鉛評価書では腎臓に影響するカドミウムも喫煙も考慮したとしている．ただ，鉛もカドミウムも低濃度曝露であったことから，①両者の曝露源がたばこなら相関は高くなり，実はカドミウムの影響かもしれない，②肺がん研究では喫煙本数まで調べるが，単なる喫煙習慣の有無でよいのか等の疑問が湧く．それ以上に問題であるのは，③腎障害をもたらす無機水銀の影響を考慮していない点である．また，総死亡や虚血性心疾患死亡に対しては睡眠も影響しうる．5時間以下あるいは9時間以上の睡眠は7時間睡眠群に比べて冠状動脈性心疾患死亡のリスク比がそれぞれ1.57（95％CI 1.32-1.88）と1.79（同1.48-2.17）と高く，これらは睡眠時間の調べられていない集団から得られた鉛のリスク比と似通っている．

先進諸国の有害化学物質の環境レベルは近年急速に低下しており，その曝露レンジもきわめて狭くなっている．この場合，研究開始前に想定していない新たな交絡因子や偶然が関わってくる．それゆえ，サンプルサイズの大きさだけで因果関係を正当化しようとする論文に対しては批判的な吟味（critical appraisal）が求められる．さりとて遺伝的素因や飼育環境を均一にした実験動物の結果をヒトに適用するなら，紀元前から集積された貴重なヒト研究成果は海の藻屑と化す．むしろサンプルサイズがそれほど大きくなくても，過去の基準値（鉛では血中鉛濃度30 μg/dL）を含む低～高濃度曝露集団で外挿法ないしハイブリッド型BMD法により臨界濃度を推定したほうが，偶然の生起する確率は低くなろう．

おわりに

わが国ではほとんど話題に上らない鉛であるが，今日でも七宝焼製造に携わっている作業者の平均血中鉛濃度は50 μg/dL前後と高いことが知られている．古い橋梁や高速道路橋脚の防錆剤に含まれる酸化鉛は解体時に鉛蒸気や埃となって大気中に飛散しうる．国内の一部の電気製品には有鉛ハンダが，自動車バッテリーには鉛電極が，古い塩化ビニル管には安定剤のステアリン酸鉛が，トイレ・水道の蛇口には砲金（銅85％，亜鉛5％，鉛5％，錫5％の合金）が使われており，また安価な金属製アクセサリーには現在でも鋳造温度を下げるために鉛が含まれているという．日本産業衛生学会許容濃度等委員会は2013年に「ほとんどすべての労働者に健康上の悪い影響がみられないと判断される」生物学的許容値を血中鉛30 μg/dLから15 μg/dLに下方修正した．また，食品安全委員会鉛ワーキンググループ（2012年）は，有害影響を及ぼさない血中鉛濃度として，胎児および小児に加え，妊婦，授乳中の女性，妊娠可能な年齢層の女性で血中鉛濃度4 μg/dL以下，これらを除く一般成人で10 μg/dL以下と設定した．鉛の毒性とともに，日常生活の中で鉛が無縁といえない状況を再認識し，鉛規制値が今後どのように推移するのか注視していただきたい．

文献

1) 村田勝敬: 鉛のリスク評価と問題点. 学術の動向 2016; 21-9: 26-31.
2) 村田勝敬，苅田香苗，堀口兵剛，他: ベンチマークドース法の臨床的基準をもつ健康影響指標への適用. 産衛誌 2011; 53: 67-77.
3) Murata K, Iwata T, Dakeishi M, et al: Lead toxicity: does the critical level of lead resulting in adverse effects differ between adults and children? *J Occup Health* 2009; 51: 1-12.

C 流通後製品の残留・廃棄物による健康リスク

残留性有機汚染物質(POPs)①
―ストックホルム条約とわが国のPOPsの状況

小泉昭夫

本項では，本書の別項にあるダイオキシン類およびポリ塩化ビフェニル(PCB)を除く残留性有機汚染物質(POPs)について取り上げる．

ストックホルム条約とPOPs

2001年，世界各国は，過去のPCBやジクロロジフェニルトリクロロエタン(DDT)が長期環境に残留して(難分解性)，地球規模で土壌および海水等の水循環や大気循環などを介し離れた地域にも環境汚染を引き起こし(長距離移動性)，食物連鎖などによりヒトや野生生物の脂肪組織に蓄積した結果(生物蓄積性)，発がん性，催奇形性，生殖毒性(毒性)をもたらした経験から，こうした物質に共通した有害性をまとめて「残留性有機汚染物質(persistent organic pollutants; POPs)」と呼び，共同して規制に乗り出すことになった[残留性有機汚染物質に関するストックホルム条約(通称：ストックホルム条約，POPs条約)]としてまとめられ，ストックホルム条約の加盟国では，登録されたPOPsの製造・使用・輸入の原則禁止や制限が課され，当初，DDTやPCBを含む12物質が登録された．

ストックホルム条約の対象物質

2016年時点で，廃絶すべきPOPsとしてアルドリンなど24種，制限すべきものとしてDDTやペルフルオロオクタンスルホン酸(PFOS)があり，非意図的生成物で6種が登録されている．

最近登録されたPFOSは，本物質が非常に安定であるため，衣類などの撥水剤，消火剤などとして利用されてきた．POPsの多くは，以下に述べるようにPFOSやペルフルオロオクタン酸(PFOA)を除き，環境中濃度や生体の曝露濃度も減少し続けている[1]．

また，登録の追加を審議中の化学物質(2016年9月現在)として，短鎖塩素化パラフィン(SCCPs)，PFOAとその塩，およびPFOA関連物質など4種の化学物質がある(表1)．

近年のわが国で特異的に生じるPOPs汚染問題

わが国においても，化学物質の環境汚染を未然に防止するため，1973(昭和48)年に化学物質の審査及び製造の規制に関する法律(以下，化審法)が制定された．化審法では，環境中への放出を回避すべき物質として，第一種特定化

表1 ストックホルム条約対象物質

文書	摘要	物質
付属文書A	廃絶	アルドリン，クロルデン，ディルドリン，エンドスルファン，リンデン，マイレックスなどシロアリ駆除や農薬およびPCBなど24種
付属文書B	制限	ジクロロジフェニルトリクロロエタン(DDT)，ペルフルオロオクタン酸(PFOS)とその塩など2種
付属文書C	非意図的生成物	ヘキサクロルベンゼン，ダイオキシン類など6種
2016年時点で検討中のもの		デカブロモジフェニールエーテル，ジコホール，短鎖塩素化パラフィン，ペルフルオロオクタン酸(PFOA)とその塩およびPFOA関連物質

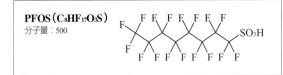

図1 近年話題となっているPOPsおよび候補物質

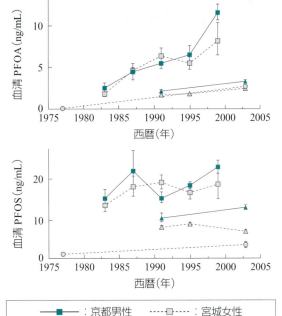

図2 血清中PFOAおよびPFOSの濃度の推移

学物質を約30物質定めているが，これらの物質は難分解性，高蓄積性，ヒトへの毒性または生物濃縮という特徴を有し，ほぼストックホルム条約により規制されるPOPsに一致する．

わが国において，近年依然として環境汚染を引き起こすおそれのある物質として，PFOS，PFOAがあり，越境汚染の可能性としてPCB類似のSCCPsの3物質がある（図1）．

PFOSとPFOAは，きわめて難分解性である．その理由は，炭素（C）－フッ素（F）結合の強さにある．C-F共有結合のエネルギーは441キロジュール/モル（kJ/mol）であるが，自然界のこれらハロゲン化合物を生成するための共役する還元力は，過酸化水素の分解によって得られる．過酸化水素が水と酸素に分解する際に出されるエネルギーは，335 kJ/molであり，C-F共有結合のエネルギーのレベルより小さい．そのため，自然界でC-F結合は形成されにくく，また生物による分解も受けにくい．PFOAおよびPFOSとも環境残留性が高いことから，日米の主要メーカーは自主的に2010年までの生産中止を決めた．SCCPsは耐熱性のため切削油として広く用いられてきたが，後述するように近年わが国でも汚染が懸念される事態が生じてきた．

環境中濃度の推移および生体の曝露濃度とその推移

わが国におけるPFOAの環境中濃度の推移は，系統的な調査がなされていないため詳細は不明であるが，ヒトにおける血清濃度の推移はよく知られている．大阪摂津市にあるダイキン工業が汚染源として有名である．京阪神地域の住民のPFOA濃度は，秋田，宮城の住民の血清濃度に比べ高く，1980年以降急激に増加している（図2）．その後，ダイキン工業も2010年には生産中止を決定したため，周辺井戸水や，河川水，水道水の濃度は減少に転じている（図3）[2]．

PFOSについては，すでに主要メーカーが生産を中止していることから，環境中への放出は減少していると思われる．しかし，近年思わぬ環境汚染源が発見された．元来PFOSは発泡消火剤として使用されてきた経緯から，沖縄の嘉手納基地周辺で汚染が見出されたのである（沖

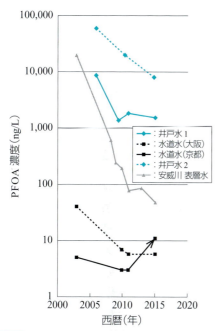

図3 京阪神間でのPFOAの環境汚染の動向

縄県企業局2016年1月18日発表).基地排水から183〜1,320 ng/L もの高度に汚染された排水がみつかったことも基地由来説を強く示唆する.

SCCPsは耐熱性のため切削油として広く用いられてきたが,その揮発性のため,近年の中国の経済発展とともに著しく大気中に排出されているものと考えられる.食事を通じた汚染も懸念され,中国国内の食事から20倍を超える大幅な増加が認められるが,一方,わが国や韓国ではこの傾向はまだ認められていない[3].本物質は食用油など生活排水とともに下水に放出され,下水から安直に回収される食用油中に含まれ「地溝油」として大量にSCCPsが含有され食品汚染問題としても懸念されている.さらに揮発性が高く長距離移動性のため近隣汚染が懸念される.

健康影響に関する参照値

PFOAとPFOSについて,2016年時点で,米国環境保護庁(United States Environmental Protection Agency; EPA)は一日摂取量の参照値として20 ng/kg/日を提案している.一方,ドイツは参照値として,血清中濃度でPFOSが5 ng/mL,PFOAが2 ng/mLを提案している.ドイツと米国の参照値の間には,曝露量で換算すると両物質とも50倍以上の開きがあり,ドイツの値はより厳しいものとなっている.この差は,米国が動物実験をもとに参照値を決めているのに対して,ドイツでは疫学研究をもとに参照値を決めている点にある.国際がん研究機関(International Agency for Research on Cancer; IARC)では,PFOAおよびSCCPsとも発がん性リスク分類のグループ2Bに区分している.残念ながら,わが国での参照値は未だ確立されていない.今後,これら物質の評価の動向に注目していきたい.

文 献

1) Fang J, Nyberg E, Winnberg U, et al: Spatial and temporal trends of the Stockholm Convention POPs in mother's milk-- a gobal review. *Environ Sci Pollut Res* 2015; 22: 8989-9041.
2) Koizumi A, Harada KH, Inoue A, et al: Past, present, and future of environmental specimen bank. *Environ Health Prev Med* 2009; 14: 307-318.
3) Harada KH, Takasuga T, Hitomi T, et al: Dietary exposure to short chain paraffins has increased in Beijing China. *Env Sci Tech* 2011; 45: 7019-7027.

C 流通後製品の残留・廃棄物による健康リスク

残留性有機汚染物質（POPs[*1]）②
—ダイオキシン類と内分泌攪乱化学物質

遠山千春

　1990年代後半に，環境中に存在する化学物質によって内分泌攪乱が生じ，その結果として野生生物やヒトの健康への悪影響が生じていること，あるいは生じる可能性が高いことがわが国や欧米を中心に社会問題となった[1]．わが国では外来性内分泌攪乱化学物質は「環境ホルモン」と名づけられ，広く知られることになった．また当時，わが国では排出基準を大幅に超えるダイオキシン類が焼却場から排出されていることが判明した[2]．ダイオキシン類は内分泌攪乱作用を有するものの，他の化学物質とは特徴が大きくことなることから，項目を分けて説明する．

ダイオキシン類

1 化学物質としての特徴

　ダイオキシン類として規制対象となっている同族体は，ポリ塩素化ジベンゾパラジオキシン（PCDD）75種類，ポリ塩素化ジベンゾフラン（PCDF）135種類，ポリ塩化ビフェニル（PCB）209種類のうちの計29種類である．ダイオキシンとして一般社会で呼称される場合は，同族体のなかで最も毒性が高い2,3,7,8-四塩素化ジベンゾパラジオキシン（TCDD）を指す場合がほとんどである．

　これらの同族体は細胞内のアリール炭化水素受容体（AHR）に結合することでTCDDと同様の毒性を有するとみなされている．TCDDのAHRへの結合能を1としたときの，各同族体の結合能の実験結果データを総合的に勘案して同族体毎に毒性等価係数（toxicity equivalency factor; TEF）が定められている．環境や食品に含まれる各同族体の存在量にこのTEFを乗じ，29種類の総和として算出したものが毒性等量（toxicity equivalent; TEQ）である．これにより，個々の同族体を個別に対象とする必要がなくなり，ダイオキシン類総体を対象にした現実的な規制管理が可能となっている．

　ダイオキシン類のうち，PCDDとPCDFはプラスチックなどの燃焼により生成されるが，TCDDは塩素系除草剤2,4,5-トリクロロフェノキシ酢酸（2,4,5-T）などの生産過程で副産物としても生成される．一方，PCBは電気機器の絶縁油，ノンカーボン紙の溶剤などに用いるために製造されたが，現在は生産・輸入，ならびに開放系での使用が禁止されている．PCDD，PCDF，PCBのいずれも脂溶性で，皮下脂肪に蓄積しやすいことから，環境中に放出されたのちに食物連鎖を介して野生生物，家畜，ヒトの体内に濃縮される．

2 ダイオキシン中毒の事例と健康リスク

　TCDD曝露の急性影響については，2つの中毒事例が参考になる．1つは，1998年のウィーンの繊維研究所における女性2人の事例である．もう1つは，2004年のウクライナ大統領選挙候補者Victor Yushchenko氏の暗殺未遂事件である．いずれも入手が困難なTCDDが直接体内に取り込まれていた．Yushchenko氏のTCDD曝露前，3か月後，および3.5年後の写真を示す（図1）[3]．氏には曝露後，腹痛，

[*1]：POPs：persistent organic pollutants.

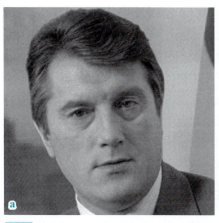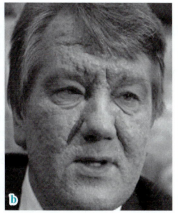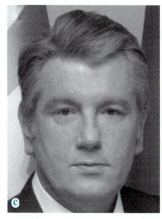

図1 Victor Yushchenko氏のTCDDによる中毒前(a), 3か月後(b), 3.5年後の写真(c)
(Sorg O, et al: Lancet 2009; 374: 1179-1185. Fig. 2. Elsevier Ltd. Oxford, UKの許諾を得て転載)

膵炎, 塩素ざ瘡(クロルアクネ), 顔の腫脹, 顔面神経麻痺などの症状があった. ダイオキシン中毒が疑われ, 曝露3か月後に血液が分析された. 血中濃度[脂質1g当たりピコグラム(pg)]はTCDDとして最高110,000で, TCDDの通常濃度の50,000倍以上であった[3]. ウィーン事件の被害者の状況も同様である. いずれの事例も死亡には至らなかった. 両事例ともに体重1kg当たり25μgのTCDDが投与されたと推定されている. 半数致死量が体重1kg当たり0.6μg(経口1回投与)のモルモットに比べると, TCDDの致死毒性に対するヒトの感受性は低いと考えられる. 不幸な出来事であったが, 吸収, 代謝, 体内分布, 排泄に関する基本情報が得られている.

TCDDにより発症する可能性のあるがんは, 欧米の有機塩素系除草剤の製造工場での労働者などを対象とした疫学調査から, 軟部組織肉腫, 非ホジキン性リンパ腫, 肺がんと報告されている. ダイオキシン類のなかでTCDDのみが, 国際がん研究機関(International Agency for Research on Cancer; IARC)により「グループ1: ヒトにおいて発がん性がある」物質に分類されている.

1976年のイタリア・セベソでの除草剤(2,4,5-T)製造工場の爆発事故で, 直後に血清TCDD濃度が測定されている. 通常, 男女の出生性比は, 男106に対して女100(男の割合は51.4%)とほぼ一定である. ところがTCDD曝露地域では, 男女の性比は女親の血清TCDD濃度の影響は受けず, 男親の血液中TCDD濃度(脂質1g当たりpg)が15以上で濃度に応じて女児に偏る傾向を示した.

TCDD以外のダイオキシン同族体によるヒトの健康リスクに関する事例として, PCBの混合物が米ぬか油の製造過程で混入した食中毒事故がある. 1968年にはおもに福岡・長崎で, 1979年には台湾で起き, それぞれ「カネミ油症」, 「台湾油症」と呼ばれる. 当初PCBが原因物質と考えられたが, 現在ではダイオキシン類(PCBが熱変性して生じたPCDF同族体, ならびにTCDD類似の毒性を有するPCB同族体)が原因物質とみなされている. 事故直後には, 死産, 自然流産, 塩素ざ瘡, 生殖器奇形, 知能低下や全身症状が報告されている. 疫学調査によれば, 全がん, 肺がん, 心疾患, 肝疾患などによる死亡率増加が認められている. また, 出生性比の調査結果は, 上述のセベソの知見を支持する結果が得られている.

3 一般環境における曝露と健康リスク

ダイオキシン類の環境への放出と人の曝露を抑制するため, 1999(平成11)年に「ダイオキシン対策推進基本指針」および「ダイオキシン

類対策特別措置法」が定められた．ヒトが一生曝露しても健康への悪影響が出ないとされる耐容一日摂取量(tolerable daily intake; TDI)の値は体重1 kg当たり4 pg-TEQに設定され，この数値をもとにして大気・水・土壌の環境基準と排出基準が定められた．環境省によれば，ダイオキシン類の環境への放出量は1997年に日本全体で1年当たり約8,000 g-TEQであったが，排出源対策により，この放出量に比して2014年にはわずか1.5％まで激減したという．

厚生労働省および環境省の調査によると，ヒトが体内に取り込むダイオキシン類の97.6％は食品由来，残りが大気，土壌などである．食品からのダイオキシン類の1日摂取量は，1999年の1.92 pg-TEQ/kg体重から2013年の0.58 pg-TEQ/kg体重へと約1/3に減少した．母乳中ダイオキシン類の濃度(脂質1 g当たりpg-TEQ)は，1999年の25から，現在10以下と経年的に減少している．住民を対象とした血液中濃度(脂質1 g当たりpg-TEQ)は，2002年に平均22(範囲0.96～95)，2015年に9.7(範囲0.39～49)と減少傾向を示している．

内分泌攪乱化学物質

1 経 緯

ヒトの精子数の減少，尿道下裂の増加，米国のワニのペニス矮小化，巻き貝のインポセックス(雌にペニスと輸精管が形成)，魚類の精巣卵(精巣に卵母細胞が出現)などによって，ヒトや野生動物の生存が脅かされていることが指摘され[2]，環境中の人工化学物質が内分泌系を攪乱していることによるとの仮説が提示された．わが国では1998年に環境省は内分泌攪乱作用が疑われる67物質をリストアップし，国をあげて研究・対策事業がスタートした．

内分泌攪乱化学物質とは，世界保健機関(WHO)による2002年の定義によれば，「内分泌系機能を変化させ，特別な処置を受けていない(intact)個体，子孫，もしくは集団の健康に悪い影響を引き起こす外来性の物質もしくは混合物」である．この定義に従えば，あらゆる種類の内分泌機能が対象となるが，上述のように，ヒトや野生生物における生殖・発生に関する異常の知見が社会的にも注目されたことから，男性・女性ホルモンと甲状腺ホルモン系の受容体を介した内分泌攪乱作用が研究・対策事業の主たる対象とされた．

2 体内から検出される物質

ヒトの血液，尿，羊水，臍帯など生体試料中から，ダイオキシン類のほか，ビスフェノールA，フタル酸エステル類(プラスチック可塑剤)，各種農薬(有機塩素系，有機リン系，ピレスロイド系，ネオニコチノイド系)，臭素系難燃剤，有機フッ素化合物，重金属，トリクロサン(薬用石鹸の殺菌剤)，パラベン(化粧品の防腐剤)，ベンゾフェノン(日焼け止め化粧品)など多岐にわたる物質が検出されている．

3 内分泌攪乱作用の特徴とリスク評価・管理

ヒトが日常生活で曝露する量，曝露時期，量－反応関係は，内分泌攪乱が疑われる物質によって様々である．以下に，内分泌攪乱が疑われる化学物質の毒性試験を実験動物で行った場合に観察される共通の特徴を記す．

第一に，毒性試験ガイドラインに則った定式化された毒性試験で得られた無毒性量(no observed adverse effect level; NOAEL)の数値よりも格段に低い用量で生体反応が観察されることである．化学物質のリスク評価に際しては，この生体反応を毒性影響とみなすことの妥当性が，耐容摂取量を定める必要性を決める分岐点となる．第二に，感受性がきわめて高い胎児期・乳児期が曝露時期として特に着目されていることである．第三に，量－反応関係は，直線ではなくU字型(もしくは逆U字型)曲線を示す場合があることである．しかし，毒性試験に用いられる投与量の設定数は，現実的な制約から数点の場合がほとんどであることから，個々の試

験で観察された影響が量－反応関係の曲線のどの部分に相当するかを判断することは容易ではない．第四に，低用量で引き起こされる内分泌攪乱作用による生体反応・毒性影響は，最新で検出感度が高い技術を用いることで初めて検出でき，上述の標準的な定式化した毒性試験で調べても見逃してしまう可能性が高いことである．一例をあげれば，神経細胞の樹状突起の変化がこれに該当する．

このような特徴のゆえに，耐容摂取量の決定に関わるデータの解釈に関して，往々にして業界団体から助成を受けた研究と大学で行われた研究との間で相反する見解が表明されてきた．その典型は市場価値が高いビスフェノールAである．カナダやEUなどは，リスク評価とは別に予防原則に基づいて，プラスチック哺乳瓶などの輸入・販売等を禁止するとの決定をしている．わが国では，日本製缶業界は自主判断で使用を中止している．一方最近では，ビスフェノールAの代替物質が内分泌攪乱作用を示す可能性も示唆されている．

今後の課題

内分泌攪乱作用を有する化学物質が，生殖・発生機能影響のみならず，高次脳機能障害，肥満の過剰リスク[4]，免疫機能異常と関連があるとの疫学データや動物実験データが蓄積している．WHOの前述の定義に則れば，様々なホルモン受容体を介した作用を検討対象にするべきであろう．また，様々な化学物質を体内に取り込んでいる人間集団おいては，単独の物質の作用だけではなく，複合作用にも目を向ける必要がある．

また，成熟後に観察される疾患など異常の原因として，遺伝的素因だけではなく，胎児期・新生児期の化学物質への曝露の可能性が示唆されている．しかしながら，これらの報告のほとんどは横断的疫学研究によるものである．因果関係を検討するためには，国内外で進行中の大規模出生コホート研究が不可欠である（たとえば，本書「I-エコチル調査」を参照されたい）．また発症機序の根拠をうるためには，毒性発現メカニズムの解明に関する動物実験が重要な情報を提供することになる．

文　献

1) Colborn T, Dumanski D, Peterson MJ: Our Stolen Future: Are We Threatening Our Fertility, Intelligence, and Survival?--A Scientific Detective Story. E.P.Dutton, 1996; 1-316.
2) 遠山千春: ダイオキシンの科学，リスク評価，そして政策．科学 2004; 79; 997-1002.
3) Sorg O, Zennegg M, Schmid P, *et al*: 2,3,7,8-Tetrachlorodibenzo-p-dioxin (TCDD) poisoning in Victor Yushchenko: identification and measurement of TCDD metabolites. *Lancet* 2009; 374: 1179-1185.
4) Braun JM: Early-life exposure to EDCs: role in childhood obesity and neurodevelopment. *Nat Rev Endocrinol* 2017; 13: 161-173.

C 流通後製品の残留・廃棄物による健康リスク

残留性有機汚染物質(POPs)③
―ポリ塩化ビフェニル(PCB)

原口浩一

　ポリ塩化ビフェニル(PCB)は209種の異性体からなる物質の総称で，内分泌攪乱作用が疑われる残留性有機汚染物質(persistent organic pollutants; POPs)である．PCBは，かつて熱媒体，トランスの絶縁体，複写機などに用いられていたが，1968年に食品公害「カネミ油症事件」を引き起こし，これを契機にPCB毒性と環境汚染・生物汚染が社会問題化した．PCBは1972年に製造禁止されたが，他のPOPsと異なり，環境・生態系汚染に明瞭な濃度低減が認められていない．この原因には，PCB廃棄物の処理の遅れや不適切な処理・管理による環境流出の継続が一因にあると推察され，現在も環境を汚染し続けている．

　PCBは曝露後ヒトの体内に残留し，胎盤を経由して母親から胎児へ，あるいは母乳を通じて母子間移行する．わが国では，早婚多産の途上国に比べて，授乳によるPCBの母子間移行量が多いことも指摘されている．胎児期から乳幼児期の子どもは，知能指数(IQ)の低下など発達毒性に対して敏感なことが欧米におけるコホート研究によって明らかにされており，PCBの曝露リスクが議論されている．

PCBの変遷

　わが国のPCB生産供給は1954年に始まり，1970年には生産量は1万トン以上に達したが，1972年にPCBの生産と使用が同時に中止された．PCBは脂溶性で分解されにくいため，廃棄されたPCBは長期間環境中に残留し，プランクトン，魚類，動物へと食物連鎖により生物濃縮する．魚介類などの食品の摂取により人体のPCBの体内汚染濃度が上昇し，1970年頃がピークになった．1968年に発生したカネミ油症事件は，PCBやポリ塩化ジベンゾフラン(PCDF)などの混合物による中毒が原因であった．油症で摂取されたPCBやPCDFは体内に高濃度に蓄積され，その排出が非常に遅く40年経過した現在も一般人よりも高い値を維持している．発生当時は，塩素ざ瘡（クロルアクネ），色素沈着，眼脂過多など油症特有の症状を呈していたが，時間経過とともに軽減するものの，ホルモン異常による症状は継続している．PCB環境汚染により一般人もPCBを体内に蓄積しており，毒性影響が懸念されている．

　油症患者の1969年から2007年までの血液中PCB濃度の変遷をみると，1969年当時は，PCBが80 μg/g-lipidであった．その後徐々に減少し，2007年にはPCBが1 μg/g-lipidになり，それ以降はほぼ横ばい状態で推移している．カネミ油症患者の血液中PCB, PCDF濃度が非常に高かった当時の症状は，塩素ざ瘡，色素沈着，眼脂過多などのほか，酵素誘導およびホルモン異常が原因とみられる症状（血液中中性脂肪の高濃度，血清サイロキシン(T_4)の高濃度，免疫グロブリンの異常，甲状腺腫，精子の運動能力の減少，歯および関節などの異常，頭痛・しびれなど神経系の異常）が観察された．これらの症状は発生から40年以上経過した現在でも継続してみられる．油症患者の血液に高濃度で残留するPCBやPCDFによって，エストラジオール，テストステロン，トリヨードサイロニン(T_3), T_4などの血液中濃度が変動し，上記の症状を引き起こしたと考えられる．

　一方，一般人の場合でも，血液中PCB濃度が遊離トリヨードサイロニン(FT_3)や遊離サイ

ロキシン(FT_4)の基準値と比べて高い場合は、ホルモン作用に影響が出てくる可能性がある。

コプラナーポリ塩化ビフェニル (Co-PCB)の毒性評価

1999(平成11)年、「ダイオキシン類対策特別措置法」により13種のCo-PCBがダイオキシン類に加わった。毒性は異性体毎に異なるため、毒性の最も強い2,3,7,8-四塩素化ジベンゾパラジオキシン(TCDD)の毒性をもとにした毒性等価係数(toxicity equivalency factor; TEF)を用いて、各異性体の濃度を乗じた値の総和を毒性等量(toxicity equivalent; TEQ)で表している。世界保健機関(WHO)は耐容一日摂取量(tolerable daily intake; TDI)を1〜4 pg WHO-TEQ/kg体重/日と設定している。Co-PCBのTEFは2,3,7,8-TCDDより1/10〜1/10,000低いと評価されているが、食品や環境試料ではPCB汚染濃度が桁違いに高い。環境省の調査によると、水生生物のダイオキシン類濃度は平均値2.1 pg-TEQ/gであるが、Co-PCBはPCDD + PCDFよりも平均で2倍以上高く、全体に対する割合は約70%に及んでいる。したがって、PCBの影響は環境ホルモン作用と同時にCo-PCBによる毒性評価が重要となる。ヒトの曝露評価では、厚生労働省のトータルダイエット調査(マーケットバスケット方式)の結果、推定一日摂取量の1993〜2013年の間の推移は1.75 pg-TEQ/kg体重/日(1998年)から0.53 pg-TEQ/kg体重/日(2013年)まで減少している。PCBによる慢性毒性の発現は1日当たりの曝露量よりも血中濃度や体内負荷量に依存しているため、PCBの影響をみるには体内負荷量に着目するほうが適当である。図1に、油症患者および一般人の体内の血中TEQ濃度とそれによって生じる症状との関係を示した。酵素およびホルモン影響が現れたTEQ濃度の高いヒトと一般人のTEQ濃度は1桁しか違わないので、一般人でも比較的高濃度にPCB曝露した人では緩やかな症状が現れる可能性がある。

発生初期での水酸化PCB(OH-PCB)への曝露

PCBは生体内に取り込まれると、肝臓でシトクロムP450(CYPs)の働きにより極性の高い水酸化代謝物(OH-PCB)へと代謝され、抱合化酵素の作用で水溶性を増し体外へ排泄される。しかし、一部のOH-PCBは甲状腺ホルモンのT_3やT_4と構造や物性がきわめて類似して

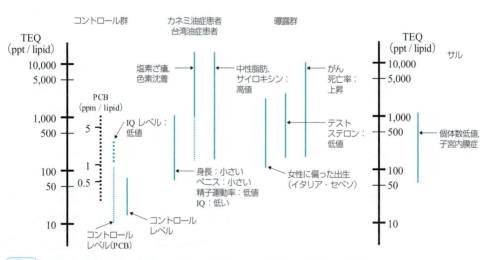

図1 ヒトおよびサルにおける血中TEQ(Co-PCB濃度)と症状との関係
IQ：知能指数。
血中TEQ濃度(対数表示)に対して、コントロール群、油症患者および職業曝露されたヒトが影響を受けた際の症状。TEQ曝露されたサル(雌)への影響についても記載。
(増田義人, 他: 福岡医誌 2005; 96; 113-123)

いるため，血中甲状腺ホルモン T_4 を輸送するトランスサイレチン(TTR)と強く結合する．OH-PCB の TTR への結合力は甲状腺ホルモンや PCB の TTR への結合力より強いとされている．OH-PCB の血中半減期は長く，TTR に対する OH-PCB と甲状腺ホルモン(T_4)との競合的結合作用によって，甲状腺ホルモンのホメオスタシス(恒常性)が維持できなくなる．さらに，TTR と結合した OH-PCB は胎盤関門を通過して胎児へ移行する．過去の研究で，妊婦の血中と臍帯血中の OH-PCB と PCB の割合をもとに胎盤透過性を調べた結果，OH-PCB は PCB より強い胎盤透過性を有していることが示唆された．

OH-PCB はさらに，血液脳関門を通過して脳神経系へ移行すると考えられる．胎児・乳児期は脳神経系発達が目覚ましく，化学物質に対して高い感受性をもつ．このため，PCB や OH-PCB の脳内甲状腺ホルモンを攪乱することによる神経発達への悪影響が懸念される．胎児組織を対象とした OH-PCB の研究報告は少ないが，サルの妊娠個体を含め成長段階の胎仔についての調査では，肝臓中 PCB および OH-PCB 濃度はともに後期胎仔期個体よりも胚・中期胎仔個体で高く，成長に伴って減少傾向が示された．胎仔の発達段階における肝臓中総負荷量は，PCB，OH-PCB ともに胚仔期から中期胎仔期の間で著しく上昇し，初期胎仔発達段階における PCB の特異的な移行が示唆された．さらに，初期胎仔の脳からも OH-PCB が検出され，発達のごく初期段階から PCB が脳へ移行・残留することが明らかになった．さらに最近の成果では，脳の培養細胞を用いた試験により微量の OH-PCB で甲状腺ホルモン標的遺伝子の発現が抑制されることも報告されている．

OH-PCB 曝露と甲状腺ホルモンの血中濃度

OH-PCB の食事を介した曝露は微量であり，曝露した PCB の体内負荷量に依存する．筆者らの研究における参加者グループでの PCB と OH-PCB の血清中濃度は欧州諸国と大きな違いはなかったが，アジア諸国よりは高い値であり，年齢とともに増加する傾向がみられた．血液に残留する PCB と OH-PCB の濃度比は約 8：1 で，この割合は生体内の PCB 代謝能力と関連している．

OH-PCB の血液中濃度は FT_3 や FT_4 濃度に比べて高いので，油症患者および一般人の T_3，T_4 の作用は攪乱されて，神経の発達に影響があるものと考えられる．油症患者の場合，PCB と PCDF を同時に体内に摂取しているため，PCDF の強い酵素誘導作用により PCB が代謝されて OH-PCB などが生成され血液中に残留する．このため，一般人の PCB によるホルモン異常は，Co-PCB および OH-PCB などの複合的作用による体調の変化が症状を引き起こしていると考えられる．OH-PCB は胎盤を通して胎児に移行することが知られているので，胎児の発達にも影響があると考えられる．

おわりに

PCB の代謝物 OH-PCB には 800 種類以上の異性体が存在し，異なる種類の PCB の曝露により，生体内に異なる種類の OH-PCB が存在することになる．最近の研究では，数種の OH-PCB の残留性に注目して，その影響研究がなされている．PCB 汚染による一般人に対する健康被害があるとすれば，PCB そのものよりダイオキシン様の毒性を示す Co-PCB の酵素誘導作用によって引き起こされる OH-PCB の挙動に留意する必要がある．さらに他の化学物質と複合汚染による健康影響，特に胎児へ影響に留意していく必要がある．

C 流通後製品の残留・廃棄物による健康リスク

農薬・殺虫剤

上島通浩

人間社会における農薬・殺虫剤の役割

人類は農耕を始めて以来，作物をいかに病害虫から守るかに悩まされ続けてきた．また，ハエ，蚊，ゴキブリなどの衛生害虫を生活環境からいかに排除するかは，健康を確保するうえで重要な課題であった．自然に大きく翻弄される状況が根本的に変わったのは，1939年にMüllerがジクロロジフェニルトリクロロエタン（DDT）の殺虫活性を発見し，有機合成農薬の時代が始まってからである．DDTによりマラリア患者数は劇的に減少し，Müllerは1948年にノーベル医学生理学賞を受賞した．DDTは農作物に対しても使用されたが，その後，環境への蓄積性の問題などによりわが国をはじめ多くの国で使用が禁止された．

殺虫剤は化学構造によって，DDTを含む有機塩素系のほかに，有機リン系（organophosphorus; OP），カーバメート系，ピレスロイド系，ネオニコチノイド系などの化合物群に分けられる（表1）．これらの薬剤はいずれも神経系を作用点として殺虫効果を発揮するが，異なる系統の薬剤が登場した背景には，使用する薬剤に対する抵抗性昆虫の出現がある．同じ殺虫剤を繰り返し使用する状況ではいずれ薬剤抵抗性昆虫が現れ，これが大量発生すると農業および公衆衛生上の重大な脅威となる．医療現場における抗菌薬への耐性菌出現の問題が連想されよう．

すなわち，農薬・殺虫剤の健康リスクを考えるとき，薬剤そのものの毒性のみに注目しがちだが，その薬剤がない場合にわれわれが当たり前と考えている生活が脅かされる可能性につい

表1 殺虫剤のおもな種類と急性毒性の作用機序および生物学的モニタリング指標

種類		急性毒性の作用点	生物学的モニタリング指標		備考
			血中	尿中	
有機リン系（OP）		アセチルコリンエステラーゼ	コリンエステラーゼ（高用量曝露時）	DAP，特異的代謝物[*1]	
カーバメート系		アセチルコリンエステラーゼ	コリンエステラーゼ（高用量曝露時）	代謝物（測定は一般的でない）	プラリドキシム（パム）は無効
ピレスロイド系		電位依存性Naチャネル	通常測定しない	3-PBA，その他の代謝物	
ネオニコチノイド系		ニコチン性アセチルコリンレセプター	通常測定しない	薬剤またはその代謝物	
有機塩素系	DDT	電位依存性Naチャネル	DDT，DDE	通常測定しない	日本では現在使われていない
	DDT以外の薬剤	$GABA_A$受容体/Clチャネル複合体	薬剤そのもの	通常測定しない	日本では現在農薬登録されていない

DAP：ジアルキルリン酸（ジメチルリン酸，ジメチルチオリン酸，ジエチルリン酸，ジエチルチオリン酸他），DDE：1,1-ジクロロ-2,2-ビス（p-クロロフェニル）エタン，3-PBA：3-フェノキシ安息香酸．
[*1]：各薬剤に固有の代謝物（例：フェニトロチオンでは3-メチル-4-ニトロフェノール，ダイアジノンでは2-イソプロピル-6-メチル-4-ピリミジノール）．

ても，視野に入れる必要がある．

　本項では，農業および生活環境で昆虫防除に用いられる薬剤を中心に概説する．農作物に用いられる薬剤を指す場合には「農薬」と表記し，農薬に限らず殺虫効果を利用する薬剤について述べる場合は「殺虫剤」と記す．

殺虫剤による急性中毒事例と医師としての義務

　2007年の年末から翌年1月にかけて，中国の工場で製造，輸入された冷凍餃子を食べた千葉，兵庫両県の3家族10人が，下痢，嘔吐，めまいなどの症状を訴え9人が入院した．3家族の食べ残した餃子からOP殺虫剤メタミドホスが最高19,000 ppm（質量分率）に達する高濃度で検出され，患者のなかには縮瞳や血中コリンエステラーゼ活性の低下がみられた者もあった．OP殺虫剤による典型的な急性中毒症状であるが，その原因は餃子製造工程で従業員が殺虫剤を故意に混入したことによると後日発表された．この事件では，食品に起因する中毒またはその疑いのある者を診断した医師は直ちに最寄りの保健所長に届け，また届出を受けた保健所長は速やかに都道府県知事等に報告する，という食品衛生法第58条に基づく報告を適切に行うべきであった，との指摘もなされている．食中毒の原因究明における医師の役割はきわめて大きい．

農薬・殺虫剤による健康リスクは管理下にある

　今日，農作物中の農薬残留量はよく管理され，上記のような食中毒が生じることは基本的にない．その管理の考え方と仕組みを眺めてみよう．農薬は屋外で作物に直接散布するという性質上，天候その他の条件によっては収穫時に残留し，また，公共水域に流出・飛散する場合がある．そのため，薬剤がわれわれの口に入る（本書「カラー口絵-環境中における農薬の動態と管理」参照）ことを前提として安全性が評価されたうえで農薬登録される．そして，作物や水道水中等の基準値・目標値が定められている．

なお，衛生害虫防除目的で散布される殺虫剤は，法律上は農薬ではなく，「医薬品，医療機器等の品質，有効性及び安全性の確保等に関する法律」により審査を受け，登録されている．

　内閣府食品安全委員会は，ヒトが生涯にわたり毎日摂取し続けても健康への悪影響がないと推定される1日当たりの摂取量［一日摂取許容量（acceptable daily intake; ADI）］を定めている．また，2014年からは，農薬が残留する食品を一度に（24時間以内に）大量に食べた場合に，急性の悪影響が生じない1日当たり最大摂取量［急性参照用量（acute reference dose; ARfD）］についても設定するようになった．ARfDの多くは神経系への影響を根拠に設定され，長期の影響が考慮されるADIより大きな数値となっている．これらの設定においては，動物を用いた毒性試験における代謝，症状，血液・尿検査結果や病理組織学的変化，発がんの有無や次世代への影響などが評価・考慮され，最大無毒性量に1/100［（動物とヒトとの種差1/10）×（感受性の個人差1/10）］の不確実係数（安全係数）を乗じた数値（単位はmg/kg体重/日）が基準値となっている．

　食品中の農薬残留量は，食品衛生法で基準が定められている．その手順であるが，まず，当該農薬を使用した場合に作物に残留する最大濃度を求める．これをもとに仮置きした基準値を国民が平均的に食べる各作物の量に乗じて合算し，個人が摂取するその農薬の推定最大量とする．これがADIの8割を超えないこと（残りの2割は水や大気など他からの摂取を想定），また，個別の食品を短期に大量に食べた場合に当該農薬の推定摂取量がARfDを超えないことを確認したうえで，仮置きした数値が残留農薬基準として決定される．基準を設定しない農薬については，一律基準として0.01 ppmという値が適用され，これは使用禁止とほぼ同義である．そして，生産，輸入，流通の段階において実際の農薬残留状況はモニタリングされ，基準を超えたものは消費者の口に入らないようにな

っている．さらに厚生労働省は，毎年，市販の様々な食品を一定の献立にしたがって調理したものをサンプルとして残留農薬の検査を行い，日常の食事を通じた実際の農薬摂取量を評価している．その結果，各農薬の1日摂取量はADIを十分に下回っていることが明らかになっている．

本書「カラー口絵-環境中における農薬の動態と管理」も参照されたい．

実際の個人曝露量

前述の摂取量評価は，平均的な食事内容という前提の下で行われている．一方，実際の個人曝露量は，血中または尿中の殺虫剤またはその代謝物の濃度として評価できる（生物学的モニタリング，表1）．国内の調査では，OPおよびピレスロイド系殺虫剤代謝物は，殺虫剤に直接触れる機会がない子ども全員の，ネオニコチノイド系殺虫剤は8割の対象者の尿から検出されている．これらはおもに食事や飲料由来と想定され，幾何平均濃度としてはOPが相対的に高い[1]．検出される濃度は国内で使用される農薬・殺虫剤の使用状況を反映し，1990年代半ばから20年弱の期間に新たに使われるようになったネオニコチノイドの濃度が上昇してきた一方で，出荷量が減少してきているOP代謝物の濃度は経年的に減少傾向にある[2]．ネオニコチノイドの尿中濃度から換算した経口摂取量は，最大でもADIの1％未満[3]とされ，今後，他の系統の薬剤についても，尿中濃度から摂取量の対ADI比が評価できるようになることが期待される．

注目されている健康リスク

1 小児における生活環境曝露レベルでの影響

近年，一般生活環境の曝露レベルでも小児の神経系に統計学的に有意なリスクがみられる可能性が，注目されている．2010年に，尿中のOP殺虫剤代謝物が中央値以上の濃度で検出される米国の子どもに，注意欠如/多動性障害（attention-deficit/hyperactivity disorder; ADHD）の診断基準に合致する者が有意に多い（オッズ比2）という横断研究結果[4]が報告され，血中コリンエステラーゼ活性が低下しないような低用量でのOP殺虫剤曝露（図1）による健康リスクに関心が集まった．横断研究の結果をもとに因果関係について踏み込んで考察することはできないが，現在，世界各地で行われている出生コホート研究の結果によっては，将来，OP殺虫剤の規制がさらに強まり，他の系統の薬剤への代替が進むかもしれない．ただし，

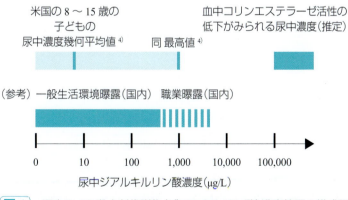

図1 尿中のOP殺虫剤代謝物（ジアルキルリン酸）濃度範囲の模式図

近年のOP殺虫剤の健康リスクに関する疫学研究では，血中コリンエステラーゼ活性が低下する曝露量の数百分の一から数千分の一での健康リスクの有無が注目されている．なお，図示した国内の曝露レベルはおおよその範囲であり，あくまでも参考に留められたい．

OP殺虫剤には多くの種類があり，リスクの大きさは一様でない可能性が高い．また，他の薬剤に代替する場合は，代替によって生じうるリスクについても十分な検討が必要であることを，化学物質の中毒やリスク対策の歴史は示している．

2　ネオニコチノイドをめぐる話題

最近のトピックスのひとつに，ネオニコチノイド系殺虫剤のリスクに関する議論がある．ネオニコチノイドはニコチン性アセチルコリンレセプターを殺虫活性・急性毒性の作用点とする殺虫剤（表1）で，わが国では1992年にイミダクロプリドが最初に農薬登録された．安全性試験ではほ乳類への毒性が低く，また散布すると植物の表面に付着するだけでなく水溶性が高いため根や葉から吸収され，カメムシ，ウンカ，アブラムシなどの吸汁性害虫に効果が高いことから全世界で使われるようになった．ミツバチに対して強い毒性があるが，使用法や使用時期に配慮することで悪影響は避けられると当初はみられていた．しかし，他の系統の薬剤に抵抗性を獲得した害虫への切り札として使用が拡大するなかで，ミツバチに加え，ミツバチ以外の受粉媒介昆虫や害虫捕食者（昆虫，鳥）等への影響を示唆する報告が，*Science*誌をはじめとする学術誌に掲載されるようになった．このような危惧を受けて，欧州連合（EU）は2013年，一部のネオニコチノイドについて一時的に使用禁止にすることを決定した．

ヒトでの健康リスクについては，近年，個人曝露量に関する報告が出始めている[1, 2]が，健康指標との量－反応関係を検討した疫学研究は圧倒的に不足している．今後，エビデンスレベルの高い研究による検証が望まれる．

文　献

1) Osaka A, Ueyama J, Kondo T, *et al*: Exposure characterization of three major insecticide lines in urine of young children in Japan-neonicotinoids, organophosphates, and pyrethroids. *Environ Res* 2016; 147: 89-96.
2) Ueyama J, Harada KH, Koizumi A, *et al*: Temporal levels of urinary neonicotinoid and dialkylphosphate concentrations in Japanese women between 1994 and 2011. *Environ Sci Technol* 2015; 49: 14522-14528.
3) Harada KH, Tanaka K, Sakamoto H, *et al*: Biological monitoring of human exposure to neonicotinoids using urine samples, and neonicotinoid excretion kinetics. *PLoS One* 2016; 11: e0146335.
4) Bouchard MF, Bellinger DC, Wright RO, *et al*: Attention-deficit/hyperactivity disorder and urinary metabolites of organophosphate pesticides. *Pediatrics* 2010; 125: e1270-1277.

C 流通後製品の残留・廃棄物による健康リスク

廃棄物

中地重晴

廃棄物の処理・処分方法

廃棄物は，家庭から発生する生活系廃棄物と事業活動に伴う事業系廃棄物に大別される．廃棄物及び清掃に関する法律（廃掃法）では，一般廃棄物と産業廃棄物に区分している．1970年代以前はほぼすべての一般廃棄物は埋立て（最終処分）ていた．国土の狭い日本で埋め立て場所が確保できなくなり，減容のために焼却（中間処理）後，最終処分するようになった．2000（平成12）年の循環型社会推進形成基本法の成立を契機に，廃棄物の再資源化のため，分別，破砕作業も「中間処理」と呼ぶようになった．

廃棄物の最終処分場には，遮断型，管理型，安定型の3種類がある．廃掃法ではごみのすがたや形による種類や有害性によって，最終処分できる処分場の構造が決められている．

安定型最終処分場には，「安定5品目」と呼ばれるゴムくず，金属くず，ガラスおよび陶磁器くず，廃プラスチック，コンクリートおよび建設廃材の5種類のみを埋め立てることができる．有害物の溶出はないと考えられており，国内に1,120か所ある．

管理型最終処分場は，一般廃棄物とその焼却灰および有害物を含まない産業廃棄物中の汚泥や燃えがらなどを埋め立てることができる．雨や地下水が浸入すると有害物を含有する浸出水が発生するので，埋立地の底部と側面に遮水シートを敷いて，雨水が地下に浸透したり，外部へ流出したりしない構造になっている．浸出水は，排水処理して公共水域などに放流するよう義務づけられている．1990年代に東京都日の出町谷戸沢処分場の地下水汚染が問題になり，1998年から遮水シートを二重にするなど構造基準が厳しくなった．国内には一般廃棄物用の1,698か所，産業廃棄物用が736か所ある．

遮断型最終処分場は，特別管理一般廃棄物である清掃工場の煤塵や特別管理産業廃棄物である重金属などの有害物を含んだ燃えがらや煤塵などを埋め立てることができる．コンクリートプールに屋根を付け，雨水や地下水から廃棄物を遮断している．国内には24か所しかない．

廃棄物最終処分量の減少

この20年間，一般廃棄物の排出量は年間約5,000万トン，産業廃棄物が約4億トンで近年は若干の減少傾向にあるが，最終処分量については劇的な変化が生じている．1990年代，最

表1　産業廃棄物最終処分場の余裕

	1999年4月			2014年4月		
	最終処分量（万トン）	残余容量（万m³）	残余年数（年）	最終処分量（万トン）	残余容量（万m³）	残余年数（年）
首都圏	1,769	1,380	0.8	331	1,714	5.2
近畿圏	806	1,540	1.9	158	2,732	17.3
全国	5,800	19,031	3.3	1,172	17,181	14.7

終処分場による環境汚染や健康リスクに対する不安から周辺住民からの建設反対の声が強く，2008年頃には国内で最終処分場の確保ができないといわれた[1]．国は，住民の信頼に足る安全操業が可能な最終処分場を建設するために，1998年に構造基準を厳しくした．

しかし，21世紀に入り，廃棄物の再資源化が奨励され，廃棄物の最終処分量が大幅に減少した．表1に示すように，産業廃棄物の最終処分量は1999年では5,800万トンあったが，15年後には約1,200万トンに減少し，最終処分場の残余年数は約15年と5倍になった．同時に国や地方自治体による不法投棄に対する監視を強化したため，近年，廃棄物の不法投棄や最終処分場による環境汚染は減少した．

浸出水による健康リスク

廃棄物の埋立てによる健康リスクの発生メカニズムは次のように考えられている．第一段階：廃棄物層に雨や地下水が流入し，有害物質を含む溶出水が発生，第二段階：溶出水，浸出水の漏出および排水処理水の水系への流出，第三段階：汚染水の河川，湖沼，地下水への流入による飲料水や生物への悪影響．

多くの廃棄物は有機物を含でいる．通常は，清浄土で覆土しながら埋め立てられているので，土壌中の微生物の働きで有機物が分解される．雨水や地下水が廃棄物中を浸透することによって，有機物が好気性のバクテリアなどにより分解され，溶存酸素が消費される．そのため，浸出水中の有機物汚濁の指標である生物化学的酸素要求量（biochemical oxygen demand; BOD）や化学的酸素要求量（chemical oxygen demand; COD）が高くなる．海や湖沼の富栄養化物質である窒素分も多く含有されている．

廃棄物層が還元雰囲気では嫌気性バクテリアによって，硝酸や硫酸イオンが還元されて，アンモニアや硫化水素を生じる．また，嫌気性バ

表2 安定型最終処分場の水質測定の一例

（単位：mg/L）

	新潟県三和村	奈良県室生村	静岡県南伊豆町	三重県四日市市	和歌山県橋本市
採水日	1996年7月15日	1996年8月26日	1996年8月6日	1996年9月1日	1997年3月1日
COD	81	120	150	28	50
全窒素	4.2	60	—	30	27
全リン	0.32	0.74	—	0.2	0.014
全水銀	0.0002	< 0.0002	< 0.0002	0.0013 [*1]	< 0.0002
砒素	0.012 [*1]	0.0033	< 0.003	< 0.002	0.009
鉛	0.016 [*1]	0.077 [*1]	0.099 [*1]	0.14 [*2]	0.13 [*2]
カドミウム	0.0006	0.0018	0.019 [*1]	0.012 [*1]	0.025 [*1]
亜鉛	0.088	0.087	0.041	0.62	0.18
銅	0.028	0.0099	0.02	0.11	0.044
鉄	19	1.9	1.1	61	5.7
マンガン	0.43	1.6	2.4	1.7	1.4
全クロム	—	—	—	0.068	0.074
硝酸性窒素	—	< 0.01	—	—	—
アンモニア性窒素	—	37	—	—	—

[*1]：環境基準を超えたもの，[*2]：排水基準を超えたもの，—：測定せず．

クテリアのなかにはメタン発酵させるものもある。その過程で生成した炭酸ガス(CO_2)や有機酸は，岩石や鉱物中の陽イオンを溶出させる．廃棄物や木炭のような多孔質の物質は，単体当りの大きな表面積をもつため，重金属を含む陽イオンが溶出しやすくなる．こうした複雑な複数のメカニズムで，廃棄物の浸出水中に，有害物質が溶出すると考えられている．

表2に不法投棄や安定型最終処分場の環境汚染が社会問題化していた頃の安定型最終処分場排水の分析結果[1]を示す．

安定型最終処分場には内分泌攪乱物質（環境ホルモン）の溶出も指摘されている．廃プラスチックが埋め立てられているからであり，ポリカーボネート樹脂の原材料であるビスフェノールAや塩化ビニルの可塑剤であるフタル酸エステル類などが処分場排水から検出されている．筆者らは，奈良県の安定型最終処分場排水が流入する河川水から，最高ノニルフェノール 5.5 μg/L，ビスフェノールA 2.6 μg/L を検出[2]した．この濃度は魚類への影響が報告されている濃度レベルであった．

管理型最終処分場は浸出水や排水の水質悪化が懸念されるため，水質汚濁防止法で排水規制

表3 最終処分場から発生する揮発性有機化合物（VOC）量

ガス抜き坑から発生するVOC量（g/年）

処分場コード	1	2	3	4	5	6	7
処分場の種類	一廃	一廃	一廃	一廃	産廃（管理）	産廃（管理）	産廃（安定）
埋立中	○	○			○		
ジクロロメタン	800	600	5	0.01	10	0.1	1
クロロホルム	20	1,000	20	0.1	6	0.1	1
1,1,1-トリクロロエタン	1	90	20	0.01	1	0.03	1
四塩化炭素	−	30	7	0.01	1	0.03	0
1,2-ジクロロエタン	3	400	3	−	5	−	5
1,2-ジクロロプロパン	−	50	4	−	3	−	0
1,1-ジクロロエチレン	11	−	3	−	1	−	3
1,1-ジクロロエタン	10	130	3	0.02	7	−	100
1,2-ジクロロエチレン	700	6	3	0.03	3	−	50
トリクロロエチレン	900	140	20	0.04	20	0.01	3
テトラクロロエチレン	200	100	100	0.05	7	0.1	4
ベンゼン	12	21,000	4	2	8	0.1	300
トルエン	1,500	24,000	8	0.2	300	0.1	30
エチルベンゼン	500	19,000	5	1	20	0.1	800
m,p-キシレン	800	6,000	8	1	10	0.1	400
o-キシレン	200	5,000	4	0.3	4	0.04	70
スチレン	2	200	4	0.02	−	0.01	2
4-エチルトルエン	100	3,500	0.4	0.3	−	0.03	100
1,3,5-トリメチルベンゼン	70	2,000	4	0.3	−	0.04	50
1,2,4-トリメチルベンゼン	100	4,000	4	1	−	0.1	200
クロロベンゼン	5	700	3.4	3	−	0.01	30
m-ジクロロベンゼン	−	400	3.4	0.04	−	−	2
p-ジクロロベンゼン	6	24,000	8.1	4	0.2	0.04	15
o-ジクロロベンゼン	1	3,000	3.4	0.09	−	−	4
1,2,4-トリクロロベンゼン	−	800	0.7	0.05	−	−	1

一廃：一般廃棄物管理型最終処分場，産廃（管理）：産業廃棄物管理型最終処分場，産廃（安定）：産業廃棄物安定型最終処分場．
[国立環境研究所特別研究報告(SR-28-99)，1999: 14 より引用]

を受け，特定化学物質の環境への排出量の把握等及び管理の改善の促進に関する法律［通称：pollution release and transfer register（PRTR）法］による届出対象施設として，有害物の排出量を届け出ることが義務づけられている．

侵出水による健康リスクを理由に，全国各地でおもに安定型最終処分場の建設差し止め訴訟が提起され，地下水や飲用水への悪影響を理由に建設が差し止められる判決が，茨城県，千葉県，福岡県などで下された．

有害ガスによる健康リスク

1999 年，福岡県筑紫野市の安定型最終処分場で浸出水の水質検査中の作業員 3 名が死亡し，硫化水素中毒が疑われた．ボーリング調査で，最高 15,000 ppm の硫化水素が検出された．その後，厚生省が全国調査を実施し，11 か所の安定型最終処分場で致死量（1,000 ppm）を超える高濃度の硫化水素の発生が確認された．滋賀県栗東町の場合，最大 22,000 ppm の硫化水素が検出され，その発生原因は埋め立てられた石膏ボードが有機物の供給源となり，硫酸還元菌の働きによって，硫化水素を発生させたと推定された．

廃棄物中の有機物が，微生物などの働きにより分解され，様々な揮発性有機化合物（volatile organic compounds; VOC）が生成されていることが，表 3[3] に示すように，国立環境研究所の調査でわかっている．生成された VOC にはベンゼンやジクロロメタンなどの発がん性のあるものもあり，最終処分場の近傍に一般人が居住していることは少ないが，最終処分場の作業員の健康に悪影響を及ぼす可能性はある．

また 2006 年には，岐阜県岐阜市で不法投棄された処分地を大規模にボーリング調査した結果，地中に酸素が流入し，埋設された廃棄物が燃焼し，高濃度のダイオキシン類が検出される事件も起きた．

産廃不法投棄による健康リスク

環境に悪影響を及ぼすという観点では，産業廃棄物の不法投棄地で，水質汚染や有害ガスが確認された例は枚挙にいとまがない．2015 年 3 月末現在，原状回復せず放置されたままの不法投棄は 2,583 件，残存量約 1,594 万トンにも上る．そのうち 1 万トン以上の大規模不法投棄は 221 件と約 1 割で，不法投棄量の 86.2 % を占めている．地下水汚染や有害ガスの発生など環境に支障を生じている不法投棄の原状回復のために，2003 年に国が処理費用を補助する特定産業廃棄物に起因する支障の除去等に関する特別措置法（略称：産廃特措法）を制定した．本書「カラー口絵　豊島産業廃棄物不法投棄事件とその後」で紹介した香川県豊島[4]や，青森岩手県境など 19 か所で汚染源除去や汚染防止事業が実施され，現在でも 13 か所で対策事業が継続されている．

文献

1) 中地重晴: 有害化学物質管理と情報公開. 廃棄物学会誌 1997; 8: 139-148.
2) 中地重晴, 市原真紀子, 川嵜悦子, 他: 淀川水系の環境ホルモン物質について. 環境監視 2002; 84: 5-10.
3) 国立環境研究所特別研究報告 (SR-28-99), 1999: 14.
4) 中地重晴: 住民参加による産廃不法投棄の原状回復—香川県豊島の経験. 技術倫理研究 2013; 10: 51-67.

D 医療機関の化学物質管理と廃棄物処理

水銀
―日本医師会の取り組み

羽鳥　裕

水俣条約と医師会

　日本医師会は，2013年10月にわが国（水俣市・熊本市）で採択・署名された「水銀に関する水俣条約」と，それに基づく国内対策に対して，積極的な協力を行ってきた．

　その第一の理由は，当然のことながら，「水俣病」がわが国最大の環境被害の1つであり，国民の生命・健康を守る医師としての立場から，このような健康被害や環境汚染を二度と起こしてはならないという決意からである．水銀含有製品の国内生産に使用される水銀量（年間8トン程度）中，「医療用計測器」は1.9トンで23.8％を占める．なお，海外製の安価な製品のインターネットを通じた通信販売量が相当量存在すると考えられるが，数量などの把握ができず算定対象外のため，輸入量は最小値と考えることが適当とされている[*1]．また，水銀血圧計に含まれる水銀量は約48g（蛍光管約8,000本分），水銀体温計は約1.2g（同約200本分）である[*2]．

　さらに，日本医師会には，医師・医療機関を束ねる団体として現実的な問題にも対応しなければならない背景があった．医療機関では水銀血圧計や体温計が多数退蔵され［使用中のものも含めれば病院等で28トンと推計（2010年ベース）[*2]］，紛失や廃棄のコスト増・処理困難化の懸念があった．また，排出元が医療機関か否かは不明であるが，東京都内の焼却炉から水銀が検出され緊急停止した例もあり，仮に，医療機関から排出された水銀が周辺環境や処理施設に悪影響を与え，その結果，万が一にも住民・作業員の健康被害や経済的損失等につながることは避けなければならない．全国の医療機関が関係法令を順守し（産業廃棄物管理票：マニフェストへの対応含む），院内に退蔵している水銀血圧計等を効率よく適正に回収する施策が必要であった．

　2014年4月17日，中央環境審議会第20回総会において，今村聡　日本医師会副会長は「これまでも，環境省とも密接に連携を取りながら全国の医療機関に対して水銀血圧計等の廃棄の際の取り扱いについて十分周知をしてきたが，引き続き啓発を行っていきたい」旨を発言した．

　この発言を契機として，日本医師会の水銀廃棄物対策が開始された．

医師会の水銀廃棄物対策

　日本医師会の水銀廃棄物対策は表1に示す通りである．これには2つのポイントがある．「関係省庁や全国団体との連携」と「地域医師会（都道府県医師会・郡市区医師会）の協力」である．なお本項では，医療機関の退蔵/使用中止予定の水銀血圧計・水銀体温計を「水銀廃棄物」という．

　1つ目にいう連携先には，日本高血圧学会，環境省および産業廃棄物処理振興財団のほか，厚生労働省や経済産業省，日本医療機器産業連合会がある．まず，日本高血圧学会と連携を取りながら，2015年4月，当時の望月義夫　環

[*1]：わが国の水銀に関するマテリアルフロー（2010年度ベース）．
[*2]：日本医師会「2015年度都道府県医師会医療廃棄物担当理事連絡協議会」環境省資料．

表1 日本医師会が関わる水銀廃棄物対策

日本医師会の水銀廃棄物対策は，①関係省庁・全国団体(環境省や産業廃棄物処理振興財団等)との連携，②地域医師会(都道府県医師会・郡市区医師会)の協力に分けられる．

	2012年	2013年	2014年	2015年				2016年			2017年
		10月 水銀に関する水俣条約の採択・署名		2月 中央環境審議会答申	5〜6月 衆参で附帯決議						
関係省庁・全国団体との連携			4月17日 今村日医副会長，中央環境審総会で全国の医療機関への啓発を発言	4〜5月 環境大臣，厚生労働大臣に対し，回収促進事業への協力を要望		9月〜 環境省「医療機関に退蔵されている水銀血圧計等の回収に関するセミナー」(地域医師会宛，地域開催)への協力	12月 環境省の協力で都道府県医師会担当理事連絡協議会を開催，回収促進事業への協力を要請 各地域医師会において，回収促進事業を開始	3月 環境省「医療機関に退蔵されている水銀血圧計等回収マニュアル」を策定し，地域医師会への周知	4月 医機連とともに啓発用リーフレットを作成，会員に配布	6月 日本高血圧学会WG提言を日本医師会雑誌に掲載	8月 環境省「医療機関に退蔵されている水銀血圧計等回収事業に関するアンケート」を実施	3月 これまでの実施結果，アンケート等を基にマニュアルを見直し，改めて地域医師会へ周知
地域医師会の協力	東京都医師会，自主回収事業を開始			3月 川崎市医の協力で回収促進のモデル事業を実施	8月 郡市区医師会長等を対象に，全国アンケートを実施						

境大臣に対して，「水銀に関する水俣条約の追加的措置の施行に向けた水銀血圧計・水銀体温計の廃棄物処理方法の整備」のための財政支援，一部地域で実施されている集団回収促進事業の全国拡大を要望した．さらに同年5月，塩崎恭久 厚生労働大臣にも，日本医学会との連名により同様の要望書を提出した．また，日本医療機器産業連合会と水俣条約および水銀汚染防止法に関するリーフレットを作成して全国の会員に配布した(2016年4月．今後も予定)．

2つ目のポイントについて，日本医師会の役割は，地域医師会から各地の問題事例や取り組みを教えていただき，それをもとに国の関係機関や全国団体と協議を行い，全国的な視点からの課題の解決，好事例のフィードバックによる普遍化を図ることである．

実は，水銀廃棄物回収促進事業こそが，これら2つのポイントを合わせた取り組みといえる．すなわち，同事業は，東京都医師会という地域での先行事例(2012年度〜[*3])を参考にし

て，関係省庁・全国団体(環境省，産業廃棄物処理振興財団)と協力しながら，川崎市医師会での試行事業を経て全国各地に拡げていこうと

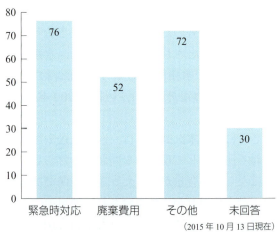

図1 水銀血圧計・水銀体温計に関するアンケート調査集計(暫定版)

「その他」の理由：「廃棄方法がわからない」，「往診用」，「電子式が故障したときの予備」，「電子式で測定不能時に使用」など．

[*3]：東京都医師会ホームページ(https://www.tokyo.med.or.jp/kaiin/news/detail.php?NI=NW00948)，日本医師会「2015年度都道府県医師会医療廃棄物担当理事連絡協議会」東京都医師会資料参照．

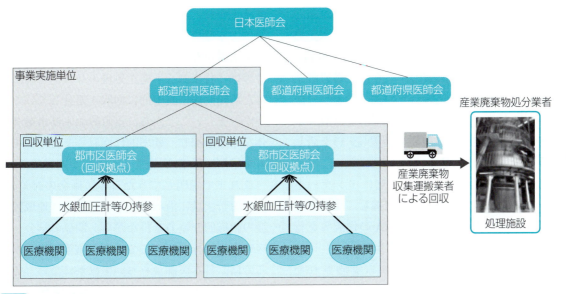

図2 水銀廃棄物回収促進事業のスキーム例

環境省『医療機関に退蔵されている水銀血圧計等回収マニュアル』(2017年3月改訂)では,都道府県医師会を事業実施単位,郡市区医師会を回収単位として実施することが考えられるが,地域の実態に応じて回収のスキームを設定するとしている.

いうものである.

水銀廃棄物の回収促進

医療機関で水銀血圧計等が退蔵されている要因には,廃棄方法の不明・困難さ,廃棄費用の高さがある.他には,電子血圧計故障時等の緊急対応への備えなどがある.川崎市医師会による水銀廃棄物回収促進の試行事業において,環境省がアンケート調査を行ったところ,237医療機関中61が「水銀血圧計を保有しているが使用していない」と回答した.その最大の理由は「廃棄が困難だから」であった(34医療機関).

また,日本医師会が2015年8月に815の郡市区医師会長等を対象として実施したアンケート(有効回答577件)では,保有している水銀血圧計の使用状況について回答のあった509名中「保有しているが使用していない」は約24％で,廃棄をせず保有を続けている理由としては「緊急時対応」が76件と最多で,「その他」が72件,「廃棄費用」が52件であり(複数回答),第2位の「その他」には「廃棄方法がわからない」との回答もみられた(図1).

表2 水銀廃棄物回収促進事業の状況

	回収費用	回収量
水銀血圧計	2,160〜2,500円/台	1,755〜6,653台
水銀体温計	1,000〜1,200円/本	846〜12,590台
充填用水銀	43.2〜50.0円/g	1,921〜14,322.4g(回答のあった分)

2015年度の水銀廃棄物回収促進事業は,5都道府県医師会および1郡市区医師会が参加した.水銀血圧計(台),水銀体温計(本),重点用水銀(g)の回収費用と回収量は下表の通りである.2016年度は,7都道府県医師会,29郡市区医師会が参加する予定である.

以上により,日本医師会では,水俣条約や国内法の啓発とともに,医師会がその組織力やスケールメリットを活かして水銀廃棄物を効率的に回収することに意義を認め,回収促進事業を行うことを決定した.

日本医師会の水銀廃棄物回収促進事業は,地域医師会(都道府県医師会や郡市区医師会)の参加・協力が不可欠である.そのため,先述の川崎市医師会でのモデル事業や郡市区医師会長等

を対象としたアンケート，地域医師会を対象とした環境省「医療機関に退蔵されている水銀血圧計等の回収に関するセミナー」(東京・仙台・名古屋・大阪・福岡で開催)，そして都道府県医師会担当理事連絡協議会での説明および「医療機関に退蔵されている水銀血圧計等回収マニュアル」の策定など，所要の措置(表1)を講じたうえで実施した(図2)．

さらに事業開始後，2016年度にアンケートを実施して要望・疑問点等を把握し，環境省で回収マニュアルの見直しやQ&Aの作成等を行い，全国にフィードバックしている．

回収促進事業は2015年度から実施されたが，同年度の参加は5都道府県医師会，1郡市区医師会であった．その回収量，1単位当たり回収費用は表2に示す通りである．2016年度は，予定も含め9都道府県医師会，29郡市区医師会での実施となっており，回収量の増加も期待される．それぞれの医療機関で個別に廃棄しようとすると，1台や1本当たり数万円かかるという試算があるので，集団回収への協力をお願いしたい．

今後の課題は，①地域医師会の負担(特に郡市区医師会によっては事務職員数が少なく負担が大きい)，②不参加医師会への対応(水俣条約と国内法令やこれまでの回収促進事業の実績の周知啓発)，③回収量のばらつき(②と同様の周知啓発)などである．また引き続き日本高血圧学会とも連携していく．そうした取組が医療機関の負担軽減となり，国民の医療への信頼増幅につながることが期待される．

まとめ

日本医師会では，水銀廃棄物に限らず，これまで様々ないわゆる医療廃棄物対策を行ってきた．その目的は，直接的には医療機関の適正処理であるが，最終的には国民や社会からの医療への信頼を守ることである．

冒頭の今村副会長の環境審議会総会発言のおよそ1年後，2015年に衆参両院で相次いで「水銀による環境の汚染の防止に関する法律案」の附帯決議がなされた．いずれも，退蔵水銀血圧計等は「将来的な不適正処理のリスクを軽減するため短期間に集中的に回収・処分していくことが望ましいことから，市町村および事業者団体などと連携し，効率的に回収等を行うスキームを早期に構築，実施すること」が内容である．

これまで説明してきた日本医師会の対策は，この附帯決議に沿っているといえる．地域医師会の組織的な協力を得ながら，関係の学会，省庁や全国団体と連携して必要な施策に取り組めるのは，日本医師会をおいてほかにない．これからも「2020年」に向けて，水銀廃棄物の全国的な回収，適正処理を推進していく方針である．そのためには，日本医師会の組織力を高め，活動の強化を図っていくことが必要である．

さらに，2017年6月19日現在，58か国・地域(EUを含む)が水俣条約を締結している[1]が，その内訳は，アフリカ20か国，アジア太平洋8か国，中東欧4か国，中南米12か国，西欧その他13か国である．水銀は，現在も途上国を中心に，金の採掘，塩化ビニルなどの工業分野，歯科用充填剤，ランプ・電池のように様々な用途で使われている．途上国の多くは水銀管理能力に課題があるため，地球環境ファシリティ(Global Environment Facility)による資金支援を受けている[2]．日本医師会として，水俣条約の遂行に向けた取り組みは，わが国に限らずグローバルヘルスにも関わる課題として捉えていきたい．

文 献

1) Minamata Convention on Mercury Website: Countries--List of Signatories and future Parties. 2017.
http://mercuryconvention.org/Countries/tabid/3428/language/en-US/Default.aspx

2) Minamata Convention on Mercury Website: Report of the Global Environment Facility to the Seventh Session of the Intergovernmental Negotiating Committee on Mercury. 2016.
http://mercuryconvention.org/Portals/11/documents/meetings/inc7/English/7_INF3_GEF_.pdf

消毒剤

尾家重治

消毒剤は抗菌薬と比べると，抗菌スペクトルがはるかに広いものの，毒性も強い．したがって，消毒剤の取り扱いでは健康リスクにも注意を払いたい[1]．

図1に，微生物を消毒剤抵抗性が強い順に並べるとともに，消毒剤の抗菌スペクトルを示した．

高水準消毒剤を環境消毒に用いない

グルタラール（ステリスコープ®等），フタラール（ディスオーパ®等）および過酢酸（アセサイド®等）などの高水準消毒剤は環境消毒に用いてはならない（図2）．なぜなら，これらの高水準消毒剤は効力が強いものの，毒性も強いからである[2]．高水準消毒剤の蒸気は眼や呼吸器系の粘膜を刺激し，結膜炎，鼻炎および喘息

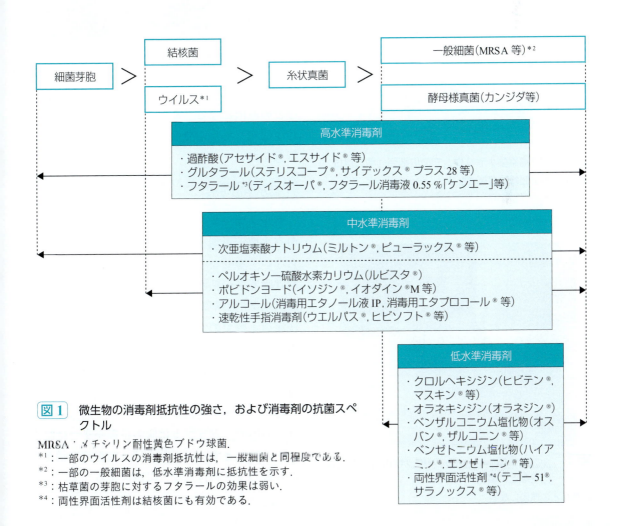

図1　微生物の消毒剤抵抗性の強さ，および消毒剤の抗菌スペクトル

MRSA：メチシリン耐性黄色ブドウ球菌．
*1：一部のウイルスの消毒剤抵抗性は，一般細菌と同程度である．
*2：一部の一般細菌は，低水準消毒剤に抵抗性を示す．
*3：枯草菌の芽胞に対するフタラールの効果は弱い．
*4：両性界面活性剤は結核菌にも有効である．

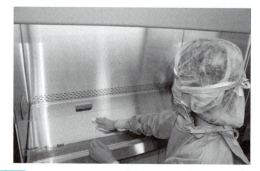

図2　クリーンベンチの消毒
高水準消毒剤の使用は避ける．アルコールが適している．

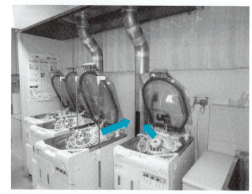

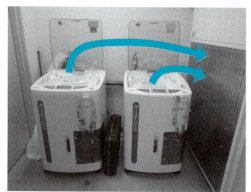

図3　内視鏡自動洗浄消毒機と換気

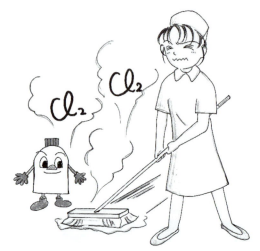

図4　次亜塩素酸ナトリウムでの広範囲面積の清拭
塩素ガスへの曝露が問題になる．

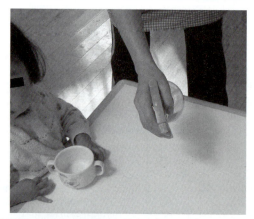

図5　次亜塩素酸ナトリウムやベンザルコニウム塩化物などの噴霧
喘息などの原因になる．

などの原因になる．なお，喘息は，職場のみならず帰宅してから発症するケースがあることに留意したい．

高水準消毒剤を換気の悪い場所で用いない

　グルタラール，フタラールおよび過酢酸などの高水準消毒剤を換気の悪い室内で用いてはならない．なぜなら，高水準消毒剤の蒸気は，眼や呼吸器系の粘膜を刺激するからである．

　高水準消毒剤の使用に際しては，内視鏡自動洗浄消毒機での使用であっても，窓の開放や強力なドラフト（換気装置）の設置が必要である（図3）．また，専用のマスク［マスキー51®（興研㈱）等］の着用も勧められる．

　なお，高水準消毒剤の蒸気はいずれも空気より重いので，ドラフトは眼の位置かまたは眼より下の位置とする．たとえば，内視鏡自動洗浄消毒機のフタの付近などに設置する．

次亜塩素酸ナトリウムを広範囲面積の清拭に用いない

次亜塩素酸ナトリウムからの塩素ガスは粘膜を刺激する．したがって，次亜塩素酸ナトリウムでの広範囲面積の清拭は避ける必要がある（図4）．また，次亜塩素酸ナトリウムと酸性の洗浄剤との併用を行ってはならない．大量の塩素ガスが発生するからである．

消毒剤の噴霧は望ましくない

ベンザルコニウム塩化物，クロルヘキシジンおよび次亜塩素酸ナトリウムなどの噴霧を行うと，喘息など原因になる（図5）[3]．また，噴霧法は清拭法に比べて効果が不確実である．噴霧では消毒剤を対象物全面へ接触させることができず，かつ拭き取り効果が期待できないからである．したがって，消毒剤の噴霧は控えたい．

文　献

1) 尾家重治：シチュエーションに応じた消毒薬の選び方・使い方．じほう，2016.
2) 尾家重治，足立タツ子，神谷　晃，他：2％グルタラールの暴露による医療従事者の副作用．手術医学 1995; 16: 615-617.
3) Daschner F, Schuster A: Disinfection and the prevention of infectious disease: no adverse effects? *Am J Infect Control* 2004; 32: 224-225.

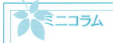

酸性雨（酸性沈着）

　化石燃料の燃焼に起因して発生する硫酸イオンや硝酸イオンなどの，酸性物質で汚染された低pHの雨のことである．汚染されていない雨でも一般大気中に含まれる微量の二酸化炭素のために理論的にpH 5.6となり得ることから，これより酸性側を一般的に「酸性雨」という．雨に加えて，霧や雪，ガスやエアロゾルも上記酸性物質を取り込むため，前者を湿性沈着，後者を「乾性沈着」と呼んで区別しているが，これらすべてを含めて広義の酸性雨（酸性沈着）として対策をとることが求められている．2014年の環境省「越境大気汚染・酸性雨長期モニタリング報告書」によると，過去5年間の降水pHの地点別年加重平均値は4.48〜5.37の範囲にあり，全地点の加重平均値は4.72であった．過剰死亡が認められたロンドンスモッグ事件（1952年）の際の降水pHは1.5程度であったという．欧米を中心に，湖沼・森林・土壌など生態系の被害は大きく，また建造物・文化財への影響も深刻である．酸性雨の原因汚染物質は発生地周辺のみならず，国境を越えて拡散するため，長距離越境大気汚染条約が1983年に国際的枠組条約として発効し，加盟各国に対し大気汚染防止に関する政策の実施を求めている．この条約に基づいた1985年のヘルシンキ議定書は硫黄酸化物の，1988年のソフィア議定書は窒素酸化物の，それぞれ排出削減などを求めている．酸性雨に関するわが国の環境省の現状認識は「一部の地点で，土壌pH低下，湖沼や河川pHの低下等，大気沈着との関連性が示唆される経年変化を確認」し，「現在のような酸性雨が今後も降り続けば，将来，更に酸性雨による影響が生じるおそれ」（平成28年版 環境・循環型社会・生物多様性白書）があるというものである．

（車谷典男）

D 医療機関の化学物質管理と廃棄物処理

抗がん剤

熊谷信二

抗がん剤への曝露機会

抗がん剤はがん治療に必要なものであるが、それらのなかには細胞障害性、変異原性、発がん性などが確認されているものも多い(表1)。そのため、抗がん剤を職業的に取り扱う医療従事者における薬剤への曝露と健康影響が懸念されている。治療目的で患者に投与される量と比較すると、医療従事者の体内取込量ははるかに少ないと考えられるが、取扱期間が長期にわたることも多く、健康影響が生じる可能性がある。

医療従事者の抗がん剤曝露は薬剤調製や患者への投与過程で起きる。調製では、アンプルやバイアルに入った抗がん剤溶液を取り出し、輸液袋に注入して生理食塩水と混合するが、アンプルを開けたときに抗がん剤が気化あるいは飛散したり、バイアルに生理食塩水を注射器で注入する際や、輸液袋に抗がん剤溶液を注入するときに漏れ出たりする。患者への投与では、点滴ラインに輸液を満たす際や、輸液袋などの交換や後始末時に抗がん剤が漏れ出ることがある。このような過程で気化・エアロゾル化した抗がん剤を吸入したり(経気道曝露)、漏れ出た抗がん剤が皮膚・粘膜に付着したり(経皮曝露)、あるいは抗がん剤で汚染された手指を口に入れたり(経口曝露)して体内に取り込まれる。また、針刺し事故が起こると、抗がん剤が直接体内に注入されることもある。

使用後のアンプル、バイアル、輸液袋などの廃棄物には抗がん剤が残存しているし、患者の尿などの排泄物にも抗がん剤が含まれているので、これらの処理の過程でも抗がん剤曝露が起きる。また、アンプルやバイアルの搬送時の破損事故では、気化・エアロゾル化した抗がん剤を吸入したり、こぼれた薬剤の処理時に皮膚・粘膜に付着したりすることもある。抗がん剤が付着したリネン類の取り扱い時に皮膚・粘膜に付着することもある。

以上のように、抗がん剤への曝露機会は意外に多く、曝露の可能性のある職種は、薬剤師、看護師、医師、リネン業者、清掃業者、搬送業者、廃棄物処理業者などである。

欧米での取り組み

1979年にフィンランドのFalckら[1]により、がん病棟の看護師の尿から変異原性物質が検出されたことが報告された。この調査では、抗がん剤を取り扱う看護師、対照として精神科医と事務職員の尿の変異原性をAmesテストにより

表1 国際がん研究機関(IARC)による発がん分類

発がん分類	抗がん剤の例
グループ1 (ヒトに対して発がん性がある)	・エトポシド ・クロラムブルシル ・シクロホスファミド ・タモキシフェン ・チオテパ ・トレオサルファン ・ブスルファン ・メルファラン
グループ2A (ヒトに対しておそらく発がん性がある)	・アドリアマイシン ・カルムスチン ・シスプラチン ・テニポシド ・ロムスチン
グループ2B (ヒトに対する発がん性の可能性がある)	・アムサクリン ・ダカルバジン ・ブレオマイシン ・マイトマイシンC ・ミトキサントロン

測定し，看護師の尿で有意に高い変異原性を示したことから，勤務中に抗がん剤を体内に取り込んでいる可能性が指摘された．また1980年代の初めには，抗がん剤を取り扱う看護師の染色体断裂や姉妹染色分体交換の頻度が他の看護師や事務職員と比較して有意に高いことが報告された．

1990年代になると，抗がん剤調製室内の空気中や作業台表面の抗がん剤濃度を測定する調査が行われるようになり，シクロホスファミド（CPA）などの抗がん剤が作業環境中に漏れていることが明確になった．また，抗がん剤を取り扱う薬剤師や看護師の尿からも抗がん剤あるいはその代謝物が検出され，実際に体内への取り込みが起こっていることも示された．健康影響については，DNA損傷，染色体異常，小核の出現などの細胞レベルでの影響だけでなく，脱毛や皮膚障害，生殖機能への影響など個体レベルでの影響も報告されている．

Falckらの報告と前後して，北欧において抗がん剤取り扱いに関するガイドラインが策定され，続いて欧州の他の国でも同様の取り組みが行われた．米国では，1986年に米国労働安全衛生庁（Occupational Safety and Health Administration; OSHA）がガイドラインを制定し，以降改訂を重ねている．

わが国での取り込み

欧米での取り組みを受けて，1980年代後半には，わが国でも抗がん剤の安全な取り扱いに関する議論が始まり，1991年に日本病院薬剤師会が『抗悪性腫瘍剤の院内取扱い指針』を制定し，その後改訂している．

ガイドラインの作成は1990年代初めから始まったが，わが国の抗がん剤の職業性曝露と健康影響に関する実証的な調査は2006年にYoshidaら[2]によって初めて報告された．調査が実施された2004年当時は，抗がん剤曝露による健康リスクに関する認識がまだ低く，調査対象病院では，看護師がナースステーションの

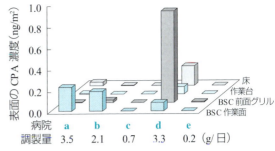

図1 BSCが設置された病院の抗がん剤調製室のCPAによる汚染状況

a：陰圧手技の実施，消毒用エタノール（Et）のみによる清掃．
b：陰圧手技の実施，Etのみによる清掃．
c：陰圧手技の実施，Et＋蒸留水による清掃．
d：陰圧手技の未実施，水酸化ナトリウム（NaOH）水溶液＋Et＋蒸留水による清掃．
e：陰圧手技の実施，Et＋蒸留水による清掃．
(Yoshida J, et al: J Oncol Pharm Pract 2011; 17: 29-38 より作成)

作業台で，生物学的安全キャビネット（biological safety cabinet; BSC）などの局所排気装置も使用せずに抗がん剤の調製を行っていた．8日間の調査期間中に19種類の抗がん剤を調製したが，そのうち8種類の抗がん剤が変異原性を示し，それらの抗がん剤の使用量が多い日には，調製後の作業台の表面を拭き取った試料液に変異原性が認められた．また，抗がん剤の使用頻度が高い血液病棟の看護師と，抗がん剤を使用しない循環器病棟の看護師の白血球を使用したコメットアッセイでは，前者のほうがDNA損傷度が有意に高く，抗がん剤曝露の影響の可能性が示唆されている．

その後，医療従事者の抗がん剤曝露への認識が高まった結果として，抗がん剤の調製は薬剤師が抗がん剤調製専用の部屋で手袋，マスク，キャップ，ガウンを着用した状態でBSCを用いて行うようになった．しかし，たとえBSCが設置されていても，抗がん剤の調製方法が不適切である場合（たとえば，バイアル内を陰圧に保つ手技を実施していない）やBSCなどの室内備品の清掃が不適切・不十分な場合（たとえば，消毒用エタノールのみによる清掃）には，抗がん剤曝露が起こることが示されている（図1）[3]．

曝露防止対策

これらの調査に基づき，以下の曝露防止対策が提言されている[4]．①抗がん剤の調製のための専用の部屋で調製業務を行う．②室外排気方式のBSCを用いて調製作業を行う．③閉鎖系注入器具（抗がん剤の漏出および気化の防止と針刺し防止を目的とした器具）などの安全対策キットを使用する．④使い捨て個人保護具を使用する．⑤院内調製ガイドラインを作成して，定期的なトレーニングを実施する．⑥抗がん剤に曝露した際の応急処置方法をあらかじめ策定しておく．これらの対策が有効であることは実証されており，たとえば，閉鎖系注入器具を用いて抗がん剤の調製を行うと，BSCの作業面などの抗がん剤汚染が減少するとともに，薬剤師の体内取込量も減少することが示されている（図2）[5]．

2014年には，厚生労働省が通知「発がん性等を有する化学物質を含有する抗がん剤等に対する曝露防止対策について（基安化発0529第1号 平成26年5月29日）」を公表した．対策の中身は上記のものとほぼ同様であり，抗がん剤の曝露防止対策の徹底を求めている．また，2015年には，日本がん看護学会，日本臨床腫瘍学会，日本臨床腫瘍薬学会が『がん薬物療法における曝露対策合同ガイドライン』を公表している．

このような取り組みにより，抗がん剤調製と患者への投与の過程での曝露防止対策は進んできたが，患者の排泄物に含まれる抗がん剤によるトイレなどの汚染への対策はあまり進んでいない．この問題は医療機関だけではなく，外来

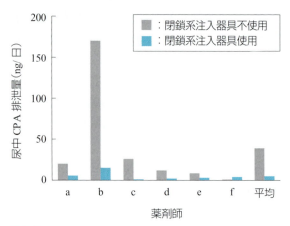

図2 閉鎖系注入器具の使用による薬剤師のCPA体内取込量の減少

（Yoshida J, et al: Ann Occup Hygiene 2009; 53: 153-160より作成）

化学療法患者の自宅のトイレが汚染され，家族が曝露される場合のあることが指摘されている．また，抗がん剤のバイアルの外側が購入時点ですでに汚染されているとの調査もあり，製薬会社での管理の徹底も求められている．

文献

1) Falck K, Gröhn P, Sorsa M, et al: Mutagenicity in urine of nurses handling cytostatic drugs. *Lancet* 1979; 1: 1250-1251.
2) Yoshida J, Kosaka H, Tomioka K, et al: Genotoxic risks to nurses from contamination of the work environment with antineoplastic drugs in Japan. *J Occup Health* 2006; 48: 517-522.
3) Yoshida J, Koda S, Nishida S, et al: Association between occupational exposure levels of antineoplastic drugs and work environment in five hospitals in Japan, *J Oncol Pharm Pract* 2011; 17: 29-38.
4) 吉田 仁: 抗がん剤調製. 相澤好治（監），医療機関における産業保健活動ハンドブック. 産業医学振興財団, 2013: 163-165.
5) Yoshida J, Tei G, Mochizuki C, et al: Use of a Closed System Device to Reduce Occupational Contamination and Exposure to Antineoplastic Drugs in the Hospital Work Environment. *Ann Occup Hygiene* 2009; 53: 153-160.

医療機関の化学物質管理と廃棄物処理

感染性廃棄物

宮入 烈

不適切に処理された感染性廃棄物により受傷し，感染に至った事例は国内外で報告されている．わが国では「廃棄物の処理及び清掃に関する法律」（廃棄物処理法）に基づきマニュアルが整備され，事業者には自らの責任において適正な処理を行う義務が課されている．1999年に青森県・岩手県境で発覚した廃棄物業者による不法投棄事件は，全国1万2千を超える企業や医療機関が関与した歴史的な事件である．委託業者の刑事的な責任に留まらず，現状復帰には708億円を要すると試算され，最終処分の確認義務を怠った排出事業者の責任も問われ医療機関も自主回収に応じている．このように業者による不正行為に対しても，医療機関には委託業者が正しく処理を行ったことを確認する責任があり，事件発生時には社会的信頼の失墜は逃れられない．

感染性廃棄物からの感染リスク

1992年にフランスで職業感染によるヒト免疫不全ウイルス（human immunodeficiency virus; HIV）感染事例が8例発生したが，うち2例は廃棄物処理中の業者の受傷が原因となっていた[1]．1994年には米国疾病予防管理センター（Centers for Disease Control and Prevention; CDC）から職業曝露による39例のHIV感染患者が報告され，国内でも針刺し事故によるC型肝炎ウイルス感染が報告されている．一般的に，血液に汚染された鋭利物で受傷した際に感染するリスクは，HIVで0.3％，C型肝炎ウイルスで3％，B型肝炎ウイルスは30％にも上る．その他，血液曝露による黄色ブドウ球菌菌血症の事例なども報告され，感染性廃棄物を介したリスクは実体のあるものである．

先進国における事例のほとんどは，医療機関において医療従事者が感染性廃棄物を扱っているなかで起こった事故であった．それに対して，感染性廃棄物の処理規定がない，あるいは順守されていない後進国では，医療廃棄物の不法な売買・再利用が横行し，B型肝炎ウイルスにより多くの民間人が感染した事例や，ごみ拾いを生業とする低所得者や子どもが受傷し，病原体に曝露・感染する事例が相次いでいる．

感染性廃棄物と排出事業者の責任

感染性廃棄物は廃棄物処理法により「人が感染し，又は感染するおそれのある病原体が含まれ，若しくは付着している廃棄物又はこれらのおそれのある廃棄物」と定義されている．処理については，発生から保管，運搬，中間処理，最終処分に至るまでの明確な手順が定められている[2]．

廃棄物の処理には全過程を通して排出事業者の責任が問われる．廃棄物を処理業者に委託した場合でも，事業に伴って発生する廃棄物は環境に対する負担であり，最終処分に至るまでの注意義務が発生する．「事業者は，その事業活動に伴って生じた廃棄物を自らの責任において適正に処理しなければならない」（廃棄物処理法第3条第1項）とあり，不法投棄などが発生した場合は法的にも社会的にも罰せられる可能性がある．

わが国では，1992（平成4）年の廃棄物処理法改正以降，感染性廃棄物に対する法的規制が強化されているが，近年でも不法投棄事件が報告されている．環境白書によると，2014年中に

検挙された環境犯罪の検挙事件数は5,628件であり，うち廃棄物処理法に基づくものは4,909件と最も多い．産業廃棄物に関わる事例については不法投棄が205件で，22件は委託違反（委託契約内容に法定記載事項が欠如している場合や実際に委託された内容と異なる場合），無許可処分業が8件含まれる．

青森・岩手県境で発生した廃棄物処理業者による不法投棄事件は，三栄化学工業（2001年解散）が産業廃棄物中間処理業許可をもとに，許可を得ていない医療系の廃棄物を含む多種多様な廃棄物を受け入れて，自社施設内に不法投棄していた事件である[3]．大量の廃プラスチックなどが横流しされ，有価物に偽装して首都圏から大量に廃棄物が搬入された結果，全国で1万2千を超える企業や医療機関からの委託を受けた不法投棄廃棄物の総量は160万トンを超え，対策費の総額は708億円と試算されている．不法投棄の当事者に対しては現状復帰の措置命令がなされたが，資金不足，会長の自殺や解散により実現しなかった．排出業者に対しては，委託時の廃棄物の種類・量・処分方法についての詳細と，契約書やマニフェスト，請求書の提出が請求されたが，多くの事業者はこれらの廃棄物処理法の義務規定を満たしていないことが判明した．そこで，排出業者に対して，自主撤去や費用拠出が依頼され，岩手県内の6医療機関が43トンの廃棄物を自主撤去するなど，廃棄物処理業者や製造業者は対応を迫られている．

このように，委託業者による不正行為であった場合でも，医療機関には委託業者が正しく処理を行ったことを確認する責任があり，社会的信頼の失墜を逃れられない．汚染者負担の原則は，公害防止のための費用負担のあり方についての考え方に基づくもので，1972年に経済協力開発機構（Organisation for Economic Co-operation and Development; OECD）の環境指針原則勧告のなかで示された原則である．実際に平成19年11月14日最高裁判所第三小法廷決定の事案では，排出事業者の役員らが濃硫酸の不法投棄の現場について，事実関係を必ずしもすべて把握していなくても，未必の故意が認められ，共謀共同正犯が成立すると判断されている．

廃棄物処理の具体的な流れ

適正な処理を行うための具体的な手順は『廃棄物処理法に基づく感染性廃棄物処理マニュアル』（平成24年環境省大臣官房廃棄物・リサイクル対策部）に定められている[2]．各施設においては感染性廃棄物処理規定を設け，管理責任者，委員会を設置し，処理計画書の策定を行う．廃棄物の処理過程には廃棄物が発生してから

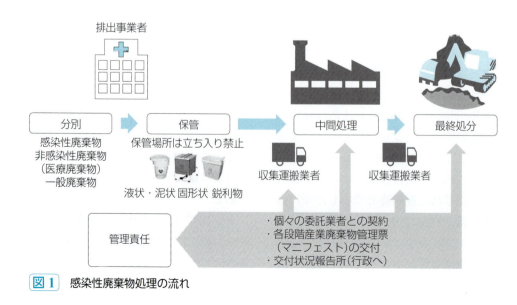

図1 感染性廃棄物処理の流れ

最終的に処分されるまでの行為が含まれる．細かく分けると，分別，保管，収集運搬，中間処理および処分までの一連の流れを指す(図1)．

一般的に廃棄物は事業活動を通して発生し法律で定められている産業廃棄物と，おもに家庭系のごみと事業系のごみからなる一般廃棄物に分けられる．さらに産業廃棄物のうち爆発性，毒性，感染性などを有するものが特別管理産業廃棄物として，一般廃棄物の場合は特別管理一般廃棄物として定められている．医療機関から排出される廃棄物における感染性の有無の判断は必ずしも容易ではない．環境省は，感染性廃棄物と判断する物として次の3点をあげている．①形状の観点から，血液および血液製剤，病理廃棄物，微生物検査廃棄物，血液・体液の付着した鋭利な医療器具，その他の血液・体液汚染物など，②排出場所の観点から，感染症病床，結核病床，手術室，救急外来室などで発生した物，③感染症の種類の観点から，感染症法の区分によって対象となる物である．

分別の際の注意事項として使用前の注射剤の混注などに使用したプラスチックシリンジは，厳密には感染性廃棄物ではない(疑似感染性廃棄物)が，血液・体液などが付着した他のシリンジと判別がつかないため，プラスチックシリンジはすべて感染性廃棄物として扱うことが多い．環境省では，医療機関から排出される紙おむつを感染性廃棄物には指定していない．このため，医療機関でも一部の部署(健康な新生児等)から排出される紙おむつは非感染性廃棄物として分類している．ただし，標準予防策において尿や便は感染リスクを有する湿性体液物質として分類されるため，感染症の有無に関わらず，手袋を着用するなどの防御措置をとったうえで取り扱うべきである．

分別された廃棄物は指定された容器に入れ，他の廃棄物と混合しないようにして収集する．感染性廃棄物は必ず容器に梱包して収集・運搬するため，あらかじめ密閉が可能で，収納しやすく，破損しにくい容器を準備する．特に感染性廃棄物のうち，針を収容するごみ箱には貫通しない素材で作られたものが必須である．感染性廃棄物の表示は全国共通のバイオハザードマークが用いられる．非感染性の廃棄物であっても外見上感染性廃棄物との区別がつかない場合もあり，その廃棄物が非感染性廃棄物であることをわかるように表示する．なお，感染性廃棄物の別容器への移し替えは職業感染のリスクを伴うため行ってはならない．感染性廃棄物は一定の場所に保管し，関係者以外は立ち入り禁止として，施錠下に保管されることが必要である．収集運搬に際しても注意が必要で，内容物が外に出てこないような処理を施すなど，専用の移動手段も必要となる．

感染性廃棄物は原則として医療関係機関の施設内の焼却施設で焼却・溶融・滅菌することが望ましいが，委託業者への外注が一般的である．まず廃棄物を物理的，化学的，生物学的な方法によって無毒化，安全化，安定化させるための中間処理があり，次いで埋め立て処分による最終処分が行われる．排出事業者が己の責任で委託して処理するうえでは，記録の整備が重要である．すなわち，廃棄物の種類や量を記録し保存するとともに，中間処理業者・運搬業者・最終処分業者と個別に二者契約を結び，具体的な処理方法，運搬容器の表示，感染性廃棄物処理，処理方法について産業廃棄物管理票(マニフェスト)を用いて確認する．運搬・処分に関する帳簿をつけ，行政への報告義務を果たすことで施設としての社会的責務を果たすことができる．

文献

1) World Health Organization: Health impacts of health-care waste.
http://www.who.int/water_sanitation_health/medicalwaste/020to030.pdf?ua=1
2) 環境省: 廃棄物処理法に基づく感染性廃棄物処理マニュアル(平成24年5月)．
https://www.env.go.jp/recycle/misc/kansen-manual.pdf
3) 佐藤 泉: 環境法法令違反から学ぶCSR経営 不法投棄と排出事業者責任. 環境管理 2013; 49: 31-35.

D 医療機関の化学物質管理と廃棄物処理

麻酔薬

西山隆久・近江明文

　全身麻酔は，全身麻酔薬を用いて周術期の侵襲から患者を守る医療行為である．その過程で気体の麻酔薬が大量に使用され，排出された麻酔ガスは環境汚染の原因となる．環境汚染には，使用済みの麻酔薬が手術室内に排出され，医療従事者が曝露されるといった，労働環境の汚染という側面と，大気に放出された麻酔ガスによって起きる大気汚染という側面がある．

室内での余剰麻酔ガスによる汚染

　全身麻酔薬には，気体のガス麻酔薬，液体を気化して使用する揮発性麻酔薬，液体の静脈麻酔薬がある．近年は静脈麻酔薬の開発が進み，静脈麻酔薬のみで行う全静脈麻酔も行われるようになったが，吸入麻酔薬による全身麻酔の件数が依然として多い．

　手術室で行われる全身麻酔では，麻酔器が使用される．全身麻酔薬は，麻酔器で揮発性麻酔薬，笑気［亜酸化窒素（N_2O）］，酸素などがブレンドされ，患者へ供給される[1]．患者への麻酔ガスの供給は，鼻と口を覆うマスクか，気管内に挿管されたチューブにより行われる．患者から呼出された余剰麻酔ガスは麻酔器に戻り，一部は閉鎖循環回路で再利用され，残りは麻酔器から排出される．この排出されたガスは専用の余剰麻酔ガス排出装置（anesthetic gas scavenging system; AGSS）（図1）を経由して，建物外の外気に放出される（図2）．わが国では手術

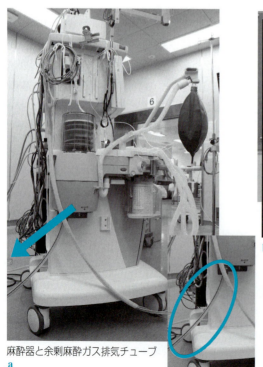

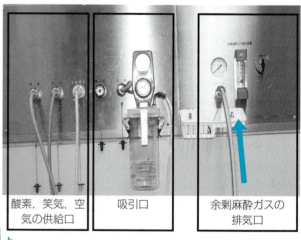

図1　実際の余剰麻酔ガス排出装置（AGSS）
a：麻酔器と余剰麻酔ガス排気チューブ．b：手術室壁面にある余剰麻酔ガスの排気口．
麻酔器から排気された麻酔ガスは排気口から手術室外の外気に放出される．

室内にAGSSが完備されており，また空調システムもあることから，余剰麻酔ガスによる汚染は軽度と考えられている．

AGSSが整備される以前は，余剰麻酔ガスは手術室内に放出され，部屋の排気装置で排出されていた．この場合の空間麻酔濃度は，麻酔開始5～10分後に最高濃度で平衡に達し，麻酔終了後10～20分でもとに戻るといわれる．また，AGSSがない場合は，余剰麻酔ガスによる医療従事者への曝露の研究から，手術室勤務者の健康被害の発生頻度が他の医療従事者より有意に高いことが知られている[2]．たとえば，手術室勤務者の切迫流産など産科的合併症の発生頻度は，病棟勤務者の約3倍であった．現在でも手術室以外の検査室や処置室などではAGSSが完備されていないことが多く，また歯科治療時のマスク麻酔では，鼻用マスクで麻酔ガスを吸入するため，口腔内を処置中は患者の呼気や余剰麻酔ガスに医療従事者が曝されている．これらの場合も，AGSSのない手術室と同様の危険性をはらんでおり，今後の課題といえる．

麻酔薬のなかで，特に笑気は手術や処置，検査などで使用される気体の麻酔薬であり，医療従事者に対する健康被害のおそれがあると考えられており，十分な対策が必要である．

笑気による汚染

笑気の長時間曝露による有害な作用は，血液学的変化ならびに精神機能，視聴覚能および手先の器用さの低下などの神経学的変化から，自然流産，出生異常，生殖能力の低下などの生殖異常まで幅広いとされている．また，添付文書には長期間(3か月～数年)の摂取下で，亜急性の脊髄変性様神経障害が記載されている．した

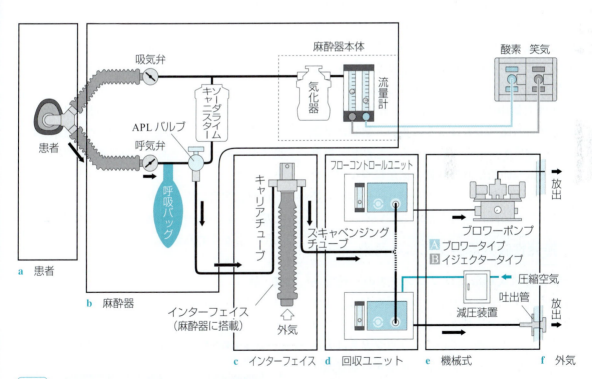

図2 余剰麻酔ガス排出装置(AGSS)の内部構造と外気への放出までの流れ

➡：ガスの回収方向．
患者(a)から呼出された麻酔ガスはいったん麻酔器に戻り(b)，余剰ガスインターフェイス(c)を経て，手術室の壁面にある余剰ガス回収ユニットに達する(d)．機械室を通り(e)，外気に放出される(f)．余剰麻酔ガスの回収には大がかりなシステムが必要であることがわかる．また，マスクによる麻酔では，患者とマスクの間からの麻酔の漏れが回収できないことがわかる．
(セントラルユニ社ウェブサイトより改変)

がって，手術室環境における笑気濃度はできるかぎり低く抑える必要がある．空気中の職業曝露限界（occupational exposure limits; OEL）は，多くの欧州諸国では 180 mg/m^3 を超えないこととされており，米国国立労働安全衛生研究所（National Institute for Occupational Safety and Health; NIOSH）では 25 ppm（40 mg/m^3）以下を推奨している[3]．

手術室で行われた研究では，部屋の換気システムのみを稼働させた手術室では笑気ガス濃度が OEL の 180 mg/m^3 を超えて検出されている．一方，空調システムと AGSS を組み合わせた手術室では OEL 値より低い笑気濃度が観察された[1]．以上より，AGSS のない室内では，笑気の使用は控えるのが望ましい．

大気汚染物質としての笑気ガス

笑気は地球温暖化ガスの 1 つである．地球温暖化といえば二酸化炭素が有名だが，笑気も地球温暖化に約 6％影響しているといわれる．笑気の大気中濃度は低いが，1 分子当たりの温室効果は二酸化炭素の 230 倍である．さらに，笑気は大気中での半減期が約 150 年と他の温暖化ガスと比べてもはるかに長い．笑気は窒素肥料や酪農からも多く発生する．しかし，農業での笑気の節約は直接食糧の減産につながるため，困難とされる．したがって，医療界での笑気使用量の節減に期待がかかっている．

揮発性吸入麻酔薬による汚染

揮発性吸入麻酔薬はフロンガスの一種である．イソフルランやセボフルランなどは，化学構造が冷蔵庫の冷却ガスなどに用いられるフロンガスと一部共通している．フロンガスは大気圏の上層部にあるオゾン層を破壊する地球温暖化ガスであり，国際規約により生産が制限されている．吸入麻酔薬もフロンガスと同様に環境に影響を及ぼす可能性があるが，大気中での寿命が 2～6 年であり，フロンガスの 65～110 年と比べはるかに短い．また，わが国で頻繁に使われるセボフルランは，化学構造上オゾン層に対する影響は少ないとされている．以上より，揮発性吸入麻酔薬は笑気に比べれば環境への影響は少ないと考えられる．

対　策

余剰麻酔薬による室内の汚染ならびに大気汚染のいずれにも共通した対策がある．まず，吸入麻酔薬を使用せず，静脈麻酔薬と酸素などで行う全身麻酔法（全静脈麻酔法）を用いることである．最近の静脈麻酔薬や短時間作用型の麻薬，優れた拮抗薬が存在する筋弛緩薬などを駆使すると，吸入麻酔に勝るとも劣らない全身麻酔が可能である．しかしながら，全静脈麻酔を習得している医師の多くは麻酔専従の医師であり，全静脈麻酔法の普及が望まれる．

また即効性のある対策としては，吸入麻酔薬と酸素をブレンドした麻酔ガスの消費量を減らす低流量麻酔法の普及である．近年では麻酔ガス濃度などの監視モニターや麻酔器の性能がよくなり，低流量麻酔法が比較的容易に施行できるようになった．医療経済がシビアな欧米では，低流量麻酔が主流であり，包括医療ではメリットがある．

医療従事者はもとより，医療界全体で麻酔薬の環境への汚染や，健康への影響などに関心をもつことが求められる．

文　献

1) 医療ガス安全教育委員会: 医療ガス―知識と管理，教育・実践のガイドライン．真興交易, 2011.
2) 新　太喜治, 清水信義, 河上靖登, 他: 中央手術部における余剰麻酔ガス汚染とその対策．岡山医学会雑誌 1980; 92: 115-123.
3) Controlling exposure to nitrous oxide during anesthetic administration. Atlanta (GA): DHHS (NIOSH) Publication, 1994: 94-100.

E その他(公共・企業・個人の活動)の健康リスク

電磁波

小島原典子・山口直人

電磁界(EMF)

日常生活において,電磁波[電磁界(electromagnetic fields; EMF)]が発生する環境は増え続けており,無線環境の急速な発展,電磁誘導加熱(induction heating; IH)家電の普及などによる健康影響を懸念する声もある.ワイヤレス伝送システムからの中間周波など電気自動車の充電,無線LANネットワークの拡大による高周波EMF(radiofrequency EMF; RF-EMF)からの曝露など,今後も新しい無線技術の開発に伴い電磁環境はさらに拡大していくであろう.しかし,EMFの曝露評価はむずかしく,かつ質の高い研究デザインが適用しにくいため,ほかの環境因子に比べてエビデンスが少ない.

EMFは周波数によって特性が大きく異なるが,その定義が機関,規制毎に統一されていない.本項では,表1に示すように,周波数10メガヘルツ(MHz)〜300ギガヘルツ(GHz)を高周波,300 Hz〜10 MHzを中間周波,1〜300 Hzを超低周波という世界保健機関(WHO)の分類を採用した.低周波では刺激作用,高周波では眼部の温度上昇,変異原性に関連するといわれている熱作用[比吸収率(specific absorption rate; SAR)](単位質量当たりの組織に6分間に吸収されるエネルギー量を曝露評価の指標とする)による健康影響はみられる.われわれが参画している小児脳腫瘍に対する携帯電話使用の影響の国際研究 MOBI-Kids を含めて,EMFの健康影響に関する知見をまとめた.

高周波EMF(RF-EMF)

わが国では携帯電話の急速な普及は1990年代から始まったが,それ以前から拡大していた北欧からいくつかの疫学研究が報告されている.メタ解析により,携帯電話使用の神経膠腫(glioma)に対するリスクは1.71[95%信頼区間(95%CI)1.04-2.81],10年以上使用では2.29(95%CI 1.56-3.37)と有意にリスクが上昇した

表1 電波の種類

電磁界の種類	非電離放射線								電離放射線
	静電界	超低周波電磁界	中間周波電磁界	高周波電磁界				光	放射線
周波数		1〜300 Hz	300 Hz〜10 MHz	10〜30 MHz	30〜300 MHz	300 MHz〜10 GHz	10 GHz〜3 THz	3〜3,000 THz	3,000 THz
電波防御指針 基本指針		刺激作用:基本制限(瞬時)	刺激作用:基本制限(瞬時)						
			熱作用:SAR(6分間平均)	熱作用:SAR(6分間平均)	熱作用:SAR(6分間平均)	熱作用:SAR(6分間平均)			
補助指針						熱作用:SAR	熱作用:SAR		
おもな用途	・地磁気 ・磁石 ・鉄道 ・MRI	・電力設備 ・家電製品電源 ・鉄道	・IH調理器 ・テレビ ・パソコンモニタ ・鉄道		・ラジオ放送 ・テレビ放送	・電子レンジ ・携帯電話/PHS ・無線LAN ・Bluetooth	・衛星通信	・太陽光	・レントゲン

1メガ(M) = 1,000 k = 10^6,1ギガ(G) = 1,000 M = 10^9,1テラ(T) = 1,000 G = 10^{12}.

とまとめられている．これらに，INTERPHONE研究[1])の成果を加えて，2011年，WHO国際がん研究機関(International Agency for Research on Cancer; IARC)は発がん性リスク一覧において，RF-EMFの成人の神経膠腫と聴神経腫瘍に対する発がん性のリスクをグループ2B(ヒトに発がん性を有する可能性がある)に分類した[2])．2016年，米国国家毒性プログラム(National Toxicology Program; NTP)では，ラットに対する高周波全身曝露によって，わずかながら心臓，脳腫瘍の発生がみられたというレポートが発表され最終報告が待たれる．

携帯電話所有の低年齢化が進み，今後長期利用者は世界中で増加する見込みであり，若年者に対する研究は喫緊の課題である．WHO無線周波数帯の研究アジェンダ2010でも広範なRF-EMF発生源からの電磁波曝露の，特に小児に対する健康影響研究の促進を推奨しており，小児を対象とした国際研究(MOBI-Kids Study[3])では，携帯電話だけでなく，無線LAN，基地局などからのRF-EMFの健康影響の解析が進んでいる．

INTERPHONE研究など，これまでの疫学研究は，対象者のほとんどが第二世代(2G)の携帯電話端末利用者であった．わが国では2010年に2Gのサービスが終了し，第三世代(3G)以降が使用されている．3G，第四世代[4G(LTE含む)]の端末の平均出力は2Gの1/10～1/100以下とされており，3G以降の携帯電話端末による健康影響は無視できるほど小さいものと考えられている．拡大する無線ネットワークの影響，インターネット通話の増加とともに，今後導入される，今の携帯電話より周波数の高いミリ波(extremely high frequency; EHF)を利用した第五世代(5G)，WiGigなどによる電波の影響の程度も評価し，100 GHz以下の電波防護についても指針が改訂される予定である．

無線ネットワーク以外のRF-EMFの波源として電子レンジがある．2.45 GHzのマイクロ波はほとんどが熱作用で，製品放射限度値をレンジの外面から5 cmにおいて50 W/m^{2}と規定されている．ガラス面の網目などの漏洩防止機能により，家電の通常の使用では健康影響はないと考えられる．調理された食品にEMFの影響があるというエビデンスもない．

中間周波EMF(IF-EMF)

中間周波帯(intermediate frequency; IF)の生物学的特徴は，低周波帯と同様の刺激作用，高周波と同様の熱作用の両方を考慮する必要があることである．日常生活において，非接触ICカードリーダー，radio frequency identifier (RF-ID)，電子商品管理システムなどIFの利用が広がっているが，最も一般的な波源はIHクッキングヒーターなどの電磁調理器である．ヒトを対象とした誘導電流密度の計算，動物実験で変異原性，生殖器への影響などの健康影響が検討されているが，現状で生物影響は確認されていない．

わが国において2017年からの導入が予定されている，家電や電気自動車に対するワイヤレス電力伝送(wireless power transmission/transfer; WPT)により，今後は職業曝露の増加も予想される．国際非電離放射線防護委員会(International Commission on Non-Ionizing Radiation Protection; ICNIRP)によるICNIRP2010の基本制限，参考レベルに準拠した総務省による「低周波領域(10 kHz以上10 MHz以下)における電波防護指針」の一般的曝露について表2に示す．長期影響，電磁波過敏症などのエビデンスは不十分で指針には盛り込まれておらず，中間周波を使用した新技術に対して安全性を担保するためにも，適切な曝露評価による実験，疫学研究が急務である．

超低周波EMF(ELF-EMF)

変電所や送電線などの電力設備からは50/60 Hzの超低周波(extremely low frequency; ELF)のEMFが発生しているが，一般環境でもテレビ，ドライヤー，掃除機などすべての家電製品

表2 わが国の一般環境における電波防護指針 2015（抜粋）

周波数	瞬時の内部電界 全組織 (V/m)	熱作用に基づく SAR (W/kg)		
		全身平均	局所 10 g	
			頭部・体部	四肢
10 ～ 100 kHz	$1.35 \times 10^{-4} f$（管理環境では $2.7 \times 10^{-4} f$）	0.08（労働環境では 0.4）	2	4
100 kHz ～ 10 MHz				
10 MHz ～ 10 GHz				
補助指針		入射電力密度 (W/m²)		
3 ～ 300 GHz		10	20（眼部）	20（体表）

から ELF-EMF が発生している．特に，電熱式床暖房や，集合住宅内の変圧器からの曝露の健康影響が懸念されている．職業曝露では，活線保守作業，MRI 周囲での作業，商用周波数以外への曝露について，さらなる情報が必要である．わが国からも平均 0.4 マイクロテスラ (μT) 以上の磁界の送電線の近くに居住する小児では白血病の発生率が約 2 倍に増加するとの疫学研究が報告されているが，動物実験による因果関係の根拠となるエビデンスはない．太陽光発電設備，電気自動車，ハイブリッド自動車，鉄道の電気設備からも ELF を含めて様々な性質の EMF が発生している．わが国の電力設備から発生する磁界規制にて刺激作用を予防するよう定められており，通常の日常生活において健康に影響はないと考えられている．

静磁界

静磁界の発生源としては，磁気ネックレス，リニアモーターカー，鉄道，MRI などがある．MRI から発生する静磁界は 0.2 ～ 3 テスラ (T) で，ICNIRP ガイドラインの制限値 2 T を超過しているが，医療行為として許容されている．職業曝露としては，MRI 装置内で行われる手術を担当する外科医などでは，めまいや悪心，閃光などを継時的に自覚する可能性があり，その長期影響について十分なエビデンスはない．

おわりに

RF-EMF の波源として急速に普及している携帯電話の脳腫瘍に対するリスクをはじめとして，IF-EMF，ELF-EMF，静磁界を利用した新しい技術の進歩に関する健康影響のエビデンスの蓄積が急がれる．IF については，特にエビデンスが少なく現在の防護ガイドラインは RF-EMF と EMF から外挿した基本制限と参考レベルとなっており，今後 IF の研究成果をもとにした防護レベルの提案が期待される．EMF の影響は，金属インプラント患者などハイリスク対象に対する配慮も必要である．植え込み型心臓ペースメーカーは，EMF の影響で誤動作を起こすおそれがあることが知られており，日常生活における留意点は，総務省ホームページ「各種電波利用機器の電波が植込み型医療機器等へ及ぼす影響を防止するための指針」を参考にされたい (http://www.tele.soumu.go.jp/j/sys/ele/medical/chis/index.htm)．

文献

1) Interphone study group. Brain tumour risk in relation to mobile telephone use: results of the INTERPHONE international case-control study. Int J Epidemiol 2010; 39: 675-694.
2) Baan R, Grosse Y, Lauby-Secretan B, et al: WHO International Agency for Research on Cancer Monograph Working Group. Carcinogenicity of radiofrequency electromagnetic fields. Lancet Oncol 2011; 12: 624-626.
3) CREAL. Radiation Programme. Study on Communication Technology, Environment and Brain Tumours in Young People (MOBI-Kids study).
http://www.crealradiation.com/index.php/MOBI-Kids-home
（2015 年 10 月 26 日閲覧）

E　その他（公共・企業・個人の活動）の健康リスク

騒音

松井利仁

騒音は「感覚公害」か？

　騒音による健康影響に関しては，騒音職場における騒音性難聴が古くから知られている．また，過労死の環境負荷要因として騒音が含まれており，労働者に様々な健康影響の生じうることが知られている．

　しかし，交通騒音や建設・工場騒音などの環境騒音は，振動・悪臭とともに「感覚公害」として扱われ，その影響までもが感覚的・心理的なものにすぎないと，しばしば誤解されている．環境行政においても，騒音は，会話妨害や作業妨害，睡眠妨害などの「生活妨害」や，不快感（アノイアンス）が生じる環境要因として扱われており，健康影響と結びつけられていない．

　世界保健機関（WHO）の健康概念に基づけば，不快感や会話妨害なども健康影響に含まれるが，騒音による睡眠妨害は狭義の健康影響の概念にも含まれる．睡眠妨害によって翌日に眠気や集中力の低下があれば，それは短期的な健康影響であり，長期継続する睡眠妨害は「環境性睡眠障害」という疾患に直結する．

　さらに，1990年代以降に行われた数多くの疫学研究によって，交通騒音曝露と心筋梗塞や高血圧との関連が示され，近年の大規模疫学研究では，脳血管疾患や肥満，糖尿病など，睡眠障害に起因すると考えられる様々な疾患との関連が報告されている[1, 2]．騒音という環境要因は，もはや「感覚公害」と称されるべきではない．

欧州夜間騒音ガイドライン（2009）

　WHOは1999年に『環境騒音ガイドライン』を公表している．睡眠妨害などの健康影響のガイドライン値を示すとともに，高レベルの交通騒音曝露地域で心血管疾患が増加していること，ガイドライン値を定めるために調査研究が必要であることが記載された．

　これに伴い，欧州において多くの疫学研究が進められた．欧州WHOは，夜間騒音による睡眠妨害が心疾患などの主因であるとして，1999年の『環境騒音ガイドライン』を補完する『欧州夜間騒音ガイドライン』を2009年に公布した．

　図1に，道路交通騒音と心筋梗塞罹患率との関係を示す．本図では昼間の騒音レベルとの関係が示されているが，夜間の騒音レベルは昼間より5〜10 dB低く，心筋梗塞（心疾患）の閾値は夜間平均騒音レベル（L_{night}）で50 dBとされた．『欧州夜間騒音ガイドライン』に示された，騒音レベルと健康影響との量効果関係を表1

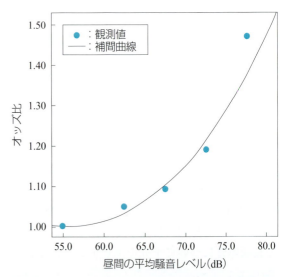

図1　道路交通騒音と心筋梗塞罹患率の量−反応関係
（WHO EU: Burden of disease from environmental noise—Quantification of healthlife years lost in Europe—, 2011）

表1 屋外夜間騒音曝露量と健康影響の関連

L_{night}	住民への健康影響
30 dB 未満	実質的な生理学的な影響は生じない．30 dB は影響が観測されないレベル（NOEL）である．
30〜40 dB	様々な睡眠影響が生じ始める．影響の程度は音源の特性や発生回数に依存する．高感受性群（子ども，病人，高齢者等）は影響を受けやすい．しかし，影響の程度はそれほど大きくなく，40 dB が悪影響の生じ始めるレベル（LOAEL）である．
40〜55 dB	健康への悪影響が認められ，多くの住民は生活を騒音に順応しなければならない．高感受性群ではより重度の影響を受ける．
55 dB 超	公衆衛生上，ますます危険な状態であり，高頻度で健康影響が生じ，相当数の住民が高度の不快感を訴え，睡眠妨害を受ける．心血管疾患のリスクが増加する科学的根拠がある．

（WHO EU: Night noise guidelines for Europe, 2009）

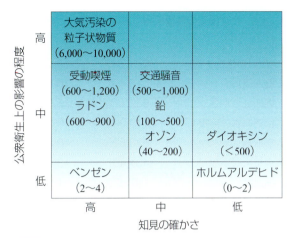

図2 各種環境要因による健康リスクの比較
（ ）内の数値は人口 100 万人当たりの DALY（年）．
(Hänninen O, et al: European perspectives on environmental burden of disease: Estimates for nine stressors in six European countries. Finland THL, 2011)

に示す．

睡眠障害と心血管疾患を対象としており，子どもや高齢者などの高感受性群を含む，ほとんどの住民を健康影響から保護するためのガイドライン値として，屋外夜間平均騒音レベルで 40 dB という値が示された．

各種環境要因の健康リスクの比較

WHO は，保健政策の優先順位を判断するための健康リスクの指標として，障害調整生存年（disability adjusted life year; DALY）の利用を推奨している．

欧州（西欧）6 か国を対象に，主要な 9 つの環境要因に関して，人口 100 万人当たりの健康損失（DALY）が推計された結果を図2 に示す．交通騒音の健康影響は，虚血性心疾患と高度の睡眠妨害（軽度の睡眠障害）が対象である．

9 つの環境要因のなかで，交通騒音による健康リスクは大気汚染の粒子状物質（particulate matter; PM）に次いで高く，ベンゼンやダイオキシンなどの有害化学物質と比較すると 100〜1,000 倍に相当する．わが国では幹線道路・鉄道近傍に住居が近接していることから，西欧以上の健康損失が生じている可能性がある．

わが国における道路騒音の健康リスク

欧州 WHO が示した方法に基づいて，わが国における道路交通騒音による健康損失を推計した結果では，道路交通騒音に起因する高度の睡眠妨害（軽度の睡眠障害）の有病者数は約 100 万人，虚血性心疾患の有病者数は約 4,000 人，死亡者数は年間約 400 人と算定された．100 万人当たりの DALY の値は約 500 年であり，図2 の下限値に近い．算定に用いた曝露人口は，夜間平均騒音レベル（L_{night}）が 55 dB 以上の高曝露地域を対象としており，これらは控えめな算定値である．

なお，わが国では，道路交通騒音等を対象に「騒音に係る環境基準」が制定されているが，幹線道路近傍を対象とした環境基準値は，きわめて高い健康リスクが生じる騒音曝露量となっている（図1 で 70 dB に相当）．環境基準値に等しい騒音曝露を仮定した場合，住民の約 15％ が高度の睡眠妨害（軽度の睡眠障害），約 0.1％ が虚血性心疾患に罹患していると算定さ

表2 わが国での各種疾病による健康損失との比較

疾患／病因	DALY（年）	DALY*（年）
がん（悪性新生物）	7,079,793	55,637
脳血管疾患	2,113,497	16,609
虚血性心疾患	1,982,473	15,579
自傷および自殺	1,173,396	9,221
糖尿病	823,823	6,465
道路交通事故	434,457	3,414
白血病	197,572	1,553
急性C型肝炎	89,724	705
HIV/AIDS	2,814	22
道路交通騒音	68,676	536
幹線道路環境基準	−	11,440

DALY*：人口100万人当たりのDALY．
（松井利仁：ビルと環境 2016; 153: 37-43）

れ，心疾患による生涯死亡リスクは100人に1人程度となる．ベンゼンなど発がん物質の環境基準と比較すると，1,000倍近いリスクに相当する．

表2に，わが国での各種疾病のDALYと，道路交通騒音によるDALYの推定値を示す．わが国全体における道路交通騒音のDALYは，わが国全体の「がん（悪性新生物）」のDALYの約1/100に過ぎないが，道路交通騒音の健康影響を受けるのは道路近傍に居住する住民に限られるため，道路沿道の住民に注目すれば，DALYの値はきわめて高くなる．

たとえば，わが国では，大型車が夜間に走行するような幹線道路近傍では，しばしば環境基準値を超過している．環境基準値と等しい騒音曝露による健康リスクを算定した結果（表2の最下欄）では，人口100万人当たりのDALYが，「脳血管疾患」や「虚血性心疾患」に匹敵する値となっている．このことは，環境基準値の騒音曝露で「脳血管疾患」や「虚血性心疾患」の罹患率が2倍弱になることを意味し，きわめて高い健康リスクが道路沿道に集中していることを示唆している．

わが国の騒音政策における環境差別

上述のように，現状の騒音の環境基準は，道路近傍や空港近傍の住民の健康を必ずしも保護しないが，それ以上に問題と考えられる点は，騒音の環境基準や規制基準が「指定地域」だけに適用されていることである．また，基準値が適用される地域でも，用途地域などによって基準値が異なる．

健康影響が生じる環境要因で，基準値に地域差があるのは騒音だけであり，大気汚染や水質汚濁，土壌汚染では，全国一律の基準値が定められている．健康保護に地域格差が設けられていることは環境差別であり，憲法が定める平等原則に抵触すると考えられる．

水俣病をはじめとする公害病事件の歴史を繰り返さないためには，きわめて高い健康リスクを容認している現状の騒音環境基準を改め，騒音政策を早期に見直す必要がある．

文献

1) Basner M, Brink M, Bristow A, *et al*: ICBEN review of research on the biological effects of noise 2011–2014. *Noise Health* 2015; 17: 57-82.
2) Kluizenaar Y, Matsui T: Recent progress in the field of non-auditory health effects of noise-trends and research needs. Proc ICBEN 2017.

E その他（公共・企業・個人の活動）の健康リスク

低周波音

松井利仁

低周波音の発生源と苦情

低周波音の周波数範囲について国際的な定義はない．環境省は100 Hz以下の音を低周波音として扱っているが，100〜200 Hzの音を原因とする苦情もあり，200 Hz以下を低周波音とする国も多い．ただし，20 Hz以下については超低周波音として国際的に定義されている．

わが国では1970年代に，西名阪自動車道の高架橋から発生した低周波音によって，健康影響や物的影響などの被害が報道され，公害問題として顕在化した．低周波音の苦情件数はその後減少したが，1998（平成10）年頃から風力発電施設やヒートポンプ給湯機，空調用大型室外機などの発生源が増え，増加傾向に転じた．

低周波音苦情の約半数は，工場・事業場の送風機・振動機械・燃焼機器などとされているが，国は同一発生源に対する苦情を1件として集計しており，自治体に届いている苦情の合計件数との間には大きな違いがある．広域の住民に影響を及ぼす風力発電施設のような発生源は過小評価されている．

西名阪自動車道事件

道路開通後，高架橋近傍の住民に，頭痛・めまい・不眠などの症状が多発した．図1に，当時の疫学調査結果を示す．道路近傍では半数を超える有症率となっている．また，頭痛・めまいなどは蝸牛への音刺激で生じる症状とは考え難い．

この事件をきっかけに，低周波音に注目した実験的研究が行われた[1]．現在も利用されている「気になる‐気にならない」曲線や，「圧迫感・振動感」曲線（後述の図3を参照）は，低周波音の特異的な影響の一部を明らかにした先駆的な知見であり，すでに前庭器官の関与も指摘されていた．

エコキュート事件

消費者庁は，ヒートポンプ給湯器（エコキュート）からの低周波音による不眠・頭痛の訴えに対して，2014年に低周波音が環境性睡眠障害の原因であることを認め，経済産業省・環境省に対策を求めた．

環境省は，低周波音による苦情対策の目安として，「心身に係る参照値」（後述の図3を参照）を2004年に示していたが，消費者庁は，参照値以下でも健康被害が生じうることを周知するよう要請している．

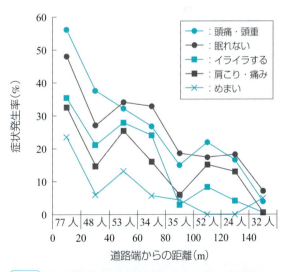

図1 西名阪自動車道近傍における疫学調査結果
奈良県北葛城郡香芝町（現 香芝市）において，1977年11月26日に実施．

風車騒音による睡眠障害と風車病

風力発電施設からの低周波音に対しては，自然エネルギーの利用を推進した欧州においても根強い反対運動が続いている．

風車からの低周波音によるおもな健康影響は，「環境性睡眠障害」と「風車病（wind turbine syndrome）」[2]である．いずれも転居による症状改善の症例が多数報告されており，エコキュート同様，低周波音曝露と因果関係のあることは明らかである．また，「風車病」の症状は西名阪自動車道事件と同じであり，頭痛・めまいなどは低周波音に特有の症状である．

前庭による低周波音刺激の知覚

音響刺激は，外耳・中耳を経由して前庭窓に伝わり，リンパの振動として内耳を伝わる（後述の図2を参照）．リンパの振動が蝸牛に伝わることにより「音」として知覚されるが，前庭窓近傍には卵形嚢・球形嚢などの前庭感覚器がある．強い音刺激が前庭の平衡機能に影響し，めまいなどの症状が生じることはTullio現象として知られており，頭痛・めまいなど低周波音特有の症状も，蝸牛ではなく前庭器官への刺激によって生じていると考えられる[2,3]．

また，低周波音による「環境性睡眠障害」では，「気になって眠れない」という訴えが多い．前庭器官への刺激で生じる「圧迫感・振動感」という「音」以外の特異的な感覚が，「気になる」という訴えに寄与していると推測される．

上半規管裂隙症候群

上半規管裂隙症候群（superior canal dehiscence syndrome）は，1998年に報告された比較的新しい内耳の障害である．診断基準によって異なるが，1％程度の有病率が報告されている．

図2に示すように，上半規管頂部の骨の欠損により，音や振動などの刺激によって上半規管にリンパが流れ込みやすくなり，膨大部稜を刺激してめまい・眼振などの症状が現れる．

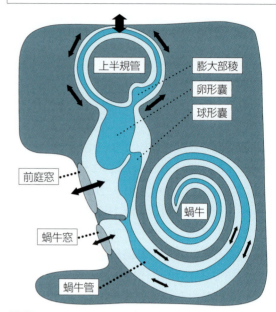

図2　上半規管裂隙症候群における音刺激によるリンパの振動

特に，低周波音によるリンパの振動は，蝸牛ではなく上半規管に伝わりやすいことが明らかにされており，上半規管列隙症候群は，低周波音に対する高感受性群となる．低周波音への反応も健常者とは大きく異なると考えられる．

前庭器官の周波数特性

西名阪自動車国道事件後に行われた実験結果[1]に基づき，前庭器官の反応の周波数特性を求めた結果を図3に示す．低周波帯域では，音圧レベルの上昇に伴い，被験者の感覚が，わかる→気になる→圧迫感・振動感→痛みと推移する傾向があった．図3では，「圧迫感・振動感」あるいは「痛み」の感覚をおもに知覚すると回答した被験者の比率に基づき，等反応率曲線を求めている．

前庭器官は40〜80Hz付近の低周波刺激に対して特異的に反応する傾向があり，本図においても40Hzの感度が最も高い．また，図中に示した聴覚閾値（平均値）と比較すると，40

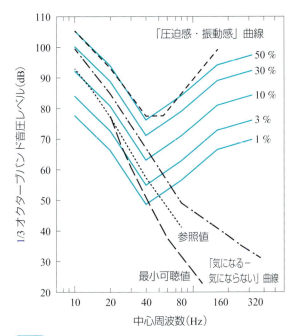

図 3 「圧迫感・振動感」の等反応率曲線
（佐藤 奨，松井利仁：低周波音による健康影響に関する量反応関係の導出，音響学会騒音・振動研究会資料，N-2016-38）

Hz 以下では，閾値と同程度の音圧レベルでも「圧迫感・振動感」の知覚が生じうる．

「圧迫感・振動感」の周波数特性は，1,000〜4,000 Hz の感度が高い「音の大きさ」とは大きく異なる．めまい・頭痛など低周波音特有の影響を評価するためには，「音の大きさ」を近似した「騒音レベル」ではなく，40〜80 Hz 付近の低周波帯域の音の特性に注目する必要がある．

図 3 には，「気になる－気にならない」曲線と「圧迫感・振動感」曲線[1]も示す．いずれも 50 ％の反応率に相当し，半数の住民はこれ以下の音圧レベルでこれらの症状が生じる．また，環境省が 2004 年に示した「参照値」は，10 ％の住民が寝室で「気になる」音圧レベルである．

健康影響を認めない科学者達

風車やヒートポンプ給湯機による「環境性睡眠障害」や「風車病」は，因果関係の認められている事例が存在する．しかし，「低周波音はどこにでもある」，「因果関係は 100 ％証明されていない」などと発言して，健康影響を否定する科学者は多い．

環境省も，風車騒音による健康影響を認めておらず，健康影響を否定する騒音専門家を利用して，住民への健康影響を「不快感」や「生活妨害」に限定して矮小化している．

同様な例は，わが国の公害事件の歴史において枚挙に暇がない．科学者が国・事業者を擁護する非科学的な発言を行い，健康被害が拡大した．低周波音による健康被害も同様な道を歩みつつある．

文 献

1) 中村俊一，時田保夫，織田 厚: 低周波音に対する感覚と評価に関する基礎研究．昭和 55 年度文部省科学研究費「環境科学」特別研究 超低周波音の生理・心理的影響と評価に関する研究班報告書，1981．
2) Pierpont N: Wind Turbine Syndrome: A Report on a Natural Experiment. K-Selected Books, 2009.
3) Harrison RV: On the biological plausibility of Wind Turbine Syndrome. *Int J Environ Health Res* 2015; 25: 463-468.

E その他（公共・企業・個人の活動）の健康リスク

アスベスト

森永謙二

アスベスト曝露の分類

アスベスト曝露の分類を表1に示す．傍職業曝露とは，家庭でのDIY（Do It Yourself）での石綿含有製品の切断などの「レジャータイムでの曝露」をいう．家庭内曝露とは，職業上石綿の曝露のあった夫や父親，家族の作業衣などを介しての曝露を指す．表1以外に，土壌に含まれるアスベストを吸入することによる曝露がある．1977年以降，家屋の漆喰などに使われる土壌中のアスベスト等（エリオナイトも含めて）が原因で胸膜中皮腫等が発症していることがトルコ，ギリシャ，コルシカ，ニューカレドニア，中国などで明らかにされてきているが，わが国ではこれまでにこのような曝露による胸膜中皮腫の発症事例は確認されていないので，ここでは取り上げない．建築物の天井などに吹き付けられていたアスベストからの飛散で，その建物内での生活による，いわば「受動」曝露の関心も高まりつつあるが，本項ではわが国ですでに明らかになってきている家庭内曝露と近隣曝露を中心に解説する．

胸膜腫瘍と中皮腫

表2[1)]は，2015年の世界保健機関（WHO）による胸膜腫瘍の分類のうち，中皮腫瘍の分類を抜粋したものである．胸膜腫瘍は中皮腫以外にも滑膜肉腫や血管肉腫など種々あり，しばしば鑑別が困難である．

アスベスト曝露によって生じることが確認されているのは，表2[1)]の中皮腫のうち，びまん性悪性中皮腫であり，限局性悪性中皮腫，アデノマトイド腫瘍はアスベスト曝露との関連は認められていない．高分化型乳頭状中皮腫（well-differentiated papillary mesothelioma；WDPM）は比較的若い女性の腹膜に多く発症するが，高齢者の胸膜中皮腫の場合は，アスベスト曝露との関連が疑われる例もある．

家庭内曝露による胸膜中皮腫

家庭内でのアスベスト曝露の形態としては，夫や親の作業衣を家にもち帰り，洗濯の際に曝露を受けることが知られているが，アスベスト工場で使われていたマスクや，原料の入っていた空袋を家にもち帰り，子どもがそれで遊ぶといった事例もあった．また，かつては工場内の浴場を家族で利用していた事例もある．

Goswamiら（2013）は，12の疫学調査のメタ解析の結果から，石綿製品製造労働者，断熱・保温作業者，造船所労働者といった，いわばアスベスト関連疾患のハイリスクの労働者を介した家庭内曝露による中皮腫のリスクは5.02倍[95％信頼区間（95％CI）2.48-10.13]と報告している[2)]．

イタリア中皮腫登録で1993年から2008年までに登録された患者（全部位）15,845人のうち，家庭内曝露は4.4％であったとの報告がある．後述するカザーレ・モンフェッラートの石綿セメント工場での家庭内曝露による胸膜中皮腫のリスクは，両親（父/母）の場合で3.1倍（95％CI 4.1-6.5）と，夫婦の場合の2.2倍（同0.7-6.8）よりも高いことが報告されている．

石綿健康被害救済法で過去10年間（2015年3月末まで）に胸膜中皮腫として認定された患者で有効な回答が得られた3,379人（有効回答率83.5％）のうち，このような家庭内曝露があ

表1 アスベスト曝露の分類

1. 職業曝露
2. 傍職業曝露（DIYによる曝露）
3. 家庭内曝露
4. 近隣曝露
5. 建築物内での「受動」曝露
6. その他の環境曝露

表2 中皮腫瘍の分類

中皮腫瘍		ICD-O 番号
びまん性悪性中皮腫	上皮型中皮腫	9052/3
	肉腫型中皮腫	9051/3
	線維形成型中皮腫	9051/3
	二相型中皮腫	9053/3
限局性悪性中皮腫	上皮型中皮腫	9052/3
	肉腫型中皮腫	9051/3
	二相型中皮腫	9053/3
高分化型乳頭状中皮腫		9052/1
アデノマトイド腫瘍		9054/0

ICD-O：International Classification of Diseases for Oncology.
（Travis WD, *et al*, eds.: *World Health Organization Classification of Tumours*. 4th ed. WHO Classification of Tumours of the Lung, Pleura, Thymus and Heart. IARC, Lyon, 2015）

ったと回答したのは男性 0.8％（2,486 人中 19人），女性 8.4％（893 人中 87人），男女計 3.1％で，女性の胸膜中皮腫患者の 1 割弱を占めた．

近隣曝露による胸膜中皮腫

Wagner ら（1960）の報告以降，石綿鉱山および石綿製品製造工場周辺住民に胸膜中皮腫の発症例が報告されてきた．ある報告では，南アフリカのケープタウン地区にあるクロシドライト鉱山周辺住民の胸膜中皮腫のリスクは 51 倍と非常に高く，アモサイト鉱山のあるトランスバール地区のそれは 12 倍であった．フィンランドと松橋（現 熊本県宇城市）にあったアンソフィライト石綿鉱山の周辺住民には胸膜プラークが多発しているが，胸膜中皮腫患者の発症はきわめて稀である．

Newhouse ら（1965）の報告以降，石綿製品製造工場周辺住民の健康被害（胸膜中皮腫）は欧州各地で明らかにされてきている．フランス，オランダ，ベルギー，スペインでは，いずれもクロシドライトとクリソタイルを使用する石綿セメント管を製造する大規模工場周辺住民で多くの胸膜中皮腫患者が出ている．そのうち，これまで被害者が最も多く，かつ最もよく調べられているのは，北イタリアのカザーレ・モンフェッラートにあったエタニット工場とその周辺住民である．この工場は 1907 年から 1985 年まで操業しており，街の中心部から約 1 km 上流の川沿いに位置していた．1981 年当時の住民人口は約 4.2 万人（2001 年末では約 3.5 万人），周辺の村を含めると約 9.8 万人（同 約 12 万人弱）である．この地域で 2001 年 1 月から 2006 年 6 月末までに 230 人もの胸膜中皮腫患者が発症している．曝露歴が判明した 200 人のうち，20 人は当該工場での職業曝露があった．非職業曝露が確認されたのは 84 例であるが，アスベスト材料を家庭用具に使用していた 18 例，アスベスト含有くずで庭園や中庭の一部を固めたりしていた例が 41 例あったと報告されている．

クロシドライト鉱山のあった西オーストラリア州のウィッテヌーム，バーミキュライト鉱山のあった米国・モンタナ州リビーに居住していた住民に石綿関連疾患が多発している．

2005 年夏以降，石綿工場周辺住民に胸膜中皮腫が発症した事例が報道で明らかになった市町区は，秩父市，さいたま市，東京都大田区，横浜市鶴見区，羽島市，奈良県王寺町および斑鳩町，大阪市西成区，尼崎市，鳥栖市がある．

石綿健康被害救済制度の運営を担う環境再生保全機構では，認定患者にアスベスト曝露歴などの自記式アンケート調査を実施している．これらの解析結果は同機構のウェブサイトで公表されている．

諸外国およびわが国での近隣曝露による胸膜中皮腫の原因は，ほとんどクロシドライトであることが判明している．高濃度曝露者を対象とした疫学調査から，クリソタイルの中皮腫発症リスクを1とすると，アモサイトでは10～15倍，クロシドライトでは50～100倍高いとの報告がある[3]．

建物内の吹付けアスベストによる「受動」曝露と曝露歴調査

環境曝露のなかでも最も評価のむずかしい曝露形態である．英国やフランスでは，建物内でアスベスト吹き付け作業が行われていた現場の近辺にいた人々に胸膜中皮腫が発症した事例がある[4]．わが国でも工場敷地内の新たな建物でアスベスト吹き付け作業が行われ，隣の建物で働いていた労働者が胸膜中皮腫を発症し，労災認定を受けた事例は存在する．建築物の管理で実際に吹き付けられたアスベストを直接触れることによる曝露は職業曝露とみなされ，しかも狭い空間でのアスベスト吸入が想定されることから，労働者であれば労災の対象となるので，厳密には環境曝露とはいえない．問題は，建物内の吹き付けアスベストの居住空間で特に接触の機会もなく，いわば「受動」曝露の形態で胸膜中皮腫が発症しうるかどうかという点である．過去におけるアスベスト使用の記録とともに，クロシドライトの曝露の確認が重要になると思われる．

文 献

1) Travis WD, Brambilla E, Burke AP, *et al.* eds.: World Health Organization Classification of Tumours. 4th ed. WHO Classification of Tumours of the Lung, Pleura, Thymus and Heart. IARC, Lyon, 2015.
2) Goswami E, Craven V, Dahlstrom DL, *et al*: Domestic asbestos exposure: A review of epidemiologic and exposure data. *Int J Environ Res Public Health* 2013; 10: 5629-5670.
3) 森永謙二，大西一男: アスベストを吸い込むとどんな病気になるのか．労働者健康安全機構（編），アスベスト関連疾患日常診療ガイド．改訂3版．労働調査会，2016: 21-22.
4) Goldberg M, Luce D: The health impact of nonoccupational exposure to asbestos: what do we know? *Eur J Cancer Prev* 2009; 18: 489-503.

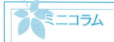

環境省・環境再生保全機構からの案内

石綿が原因で，中皮腫・石綿による肺がん，著しい呼吸機能障害を伴う石綿肺もしくはびまん性胸膜肥厚に罹った方やその遺族の方は，労災保険等の対象とならない場合でも，「石綿による健康被害の救済に関する法律」により，①療養中の方は医療費（自己負担分）や療養手当（約10万円/月）等の，②遺族の方は弔慰金（約280万円）等の救済給付を受けることができます（①，②どちらかの給付となります）．

受け持ち患者などに上記のような方がおられたら，0120-389-931［平日9:30～17:30（環境再生保全機構石綿救済相談ダイヤル）］まずはご相談いただきますよう，その方に情報提供をお願いします．ただし，石綿による疾患であることを確認するため，上記疾病について認定基準を満たしていることが必要です．たとえば，肺がんについては，原発性肺がんに加えて，他の検査所見（画像所見において胸膜プラークや肺線維化を認める等）が必要となります．

(2017年7月末日現在)

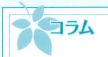

アスベストの発がん機序

岸本卓巳

　アスベストとは，アスペクト比3以上の繊維性珪酸塩であり，クロシドライト（青石綿），アモサイト（茶石綿），クリソタイル（白石綿）のほか3種類の角閃石を称する．

　クロシドライト，アモサイトは体内での半減期が20年以上と長く体内に留まって炎症を惹起し，慢性炎症が発がん性につながる．一方，クリソタイルは珪素（Si）とマグネシウム（Mg）の珪酸塩で中空構造のため，もろく崩壊しやすく，マクロファージによって処理され，体外へ排出されやすい．

　アスベストによる炎症の機序としては炎症細胞，特に好中球から有意に高い活性酸素の産生を促す．この活性酸素が中皮細胞を障害してがん化の引き金となる．慢性炎症に関係するアディポサイトカイン［たとえば，単球走化性タンパク-1（monocyte chemotactic protein-1；MCP-1）］の産生制御に障害が起こることでアディポサイトカインが大量に放出され，その直接作用あるいは中皮細胞の遊走（migration）に障害が生じることが発がんにつながる．クロシドライト，アモサイトは活性酸素産生能が高く，また4-ヒドロキシ-2-ノネナールにより細胞内タンパクの切断や酸化変異をきたすが，クリソタイルではこのような作用が弱い．一方，クリソタイルは強力な溶血作用を有するとともに，クリソタイルに付着したヘモグロビンが酸化されたDNAにダメージをきたす．そして局所への鉄過剰状態が引き起こされるため中皮細胞のがん化を招来するとともに，ヒストン/DNAに対するアスベストの親和性と中皮細胞へのアスベスト繊維の侵入により遺伝子変異をきたし発がんにつながるとの報告もある．繊維の形状では5μm以上，直径0.25μm未満の長くて細いアスベスト繊維が中皮腫あるいは肺がん頻度を増加させ，特に5〜10μmの繊維が肺がんの発生に最も強く関与しているといわれている．

　アスベストによる発がんに関する遺伝子異常について以下の報告がある．

① p16染色体のCDKN2A, p19染色体のARF遺伝子はアスベストによる発がんの抑制遺伝子であるため，この両遺伝子の不活化が発がんの要因となる．

② 家族内発がんとして重要なBRCA1-associated protein-1（BAP1）のgermline変異は中皮腫発症の重要な因子である．

③ neurofibromin 2（NF2）遺伝子の欠失，変異によりHippo pathwayが障害され，yes-associated protein（YAP）の核移行や遺伝子制御を行うリン酸化が弱められることが中皮腫発がんに重要である．特にYAPにより高発現された遺伝子のなかでもphospholipase-C beta-4（PLCB4）遺伝子が重要である．

④ DNA修復遺伝子であるERCC1 N118N, XRCC1 R339Qの存在がアスベストによる発がんに関与している．

　アスベストの発がん性および発がん機序については現時点で確認されていることは以上であるが，未だに解明されていない点も多く，今後の研究に委ねられている．

参考文献

1) Chew SH, Okazaki Y, Nagai H, et al: Cancer-promoting role of adipocytes in asbestos-induced mesothelial carcinogenesis through dysregulated adipocytokine production. Carcinogenesis 2014; 35: 164-172.

2) Altomare DA, Menges CW, Xu J, et al: Losses of both products of the Cdkn2a/Arf locus contribute to asbestos-induced mesothelioma development and cooperate to accelerate tumorigenesis. PLoS One 2011; 6: e18828.

3) Kakiuchi T, Takahara T, Kasugai Y, et al: Modeling mesothelioma utilizing human mesothelial cells reveals involvement of phospholipase-C beta 4 YAP-active mesothelioma cell proliferation. Carcinogenesis 2016: bgw084.

E その他（公共・企業・個人の活動）の健康リスク

砒素

吉田貴彦

砒素は地球に広く存在し，天然地殻では多くが各種非鉄金属の硫化物に不純物として混在する．また，わが国では温泉水など火山地帯の地下水の砒素濃度が高い．土壌の砒素や地下水が河川を経て，海洋に運ばれ，海棲生物に取り込まれ，砒素濃度が高くなる．これら生物の死骸は海底に沈殿するため，地殻変動により陸地化した地域土壌の砒素濃度も高い．海底の砒素はプレート移動により海溝に潜り込み，マグマに取り込まれることで自然界を循環する．この間，陸棲，水棲を問わず動植物にも取り込まれ，食物ピラミッドを介してヒトにも取り込まれる．

砒素は毒物として知られる一方で，その毒性を利用して殺虫剤や抗菌薬としても利用されてきた．近代では，亜砒酸カリウム液であるFowler水が乾癬，梅毒，がんなどへの万能薬として，アルスフェナミン（arsphenamine）がPaul Ehrlichと秦佐八郎により世界初の合成化学療法剤（梅毒，トリパノゾーム症治療薬）として1910年に開発され，最近ではトリセノックスが2004年医薬品に承認され，再発または難治性の急性前骨髄球性白血病の治療に用いられている．ほかにも，砒素および砒素化合物は多くの用途があり，われわれの身の回りに普遍的に存在する．

砒素への曝露

有害化学物質への曝露は，比較的高濃度で短期の曝露（急性曝露）と比較的低濃度で長期の持続的あるいは間欠的な曝露（慢性曝露）を区別する必要がある．さらに，急性曝露後の早期に顕在化する症状と時間を経て顕在化する症状があるが，後者は慢性曝露後に現れる慢性中毒の症状と異なることに留意する（図1a）．また，障害部位の可塑性（再生能）に依存するが，軽い急性症状は原因物質の除去により改善する場合が多いが，慢性症状の改善は緩慢である．曝露を受ける側が，成熟個体（成人）か，組織や臓器の分化段階あるいは発達・発育過程にある個体（胎児や幼小児）かを区別する必要がある（図1b）．未成熟個体では，発生・分化の障害による奇形や，発育遅延による機能障害が器質的障害まで及んだ場合には生涯にわたる障害が残り影響は大きい．

砒素の曝露は，空気とともに吸入する場合と，飲食物とともに経口摂取される場合がある．空気中の砒素の由来は，火山性ガスや土壌粉塵などの自然のほか，非鉄金属精錬や化石燃料・廃棄物の燃焼など人為的なものがある．飲水中の砒素の由来は，火山活動や天然土壌から環境水への溶出や，人為的な鉱工業からの廃水や砒素を用いた製品からの環境水汚染などがある．食品では，魚介や海藻に低毒性の有機砒素化合物が多く含まれる．ヒジキや米には無機砒素の含有量が高い．

一般的なヒトの1日砒素曝露量は，空気から平均的大気中砒素濃度 2 ng/m^3 として 30 ng，飲料水から水質基準値 0.01 mg/L，2 L/日飲用として 20 µg 程度と推計される．食品中砒素は魚介類の砒素含有量が大きいため食生活による差が大きく，日本人では概ね 200 µg 程度（うち無機砒素 60〜150 µg），諸外国では概ね 40〜70 µg 程度と推計される．日本人の砒素の食品別摂取寄与率は，米 7〜9 %（うち無機砒素 90 %），魚介 85.8 %，肉卵乳 1.5 % である．

砒素の毒性発現の機序

無機砒素 As(III) はチオール (SH基) に親和性が強く, 酵素の活性阻害により毒性を現すが, 特にクエン酸回路などの好気的代謝酵素の補酵素 (リポ酸) の活性阻害の影響が大きく急性毒性の説明になる. As(III) や As(V) の無機砒素は生体内で代謝され, モノメチル砒素 (V価 MMA), ジメチル砒素 (V価 DMA) として排泄され, 一般毒性も As(III) > As(V) > MMA > DMA の順に強いので, 砒素のメチル化代謝は解毒機構と考えられてきたが, MMA や DMA が代謝過程で還元されて生ずる III 価メチル体が無機砒素よりも強い毒性を示すことがわかってきた. 生体内で合成される砒素化学物質はまだ多くあるが, 毒性が未知のものが多い.

生体内の多様な細胞組織に取込まれた無機砒素はメチル化と還元の過程で還元型ニコチンアミドアデニンジヌクレオチドリン酸 (NADPH) 系由来の活性酸素種を生ずる. 活性酸素種は細胞シグナル伝達機構に作用し, 核内転写因子による転写調節を変容させることで細胞機能の変容, 生活性物質の産生を変化させ, 様々な生体影響を起こす. 細胞死の抑制, 細胞増殖の亢進, 血管新生の亢進, 血管平滑筋の収縮など多くの症状の発現が説明される. また, DNA に酸化的ストレス損傷を与え発がんにも関与する. ナチュラルキラー細胞など免疫担当細胞の機能低下は, 発がん促進に関わる. 国際がん研究機関 (International Agency for Research on Cancer; IARC) による発がん性分類では, 砒素および砒素化合物は「ヒトに対する発がん性がある」とするグループ 1 に分類されている.

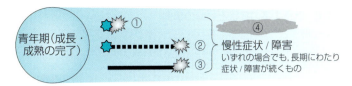

a 青年期以降に曝露

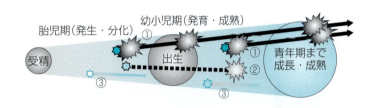

b 青年期前に曝露

図1 原因物質の曝露と障害・症状発現の時期の関係

砒素中毒の症状

急性中毒は, 急性期症状 (早発症状) として, 消化器症状, 浮腫, 循環器症状, 粘膜刺激症状, 多臓器不全, 痙攣, 意識障害などがある. 亜急性期症状として, 「知覚障害」, 「砒素疹」と呼ばれる皮膚症状, 造血器障害, 肝機能障害などが起こる. 曝露から時間を経て現れる慢性期症状 (遅発症状) として末梢神経障害, 爪成長の障害などがある (図1, 表1).

慢性中毒は, 曝露開始から数年を経て顕在化し, 皮膚症状が特徴的[1,2]で, 躯幹部を中心と

表1 砒素中毒の症状と中毒の事例

曝露様式	症状発現	おもな症状	中毒の事例	
			森永砒素ミルク事件	和歌山毒カレー事件
急性	急性(早期)症状	消化器症状(悪心・嘔吐, 腹痛, 下痢等), 体内水分の分布異常(浮腫, 胸水), 循環器症状(血圧低下, 頻脈, 心電図QT延長), 粘膜刺激症状(結膜炎, 流涙), 全身症状(虚脱, 多臓器不全, 痙攣, 意識障害)などが死因となる.	砒素汚染された粉ミルクを飲用した急性ないし亜急性の曝露. 急性障害が後遺症として残り慢性症状として脳性麻痺や知的障害, てんかん, 精神疾患などを呈した.	毒物の1回きりの摂取による典型的な急性曝露であり, 急性中毒の事例. 慢性化する症状については今後の経過観察が必要.
	亜急性症状	しびれ感(比較的早期から), 皮膚症状[砒素疹(発汗部の紅斑・汗疱等)], 造血器障害(血小板および白血球の減少), 肝機能障害(肝機能低下)など.		
	遅発(晩発)症状	末梢神経障害(左右対称性遠位優位, 灼熱感), 爪成長の一次的阻害・遅延に伴うMees' line, Beau's line, 爪全体の白斑など.	上記の慢性化した症状に遅発症状が重なる. 発がんに関する結論は得られていない.	爪の発育障害がみられた. 今後の経過観察が必要.

曝露様式	症状発現	おもな症状	中毒の事例	
			飲料水を介した中毒	空気を介した中毒
慢性	数年ほど経て発現	躯幹部を中心とした皮膚の色素異常(点状またはびまん性の色素沈着や点状または雨だれ状の白斑の色素脱失), 手掌および足底の孤立性から融合性の角質層の肥厚(角化症), 皮膚潰瘍(鼻中隔穿孔)など. ほかに貧血(ヘム合成障害), 肝機能障害(肝硬変等), レイノー現象や四肢末梢のチアノーゼなど末梢循環障害[慢性経過による壊疽(烏脚病)], 高血圧, 代謝障害(糖尿病等), 末梢神経炎による疼痛, 灼熱感等の知覚異常, 精神障害など.	栄養状態, 他の汚染物質の共存などで症状が修飾される. 砒素曝露軽減により, 早期に改善する軽い末梢循環障害に対し, 皮膚障害は慢性症状として遷延する.	職業性砒素中毒が主となる. 汚染空気に触れる皮膚の症状が強く出やすい. 環境汚染例もある.
	潜伏期を経て発現(曝露開始20〜30年)	前がん病変としてBowen病や日光角化症, 発生証拠の十分高い悪性腫瘍として皮膚がん(基底細胞がん, 有棘細胞がん), 肺がん, 膀胱がんなどがある.	発癌に至る条件や曝露軽減による発癌の回避などはまだ不明.	特に肺がんの発生が多い.

した色素異常,手掌足底の角化,鼻中隔穿孔などを起こす.ほかに貧血,肝機能障害,末梢循環障害,壊疽,高血圧,糖尿病,神経障害,精神障害などがみられる.発がんは曝露開始から20〜30年ほど経て,Bowen病や日光角化症,皮膚がん(基底細胞がん,有棘細胞がん),肺がん,膀胱がんなどが起こる(図1,表1).

砒素中毒の事例

空気を介した砒素中毒は,職業曝露あるいは精錬所周辺住民の近隣曝露が知られている.飲料水を介する砒素中毒は世界各地で報告されており,砒素汚染された地下水あるいは鉱山廃液の流入した河川水を飲用して起こる.以上は慢

性的な曝露を経て発症する慢性中毒の形をとる．一方，急性中毒は，一般生活や職業現場では事故や事件を除いて起こらない．

1970年代よりバングラデシュ，台湾，中国など世界各地で慢性砒素中毒が起こっている[1-3]．病原微生物に汚染された表層水を飲用して流行する消化管感染症の対策として，比較的深い掘り抜き井戸が推奨されて普及したが，地域により地下水が天然に無機砒素に汚染されていたことが原因である．砒素曝露から数年ほど経て症状が出現する．発がんには曝露開始から20〜30年を要すると考えられ，今後より多くの発がん者が出ることが危惧される．

1955年の森永砒素ミルク中毒事件は，粉ミルクに添加された第二リン酸ソーダに混入していた無機砒素が原因で，12,000名を超える中毒者と130名以上の死者を出した．

1998年の和歌山毒カレー事件は，シロアリ駆除剤のカレールーへの混入による急性中毒事件で，67名が中毒，4名が死亡した．

砒素曝露の制限

大気からの無機砒素の発がん性に係る評価値として，10^{-5}の生涯過剰発がんリスクに対応する気中濃度は$6.0\ \mathrm{ng\ As/m^3}$と算出され，有害大気汚染物質の環境目標値の1つとしての指針値はこれ以下とされている．飲料水の砒素水質基準は，世界保健機関（WHO）と同様の0.01 mg/L以下である．自然水の砒素濃度が1〜2 μg/Lであり，浄水技術的にこの値以下に砒素を除去することが困難かつ実際の定量下限1〜10 μg/Lを鑑みて暫定値とされた．発がんを含む慢性砒素中毒について，飲水中砒素濃度0.01 mg/Lでは不十分とする報告も多い[3]．

2010年に国際連合食糧農業機関（Food and Agriculture Organization; FAO）とWHOが合同開催した食品添加物専門家会議（FAO/WHO Joint Expert Commitee on Food Additives; JECFA）では，ヒトの疫学調査結果をもとに，肺がん発生率を0.5％高める無機砒素のベンチマークドースレベル（benchmark dose level; BMDL）0.5は3.0 μg/kg体重/日とされた．50 kg体重のヒトで1日当たり約150 μgである．米1合で20 μg程度，基準値0.01 mg/Lの飲料水を2 L飲用して20 μgの摂取となる．魚介類にはアルセノベタイン等，海藻類にはアルセノシュガー等の有機砒素化合物が多く含まれるが，その毒性は低く無害とされる．一方，ヒジキの無機砒素含量は高く，水戻し水洗で相当除けるが，体重50 kgのヒトが1日4.2 gの水戻しヒジキを食べることにより，米国環境保護庁（Environmental Protection Agency; EPA）の砒素の慢性毒性の一日許容摂取量0.3 μg/kg/日を超えるので，継続的に摂取しないほうがよいであろう．わが国の厚生労働省や農林水産省はバランスのよい食生活を心がければ問題ないとしている．

文献

1) 藤本亘，吉田貴彦，山内博，他: 中国内モンゴル自治区における慢性砒素中毒のフィールド調査．日皮会誌 2006; 116: 2242-2245.
2) 藤本亘，吉田貴彦: 砒素皮膚炎．皮膚科診療プラクティス 20―環境・職業からみた皮膚疾患 III．化学物質環境と皮膚病．文光堂，2007.
3) Yoshida T, Yamauchi H, Sun GH: Chronic health effects in people exposed to arsenic via the drinking water: dose-response relationships. Toxicol Appl Pharmacol 2004; 198: 243-252.

シックハウス症候群

相澤好治

シックビル症候群（SBS）

欧米諸国などでは，1970年代前半におけるオイルショック（エネルギー危機）を契機に，省エネルギーのための空気調和設備の開発や建築物の気密化の結果，特に職場での室内環境が悪化し，有害化学物質などの微量曝露により，オフィスビルで働く人々の間に不定愁訴を自覚する人が増加した．これらは「シックビル症候群（sick building syndrome; SBS）」と呼ばれ，オフィスビルの室内環境問題により発症するものとされている．その症状は，目や咽喉の刺激症状，頭痛，疲労，胸部苦悶感，皮膚の刺激症状等の非特異的な症状などであった．このような症状の発生要因としては，新建材の開発による揮発性有機化合物（volatile organic compounds; VOC），ダニ，カビなどの生物的要因，微生物由来のVOC（microbe VOC; MVOC）などの室内環境要因に加えて，利用者の体質，生活様式など，ヒト側の要因が関与するといわれている[1]．SBSの定義と原因については，1991年に米国環境保護庁（Environmental Protection Agency; EPA）が表1に示す内容を公表した．

欧米では，原因が特定できず，症状も多様なSBSに対して，曝露因子と疾病の関係が明らかな病態をビル関連疾患（building related illness; BRI）として区別している．BRIには，喘息などのアレルギー疾患，レジオネラ症，換気装置肺炎といわれる過敏性肺炎などがある．

わが国では1970（昭和45）年に「建築物における衛生的環境の確保に関する法律」（以下，建築物衛生法）が施行されており，定期的に室内空気環境を検査していたためか，SBSの問題は生じなかった．

シックハウス症候群（SHS）

わが国では1990年代より，住宅構造や生活様式の変化などに伴い，新改築住宅でSBSと同様の症状が住民に生じ，「シックハウス症候群（sick house syndrome; SHS）」と呼ばれるようになった．従来の日本家屋にみられた障子，土壁など通気性の富む建築材料が，欧米化した気密性の高い構造に変化したため，換気が十分でないうえに，建材から発生するホルムアルデヒド，塗料に含まれる有機溶剤，シロアリ駆除剤などの殺虫剤をはじめ多種類のVOCがその要因としてあげられた．

2004年の厚生労働省の室内空気質健康影響研究会（座長：宮本昭正）の見解では，SHSは「居住者の健康を維持するという観点から問題のある住宅においてみられる健康障害の総称」を意味する用語とされた[2]．すなわち，SHSは室内空気質悪化に起因する様々な健康障害の総称であり，SBSから転じた和製造語であるが，住宅

表1 シックビル症候群（SBS）の定義と要因

定義	1 その建築物の居住者の20％以上が不愉快に基づく症状の訴えを申し出る． 2 それらの症状の原因（因果関係）は必ずしも明確ではない． 3 それらの症状のほとんどは当該建築物を離れると解消する．
原因	1 室内の空気を循環させている（省エネのため換気量を1/4以下に低減）． 2 自然空気の換気量の低減． 3 気密性が高すぎる． 4 室内がテキスタイルやカーペット仕上げになっている．

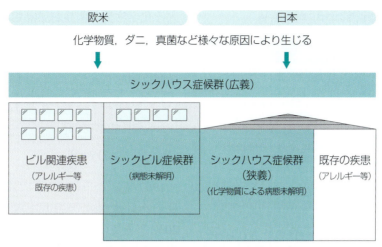

図1 欧米と日本のシックビル症候群(SBS), シックハウス症候群(SHS)の概念の相違

(相澤好治: 空気洗浄 2008; 46: 3-10 より改変／日本建築衛生管理教育センター講習会テキスト)

だけでなく職場や学校で発生した SBS も含まれる．その症状は SBS と同様に粘膜刺激症状，皮膚症状および頭痛，めまいなどの非特異的なものであるが，アレルギーなどの BRI を一部含む(図1)．

1 SHS の分類と定義

2001 年にわが国で行われた SHS に関する疫学調査では，新築住宅の 1,775 軒を対象に 564 軒から得られた回答から，有訴率は 11.8 〜 37.2 % の範囲と推定され，屋内での結露，カビの関連性が指摘された．また，別の大規模な疫学調査では，環境因子として，建材以外にシャンプー等の日用品などが示唆された[1]．

前述の SHS の定義では BRI に該当する疾患も含まれるので，臨床的にも疫学調査でも問題があると考え，筆者らは 4 つの型に分類することを提案した．すなわち，化学物質中毒の 1 型，新改築などで化学物質曝露の可能性が高い 2 型，精神・心理的要因が強い 3 型，アレルギー疾患や他の身体的疾患の 4 型であり，214 人の北里研究所病院専門外来受診者の診療記録から 4 人の専門医師が臨床分類した．その結果，2 型が最も多く，男女合計で 56 % を占め，続い

て 3 型 25 %，4 型 12 %，1 型 2 %，分類不能 5 % であった[3]．また，専門医師と一般医師の判定一致率は 77 % であった．

2007 年の厚生労働科学研究の秋山班と相澤班の合同会議において，2 型に該当する狭義の SHS の定義と概念を検討し，「建物内環境にお

表2 シックハウス症候群(SHS)の定義と診断基準

広義の定義(2004 年) 室内空気質健康影響研究所
在室者の健康を維持するという観点から問題のある建物内においてみられる健康障害の総称．
狭義の定義(2007 年) 地域健康危機管理研究事業「シックハウス症候群の診断・治療法及び具体的方策に関する研究」研究班
建物内環境における，化学物質の関与が想定される皮膚・粘膜症状や，頭痛・倦怠感などの多彩な非特異的症状群で，明らかな中毒，アレルギーなど病因や病態が医学的に解明されているものを除く．
狭義の診断基準(2007 年)
1 発症のきっかけが，転居，建物[*1]の新築・増改築・改修，新しい日用品の使用などである． 2 特定の部屋，建物内で症状が出現する． 3 問題になった場所から離れると，症状が全くなくなるか軽くなる． 4 室内空気汚染が認められれば，強い根拠となる．

[*1]：建物とは，個人の住居のほかに職場や学校等を含む．

表3 室内空気汚染物質の室内濃度指針値

揮発性有機化合物	毒性指標	室内濃度指針値[*1]
ホルムアルデヒド	ヒト吸入曝露における鼻咽頭粘膜への刺激	100 µg/m³ (0.08 ppm)
トルエン	ヒト吸入曝露における神経行動機能および生殖発生への影響	260 µg/m³ (0.07 ppm)
キシレン	妊娠ラット吸入曝露における出生児の中枢神経系発達への影響	870 µg/m³ (0.20 ppm)
パラジクロロベンゼン	ビーグル犬経口曝露における肝臓および腎臓への影響	240 µg/m³ (0.04 ppm)
エチルベンゼン	マウスおよびラット吸入曝露における肝臓および腎臓への影響	3,800 µg/m³ (0.88 ppm)
スチレン	ラット吸入曝露における脳や肝臓への影響	220 µg/m³ (0.05 ppm)
クロルピリホス	母ラット経口曝露における新生児の神経発達への影響および新生児脳への形態学的影響	1 µg/m³ (0.07 ppb) 但し、小児の場合は 0.1 µg/m³ (0.007 ppb)
フタル酸ジ-n-ブチル	母ラット経口曝露における新生児の生殖器の構造異常等の影響	220 µg/m³ (0.02 ppm)
テトラデカン	C_8-C_{16}混合物のラット経口曝露における肝臓への影響	330 µg/m³ (0.04 ppm)
フタル酸ジ-2-エチルヘキシル	ラット経口曝露における精巣への病理組織学的影響	120 µg/m³ (7.6 ppb)[*2]
ダイアジノン	ラット吸入曝露における血漿および赤血球コリンエステラーゼ活性への影響	0.29 µg/m³ (0.02 ppb)
アセトアルデヒド	ラットの経気道曝露における鼻腔嗅覚上皮への影響	48 µg/m³ (0.03 ppm)
フェノブカルブ	ラットの経口曝露におけるコリンエステラーゼ活性などへの影響	33 µg/m³ (3.8 ppb)

[*1]: 両単位の換算は、25℃の場合による.
[*2]: フタル酸ジ-2-エチルヘキシルの蒸気圧については 1.3×10^{-5}Pa(25℃)〜8.6×10^{-4}Pa(20℃)など多数の文献値があり、これらの換算濃度はそれぞれ 0.12〜8.5 ppb相当である.

ける化学物質の関与が想定される皮膚・粘膜症状や頭痛・倦怠感等の多彩な非特異的症状群で, 明らかな中毒, アレルギーなど病因や病態が医学的に解明されているものを除く」という内容を提案した. また, 診断基準として表2に示す4項目をあげた.

2 SHSの対策

1997年にホルムアルデヒドの室内空気中濃度の指針値が公表されたが, 厚生労働省では2002年までに表3に示す13物質について室内空気汚染物質の室内濃度指針値と採取測定法を策定した. 発生源対策としては, 2003年から建築基準法施行令が改正され, クロルピリホスを添加した建材の使用禁止, ホルムアルデヒドの内装仕上げの制限と換気扇の設置が原則義務づけられている.

おわりに

SHSは発生場所に注目して命名された疾患名であるが, 原因物質とヒト側の感受性および経過からみた「化学物質過敏症」という概念も存在する. 化学物質過敏症では, 多種類の化学物質曝露により多彩な症状を訴えるが, 身体所見, 特異的な検査所見に乏しい. 病態解明を進めるべき概念と考えられ, 今後の研究が望まれる.

文献

1) 相澤好治: シックハウスの到達点と今後の課題: シックハウス症候群とは. 空気清浄 2008; 46: 3-10.
2) 室内空気質研究影響研究会: シックハウス症候群についての見解. 室内空気質と健康影響. ぎょうせい, 2004: 17-18.
3) Ishibashi M, Tonori H, Miki T, et al: Classification of patients complaining of sick house syndrome and/or multiple chemical sensitivity. Tohoku J Exp Med 2007; 211: 223-233.

E その他（公共・企業・個人の活動）の健康リスク

室内汚染としての受動喫煙

加治正行

　市販のたばこ（紙巻きたばこ）は，ナス科の植物であるタバコの葉を乾燥させたものに，200種類以上の化学物質を添加して紙で巻いた製品である．ちなみに，食品添加物とは異なり，たばこへの添加物には法的規制はない．

　たばこに火をつけて燃焼させた煙には多種多様な化学物質が混在し，粒子成分が約4,300種類，気体（ガス）成分が約1,000種類同定されている．ここには現在判明しているだけで約250種類の有害物質が含まれており，そのうち約70種類に発がん性が認められている．

たばこ煙による環境汚染

　喫煙者が吸い込む主流煙は燃焼温度が約800〜900℃で発生するのに対して，火のついたたばこの先端から立ちのぼる副流煙は燃焼温度が約500〜600℃と低いため不完全燃焼が起こりやすい．その結果，主流煙よりも副流煙のほうが種々の有害物質の濃度が高い．

　たばこの主流煙を分析すると，重量比で約96％が気体成分，約4％が粒子成分である．

　気体成分の有害物質のなかで最も大量に存在するのは一酸化炭素（CO）で，そのほかにベンゼン，1,3-ブタジエン，ホルムアルデヒドなどの発がん物質や，ニコチン，シアン化水素，アンモニア，アセトアルデヒド，活性酸素などが含まれている．

　粒子成分はタールと総称されるが，その形態は粒径2.5 μm以下の粒子状物質（particulate matter; PM）（$PM_{2.5}$）で，多種類の化学物質が混在している．おもなものとしては，たばこ特異的ニトロソアミン，4-アミノビフェニル，2-ナフチルアミン，ベンゾ[a]ピレン，ダイオキシン類，ポロニウム210などの発がん物質や，ニコチン，フェノールなどがある．

　主流煙中の種々の化学物質の量は測定法によって異なる値が出ることが知られているが，世界保健機関（WHO）が推奨している「Health Canada Intense（HCI）法」によって国内の紙巻きたばこ10銘柄を分析した結果，たばこ1本当たりCOは22.1〜29.1 mg，ニコチンは0.89〜2.21 mg，タールは13.6〜29.5 mgであったと報告されている[1]．

　一方，副流煙の分析結果は，たばこ1本当たりCOが43.2〜51.5 mg，ニコチンが2.35〜4.00 mg，タールが14.6〜20.0 mg，さらにホルムアルデヒドが420〜544 μg，ベンゼンが266〜339 μgなどと報告されている[1]．

　喫煙者が主流煙を吸いこんだあとで吐き出す煙（呼出煙）と副流煙とを合わせて「環境たばこ煙（environmental tobacco smoke; ETS）」と呼び，環境汚染の原因となる．

　喫煙による室内環境汚染の指標としては，測定が容易で感度が高いことから，$PM_{2.5}$の測定が行われることが多い．わが国の大気中の$PM_{2.5}$濃度（1 m³当たり）の環境基準は，「1年平均値15 μg以下，かつ1日平均値35 μg以下」とされているが，室内で喫煙した場合，$PM_{2.5}$濃度は容易に数百μgに達し，自動車内で喫煙した場合には1,000 μgを超えることが多い．たとえば，不完全分煙の飲食店では，禁煙席でも400〜500 μgに達するとの報告がある．

たばこ煙への曝露の指標

　たばこの煙には様々な化学物質が含まれているため，多種類の物質がたばこ煙への曝露指標

として使えるが，一般的によく用いられるのはニコチンとコチニン，そしてCOである．

1 ニコチン，コチニン

ニコチンはタバコ葉に含まれるアルカロイドで，喫煙や受動喫煙によって肺や口腔粘膜などから吸収され，血流を介して全身をめぐって様々な生理作用を発揮する．体内に入ったニコチンのほとんどは肝臓で代謝され，おもにシトクロム P450（CYP）2A6 による酸化反応を経てコチニンとなる．コチニンには生理活性はほとんどない．

人体が摂取するニコチンのほとんどはたばこ由来であるため，ニコチンとコチニンはたばこ煙への曝露の優れた指標である．

ニコチンの血中半減期は約2時間，尿中半減期は約11時間であるのに対し，コチニンの血中半減期は約16時間，尿中半減期は約24時間と長いため，たばこ煙への曝露指標として最近ではコチニンが用いられることが多い．

試料として最もよく使用されるのは尿であるが，血液，唾液，毛髪などが使われることもある．正確な定量のためには，高速液体クロマトグラフ（HPLC）や液体クロマトグラフ－タンデム質量分析計（LC/MS/MS）などが使用されるが，多数の試料を短時間で検査するためには enzyme-linked immuno sorbent assay（ELISA）法による簡易キットが便利である．

松本らが成人の尿中ニコチンとコチニンを測定したところ，尿中ニコチン濃度の中央値は，非喫煙者（117名）では 3.5 ng/mL（3.8 ng/mg・Cr），喫煙者（102名）では 1,635.2 ng/mL（804.4 ng/mg・Cr）と顕著な差がみられた．尿中コチニン濃度に関しても，非喫煙者で 2.8 ng/mL（2.7 ng/mg・Cr），喫煙者で 3,948.1 ng/mL（1,984.3 ng/mg・Cr）と差が顕著であった[2]．

非喫煙者でも受動喫煙があれば，その程度に応じて尿中ニコチン，コチニン濃度が上昇する．井埜らは小学校で児童の検診時に尿中コチニン濃度を測定し，保護者の喫煙状況との関連を検討した結果，受動喫煙のある児童では尿中コチニン濃度が有意に高いこと，また父親よりも母親の喫煙のほうが影響が大きいことを報告した．また，児童の尿中コチニン濃度として，10 ng/mL 未満を「正常値（ほぼ受動喫煙なし）」，10～25 ng/mL を「軽度高値」，25～40 ng/mL を「中等度高値」，40 ng/mL 以上を「高度高値」として，受動喫煙の程度の目安としている．

2 一酸化炭素（CO）

CO はヘモグロビンとの親和性が酸素に比べて約250倍高いため，喫煙・受動喫煙によって吸入された CO は赤血球中で CO-ヘモグロビンを形成し，血中に長時間留まる．そして，徐々に遊離した CO が呼気中に排泄される．

Deveci らの報告によると，243名の喫煙者，55名の非喫煙者，24名の受動喫煙者の呼気中 CO 濃度を測定した結果，それぞれ 17.13 ± 8.50 ppm，3.61 ± 2.15 ppm，5.20 ± 3.38 ppm で，喫煙者では1日当たり喫煙本数と呼気中 CO 濃度との間に強い量－反応関係がみられた[3]．

また，たばこ1本を喫煙したのちの呼気中 CO 濃度の推移をみた報告では，半減期は約4.5時間とされている．

多数の研究から，喫煙者と非喫煙者を区別するための呼気中 CO 濃度のカットオフ値は4～10 ppm 程度に設定されている．一方，受動喫煙の場合も，その程度に応じて呼気中 CO 濃度が変動するため，受動喫煙の指標として用いることができる．呼気中 CO 濃度測定は非侵襲的で簡便であるが，CO の発生源はたばこ以外にも存在するため，必ずしも喫煙に特異的ではないという点に注意が必要である．

狭い室内で喫煙者とともに過ごした場合，非喫煙者が吸入する CO 量は喫煙者本人の 1/10 程度にまで達すると報告されている．この吸入比率は化学物質の種類によって異なり，たとえば発がん物質であるジメチルニトロソアミンの場合，非喫煙者は喫煙者本人のほぼ半量から同

等量を吸入するとの報告がある.

受動喫煙の実態

公共施設などの禁煙化は徐々に進んできたが，わが国には受動喫煙を防止するための強制力のある法律がないため，特に飲食店などの禁煙化が遅れており，多くの国民が日常的に受動喫煙の被害を受けているのが現状である.

厚生労働省の平成 27 年国民健康・栄養調査で，非喫煙者に「過去 1 か月間の受動喫煙の有無とその場所」を尋ねた結果，41.4％が「飲食店で受動喫煙があった」と回答し，次いで遊技場が 33.4％，職場が 30.9％，路上も 30.9％であった．特に職場は連日長時間過ごす場所であるため，受動喫煙の被害は深刻である.

また，わが国では男女とも 30〜40 代の子育て世代で他の年齢層に比べて喫煙率が高いため，子ども達のほぼ半数が家庭で受動喫煙させられていると推定されている.

ちなみに，空気清浄機を使用している施設は少なくないが，空気清浄機で除去できるのは粒子成分の一部だけで気体は素通りするため，たばこ煙中の有害物質を除去する効果は小さい. 2002 年に厚生労働省から公表された分煙効果判定基準策定検討会報告書では「空気清浄機は煙の粒子はかなり除去できているが，CO や発がん物質などガス状のものは取れていない．空気清浄機は発がん物質などの有毒ガスをかえって周囲にまき散らす」と警告している.

受動喫煙の健康影響

受動喫煙は様々な疾患リスクを高めることが示されており，わが国では受動喫煙が原因で，肺がん，心筋梗塞，脳卒中などにより年間約 15,000 人が死亡していると推計されている[1]．受動喫煙と様々な疾患との関連については多数の研究報告があるが，現時点でエビデンスが確立され，受動喫煙との関連が証明されている疾患は表 1 に示す通りである．受動喫煙による疾患リスクの増大に関しては，研究によって報告値に差があるが，おおよそ肺がんは 1.3 倍前後，虚血性心疾患も 1.3 倍前後，脳梗塞は 1.5〜2 倍程度，小児の中耳炎は 1.5 倍前後とされている．これら以外にも種々の疾患が受動喫煙との関連を疑われており，今後データが蓄積されていけば，ここにリストアップされる疾患は増えていくと考えられる.

わが国の受動喫煙防止対策は諸外国に比べて非常に遅れている．わが国でも罰則を伴う法規制によって，喫煙しない人が絶対にたばこの煙を吸わされることのない社会環境を整備することが急務であろう.

表 1 受動喫煙との関連が証明されている疾患

成人	・脳卒中 ・心筋梗塞・狭心症 ・肺がん ・慢性閉塞性肺疾患 (COPD) ・気管支喘息 ・歯周病
妊婦	・低出生体重児または妊娠期間に比べて小さい胎児
小児	・乳幼児突然死症候群 (SIDS) ・気管支喘息 ・肺炎・気管支炎 ・慢性呼吸器症状 (咳嗽，喀痰，喘鳴) ・中耳炎

文献

1) 厚生労働省: 喫煙の健康影響に関する検討会編. 喫煙と健康 喫煙の健康影響に関する検討会報告書, 2016.
2) Matsumoto A, Matsumoto A, Ichiba M, et al: Simultaneous measurement of urinary total nicotine and cotinine as biomarkers of active and passive smoking among Japanese individuals. Environ Health Prev Med 2013; 18: 244-250.
3) Deveci S, Deveci F, Acik Y, et al: The measurement of exhaled carbon monoxide in healthy smokers and non-smokers. Respir Med 2004; 98: 551-556.

E その他（公共・企業・個人の活動）の健康リスク

化学物質過敏症

内山巌雄

化学物質過敏症の定義

　環境中の化学物質の生体影響は，医学的には中毒とアレルギーの範疇で考えられてきた．しかし，1950年代に両者の概念では説明できない病態の提言があり，1987年には米国のCullenが「急性大量，または慢性微量の化学物質負荷により過敏性を獲得すると，その後極めて微量な化学物質により不愉快な症状が出現する状態」という概念を提唱し，これを「多種化学物質過敏症（multiple chemical sensitivity；MCS）」と呼んだ．その後，1999年に米国国立衛生研究所（National Institutes of Health；NIH）主催のアトランタ会議において，臨床医や研究者が中心となり，MCSに関する診断のためのクライテリアの合意事項として"Consensus 1999"[1]が決議された．

　一方，国際化学物質安全性計画（International Programme on Chemical Safety；IPCS）〔世界保健機関（WHO），国連環境計画（United Nations Environment Programme；UNEP），国際労働機関（International Labour Organization；ILO）の合同機関〕は，1996年に，既存の疾病概念では説明不可能な環境不耐性の患者の存在が確認されるが，MCSの用語は因果関係の根拠なしでは用いるべきではないとして，新たに「本態性環境不耐症（idiopathic environmental intolerances；IEI）」という概念を提唱した[2]．その理由の1つとして，多くの人々が化学物質だけではなく，食物や電磁力などによっても症状を起こしていることにも触れている．最近では，この名称も多く用いられるようになっている．

　わが国では，北里大学の石川らが提唱した「化学物質過敏症」の名称が一般的に用いられている．

　このように，化学物質過敏症は，未だに医学的・病理学的な定義は国際的にも統一されておらず，客観的な診断方法も確立されていないこともあり，わが国の臨床医の間では理解が十分でない傾向がある．しかし，2009年10月に標準病名マスターに「化学物質過敏症」が病名として登録され保険診療が可能となり，医師国家試験の出題基準に入るなど，少しずつ医学界の理解が進んでいる．

多彩な原因物質と症状

　化学物質過敏症は，ある特定の化学物質に曝露することによって発症するが，シックハウス症候群（sick house syndrome；SHS）から移行する患者も多い．いったん化学物質に過敏な状態になると，様々な微量の化学物質曝露によっても同様症状を起こす．2000年に米国のMillerらが開発した自記式調査票であるQEESI（Quick Environmental Exposure and Sensitivity Inventory）には，患者が反応する代表的な化学物質として，①車の排気ガス，②たばこの煙，③殺虫剤，除草剤，防虫剤など，④ガソリン臭，⑤ペンキ，シンナーなど，⑥消毒剤，漂白剤，バスクリーナー，床クリーナーなど，⑦特定の香水，芳香剤，清涼剤など，⑧コールタールやアスファルト臭，⑨マニキュア，その除去液，ヘアスプレー，オーデコロンなど，⑩新しい絨毯，カーテン，シャワーカーテン，新車の臭いなど，の10項目があげられている．また，「その他の物質に対する反応」の例として，医療用に使われる物質（抗生物質，麻酔薬，鎮痛剤，精神安定剤，X線造影剤などの医薬品，インプ

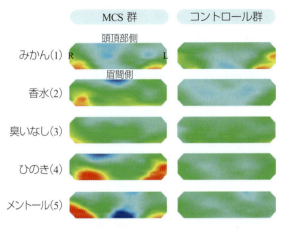

図1 各群6名，5種類の臭い負荷後の脳血流量マッピング
(Assessment of cerebral blood flow in patients with multiple chemical sensitivity using near-infrared spectroscopy--recovery after olfactory stimulation: a case-control study. *Environ Health Prev Med* 2015; 20: 185-194)

ラント，入れ歯，避妊器具など）を使った時，という項目もあるなど，化学物質過敏症になると治療の際に使用する薬や器材も制限されることがある．医師に身近な例では，系統解剖実習の際のホルマリン（30％ホルムアルデヒド溶液）曝露，内視鏡などの消毒に多用されたグルタルアルデヒドの吸入による化学物質過敏症の発症例も報告されている．

最近急増している原因物質に，洗濯に使用する柔軟仕上げ剤の臭いがある．国民生活センターに寄せられる苦情も急増しており，2013年9月には「柔軟仕上げ剤のにおいに関する情報提供」が公表された．使用する本人にとってはよい香りでも，化学物質過敏症の患者にとっては苦痛以外の何ものではないところが，非常にむずかしい問題である．

症状は多彩であり，粘膜刺激症状，循環器症状，消化器症状，自律神経障害，精神障害，眼科的障害，中枢神経障害，運動器障害などが同時に，あるいは交互に出現，消退する．一般的な検査では異常は認められず，多くの場合，気のせい，精神疾患，自律神経失調症，更年期障害などと診断され，周囲の理解も得られないことからますます精神的に追い詰められ，症状も悪化するという悪循環に陥ることが多い．

診断にあたって

化学物質過敏症と診断する前に，他の急性，慢性の疾患が除外されることが大前提であり，精神疾患が疑われる場合には，専門医に鑑別診断を依頼する．そのうえで，厚生労働省調査研究班が提案した診断基準を適用することが多い．それによると，主症状4項目（①持続あるいは反復する頭痛，②筋肉痛あるいは筋肉の不快感，③持続する倦怠感・疲労感，④関節痛），副症状8項目（①咽頭痛，②微熱，③下痢・腹痛，便秘，④羞明（眩しさ，一過性の暗点），⑤集中力・思考力の低下，健忘，⑥興奮，精神不安定，不眠，⑦皮膚のかゆみ，感覚異常，⑧月経過多などの異常），検査所見4項目（①チャレンジテスト，②瞳孔反応検査，③眼球追従運動検査，④視覚空間周波数特性検査）があげられ，主症状2項目と副症状4項目，あるいは主症状1項目と副症状6項目＋検査所見2項目が診断基準とされている．筆者の経験では，患者の特徴として，③の眼球追従運動検査で，大脳基底核や小脳の機能障害により，滑らかに動く対象物を追う眼球の動きがぎこちなくなることがよく観察される．

筆者らが，近赤外分光分析法を用いて行った

検査では，臭いの負荷によって前頭前皮質領域の脳血流量が増加するが，症例群では対照群に比較して脳血流量変化の回復が遅れ，脳の活性化状態が長く持続することが観察された（図1）[3]．しかし，臭いの検知閾値や認知閾値は両群で差が認められなかった．この現象が，MCSの原因なのか，結果なのかは未だ不明であり，今後も病態解明や治療について研究・調査が進むことが期待される．

化学物質過敏症の全国調査

化学物質過敏症の患者は，米国で数パーセント程度といわれている．わが国では，筆者らが，2000年7月に全国から層化二段無作為抽出した満20歳以上の男女4,000人を対象とし，QEESIを用いて訪問面接調査を行ったのが最初である．この調査では，回答数2,851名（回答率：71.3％）のうち，Millerらが定めたカットオフ値を超えた化学物質に高感受性と推定される人の割合は0.74％であった．その後，2012年2月に同じ調査票を用いて，全国の約107万人のモニターから層化多段無作為抽出を行い7,245人の回答をインターネットで得た結果では，化学物質に高感受性を有する人は4.4％であることが示された．面接調査と，インターネット調査で手法が異なるので単純に増加したとはいえないが，化学物質に高感受性を有する人が一定の割合で存在すると思われる．

文 献

1) Multiple Chemical Sensitivity: A 1999 Consensus, Archives of Environ. *Health. An Int J* 1999; 54: 147-149.
2) IPCS: Conclusions and recommendations of a workshop on "multiple chemical sensitivities (MCS)". *Regul Toxicol Pharmacol* 1996; 24: 188-189.
3) Assessment of cerebral blood flow in patients with multiple chemical sensitivity using near-infrared spectroscopy--recovery after olfactory stimulation: a case-control study. *Environ Health Prev Med* 2015; 20: 185-194.

E その他（公共・企業・個人の活動）の健康リスク

窒素酸化物

新田裕史

大気汚染物質としての窒素酸化物

大気中に存在する窒素酸化物には，一酸化窒素（NO），二酸化窒素（NO_2），一酸化二窒素（N_2O）（「亜酸化窒素」とも呼ばれる）など各種のものが含まれる．これらのうち，大気汚染物質として法律上や行政上の規制対象になっているものはNOとNO_2の2つである．

本項では，狭義の窒素酸化物として，NOとNO_2の2つを扱う．NOとNO_2を総称した略号として"NOx"を使うことも多い．また，NOx濃度＝NO濃度＋NO_2濃度のように，両者を足したものとして扱うこともある．

なお，N_2Oは二酸化炭素（CO_2）と同様に，地球温暖化に影響を及ぼす温室効果ガスの一種である．そのため，広い意味で大気汚染物質とみなせるが，ここでは健康影響の観点に主眼を置いて，NOとNO_2のみを取り上げる．以下では，大気汚染物質としての窒素酸化物として，NOとNO_2の2つを合わせて"NOx"と呼ぶこととする．

さらに，大気汚染物質としてのNOxの重要性は直接的な健康影響のみではなく，重要な大気汚染物質の1つである光化学オキシダントの大気中での生成における役割や，粒径2.5μm以下の粒子状物質（particulate matter；PM）（$PM_{2.5}$）の主要成分の1つである硝酸塩に大気中で変化するなど，間接的に健康影響を及ぼす点でも重要な大気汚染物質である．また室内での燃焼器具使用に伴って発生することから，室内空気汚染物質としても重要である．

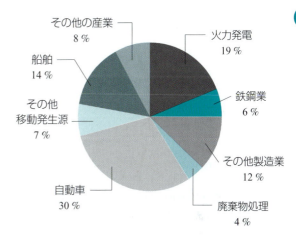

図1 NOx排出量推計（2012年度）
（一般財団法人石油エネルギー技術センター：環境省請負業務平成28年度$PM_{2.5}$排出インベントリ及び発生源プロファイル策定業務報告書，2017）

NOxの発生源

NOxは，石炭・石油などの燃焼に伴って空気中の窒素が高温下で酸素と反応することにより生成する．そのため，NOxの主要な発生源は大量に化石燃料を消費する燃焼施設・装置である．図1[1]に，わが国おけるNOxの発生源別排出量推計（2012年）を示す．移動発生源（自動車，船舶，その他）と固定発生源（火力発電，鉄鋼業，その他製造業等）がほぼ半数ずつを占めている．自動車からの排出は30％と推計され，そのうちディーゼル車からの排出は約2/3を占めている．

NOxによる大気汚染状況

環境基準が設定されている大気汚染物質について，全国千数百箇所に設置された「常時監視測定局」と呼ばれる測定点で観測が行われてい

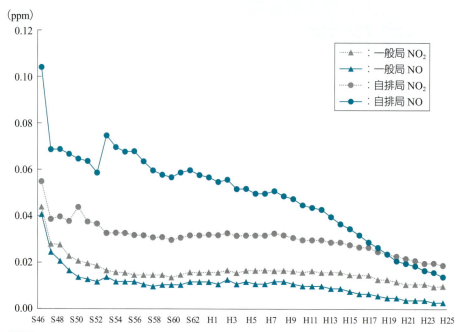

図2 全国常時監視局 NO および NO_2 濃度の年次推移
（環境省：平成26年度大気汚染状況．環境省，2016）

る．この常時監視測定局は主として一般環境大気測定局（一般局）と自動車排出ガス測定局（自排局）の2種類に分類されており，前者は一般的な環境大気の汚染状況を常時監視する測定局であり，後者は自動車排出ガスによる環境大気の汚染状況を常時監視する測定局である．常時監視局での測定は，大気汚染防止法が施行された1968（昭和43）年以降から始められた．

図2[2)]は，NOおよびNO_2濃度の一般局・自排局における全国平均濃度の年次推移を示している．近年ではいずれの濃度も低下傾向にあり，特に自排局でのNO濃度の低下傾向が著しい．また，自動車排出ガスが主要な発生源のひとつであるNOでは一般局と自排局の濃度差が大きいが，その傾向は昭和40年代後半から平成10年代前半までは顕著であるが，近年はその差がわずかになっている．先に述べたNOxの発生機構のために，一般的にはNOx発生源近傍ではNO_2濃度よりもNO濃度が大きくなる傾向がある．しかしながら，近年，自排局における平均的な濃度はNO_2よりもNOが低くなっており，異なる傾向を示している．このことは，自動車排ガス対策技術によってNOのほうがNO_2よりも低減されたことと，全体的な濃度低下によって大気中でNOが酸化されて生成されるNO_2濃度が相対的に高くなった結果と考えられる．

NO_2 の健康影響

NOxのうち，NOについては生体内で重要な生理機能を有していることが知られており，高濃度曝露によって循環器系へ影響を及ぼすと考えられるが，通常の環境大気中の濃度レベルでの直接的な健康に対する悪影響に関する知見はほとんどない．

一方，NO_2については，気道に炎症や酸化的ストレスを引き起こすとともに，アレルギー反応を増強し，肺胞マクロファージの機能や粘膜繊毛クリアランスを低下させることが知られている．NO_2については動物実験とともに，人のボランティアに対する曝露実験や疫学研究によって，健康影響に関する知見が数多く報告されている．以下に示すように，NO_2への短期および長期曝露による健康影響のうち，呼吸

器系への影響について様々な研究から明らかにされているが，その他の循環器系などへの影響については，NO_2に関する知見は十分ではない．

時間単位ないし日単位の曝露による健康影響に関する科学的知見が数多く報告されている．NO_2曝露による喘息患者における気道反応性の亢進や呼吸機能の低下，喘息症状の悪化が人ボランティア曝露実験および疫学研究から報告されている．さらに，NO_2曝露による炎症やアレルギー反応のマーカーの増大などを報告した研究もある．また，呼吸器感染に対する抵抗性を減弱させるという報告もあり，呼吸器感染による入院や外来受診とNO_2曝露との関連性を報告した疫学研究もある．さらに，健常者における呼吸機能低下やバイオマーカーの変化との関連性を報告している疫学研究も数多くある．このようにNO_2の短期曝露による健康影響については数多くの科学的知見があるが，NO_2単独の影響を明らかにしているという点では人ボランティア曝露実験による知見が重要である．疫学研究では様々な他の大気汚染物質が共存する環境下でのNO_2曝露と呼吸器影響との関連性が報告されている．

年単位の長期曝露による健康影響についても疫学研究による知見が蓄積されている．いくつかの疫学研究からNO_2への長期曝露が喘息発症に関係すると考えられている．これを支持するわが国の疫学研究もある[3,4]．また，肺機能低下や呼吸器疾患増悪，種々の呼吸器症状との関連性を報告した疫学研究も多い．気道炎症や酸化ストレスのバイオマーカーとNO_2長期曝露との関連性を報告した疫学研究もいくつかある．

NO_2は燃焼過程で生成されるとともに，大気中で光化学反応などによってNOが酸化されることによっても生ずる．疫学研究では他の共存大気汚染物質の影響を統計解析上で調整しているが，自動車排出ガス中のNOx以外の大気汚染物質やNOxと同様の過程でいくつかの成分が生成される$PM_{2.5}$など，共存大気汚染物質による影響と完全に区別して議論することには限界があると思われる．しかしながら，喘息増悪に関する人ボランティア実験や疫学知見などには一貫性があり，生物学的なメカニズムについても解釈が可能である．NO_2曝露が原因となって生ずる健康影響と判断されている疫学研究の解釈において，共存大気汚染物質による影響とは独立にNO_2が健康に悪影響を及ぼすかについて議論があるものの，NO_2曝露によって呼吸器系への影響が生ずることは確かなものと考えられている[5,6]．

まとめ

NOxは最も重要な大気汚染物質の1つであり，そのうちのNO_2は単独で健康影響を及ぼすとともに，燃焼によって同時に生成する他の大気汚染物質や大気動態において密接に関係する$PM_{2.5}$や光化学オキシダントとともに人々の健康に悪影響を及ぼしていると考えられる．

文献

1) 一般財団法人石油エネルギー技術センター: 環境省請負業務平成28年度$PM_{2.5}$排出インベントリ及び発生源プロファイル策定業務報告書, 2017.
2) 環境省: 平成26年度大気汚染状況について. 環境省, 2016.
3) Shima M, Nitta Y, Ando M, et al: Effects of air pollution on the prevalence and incidence of asthma in children. *Arch Environ Health* 2002; 57: 529-535.
4) Yamazaki S, Shima M, Nakadate T, et al: Association between traffic-related air pollution and development of asthma in school children: Cohort study in Japan. *J Expo Sci Environ Epidemiol* 2014; 24: 372-379.
5) U.S. Environmental Protection Agency. Integrated Science Assessment for Oxides of Nitrogen-Health Criteria. EPA/600/R-15/068, 2016.
6) WHO Regional Office for Europe. WHO air quality guidelines, global update, 2005.

E その他（公共・企業・個人の活動）の健康リスク

微小粒子状物質（PM$_{2.5}$）

島　正之

空気中には大きさや成分が異なる様々な粒子状物質（particulate matter; PM）が浮遊している．粒径が小さい粒子ほど空気中に長時間浮遊し，呼吸により吸入されると細気管支や肺胞レベルまで到達しやすい．特に，粒径が2.5 μmよりも小さい粒子は「微小粒子状物質（PM$_{2.5}$）」と呼ばれ，ヒトが吸入した場合は肺胞レベルまで到達することから，健康影響が懸念される．PM$_{2.5}$の健康影響は，短期的な濃度上昇によって生じる急性影響と，長期的に高濃度のPM$_{2.5}$への曝露による慢性影響に大別される（表1）[1]．

本項では，PM$_{2.5}$の健康影響に関するおもな疫学的知見を概説する．

短期曝露による影響

PM$_{2.5}$濃度が短期的に上昇すると，当日または数日以内の死亡者数が増加するという関連が数多く報告されている．死亡リスク増加の程度は報告により差があるが，複数の都市における知見を統合すると，PM$_{2.5}$の日平均濃度が10 μg/m^{3}上昇する毎に全死亡（事故や自殺等の外因死を除く）は0.3～1.2％，循環器系疾患による死亡は1.2～2.7％，呼吸器系疾患による死亡は0.8～2.7％増加することが認められている．

また，PM$_{2.5}$への短期的な曝露により，呼吸器系疾患による救急受診や入院の増加が報告されている．特に，慢性閉塞性肺疾患（chronic obstructive pulmonary disease; COPD）や呼吸器感染症による受診や入院はPM$_{2.5}$の日平均値が6.1～22.0 μg/m^{3}程度で観察されている．喘息による受診や入院との関連も多くの研究で認められているが，小児については必ずしも一致した結論は得られていない．

喘息やCOPDなどの呼吸器系疾患患者を対象としたパネル研究では，PM$_{2.5}$濃度の上昇に伴って咳や喘鳴など呼吸器症状の出現，肺機能（ピークフロー値，一秒量）の低下が認められている．一方，健常者では，PM$_{2.5}$濃度と呼吸器症状や肺機能との間に一貫した関連性は認められていない．

欧米諸国においては，PM$_{2.5}$への短期的な曝露と循環器疾患（おもに虚血性心疾患，うっ血性心不全）による救急受診や入院の増加との関連性が報告されており，日平均値が7.0～18.0 μg/m^{3}程度の比較的低い濃度でも影響が認められる．PM$_{2.5}$濃度の上昇により，心拍数の増加，心拍変動の低下，安静時血圧の上昇，不整脈の発生，血液生化学指標の変化などが生じるとの報告もある．

表1　PM$_{2.5}$への曝露期間と健康影響の因果関係

曝露期間	健康影響	因果関係
短期曝露 （急性影響）	心血管系	明確
	呼吸器系	ほぼ明確
	中枢神経系	不十分
	死亡	明確
長期曝露 （慢性影響）	心血管系	明確
	呼吸器系	ほぼ明確
	死亡	明確
	生殖・発達	示唆
	発がん，変異原性，遺伝毒性	示唆

[U.S. Environmental Protection Agency: Integrated Science Assessment for Particulate Matter. EPA/600/R-08/139F. Research Triangle Park, NC, 2009]

長期曝露による影響

PM$_{2.5}$ への長期曝露の影響として，呼吸器系疾患，循環器系疾患，肺がんに加えて，糖尿病，脳卒中などの生活習慣病，精神神経系ではうつ病や自殺との関連が示されている．これらの機序として，PM$_{2.5}$ が生体内で酸化ストレスや炎症を引き起こし，全身の臓器に障害を与えるという仮説が有力視されている（図1）[2]．

米国6都市の住民約8,000人を14～16年追

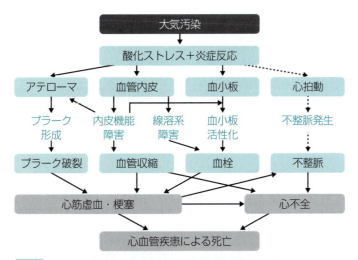

図1 大気汚染の循環器系に対する影響の機序（仮説）
(Newby DE, et al: *Eur Heart J* 2015; 36: 83-93 より改変)

表2 環境省による粒子状物質の健康影響調査の概要

a 微小粒子状物質曝露影響調査

		調査項目	評価	おもな結果
短期曝露	死亡	総死亡	△	PM$_{2.5}$ 濃度の上昇により死亡リスクがわずかに増加
		呼吸器系	○	3日前のPM$_{2.5}$ 濃度の上昇により有意に増加
		循環器系	×	当日～5日前のPM$_{2.5}$ 濃度との関連なし
	疾病	喘息による受診	×	喘息による急病診療所受診とPM$_{2.5}$ 濃度との関連なし
		呼吸器系	○	PM$_{2.5}$ 濃度の上昇により喘息児のピークフロー値が有意に低下，健常な小学生でもわずかな低下
		循環器系	×	SPM濃度と心室性不整脈との関連なし
長期曝露		呼吸器系	△	保護者の持続性の咳・痰はPM$_{2.5}$ 濃度が高い地域ほど高率であるが，小児の呼吸器症状とは関連なし

b 粒子状物質による長期曝露影響調査

	調査項目	評価	おもな結果
長期曝露	総死亡	×	大気汚染との関連なし
	肺がん	○	喫煙等の危険因子調整後はSPM濃度と正の関連あり
	呼吸器系	△	女性では二酸化硫黄，二酸化窒素濃度と有意な関連あり（SPM濃度との関連は有意ではない）
	循環器系	×	SPM濃度と負の関連あり（ただし，血圧等の主要な危険因子は未調整）

SPM：浮遊粒子状物質．○：PM$_{2.5}$ またはSPMの影響あり，△：関連は示唆されるが，明らかとはいえない，×：PM$_{2.5}$ またはSPMの影響なし．

跡した研究では，年齢，性，喫煙，職業などを調整した都市別の死亡率は各都市のPM$_{2.5}$濃度との間に強い関連があり，PM$_{2.5}$濃度が最も高い都市は最も低い都市の1.26倍であった．観察期間を8年間延長しても結果はほぼ同様であり，PM$_{2.5}$の平均濃度が10 μg/m^{3}増加する毎に全死亡の相対リスクは1.16倍となり，死因別にみると肺がんは1.27倍，循環器系疾患は1.28倍であった．全米50都市の約30万人を対象とした米国がん協会（American Cancer Society；ACS）の研究などでも，PM$_{2.5}$濃度の上昇と全死亡，肺がんなどによる死亡の増加との関連が認められている．

循環器系疾患については，米国36地区で約66,000人の閉経後女性を追跡した研究で，関連因子を調整した発症リスクは，PM$_{2.5}$濃度が10 μg/m^{3}上昇する毎に24％増加することが報告されている．疾患別には，冠動脈疾患21％，脳血管疾患35％の増加であり，いずれも統計学的に有意であった．

喘息については，全米規模のNational Health Interview Survey（NHIS）のデータを用いて，PM$_{2.5}$年平均濃度10 μg/m^{3}上昇当たり喘息のオッズ比が1.73［95％信頼区間（95％CI）1.17-2.56］，過去1年間の喘息発作は1.76（95％CI 1.07-2.91）と有意な増加がみられている．

小児では，長期的なPM$_{2.5}$への曝露により肺機能の成長障害，呼吸器症状の増加，喘息の発症などとの関連が報告されている．南カリフォルニア12地域の小児を対象に，10歳から18歳まで肺機能を毎年測定すると，PM$_{2.5}$濃度が高い地域ほど1秒量の成長率が低く，喘息発症率が高かった．また，幼稚園児と小学校1年生を3年間追跡したところ，PM$_{2.5}$濃度が10 μg/m^{3}増加する毎に喘息の発症リスクは34％高かった．

近年，妊娠中のPM$_{2.5}$への曝露が胎児の成長や発育に与える影響についても検討され，早産，出生時体重の低下，新生児死亡などとの関連が報告されている．カナダにおける出生コホート研究では，妊娠中および生後1年間のPM$_{2.5}$濃度は3～4歳時点の喘息とは関連がなかったが，7歳時点の喘息とは有意な関連があり，生後1年間のPM$_{2.5}$濃度4.1 μg/m^{3}増加当たりのオッズ比は3.1（95％CI 1.3-7.4）であった．しかし，影響が認められなかったとする研究もあり，現時点ではPM$_{2.5}$への曝露と生殖・発達との関係についての結論は得られていない．

わが国における疫学研究

わが国では，1999年から8年間にわたり環境省によってPM$_{2.5}$の健康影響を評価するための疫学調査が行われた（**表2**）[3]．

PM$_{2.5}$の短期的影響として，全国20市町における65歳以上の日別の死亡（外因死を除く）は，PM$_{2.5}$の日平均濃度の上昇によりわずかに増加し，呼吸器系疾患による死亡の増加は有意であった．しかし，循環器系疾患による死亡はPM$_{2.5}$濃度との関連はみられなかった．

呼吸器系への短期的影響として，喘息児が毎日測定したピークフロー値はPM$_{2.5}$濃度の上昇に伴って有意な低下がみられた．入院中の喘息児では，午後4時以降のPM$_{2.5}$濃度（1時間平均値）が上昇すると，当日夜および翌日朝のピークフロー値は有意に低下した．

長期的影響について，大阪府，愛知県，宮城県に居住する40歳以上の住民約10万人を15年間追跡したコホート調査が行われた．この調査では対象地域のPM$_{2.5}$濃度が得られなかったため，大気中の粒径10 μm以下の浮遊粒子状物質（suspended particulate matter；SPM）濃度との関連が評価された．肺がんによる死亡は喫煙などの危険因子を調整したあとでSPM濃度と正の関連が認められた．しかし，呼吸器系疾患による死亡とSPM濃度の関連は有意ではなかった．

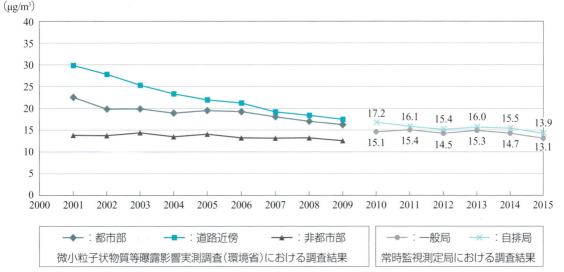

図2 わが国におけるPM$_{2.5}$濃度(年平均値)の推移

環境基準と注意喚起のための暫定的な指針

わが国では，国内外におけるPM$_{2.5}$の健康影響に関する科学的知見などをふまえて，PM$_{2.5}$に係る環境基準が「1年平均値が15 μg/m^{3}以下，かつ1日平均値が35 μg/m^{3}以下」と設定された[4]．PM$_{2.5}$濃度は長期的には改善傾向にあるが，2014年度の環境基準達成率は一般環境大気測定局で37.8%，自動車排出ガス測定局で25.8%に留まっている(図2)．

近年中国においてPM$_{2.5}$による深刻な大気汚染が発生しており，越境汚染などの影響によりわが国でも一時的にPM$_{2.5}$濃度の上昇が観察され，国民の関心が高まっている．そのため，環境省ではPM$_{2.5}$高濃度時に不要不急の外出を控えるなどの注意喚起を行うための暫定的な指針として，「日平均値70 μg/m^3」が提案され，運用されている．

おわりに

多くの疫学研究により，PM$_{2.5}$がヒトに対して短期的にも長期的にも様々な影響を及ぼすことが明らかにされている．短期的影響は，喘息などの呼吸器系疾患を有する人では比較的低い濃度でも救急受診の増加，肺機能の低下がみられる．長期的影響については，呼吸器系および循環器系疾患や肺がんの発症との関連が指摘されている．これらを予防するためには，一刻も早い大気環境の改善が望まれる．

文献

1) U.S. Environmental Protection Agency: Integrated Science Assessment for Particulate Matter. EPA/600/R-08/139F. Research Triangle Park, NC, 2009.
2) Newby DE, Mannucci PM, Tell GS, *et al*: Expert position paper on air pollution and cardiovascular disease. *Eur Heart J* 2015; 36: 83-93.
3) 島 正之: 微小粒子状物質の健康影響. 日本医事新報 2009; 4442: 60-64.
4) 島 正之: 健康影響. 編集企画委員会(編著), 知っておきたいPM$_{2.5}$の基礎知識. 一般財団法人日本環境衛生センター, 2013: 33-42.

E その他（公共・企業・個人の活動）の健康リスク

一酸化炭素

加藤元博

　一酸化炭素（CO）は可燃物の不完全燃焼によって発生する有毒ガスで，火災，工場や炭坑などの爆発事故，自動車の排気ガス，家庭で使用する燃焼器具など，広範な社会・日常生活のなかで中毒の原因となる．しかし，無色・透明，無臭・無刺激であるため，空気中の濃度が増加してもその存在に気づかないことが多い．

　CO中毒は古くから知られている中毒であるが，今日でもなお高頻度に発生する中毒性疾患の1つである．時には自殺目的にも使用されることがある．

　燃焼によって発生するガスにはCO以外に複数の有毒ガスが含まれているのが普通であるが，その主たる原因がCOガスと推定されるので，通常CO中毒として診断されている．

　また生活習慣上の影響として喫煙が知られており，非喫煙者の血中ヘモグロビンに結合したCO（COHb）の平均濃度が1.3％であるのに対し，喫煙者では6.0％，ヘビースモーカーでは15〜17％に達するという調査もあり，CO中毒の予備状態としての注意が指摘されている．

CO中毒の発生機序

1 低酸素症

　COガスは赤血球ヘモグロビンへの結合親和性が酸素の200〜250倍も高く，吸入されたCOガスは容易にCOHbとなり，その分ヘモグロビンに結合する酸化ヘモグロビン（O_2Hb）は減少し，組織へ運搬される酸素量が減少する．さらにヘモグロビンに残っている O_2Hb は組織に達しても酸素を解離しにくくなり，その総合結果として組織の低酸素化が発生し，生体の機能障害が発生する．

　生体の臓器中でエネルギーを最も多量に消費しているのは脳で，次いで心筋細胞，骨格筋と続く．したがってCO中毒によって最も強く障害されるのは脳で，心臓，筋肉がその順で続く．呼吸機能もこれら臓器の障害に伴って障害され，さらに全身の臓器も障害されるに至る．

2 COの組織毒としての作用

a シトクロム酸化酵素障害

　CO中毒患者では脳虚血患者と比較して意識障害からの回復に長時間を要することが観察され（Bokonić, 1963），その原因としてCOが直接にシトクロム酸化酵素機能を障害してエネルギー産生を低下させる機序も関与していると考えられた．

b COの直接的細胞傷害

　最近の研究によって，COは細胞に直接的な傷害を連鎖的に生じ，機能障害や細胞死を生じる機序が明らかとなってきた．すなわち，COガスは細胞内のミトコンドリアへ作用して活性酸素を発生させ，また血小板やその他の細胞内ヘムタンパクに作用して一酸化窒素を発生させ，これらの酸化促進物質は次々と細胞内で連鎖反応を起こして，酸化ストレスの状態を惹起し，さらにイオンチャネル障害も生じて，究極的に細胞死や免疫系変化を惹起するという機序が提唱されている[1]．特にこの酸化ストレスによる細胞傷害機序はCO曝露からある程度の時間をかけて発現するので，CO中毒における遅発性神経障害（後述）の発現に関与すると考えられている．

臨床像および経過

CO中毒の臨床的経過はCO曝露によって急性に生じる自覚症状や意識障害を主とする急性期と、それよりも遅れて顕在化する遅発性神経障害期に分けられる（図1）。

1 急 性 期

この時期はCO曝露による組織の低酸素症が主体となる臓器障害の時期と考えられ、血中COHb濃度との関連が示されている（表1）。血中COHb濃度が30％までは自覚症状のみで、

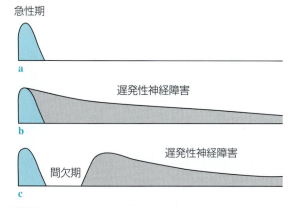

図1 CO中毒の時間経過からみた病型

a：急性期（自覚症状、意識障害）のみで完全回復。b：急性期に続いて遅発性神経障害が連続的に発症。c：急性期回復後いったん無症状となり（間欠期）、その後遅発性神経障害が発症（間欠型）。

表1 血中COHb濃度と臨床症状

血中COHb濃度	症状
0～10％	なし
10～20％	前頭部緊迫感、軽度の頭痛、皮膚血管の拡張
20～30％	頭痛、側頭部の脈動
30～40％	激しい頭痛、脱力、めまい、視力低下、悪心・嘔吐、虚脱
40～50％	意識障害、呼吸・脈拍増加
50～60％	昏睡、呼吸・脈拍不整
60～70％	呼吸・心機能抑制
70～80％	脈拍微弱、呼吸緩徐・抑制、死亡

40％を超えると意識障害が発生する。発生する障害は脳、心臓、呼吸器、骨格筋をはじめとして多臓器にわたり、検査成績では肝臓や腎臓障害も明らかとなる[2]。血中COHb濃度は空気中のCO濃度や曝露持続時間に影響され、またCOHb濃度と症状度の関係は被災者の活動状況や身体的状況（心血管疾患、呼吸器疾患等）によっても変化し、低いCOHb濃度によっても重い症状が出現することがある。またCOHb濃度測定はCO曝露と時間的にずれて測定されることが普通なので、COHb濃度が必ずしも症状度と平行しないことも稀でないことにも注意しておく必要がある。

全く意識障害をきたさない症例や意識障害の持続が短時間の症例では、急性期が過ぎると比較的早期に完全回復するのが通常である（図1a）。

一般の散発性CO中毒例では意識障害の持続時間と予後の関係は明らかにされていないが、筆者らが経験した炭坑爆発事故によるCO中毒の集団発生例では、急性期の意識障害持続時間が長いほど、その後に発生した遅発性神経障害の程度が高度で、予後も悪いことが示された。

急性期の脳画像所見には、両側淡蒼球の壊死像が高頻度に認められる。また脳波には徐波活動や低振幅脳波などの異常所見が高頻度にみられている。

2 遅発性神経障害

中等症あるいは重症のCO中毒例では、意識障害が改善するとともに種々の精神・神経症候の存在が明らかとなってくる（図1b）。

精神症候としては無動・無言状態、強い記銘力障害、見当識障害、自発性低下などが顕著であり、重症例では知的水準の低下を残すこともある。身体的神経所見として比較的早期には筋強剛、運動減少・緩徐・拙劣、小刻み歩行などのいわゆるParkinson症候群が前景に立ち、腱反射亢進などの錐体路徴候も早期に出現する。Parkinson症候群は改善しながらも長期間持続する傾向がある[2]。

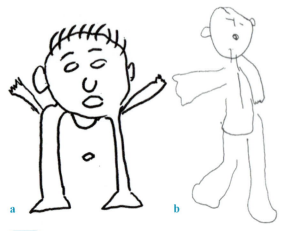

図2 CO中毒患者にみられた失認症
a：身体図式障害（身体部位の認識，位置関係が不正確）．左頭頂葉後部病巣．b：視空間失認（身体部位の認識はあるが，その空間的表現が拙劣で歪みがみられる）．右頭頂・後頭葉病巣．

筆者らの炭坑被災者群で注目されたのは大脳の局所的高次機能障害とされる種々の失認・失行症で，中でも比較的多くみられたのは左側大脳頭頂葉後部病巣によるGerstmann症候群類似の所見と，右側大脳頭頂・後頭葉病巣による視空間失認の所見であった（図2）．これらの病巣はいずれも中大脳動脈と後大脳動脈の灌流境界領域にあたるので，CO中毒においても脳血流状態が脳障害の発生に何らかの関与を行っているものと考えられる．

これらの遅発性神経障害は中等～高度障害例では長期間持続し，後遺症として生活上の支障となる場合がある．

遅発性神経障害を呈する患者の脳MRI画像では皮質下白質の脱髄所見と全般性の脳萎縮，脳室拡大所見が多く認められている．

3 間欠型

これはCO中毒に特徴的な臨床型といえる（図1c）．いったん意識障害から回復し，精神的にも身体的にも完全に正常化した後，数日から1か月後に比較的急速に意識混迷，記銘力低下，Parkinson症候群など遅発性神経障害が発現する．数週～数か月で完全回復する例が多い．また文献例でみると，比較的低～中等度のCO濃度に比較的長時間曝露された例に多い傾向がある．おそらく急性期のCO曝露によって脳内に起動され，遷延性，連鎖性に進展する脳細胞傷害機序，特に酸化ストレス過程が重要であると推測されている[1]．この遷延性・進行性過程は，意識障害回復時には臨床症候発現の閾値下にあり（間欠期），その後の傷害進行により間欠期を経て遅発性神経障害が顕在化するのではないかと考えられている[3]．

おわりに

CO中毒は日常生活周辺でも起こりうる中毒で死亡例も多い．この中毒の機序解明がさらに進んで，新しい治療法の開発につながることを望んでいる．

文 献

1) Roderique JD, Josef CS, Feldman MJ, *et al*: A modern literature review of carbon monoxide poisoning theories, therapies, and potential targets for therapy advancement. *Toxicology* 2015; 334: 45-58.
2) 加藤元博: 一酸化炭素中毒．三井三池三川坑炭塵爆発事故から50年．*Brain Nerve* 2015; 67: 19-29.
3) 志田堅四郎: 急性一酸化炭素中毒症「間歇型」の病因論とその治療．災害医学 1975; 18: 391-396.

E その他（公共・企業・個人の活動）の健康リスク

光化学オキシダント

上田佳代

最近の光化学オキシダント / オゾン濃度の推移

光化学オキシダントは，大気中の酸化性物質の総称であり，オゾンやペルオキシアセチルナイトレートなどを含む．工場や自動車から排出される窒素酸化物（NOx）や揮発性有機化合物（volatile organic compounds; VOC）などの前駆物質が太陽光線の照射を受け，光化学反応を起こして生じる二次的な汚染物質である．

わが国における光化学オキシダントの環境基準（昭和48年設定）は「1時間値が0.06 ppm以下であること」となっている．また大気汚染防止法に基づき，1時間値が0.12 ppm以上では注意報が，0.24 ppm以上では警報が発令され，住民への周知と工場や事業所等に原因物質の排出削減などの協力を求めることになっている．

光化学オキシダント濃度は，環境基準が設定されて以降，昭和50年代半ばまでは減少した．それ以降は漸増傾向がみられ，平成18年からのVOCの規制により前駆物質である非メタン炭化水素やNOxは継続的に低下しているにもかかわらず，光化学オキシダント濃度は依然，漸増ないし横ばい傾向がみられる（図1）．また，環境基準達成局はほぼ0％であり，達成状況は低い水準のまま推移している．注意報レベルの濃度の出現は，2000年代前半と比較して減ってはいるものの，関東，近畿などの大都市や，その周辺部で多くみられる．光化学オキシダント濃度は，光化学反応の影響を受けるために，日中に高濃度，夜間に低濃度となる日内変動や，4, 5月に濃度が上昇する季節変動がみられる．光化学オキシダント濃度は光化学反応による生成だけでなく，大陸からの移流や，一酸化窒素との反応によるオゾンの再分解の影響を受ける．

世界的にみると，前駆物質の排出量の増加に伴い，光化学オキシダント，特にオゾン濃度は上昇してきた．また，気候変動により気温の上昇が進むと，都市部やその周辺を中心に光化学オキシダント濃度が上昇するのではないかという懸念がある．

光化学オキシダント / オゾンによる健康影響

光化学オキシダントの健康影響を考える場合，そのほとんどを占めるオゾンを対象とした研究がおもに報告されている．オゾン以外の光化学オキシダントには，ペルオキシアセチルナイトレート，ギ酸，過酸化水素などがあるが，濃度に占める割合は低く，健康影響も非常に高濃度でないと出現しないため，ここではオゾンの健康影響について述べる．オゾンの健康に対する影響を評価した研究は，動物や細胞を用いた実験研究，ヒトボランティア実験研究，疫学研究があり，曝露から健康事象の発生までが数時間～数日の短期曝露影響を評価したものが多い．

オゾンは強い酸化作用を有するため，様々な細胞成分に作用することが知られている．呼吸により気道に吸入されたオゾンのほとんどは肺胞や気管支の表面にある肺胞上皮被覆液を通過せず，その被覆液および細胞表面にある多価不飽和脂肪酸やタンパクと反応し，二次生成物質（アルデヒド，過酸化水素等）が作られる．これらの生成物が神経反射の活性化，炎症の惹起，気道バリア機能の変化，気道平滑筋の感作，免疫修飾，気道のリモデリングの経路を介して，肺機能の低下，肺の炎症 / 酸化ストレス，気道の透過性や過敏性亢進，喘息の悪化・惹起，宿

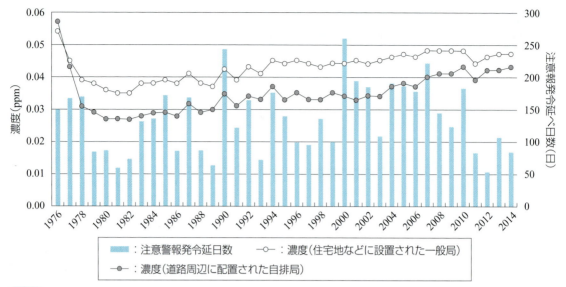

図1 光化学オキシダントの昼間の日最高1時間値および，注意報発令延べ日数の推移
環境省の平成26年度大気汚染状況の情報をもとに作成.

主防御の低下，上皮化生，肺機能発達の変化を引き起こすと考えられている．また上記の生体学的反応により，呼吸器以外の臓器（循環器，肝臓，免疫機能，皮膚，眼等）に対する影響も引き起こす可能性が示唆されている[1]．

オゾンのヒトに対する健康影響を評価するために，ヒトを対象とした吸入曝露実験（ヒトボランティア実験研究）の知見も比較的多い．おもに曝露から健康影響の発現まで1～数時間とした短期曝露による可逆的な健康アウトカムを対象としている．非喫煙の若年健常者に様々なレベルでの運動下にオゾンを曝露させ，肺機能の変化や症状を観察している．運動中に120 ppb以上のオゾンに1～2時間曝露されることにより，多くの対象者で肺機能の低下や気道抵抗の増加，呼吸パターンの変化（浅く早くなる），咳などの症状が観察された．これらの反応は一時的なものであり，曝露中止後に回復した．それよりも低い濃度（60～80 ppb）であっても，7時間以上曝露されることにより同様の健康影響が出現することが観察された．また，このようなオゾン曝露の健康影響は個人差が大きいことも知られている．特に，喘息の既往がある者，屋外での活動量が多い小児，高齢者，屋外労働者，ある特定の遺伝子型をもつ者は，オゾンによる健康影響が出現しやすいと考えられている．

疫学研究においては，オゾンの健康影響に関する疫学研究は，北米・欧州を中心に数多く報告され，オゾン濃度と日々の死亡との関連が観察されている．それらのメタ解析では，オゾン濃度が10 ppb上昇することにより，当日～数日後にかけて死亡が0.35％［95％信頼区間（95％CI）0.23-0.47］増加した[2]．また，その健康影響は季節により異なり，概して春～夏にかけて大きかった．オゾン曝露は，日々の死亡だけでなく，呼吸器疾患による入院や受診を増やし，肺機能の低下をもたらすことが示されている．また，呼吸器疾患に対する影響の検討と比較して報告数は少ないものの，循環器疾患に対する影響がみられたとする報告も散見される．

多くの疫学研究やヒトへの曝露実験は，オゾンの短期曝露影響を想定したものであるが，比較的高い濃度のオゾンに数年以上曝露されることによる長期曝露の健康影響について，コホートを用いた研究も近年報告されている．米国がん協会（American Cancer Society; ACS）のコホート研究では，オゾン濃度と呼吸器疾患死亡との間に関連がみられ，オゾン濃度10 ppb当た

り呼吸器疾患死亡は 4.0 %（95 %CI 1.0-6.7）増加した[3]．一方，複数のコホート研究のメタ解析では個々の結果は一貫しておらず，有意に死亡を増やすとまではいえなかった．

わが国においては，全国 20 地点における日死亡数と光化学オキシダント濃度との関連について検討した報告がある．この研究では，光化学オキシダントの影響には季節変動がみられ，春・秋において濃度が 10 ppb 上昇することにより，日々の死亡が 0.69 % 増加することが観察された．同様に呼吸器疾患死亡は 1.77 %，循環器疾患死亡は 1.07 % 増加した[4]．死亡以外にも喘息などの呼吸器疾患の症状に着目した報告が散見される．

オゾンによる寄与死亡数

上記のような疫学研究で推定されたオゾンや大気汚染物質の影響の大きさ（リスク比，オッズ比等）は，他の危険因子（たとえば，喫煙などの生活習慣や，食生活，高血圧，糖尿病等）と比較すると，非常に小さく感じられる．一方，呼吸をしているかぎりは大気汚染の曝露を避けることはできない，すなわち全人口が曝露されるため，関連の強さがたとえ小さくても，集団全体に対する健康へのインパクトは無視できない．関連の強さだけでなく曝露人口も考慮した人口寄与割合（population attributable fraction；PAF）は，発生した健康事象のうち，オゾン曝露が原因であるものの割合，すなわち，オゾン曝露をなくした場合に減るであろうと期待される健康事象の割合を示す．近年，地球レベル，あるいは地域レベルの大気汚染物質濃度分布を推定することが可能となり，これらの推定濃度と PAF を組み合わせることにより，大気汚染物質による寄与死亡数の推定が行われるようになった．世界の疾病負担を評価した Global Burden of Diseases 研究では，2010 年のオゾン濃度レベルにより推定された寄与死亡数は 15 万人／年であった[5]．

おわりに

光化学オキシダントの環境基準が設定されて以降，光化学大気汚染によると思われる被害届人数（年間）は，昭和 40 年代後半の数万人から数十人までに減少した．排出源対策により，光化学オキシダント濃度の非常に高い事象が減少したためと思われるが，環境基準の達成率は未だに低い状態が続いている．大気汚染の曝露の低減には，個人の努力は限られるため，政策による大気環境の改善が求められる．一方で，大気汚染物質の排出削減は経済活動を抑制することになり，それが人々の生活に悪影響を及ぼすのではないかとの意見もある．環境基準が設定されて以降，新たな疫学，毒性学的知見が蓄積されており，近年では特に低濃度での健康影響や，高感受性集団を明らかにしようとする研究も行われている．国内外での光化学オキシダントをはじめとする大気汚染物質対策には，疫学知見や毒性学的知見に加えて，汚染物質の特性や環境中濃度，対策にかかるコストなどの多角的な科学的知見により進めることが求められる．

文　献

1) USEPA. Integrated Science Assessment for Ozone and Related Photochemical Oxidants. 2013. EPA600/R-10/076F.
2) Ito K, De Leon SF, Lippmann M: Associations between ozone and daily mortality: analysis and meta-analysis. *Epidemiology* 2005; 16: 446-457.
3) Atkinson RW, Butland BK, Dimitroulopoulou C, et al: Long-term exposure to ambient ozone and mortality: a quantitative systematic review and meta-analysis of evidence from cohort studies. *BMJ Open* 2016; 6: e009493.
4) Ng CF, Ueda K, Nitta H, et al: Seasonal variation in the acute effects of ozone on premature mortality among elderly Japanese. *Environ Monit Assess* 2013; 185: 8767-8776.
5) Lim SS, Vos T, Flaxman AD, et al: A comparative risk assessment of burden of disease and injury attributable to 67 risk factors and risk factor clusters in 21 regions, 1990-2010: a systematic analysis for the Global Burden of Disease Study 2010. *Lancet* 2012; 380: 2224-2260.

E その他（公共・企業・個人の活動）の健康リスク

ベンゼンなどによる大気汚染

欅田尚樹

環境基本法では、人の健康を保護し生活環境を保全するうえで維持されることが望ましい基準として「環境基準」が設定されており、この環境基準を達成することを目標に、大気汚染防止法に基づいて規制が実施されている。1996（平成8）年5月に大気汚染防止法が改正され、低濃度ではあるが長期曝露によってヒトの健康を損なうおそれのある有害大気汚染物質の対策について制度化され、ベンゼンが発がん物質として、初めてリスクレベルに基づいて大気環境基準値が設定された。

本項では、ベンゼンをはじめとする有害大気汚染物質について紹介する。

ベンゼン

1 物理・化学的性状と用途

ベンゼンは常温で無色の液体であり、特有の香り・芳香を有する揮発性有機溶剤で芳香属炭化水素の代表である。6個の炭素原子が六角形で、いわゆる「亀の甲」と呼ばれる「ベンゼン環」の構造が1865年にドイツの化学者Kekuléにより報告され、それぞれの炭素に6個の水素が結合しており、分子式はC_6H_6で示される。

ベンゼンは化石燃料のなかに含まれており、基礎的な化学合成において、プラスチック・樹脂の原料となるスチレン、樹脂・染料・農薬・合成ゴム・接着剤などの原料としてフェノール、ナイロン繊維の原料であるシクロヘキサン等の合成などに幅広く利用されている。揮発性とともに引火性が高い物質であり、さらに後述するように発がん性を有するので取り扱いには注意が必要である。

2 健康影響

有機溶剤共通の特徴として、脂溶性で生体内においても脂肪組織の多い臓器への影響が高く、急性高濃度の曝露があると、中枢神経抑制作用、すなわち麻酔作用、骨髄造血系への影響、皮膚・粘膜への刺激性を有する[1]。

1950年代後半にはオードリー・ヘプバーンの映画をきっかけに流行したビニルサンダル、いわゆるヘップサンダルの製造・内職者にベンゼン中毒が多発し、死亡者も発生した。サンダル製造者がベンゼンで生ゴムを溶かし接着剤として使用したため、高濃度の曝露が発生し重篤な再生不良貧血が発生した。そのため、旧労働省は1959年にベンゼンゴムのりの製造・販売・輸入・使用を禁止する省令を公布した。さらに1960年、有機溶剤中毒予防規則が公布、翌年施行され、有機溶剤としては、毒性の低いトルエンやキシレンに代替されるようになった。

生体内に取り込まれたベンゼンは、肝臓でシトクロムP450（CYP）、特にCYP2E1によりベンゼンオキシドに酸化代謝される。さらにフェノールを含めた複数の経路を経て第二相酵素により硫酸およびグルクロン酸と抱合し、水溶性となり尿中に排泄される。ベンゼンの毒性は、ベンゼンオキシドやフェノールの代謝産物によると考えられている[1]。

3 慢性曝露による健康影響

ベンゼンのヒトに対する曝露源としては、産業現場においては前述のように高濃度の曝露が以前はあった。一方、1970年代になり、疫学調査結果よりベンゼン曝露と白血病の関係が明

らかになってきた．

1978年，Ottらは，米国ミシガン州Dow Chemical社における，後ろ向きコホート調査において急性非リンパ性白血病を3例観察し，予想値0.8より有意に高値であることを示した．ただし，ベンゼン曝露量の評価にばらつきが大きいほか，喫煙などの交絡因子が十分検討されていなかった．その後も報告が続き，中でもRinskyらの米国オハイオ州のゴム工場の従業員を対象としたPliofilm®コホートでは，作業歴や作業環境のベンゼン濃度の測定情報が十分にあることから曝露量の予測がきわめて詳細であるほか，他の化学物質への曝露が非常に少ないという特徴があった．その結果，当時の米国の法的基準を大きく超えないレベルの曝露量において白血病が増加することを報告している[2]．これらのデータは，その後も再解析が繰り返され，ベンゼンが白血病を引き起こす根拠となっている[1]．

現在，労働衛生上，ベンゼンは発がん物質として特定化学物質に位置づけられ，特定化学物質障害予防規則（特化則）の対象となっている．

4 リスク評価と環境基準

ベンゼンの大気環境基準は，1996年に発がん物質であり閾値のない物質として，国内で初めてリスクレベルに基づいて定められた．中央環境審議会において，「閾値がない物質については，曝露量から予測される健康リスクが十分低い場合には実質的には安全とみなすことができるという考え方に基づいてリスクレベルを設定し，そのレベルに相当する環境目標値を定めることが適切である」とした．そして，生涯リスクレベルは，大気環境分野で用いられているリスクレベルの国際的動向，水質保全の分野ですでに採用されているリスクレベル，自然災害等のリスク，関係者から聴取した意見などを勘案し，10^{-6}（100万人に1人）か，10^{-5}が検討され，その結果10^{-5}が当面の目標とされた．これに基づき，ベンゼンの大気環境基準値は年平均$3\ \mu g/m^3$と定められた．

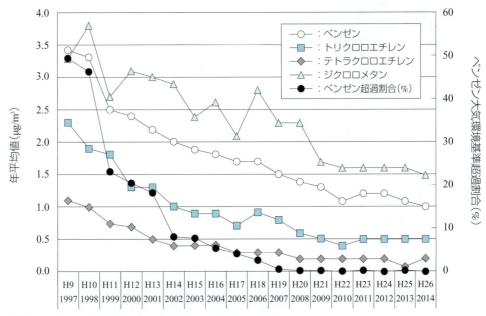

図1 有害大気汚染物質の大気中濃度（年平均値）の推移
環境省・有害大気汚染物質モニタリング調査結果をもとに作成．

5 大気中濃度と個人曝露

公衆におけるベンゼンの曝露源としては,主として自動車等からガソリンに含まれるベンゼンが排出された環境大気の吸入,ガソリン使用や給油作業,喫煙などがある.

1996(平成8)年に大気汚染防止法に有害大気汚染物質対策が盛り込まれたことにより,ガソリン中のベンゼン濃度は1996年4月から5体積%以下に規制され,さらに2000(平成12)年1月から1体積%以下に規制された.これらにより排出量は急速に低下し,大気中濃度および基準超過割合が低下した(図1).

このように排出源としては圧倒的に自動車排ガスが大きいが,個人の曝露の原因としてはたばこの煙が重要である.仮に成人の一日呼吸量を20 m^{3}として,大気中濃度が環境基準の3 µg/m^{3}とした場合のベンゼンの吸入量は1日60 µgとなる.一方,たばこ主流煙中のベンゼン濃度は,1本当たり44～91 µgと報告されている.1日20本喫煙すると,880～1,820 µgとなり,個人の曝露源としては一般大気からの吸入より喫煙の影響がはるかに大きい.

その他の有害大気汚染物質

有害大気汚染物質のうち環境基準が設定されているのは,上述のベンゼンを含め,トリクロロエチレン(環境基準は年平均0.2 mg/m^{3}以下),テトラクロロエチレン(同0.2 mg/m^{3}以下),ジクロロメタン(同0.15 mg/m^{3}以下)の4物質である.

さらに,健康リスクの低減を図るための指針となる数値「指針値」が設定されている物質が,アクリロニトリル,塩化ビニルモノマー,クロロホルム,1,2-ジクロロエタン,水銀およびその化合物,ニッケル化合物,砒素およびその化合物,1,3-ブタジエン,マンガンおよびその化合物の9物質である.そのほか,環境基準等が設定されていないその他の優先的取り組みが行われている有害大気汚染物質として,アセトアルデヒド,塩化メチル,クロムおよびその化合物,酸化エチレン,トルエン,ベリリウムおよびその化合物,ベンゾ[a]ピレン,ホルムアルデヒドの8物質がある.これらについては,大気汚染防止法に基づき,地方公共団体では大気環境常時監視(モニタリング)を行っており,環境基準および指針値の達成状況,年平均値の推移,発生源の検討などを評価している.

トリクロロエチレンは神経機能に対する慢性影響を考慮して環境基準が設定されているが,2014年6月に国際がん研究機関(International Agency for Research on Cancer; IARC)が評価を見直し,労働環境における疫学的知見に基づきヒトに腎臓がんを引き起こすとして,従来のグループ2A(ヒトに対しておそらく発がん性がある)からグループ1(ヒトに対して発がん性あり)とされた.これを受けて,わが国でも環境基準の見直しの必要性の有無に関する検討がまとめられている[3].

文献

1) Federal Institute for Occupational Safety and Health Notification Unit: European Union Risk Assessment Report ― BENZENE ―, 2008: 393.
2) Rinsky RA, Smith AB, Hornung R, *et al*: Benzene and leukemia. An epidemiologic risk assessment. *N Engl J Med* 1987; 316: 1044-1050.
3) トリクロロエチレン健康リスク評価作業部会: トリクロロエチレン健康リスク評価作業部会報告書 トリクロロエチレンに係る健康リスク評価について. 大気環境会誌 2017; 52: A24-A57.

E その他（公共・企業・個人の活動）の健康リスク

愛玩動物に由来する人獣共通感染症

吉川泰弘

　明治時代の「伝染病予防法」が百年ぶりに改正され，ヒトの「感染症法」に動物由来感染症が組み込まれた．世界を震撼させる感染症の多くが野生動物に由来するためである．1類感染症（エボラ出血熱，マールブルグ病，南米出血熱，クリミアコンゴ出血熱，ペスト等），2類［重症急性呼吸器症候群（severe acute respiratory syndrome; SARS），中東呼吸器症候群（middle east respiratory syndrome; MERS）］，3類（腸管出血性大腸菌感染症）や4類に属する感染症の大部分は動物に由来する感染症である．

愛玩動物の多様化

　心の安寧を得るために飼育する愛玩動物のうち，イヌやネコはヒトの伴侶として家族同様に飼育される伴侶動物となった．そのほかにもテレビや映画の影響を受け，ウサギやモルモット，ハムスターなどが愛玩動物となった．さらに，エキゾチック動物といわれるアライグマやイグアナ，最近はヨツユビハリネズミ，キンカジュー，フクロモモンガなどもペット動物として輸入されている．

愛玩動物由来の感染症

　イヌ・ネコ由来の感染症は古くから研究されており，病原体の生態や感染経路などは比較的明らかなものが多い．他方，新しく輸入されるペット動物は，どのような病原体を保有しているか明らかになっていない．

　本項では，おもにイヌ，ネコ，鳥類，爬虫類に由来する感染症を紹介する．野生動物由来の感染症と異なり，愛玩動物由来の感染症は比較的少ない．しかし，伴侶動物の寿命が長くなり，飼育者も超高齢化し，ともに免疫機能が低下するため，常在菌や耐性菌，持続感染する病原体などによる日和見感染の増加が心配されている．

1　ウイルス

　おもなウイルス感染症には狂犬病，腎症候性出血熱，リンパ球性脈絡髄膜炎がある．

　海外ではボリビアで2002年，ペルー産のペット用ハムスターを購入したところ狂犬病に感染していた例や，北米でプレーリードッグやアライグマが感染していた例が報告されている．国内では半世紀以上，狂犬病の発生はないが，海外ではイヌやネコを含む食肉類がヒトの狂犬病の感染源である．狂犬病には予防ワクチン，曝露後ワクチンがある．ウイルスが咬傷部から中枢神経系に到達し発症するまでに，ヒトでは平均1か月の潜伏期がある．この間に曝露後ワクチンを複数回摂取し，ウイルスが脳に到達するのを阻止できれば無症状で耐過する．しかし，発症した場合の致死率はほぼ100％であり，有効な治療法はない．

　腎症候性出血熱は1951年，朝鮮戦争時に国連軍の兵士が出血，発熱，腎機能障害，嘔吐を主症状とする疾病に罹り「韓国型出血熱」と呼ばれた．1982年の世界保健機関（WHO）の会議で「腎症候性出血熱」と命名された．自然宿主はラットやノネズミ，無症状で持続感染しており，糞や尿中にウイルスを排出する．ヒトは経気道感染や飛沫感染を起こす．ウイルスは唾液にも含まれており，咬傷により感染することがある．重症例ではタンパク尿が持続し，吐血，血尿，尿毒症を起こし，致死率は約10％．治療としては感染初期のリバビリン投与が有効で

ある．

　リンパ球性脈絡髄膜炎はマウス，ハムスターなどが持続感染しているウイルスにより起こる．尿や糞中のウイルスに汚染された塵や食物が感染源となる．ヒトは無症状か軽度のインフルエンザ様症状で治癒するが，髄膜炎により頭痛や頸部の硬直を起こす場合がある．髄膜炎を発症しても多くは回復する．血液・脳脊髄液中にウイルスに対する抗体が検出される．

2　細　　菌

　おもなものはパスツレラ症，カプノサイトファーガ症，コリネバクテリウム・ウルセランス症，ネコひっかき病，オウム病，サルモネラ症などである．

　パスツレラ菌はイヌやネコの口腔常在菌である．イヌの75％，ネコの97％がパスツレラ菌を保有している．ヒトでは呼吸器系の感染が約60％で，気管支拡張症や結核などの持病がある場合に日和見感染を起こす．約30％は咬傷や掻傷による皮膚の化膿症である．稀に髄膜炎，敗血症から死に至ることもある．耐性菌はほとんどなくペニシリン系，セフェム系の抗菌薬が有効である．

　カプノサイトファーガ・カニモルサスはグラム陰性桿菌で，イヌやネコの歯肉の細菌叢を構成している．イヌの74％，ネコの57％が保菌している．ヒトは咬傷・掻傷により感染し，発熱，倦怠感，腹痛，悪心，頭痛などを示す．重症例では敗血症や髄膜炎，播種性血管内凝固症候群(disseminated intravascular coagulation; DIC)や敗血症性ショック，多臓器不全(multiple organ failure; MOF)に進行して死に至ることがある．感染は中年男性(50～60歳)に多く，死亡例のほとんどが60代男性である．治療は早期のペニシリンやテトラサイクリンなどの投与である．

　コリネバクテリウム・ウルセランス菌は，近年問題となっている．この菌にはジフテリア様毒素の産生菌がいる．愛玩動物では，くしゃみ，鼻汁や皮膚病を示す例もあるが，無症状で菌を保有している場合もある．ヒトでは発熱，鼻汁などの症状が出現したのち，咽頭痛，咳などの症状が始まり，扁桃や咽頭にジフテリアのように偽膜が形成される．ジフテリア抗毒素血清療法，抗菌薬投与が有効である．

　ネコひっかき病はバルトネラ・ヘンゼレにより起こる．ネコは無症状で5～15％が保菌しており，ヒトは掻傷・咬傷により感染する．局所の腫脹，近傍リンパ節が腫脹し，発熱，疲労感がある．約40％はリンパ節が化膿し，重症例では切開や入院が必要となる．視神経網膜炎を起こし視力障害が起こる例や肝機能障害を起こす例もある．一般には自然治癒するが，リンパ節の腫脹が著しく疼痛を認め改善しない場合は経口的にマクロライド系，テトラサイクリン系抗菌薬を投与する．

　オウム病は細胞寄生性が強いクラミジア・シッタシにより起こる．おもにオウムなどの鳥類から感染する．インフルエンザ様症状を呈する異型肺炎型，肺炎型，敗血症型がある．突然の高熱で発症し，頭痛，全身倦怠感，筋肉痛，関節痛がみられる．呼吸器症状としては咳，血痰，チアノーゼを認める重症例や，髄膜炎，MOF，ショック症状を呈し死に至ることもある．テトラサイクリン系が第一選択となる．

　サルモネラ感染症はカメなどの爬虫類に由来する例が多く，ほぼ毎年発生している．小児または高齢者が多い．カメのほかにイグアナ，ヘビなどもサルモネラ菌を保有しており，保菌率は50～90％と報告されている．仔ガメのサルモネラ菌保有率は高いが，成熟すると保有率は下がる．ヒトでは，胃腸炎から重症化すると敗血症や髄膜炎を起こす場合がある．症状が重い場合はニューキノロン系やセファロスポリン系の抗菌薬を投与する．

3　原　　虫

　おもな原虫感染症はトキソプラズマ症とクリプトスポリジウム症である．

トキソプラズマ・ゴンディのオーシスト（接合子嚢）を排出する終宿主はネコ（仔ネコの初感染時の数週間）である．有性生殖によりオーシストが糞中に排出されると，環境中で数ヵ月以上生存する．ヒトを含む中間宿主では無性生殖により増殖する．ヒトへの感染はシスト（嚢子）を保有する豚肉，生肉調理中の汚染，オーシストを含む糞便による汚染などが原因で，日本人は 20～25％ が感染している．成人は無症状であるが，稀にリンパ節炎，心筋炎，肺炎を起こす．免疫不全者の髄膜脳炎は致死的となる．妊婦が初感染した場合は胎盤を通過して胎児に移行する．胎児の 30～40％ は水頭症，小頭症，精神障害，運動障害を起こす．サルファ剤やピリメタミンなどの抗原虫薬が有効である．

クリプトスポリジウム（C.）症は年間 10～100 例が報告されている．ウシとヒトの C. パルバム，イヌの C. カニス，ネコの C. フェリス，その他モルモット，鳥，ヘビやトカゲも保有している．仔イヌは下痢を起こすがネコは無症状である．健常者はパルバム，カニス，フェリス，メレアグリーデス（鳥型）に感染する．免疫不全者はムリス（げっ歯類型），ベイレイ（鳥型）にも感染する．オーシストに汚染された飲食物，動物の汚染糞便，水道水汚染（オーシストは水道水の塩素濃度では不活化されない），河川，プールでの感染もある．経口感染後 4～10 日の潜伏期で，水様性下痢，腹痛，軽度の発熱，嘔吐，倦怠感などがみられ 1～2 週間で治癒する．免疫不全者では慢性，消耗性の下痢を起こし致死的になることもある．治療は対症療法のみである．

4 真　菌

鳥類由来のクリプトコッカス症と日本への侵入が示されたイヌのヒストプラズマ症である．

クリプトコッカス・ネオフォルマンスは鳥類の糞（特にハトの堆積糞）から分離される．鳥類の体内は体温が高く増殖が困難であるが，体外の糞中では容易に増殖する．イヌやネコでは経気道，経皮感染を起こす．皮膚のびらん，潰瘍，肉芽腫，膿瘍がみられる．ネコでは眼底異常や全身感染を起こすことがある．ヒトではハトの堆積糞や広く自然界に分布するクリプトコッカスによる経気道，経皮感染が起こる．呼吸器症状，髄膜炎，毛包炎，皮膚潰瘍，ぶどう膜炎がみられる．イトラコナゾール，フルコナゾール，アムホテリシンなどの抗真菌薬が有効である．

ヒストプラズマ・キャプシュラータムは海外にしかない「輸入感染症」と考えられてきたが，2000 年以後，国内でヒトやイヌなどで症例が認められた．ヒトのヒストプラズマ症ではおもに肺が侵される．免疫不全者では重症化し，未治療の場合は致死的感染となることがある．治療にはトリアゾール系の抗真菌薬やアムホテリシンが使用される．

5 寄 生 虫

寄生虫感染症は線虫類の幼虫移行症である犬糸状虫症，イヌ回虫症，アライグマ回虫症が，条虫では多包条虫，ウリザネ条虫症があるが紙面の都合で割愛する．

おわりに

愛玩動物は野生動物のように危険な病原体はもっていない．しかし，高齢者や小児，基礎疾患の罹患者，免疫不全者は生体防御機能が低下しており，通常の愛玩動物との付き合いでも注意が必要である．節度ある接触，衛生管理，適切な汚物などの処理，動物に接したあとの手洗いを行い，動物と飼い主が異常を感じたら医師・獣医師に相談することが大切である．

E その他（公共・企業・個人の活動）の健康リスク

花粉症

大久保公裕・村上亮介

わが国において，花粉症は1963年に堀口，齋藤らによって初めて報告されたスギ花粉症を指すことが一般的である[1]．

海外ではサイロに牧草を貯蔵する際の激しい上気道症状を"hay fever"と呼び，英国のBostockによって報告された．その後，Blackleyによって牧草としてのイネ科の花粉が多くの原因であることが報告された[2]．

近年わが国では花粉症の罹患率が急激に増加してきており，諸外国でもその傾向は同様のようである．わが国で重要な花粉抗原は圧倒的にスギ・ヒノキ科で，次いでカモガヤ・チモシーなどのイネ科，ヨモギ・ブタクサなどのキク科になる．諸外国で重要な花粉抗原は異なっている．欧州では牧草花粉のカモガヤ・チモシーが最も重要な抗原となっている．米国ではブタクサ，カモガヤ・チモシーが重要な抗原である．

本項では，花粉症について，わが国と諸外国の疫学，抗原，治療の相違点を中心に述べる．

疫　学

先に述べたように花粉症の罹患率は急激に増加してきている．

わが国における全国調査の結果から，1998年から2008年の10年間で，アレルギー性鼻炎は29.8％から39.4％に増加し，花粉症全体では19.6％から10.2％増加し29.8％であった．スギ花粉症に限ると16.2％から26.5％に増加し，スギ花粉症以外は10.9％から15.4％に増加していた[3]．

欧州では6か国での調査[4]があり，アレルギー性鼻炎の罹患率は全体で22.7％であった（表1）．血清免疫グロブリンE（IgE）値で評価した感作率は牧草花粉52％，樹木花粉33％，ブタクサなどの雑草花粉27％であった（表2）．

1979年の記載では有病率は7％であり，罹患率は上昇傾向にあることがわかる．ただ，英国をはじめとする西欧では現在の罹患率は高いが，これ以上の増加傾向がみられないとの報告[5,6]もある．これに対して，東欧ではアレルギー疾患の罹患率は低いが最近増加傾向にあるとの報告もあり，欧州内でも地域差がみられる．

米国では1872年に初めてブタクサ花粉症が報告され，このときの罹患率はわずか0.1％であった．現在の花粉症の罹患率は16％程度との報告[7]がある．同報告では人種間の罹患率についても検討されており，花粉症についてはアジア人が25％前後で，他の人種の15％前後

表1 欧州6か国のアレルギー性鼻炎の罹患率

国名	罹患率（％）
ベルギー	28.5
フランス	24.5
ドイツ	20.6
イタリア	16.9
スペイン	21.5
英国	26
全体	22.7

（Bauchau V, et al: Eur Respir J 2004; 24: 758-764 より改変）

表2 血清IgE値で評価した花粉抗原感作率

花粉	感作率（％）
牧草	52
樹木	33
雑草	27

（Bauchau V, et al: Eur Respir J 2004; 24: 758-764 より改変）

と比べて高い罹患率を示していた．

アフリカではISAAC（International Study of Asthma and Allergies in Childhood）の第I相および第III相試験をもとに調査された報告[8]があり，1995年から2002年までで，アレルギー性鼻炎症状を認める割合は30.4％から38.5％に増加していた．そのほか，喘息やアトピー性皮膚炎などのアレルギー疾患も増加傾向であった．

以上のように，諸外国における花粉症の罹患率は増加傾向にあり，特にアジア人で罹患率が高いことがわかる．

花粉抗原の違い

わが国では圧倒的にスギ・ヒノキ花粉が重要である．また，花粉の飛散量が多いのも特徴である．

欧州ではカモガヤ・チモシーなどの牧草花粉が最も重要であり，夏の花粉症の原因となる．秋にはブタクサの花粉症も認めるが，後述する米国ほど主体ではない．地域による違いもあり，北欧ではカバノキ科の樹木花粉，南欧ではオリーブなどの花粉も抗原となっている．カバノキ科の花粉症で注意すべきことに交叉反応による口腔アレルギー症候群（oral allergy syndrome; OAS）がある．カバノキ科のみならず，ヨモギ・ブタクサなどキク科の花粉症でも起こることが知られており，セリ科のスパイスに陽性の者が多いことから，「セロリ－シラカバ－ヨモギ－

表3 世界の花粉抗原

	植物名	地域	花粉の大きさ（μm）
樹木	スギ	日本	28～35
	カエデ	太平洋沿岸	36～45
	オリーブ	南欧，米国西南部	22～28
	プラタナス	米国東部，メキシコ，カナダ	22
	カシノキ	米国，メキシコ，南米，南欧	30～40
	シラカバ	米国北部・東部，スカンジナビア	28～30
	ハンノキ	米国北西部，ロッキー山脈，スカンジナビア	26～28
	シデ	欧州	25～31
	ニワトコ	米国東部，カナダ，メキシコ	27～36
	クルミ	米国西北	30～40
	ハシバミ	米国，欧州，トルコ	27～31
牧草	バーミューダグラス	アフリカ南東部・北部	28～30
	レッドトップ	カナダ，米国，欧州	25～34
	スイートバーナール	カナダ，欧州	40～50
	オーチャドグラス	英国，フランス，イタリア，米国	34～40
	チモシー	米国，カナダ，西欧	28～42
	イタリアンライグラス	米国，カナダ	32～45
	ブルーグラス	西欧，米国，カナダ	38～40
	栽培ラン	ユーラシア，カナダ	33
雑草	ブタクサ	米国東部	18～22
	オオバコ	米国温暖部	26～34
	ロシアアザミ	暖かい土地	27～30
	ヨモギ	メキシコ，カナダ，米国	25～28

（García Ortiz JC, et al: Allergy 1996; 51: 927-931 より改変）

スパイス症候群(celery-birch-mugwort-spice syndrome)」や「セロリ-ニンジン-ヨモギ-スパイス症候群(celery-carrot-mugwort-spice syndrome)」と呼ばれている．わが国では稀ではあるが，スパイスアレルギーを起こしたヨモギ花粉症患者の報告[9]がある．アナフィラキシー症状を呈する場合もあり，軽視はできない．

もちろん，カバノキ科の花粉症ではバラ科のリンゴ，モモ，サクランボとも交叉反応を示す．スペインのヨモギ花粉症の27.3％にカモミール，レタス，ピスタチオなどの食物アレルギーが認められた報告や，フィンランドの人口の10～15％にシラカバ花粉症があり，そのうち1/3でスパイスに対するスクラッチテストが陽性であった．一方，スパイスの皮膚テスト陽性者の80％がシラカバアレルギーであったとの報告もある．

米国ではブタクサとカモガヤ・チモシーが重要である．ブタクサは8～11月，カモガヤ・チモシーは5～8月の花粉症の原因となるが，国土が広いため地域差があるようである．表3に世界の花粉抗原を示す[10]．

花粉抗原の違いによる花粉症の発症時期に差があることはもちろん，種類によっては交叉反応に留意して診療を行う必要がある．

治　療

わが国には鼻アレルギー診療ガイドラインがあり，ガイドラインに基づく治療が行われている．諸外国においてはガイドライン作成の参考となるARIA(Allergic Rhinitis and its Impact on Asthma)があり，一般内科医を含めた臨床医にアレルギー性鼻炎の情報を提供している．

鼻アレルギー診療ガイドラインとARIAにはアレルギー性鼻炎の分類や，重症度の分類の相違はあるが，軽症には抗ヒスタミン薬などの経口投与や鼻噴霧ステロイドの単独療法を行い，中等症以上ではそれらの治療を併用するなど大きな違いはないようである．特異的免疫療法の面では以前はわが国では皮下免疫療法のみであったが，現在はスギ花粉症に対し舌下免疫療法の保険適用が認められた．耳鼻咽喉科の医師のみならず，総合診療科をはじめ，内科，小児科と広く用いられ始めている．欧米でも皮下投与に固執することなく，経口免疫療法，経鼻免疫療法などが行われているが，現在のところ舌下免疫療法が最も盛んである．

おわりに

花粉症について，わが国と諸外国の疫学，抗原，治療の相違点を中心に述べた．海外で特徴的な花粉症はわが国でも存在しており，その存在を認識して日々の診療にあたっていただきたい．

文　献

1) 堀口伸作，齋藤洋三: 栃木県日光地方におけるスギ花粉症，Japanese Cedar Pollinosisの発見．アレルギー 1964; 13: 16-18.
2) Blackley CH: Experimental researches on the cause and nature of catarrhus aestivus (hay fever or hay asthma), London, Baillière, Tindall & Cox, 1873.
3) 馬場廣太郎，中江公裕: 鼻アレルギーの全国疫学調査2008(1998年との比較)—耳鼻咽喉科医およびその家族を対象として—. Prog Med 2008; 28: 2001-2012.
4) Bauchau V, Durham SR: Prevalence and rate of diagnosis of allergic rhinitis in Europe. Eur Respir J 2004; 24: 758-764.
5) Fleming DM, Sunderland R, Cross KW, et al: Declining incidence of episodes of asthma : a study of trends in new episodes presenting to general practitioners in the period 1989-98. Thorax 2000; 55: 657-661.
6) Braun-Fahrlander C, Gassner M, Grize L, et al: Swiss Study on Childhood Allergy and Respiratory symptoms ; Air Pollution (SCARPOL) team, No further increase in asthma, hay fever and atopic sensitisation in adolescents living in Switzerland. Eur Respir J 2004; 23: 407-413.
7) Chen JT, Krieger N, Van Den Eeden SK, et al: Different slopes for different folks: socioeconomic and racial/ethnic disparities in asthma and hay fever among 173,859 U.S.men and women. Environ Health Perspect 2002; 110 (suppl 2): 211-216.
8) Zar HJ, Ehrlich RI, Workman L, et al: The changing prevalence of asthma, allergic rhinitis and atopic eczema in African adolescents from 1995 to 2002. Pediatr Allergy Immunol 2007; 18: 560-565.
9) 原田　晋，松永亜紀子，森山達哉: スパイスアレルギーの4例～原因抗原に関する解析と共に～．日ラテックスアレルギー研会誌 2008; 12: 87-93.
10) Chang C: Aeroallergens. Gershwin ME, Naguwa SM (ed), Allergy and immunology secrets. 2nd ed. Elsevier Mosby, 2005: 49-63.

E その他（公共・企業・個人の活動）の健康リスク

カビ

渡辺　哲・亀井克彦

　カビ（真菌）は，ヒトの生活圏内も含めてあらゆる自然環境に遍在している真核生物である．真菌は酵母，糸状菌，キノコに大別され，未知のものも含めてその種類は数百万種に上るといわれているが，ヒトの健康に影響を及ぼすことが知られているものはおよそ400種である．カビによるおもな疾患には，白癬などの表在性真菌症，カンジダ血流感染症や肺アスペルギルス症などの深在性真菌症，アレルギー性気管支肺真菌症などのアレルギー疾患などがある．
　本項では，上記3つの疾患について概説する．

表在性真菌症

　本症には様々な疾患が含まれる．本項では罹患者数の多い表在性カンジダ症と表在性糸状菌症（白癬）について述べる．
　HIV/AIDS患者などに多くみられる口腔カンジダ症や食道カンジダ症，外陰部カンジダ症など，粘膜に発症する表在性カンジダ症は表在性真菌症の1つであり，臨床上しばしば経験する疾患である[1]．粘膜に発症する真菌症の原因菌の大半はカンジダ属であり，中でもカンジダ・アルビカンス（Candida albicans）が最も多い．カンジダ属は口腔を含めた上気道，腸管，外陰部粘膜，腋下などの間擦部位を含めた皮膚表面に常在菌として定着しているが，糖尿病，悪性腫瘍，ステロイドや免疫抑制薬の投与，ヒト免疫不全ウイルス（human immunodeficiency virus; HIV）感染など，免疫が低下した宿主では発症のリスクが高くなる[2]．そのほか，抗菌薬の投与などで粘膜の微生物叢が変化し，菌量などが相対的に増加した場合なども発症要因となりうる．新生児や高齢者などでは陰股部や臀部などおむつが当たるところや，頸部，腋窩などに生じる間擦疹型の皮膚カンジダ症がみられることがある．
　皮膚糸状菌症（白癬）はすべての真菌症のなかで最も罹患率が高い疾患である．本症の原因菌は角化した皮膚組織（ケラチン層），爪，毛髪に侵入し，きわめて高い角質分解能を有している[2]．皮膚糸状菌は土壌，ヒト，動物に生育あるいは常在しており，それらとの接触により伝播していく．おもな原因菌はトリコフィトン属，ミクロスポルム属，エピデルモフィトン属であるが，生育環境および宿主親和性によって土壌好性の菌種，動物好性の菌種，ヒト好性の菌種に分けられている．汚染された土壌や苗木との接触（土壌好性菌），ネコやイヌなどとの接触による感染（動物好性菌），感染したヒトとの密接な接触，共用したタオル，ブラシ，足ふきマットなどを介した伝播（ヒト好性菌）などが感染様式となる．皮膚糸状菌は宿主親和性がきわめて高く，土壌好性菌や動物好性菌がヒトに感染すると激しい炎症反応が起こることがしばしば経験されるが，ヒト好性菌がヒトに感染しても強い炎症は起こさないことが多い．一方，ヒト好性菌は土壌好性菌や動物好性菌と比較して治療反応性が低く慢性化する傾向が高い．このことが，皮膚糸状菌のヒト－ヒト伝播が高率に起こることの要因ともなっていることに注意すべきである．

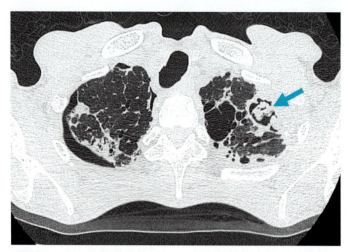

図1 陳旧性肺結核患者に発症した慢性肺アスペルギルス症
空洞内に菌の集塊［「菌球(fungus ball)」と呼ぶ］を認める(矢印).

深在性真菌症

おもな疾患は深在性カンジダ症(特にカンジダ血流感染症)，肺アスペルギルス症，肺クリプトコッカス症である[2].

カンジダ血流感染症は腸管あるいは皮膚に常在しているカンジダ属が，留置されている中心静脈カテーテルもしくは非経腸栄養などによる腸管粘膜のバリア機能の破綻(腸管からのトランスロケーション)を介して血流内に侵入することで発症する[1]．カンジダ血流感染症は深在性真菌症のなかで最も頻度が高い疾患である．血流感染症のなかでもカンジダは原因菌の第4位であり，また致死率が高いことで知られている．血流により多臓器(肝臓，腎臓，脾臓等)への播種がみられることがあるが，特に多いのが眼球への播種である．血液培養などでカンジダ血流感染症と診断された場合は，眼科医による複数回の診察を受けることが強く推奨されている．

肺アスペルギルス症の原因菌として最も多い菌種はアスペルギルス・フミガーツス(*Aspergillus fumigatus*)である．本菌は室内・室外を問わずあらゆる環境に生息する真菌であり，平素よりヒトは呼吸により吸入しているが，気道の局所防御作用，全身の免疫力により健常者では通常感染は成立しない．様々な病型が知られているが，最も進行が急激で重篤なものが高度免疫不全患者に発症する侵襲性肺アスペルギルス症である[1]．血液悪性疾患に合併する感染症としては最も重篤な疾患とされ，致死率はきわめて高い[2]．血清検査，画像検査，培養検査，病理組織学的検査などを用いて診断するが，いずれも感度・特異度は十分とはいえず，実際の診断は困難である例が多い．他の代表的な病型として，肺に基礎疾患があり，空洞病変，気管支拡張など肺構造の変化・破壊が存在する患者に発症しやすい慢性肺アスペルギルス症がある[1](図1)．わが国は他の先進国と比較して肺抗酸菌感染症［結核, 非結核性抗酸菌(nontuberculous mycobacteria; NTM)症等］の患者数が多く，慢性肺アスペルギルス症の症例数が多いと推定される．侵襲性肺アスペルギルス症のような急性の経過をとることは少ないものの，長期予後はきわめて不良である．慢性肺アスペルギルス症の診断においては，発症前から肺構造の破壊などがあるため，画像上，発症時期が判断しにくく，また喀痰からのアスペルギルスの検出が発症を表すとはいえない場合もあり，治療開始時期を見極めることがむずかしい場面にしばしば直面する．

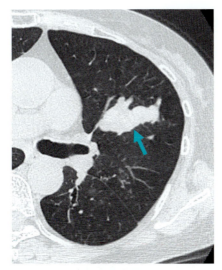

図2 ABPA患者の胸部CT写真
左上葉の拡張した気管支内腔に粘液栓が存在している（矢印）．

肺クリプトコッカス症は，わが国で発症する深在性真菌症のなかで，健常者でも発症しうる特異的な疾患である[2]．原因菌はハトなどの鳥類の排泄物内を好み，そのなかで増殖する．排泄物が乾燥し，舞い上がった菌体を吸入することにより感染する．無症状で肺に病巣を形成していることもあり，健診発見例も少なくない．ただし，髄膜への高い移行性を有しており，健常者においてもしばしば髄膜播種を引き起こす．髄膜炎を併発しても症状に乏しいことがあるため，典型的な症状を欠いていても髄液検査を行うことが推奨される．

真菌によるアレルギー疾患

何らかの浮遊性真菌に対する免疫グロブリンE（IgE）抗体を有している者は全人口の10％程度存在していると推定されているが，そのうちの半数は真菌アレルゲンに対する何らかのアレルギー症状があると考えられている．また，気管支喘息，アレルギー性鼻炎，アトピー性皮膚炎を有するアトピー患者は，様々なアレルギー原因物質の1つとして真菌に対するアレルギーを有していることが多い[3]．

真菌アレルギーの症状として代表的なのは気管支喘息で，皮膚症状への関与は比較的低いとされている．喘息を起こす原因真菌のなかでアルテルナリア属，クラドスポリウム属，ペニシリウム属，アスペルギルス属は頻度が高い．特に複数の真菌が原因で重症の喘息症状を呈しているものを"severe asthma with fungal sensitization（SAFS）"と呼んでいる．

アレルギー性気管支肺アスペルギルス症（allergic bronchopulmonary aspergillosis; ABPA）はアスペルギルス属が原因で，喘息症状に加えて，肺の浸潤影，時に中枢性気管支拡張症を伴っている[2]．胸部画像でも気管支腔内に鋳型状の粘液栓を認めることがある（図2）．喀痰に排出された粘液栓中には多数の好酸球の浸潤と菌糸成分を認める．未治療のままABPAが長期にわたると，肺の線維化による重篤な呼吸不全を呈する[1]．

過敏性肺炎は塵埃，微生物，食物など様々な物質が原因で起こるが，真菌も原因となりうる．原因菌種も多様であると想定されるが，特にわが国ではトリコスポロン属によるものが広く認識されている．築年数の長い木造家屋への居住はリスク要因として知られている．気温の高い時期に発症することが多く，「夏型過敏性肺炎」と呼ばれている．

文 献

1) Richardson MD, Warnock DW: Fungal infection. Diagnosis and management. 4th eds. Willey-Blackwell, 2012.
2) Anaissie EJ, McGinnis MR, Pfaller MA: Clinical mycology. 2nd eds. Churchill Livingstone, 2009.
3) Bush RK, Portnoy JM, Saxon A, et al: The medical effects of mold exposure. *J Allergy Clin Immunol* 2006; 117: 326-332.

レジオネラ感染

倉 文明

レジオネラ症の発見

1976年に米国フィラデルフィアのホテルで開催された在郷軍人会(the Legion)で多数の肺炎患者が発生した．患者は221名で内死者は34名に達した．起因菌は新属新種の菌と同定され，在郷軍人大会にちなんで「レジオネラ・ニューモフィラ(Legionella pneumophila)」と命名された．感染源として冷却塔が疑われた．

レジオネラ属菌は，肺炎球菌とともに重要な市中肺炎の原因菌で，58種以上報告され，L. pneumophila 血清群1がレジオネラ症の主要な起因菌（わが国の患者分離株の85％）である[1]．菌を含むエアロゾルや粉塵を吸入することにより感染して，菌は肺のマクロファージに侵入し増殖する．レジオネラ属菌は一般的には水中や湿った土壌中などにアメーバなどの原虫類を宿主として存在し，20〜45℃で繁殖し，36℃前後で最もよく繁殖する[2]．

症状

病型には肺炎型と感冒様のポンティアック熱型がある．ポンティアックは多数の急性の発熱患者が発生した米国ミシガン州の都市名である．

レジオネラ肺炎は，2〜10日の潜伏期間を経て全身性倦怠感，頭痛，食欲不振，筋肉痛などの症状に始まり，乾性咳嗽（数日後には膿性痰の喀出），高熱，悪寒，胸痛がみられるようになる．また，下痢や傾眠，昏睡，幻覚，四肢の振戦などの中枢神経系の症状がみられるのも本症の特徴とされる．胸部X線所見では肺胞性陰影であり，その進行は速い．浸潤陰影の程度に比して低酸素血症が強い．ポンティアック熱は，曝露後1〜2日で突然の発熱，悪寒，筋肉痛，頭痛，咳嗽などの症状があるが，一過性のため対症療法により通常1週間以内に軽快する．

2000年の茨城県，2002年の宮崎県における循環式浴槽を感染源とするL. pneumophila 血清群1の集団感染事例における71名のレジオネラ肺炎患者の症状をみると，38℃以上の発熱83％，咳嗽51％，頭痛20％，精神神経症状17％，下痢17％，筋肉痛・関節通16％であった．そのほか，悪寒，盗汗，比較的徐脈なども報告された．

有効な抗菌薬の投与により，6〜12時間以降に自覚症状の改善がみられる．しかし，有効な抗菌薬の投与がなされない場合は7日以内に死亡することが多く，致死率は60〜70％に達する．ヒトからヒトへの感染は原則ないので隔離の必要はない．

発症の危険因子として，悪性疾患，糖尿病，肝機能障害，AIDS，腎不全末期のような基礎疾患や，旅行歴や高齢，新生児，喫煙，大酒家，免疫抑制薬投与がある．レジオネラ症のマウスモデルでは，好中球機能の低下で重症化することが判明している．高齢者や新生児のみならず，細胞性免疫機能が低下したヒトでは肺炎を起こすリスクが通常より高い．

環境における菌の生息状況

レジオネラ属菌は自然環境中に普通に存在する．2013年の調査では，浴槽水の23％からレジオネラ属菌が培養法で検出された［≧10コロニーフォーミングユニット(CFU)/100 mL][3]．そのほか，アスファルト道路の水溜まり

（48％），シャワー水（29％），冷却塔水（22％），自動車のウインドウウォッシャー液（9％），古い調査になるが修景水（18％，2000年），給水/給湯水（9％，1992〜1994年）から検出されている．

生息環境により，リポ多糖を抗原とする血清群や，菌の遺伝子型の分布は異なる．7遺伝子の配列を決定し型別するsequence-based typing法を用いると，*L. pneumophila*血清群1の国内環境分離株は，浴槽水分離株，冷却塔水分離株，土壌・水溜まり分離株などの8つに分かれた．これらのグループは感染源の推定に利用できる[1]．

レジオネラ症の患者発生状況と感染源

レジオネラ症は4類感染症（全数把握）であり，診断した場合には直ちに保健所に届け出る．1999年4月に発生動向調査が開始され，患者の届出数は2004年までは年間150例程度であったが，2005年から増加し[2]，2015年は約1,600例となった．人口10万人当たりの罹患率は，2015年に約1.2となり，2014年の米国1.6より低いが，欧州の2014年の1.2と同程度である[1,3]．30歳未満の患者は1.0％と少ない（2008〜2012年発生動向調査）[2]．

この増加の背景は，主として尿中抗原検査法の進歩による検出数の増加であると考えられている．そのほか，医師の注目，危険因子を有する人の増加，人口の高齢化，建築物の配管系の老朽化，気候変動が考察される．快適な生活をうるための冷房・給湯・循環式浴槽・修景水が集団感染事例の感染源になってきたことから，レジオネラ症は文明病といわれる．わが国の場合，症例の約半分が感染源不明であるが，確定あるいは推定される感染源のほとんどは浴槽である[1,3]．

世界で50名以上の患者が記載された大規模な集団感染44事例の感染源は，冷却塔・空調関連が22件（50％），渦流浴など循環式浴槽が7件（16％），噴水が4件，掘削と給水給湯設備が各2件，冷却潤滑液および加湿器が各1件，不明が5件であった．海外では冷却塔・空調関連が多い．

高圧洗浄作業，循環式浴槽の展示，園芸での散水，キャンピングカー（水タンクあり）利用，加湿器・持続陽圧呼吸療法（continuous positive airway pressure; CPAP）装置の使用，道路やトンネル工事，腐葉土の作製には感染リスクがある．製氷機の氷の誤嚥からの感染，給水給湯サーバーで調整した粉ミルク，太陽熱温水器の温水利用，菌の治療でも感染事例がある[1]．感染源の調査には，呼吸器検体の確保が重要で，菌株が分離されれば遺伝子型が確定して分子疫学調査ができる．最近では，DNA試料から直接菌の遺伝子型を同定できる場合もある．

環境からのリスク評価

レジオネラ属菌の管理基準は，シャワーのようにヒトが直接吸引する可能性がある場合，検出限界（10 CFU/100 mL）未満とし，冷却塔などのようにヒトが直接吸引する可能性がない場合，100 CFU/100 mL以上で清掃・消毒する（平成11年11月26日　生衛発第1679号）．また，①菌の増殖とエアロゾル化の要因，②環境・吸入リスク，③ヒト側の要因の3つをそれぞれ1

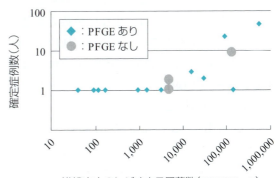

図1　入浴による感染事例（溺水，水中出産を除く）
◆の事例では，パルスフィールドゲル電気泳動（PFGE）により浴槽水分離株と患者分離株の同一性が確認された．
(Kuroki T, Ishihara T, Ito K, et al: Bathwater-associated cases of legionellosis in Japan, with a special focus on *Legionella* concentrations in water. *Jap J Infect Dis* 2009; 62: 201-205より改変)

表1 循環式浴槽のレジオネラ肺炎発症のリスク評価

◎空気中の予想菌濃度(CFU/m^3)
 ＝(水中の菌濃度 CFU/L)×(菌の水から空中への分配係数 L/m^3)
 ＝2.3×10^{-5}×(水中の菌濃度 CFU/L)
◎曝露量(CFU)
 ＝(空気中の予想菌濃度 CFU/m^3)×(吸入量 m^3/h)×(曝露時間 h)×(菌のエアロゾルの保持率)
 ＝2.3×10^{-5}×(水中の菌濃度 CFU/L)×1.05×0.42×0.5
 ＝5.1×10^{-6}×(水中の菌濃度 CFU/L)
◎感染の指数モデル
・発症率 P
 ＝$1 - \exp[-r \times (曝露量 CFU)]$
 ＝$1 - \exp[-0.007 \times (曝露量 CFU)]$
 ＝$1 - \exp[-3.6 \times 10^{-8} \times (水中の菌濃度 CFU/L)]$
・致死率 P
 ＝$1 - \exp[-3.1 \times 10^{-5} \times (曝露量 CFU)]$

静岡・宮崎の集団感染事例，オランダの花博覧会展示浴槽による集団感染事例をもとにしている．
(Armstrong TW, Haas CN: Legionnaires' disease: evaluation of a quantitative microbial risk assessment model. *J Water Health* 2008; 6: 149-166 より改変)

点から3点(合計3～9点)として感染リスクをスコア化し，点数が高いほどリスクが高く，細菌検査の頻度が増える(レジオネラ症防止指針，日本建築衛生管理教育センター)．

わが国の主要な感染源である浴槽水について，浴槽水中の菌数と患者発生の事例を図1にまとめた．約5,000 CFU/100 mLを超えると複数の患者が発生している．ただし，溺水などで誤嚥が想定される場合は，少ない菌数でも発症している．浴槽水中でレジオネラが増殖するのは，老廃物の蓄積→細菌の増加→それを餌とするアメーバの検出→アメーバを宿主とするレジオネラの増加という連鎖があるからである．

曝露菌数と患者発生の関係について，Armstrongらのモデルがある(表1)．空気中の予想菌濃度は，water sprayのあるプールの監視員肺炎(lifeguard lung)において，エンドトキシン測定値から算出された．発症率を示す指数モデルはモルモットの感染実験から得られた．これらの式を日本で最大の宮崎の集団感染事例(有症者1,223人以上，患者295人，確定患者46人，死亡7人)の浴槽水中の菌濃度を当てはめると，空気中に37 CFU/m^3の菌が飛散し，肺に8 CFU吸い込み，1,100人が発症し5人の死亡が予想された．サイクロン方式のエアーサンプラーが利用できるようになったので，高感度で空気中の菌数の測定が今後なされると思われる．

おわりに

レジオネラ症防止対策の基本は，「つけない，増やさない，吸い込ませない」である[2]．言い換えると，生物膜などの生成抑制，微生物の繁殖の抑制・生物膜などの除去，エアロゾルの飛散の抑制・吸引防止である[1]．リスクのあるヒトや，病院や高齢者福祉施設では特に留意すべきである．

本項に記載した内容の一部は，厚生労働科学研究費補助金〔H28-健危-一般-006〕で実施された．

文 献

1) 倉 文明: One Healthの視点からみた感染症の現状と対策. 最新医学 2017; 72: 520-527.
2) 国立感染症研究所: レジオネラ症 2008.1～2012.12. *IASR* 2013; 34: 155-157.
3) 倉 文明: レジオネラ症の国内外の動向. ビルと環境 2015; 149: 36-44.

IV 環境汚染による健康障害事例

水俣病

坂本峰至・村田勝敬

水俣病の発生

熊本県水俣市の新日本窒素肥料（株）を前身とするチッソ（株）（以下，チッソ）の工場において，アセトアルデヒド製造工程で触媒として使用された無機水銀から副次的に生産されたメチル水銀は工場廃水として排出され，水俣湾とその周辺海域を汚染した．そして，メチル水銀を高濃度に蓄積した魚介類を多量に摂取した近隣住民に起きたメチル水銀中毒症が水俣病である．高度経済成長時代の環境への配慮を欠いた産業活動がもたらした公害の原点といわれている．チッソ工場が設立される以前の水俣の主産業は農業，漁業，製塩業であった．1932年に開始されたアセトアルデヒドの生産は第二次世界大戦中減少したが，終戦後生産量は再び増大した．水俣市の経済的繁栄はこの化学工場によって大いにもたらされた．しかし，1953年頃より，平穏だった漁村にネコが狂って走り回り海に飛び込み，カラスや海辺に生息する鳥が空から突然落ちて死ぬという奇妙な異変が起こり始めた．そして，1956年5月1日に細川 一チッソ附属病院長と野田兼喜医師が，原因不明の脳症状を呈する患者4人が入院したことを水俣保健所に報告した．この日が水俣病の公式確認の日とされる．

患者発生から原因物質発表までの経緯を表1にまとめた．

表1 水俣病の歴史

年月		事象
1956年	5月	原因不明の脳症状を呈する最初の患者が報告される（水俣病発生の公式確認）
	8月	熊本大学「医学部水俣病研究班」による現地調査開始
	11月	熊本大学研究班が「ある種の重金属に汚染された魚介類による中毒」と熊本県に報告
1957年	4月	水俣保健所長が水俣湾の魚介類をネコに食べさせ発症を確認
1958年	9月	チッソ工場は排水口を水俣湾から水俣川に変更
1959年	3月	水俣川河口付近での発病が始まる
	10月	チッソ工場の病院内でのネコ実験，アセトアルデヒド廃液投与で発症
	11月	厚生省食品衛生調査会が「原因はある種の有機水銀化合物」と報告
1963年	2月	熊本大学はアセトアルデヒド残渣から，直接メチル水銀を抽出し，あらためて「原因物質はメチル水銀」と発表
1965年	5月	新潟水俣病の発生を公式確認
1968年	5月	チッソ工場がアセトアルデヒドの生産を中止
	9月	水俣病は「チッソ水俣工場由来メチル水銀化合物が原因物質」と政府公式見解発表

原因物質の究明

患者発生の報告を受けて，3か月後の1956年8月には熊本大学が「医学部水俣病研究班」を組織して現地調査研究が開始された．

当初は患者の地域と家族集積性から伝染病が疑われたが，調査の結果，同年11月には熊本大学研究班は「本疾患は伝染病ではなく，一種の中毒症であり，その原因は水俣湾産魚介類の摂取によるものである」と熊本県に報告した．非常に的確な初動調査が行われたと評価できる．1957年，伊藤蓮雄水俣保健所長が水俣湾

の魚介類をネコに食べさせ発症を確認した．

その後，原因物質としてはマンガン，セレン，タリウムなどが疑われたが，原因物質の特定には至らず，その究明に多くの努力と時間が割かれていくこととなる．1958年9月，チッソ工場は水俣湾百間口への排水を水俣川へ変更し，以後水俣川河口付近での発病が相次ぎ，発病の原因が工場廃液にあることを示唆するものとなった．1959年7月，熊本大学研究班は初めて有機水銀を原因物質として問題視した．しかし，その後有機水銀原因説に反論する「爆弾説」，「アミン説」が続いて出された．1959年10月，チッソは工場病院内でアセトアルデヒド廃液を投与した実験でネコが水俣病と同様の症状を呈することを確認したが公表せず，むしろチッソは有機水銀説に反論する見解を示した．1959年10月，通商産業省はチッソに対して水俣川に放出する排水路を廃止するよう指導し，12月に排水口は水俣湾に戻された．1959年11月，厚生省食品衛生調査会は「原因はある種の有機水銀化合物」と報告した．その後，熊本大学は水俣湾産の貝から有機水銀化合物，アセトアルデヒド残渣からメチル水銀を抽出し，1963年2月，「原因物質はメチル水銀」と正式発表した．そして，1968年5月にチッソ水俣工場はアセトアルデヒドの生産を中止した．同年9月に「水俣病はチッソによる水俣工場由来メチル水銀化合物が原因」との政府公式見解が出されたが，熊本の水俣病の公式確認から12年が経過していた．

わが国のみならず世界でも環境汚染由来のメチル水銀中毒症を経験しておらず，原因となる「化学物質」の特定に多くの時間を費やして，メチル水銀汚染を拡大させる結果となった．その間に，1965年5月，新潟県の阿賀野川流域において，昭和電工鹿瀬工場排水由来のメチル水銀中毒患者が発生した．

新潟水俣病

新潟水俣病の公式確認は，椿 忠雄，植木幸秋の両新潟大学教授が新潟県衛生部へ原因不明の有機水銀中毒患者が阿賀野川流域で散発していることを報告した1965年5月とされる．熊本水俣病発生に遅れること約10年で発生したが，熊本の水俣病の経験は新潟水俣病の実態，原因，臨床などの問題解明に大きな役割を果たした．たとえば，新潟水俣病の症状から，原因物質が有機水銀であることは早期に推定され，毛髪水銀濃度をメチル水銀曝露の指標として用い，曝露源が川魚摂取によることも判明した．加えて，初期調査で毛髪水銀濃度が50 μg/gを超えた婦人には受胎調整指導が行われ，新潟での胎児性水俣病患者の発生は1例に留まったと椿は報告している．

汚染源については，①上流にある工場からの廃液，②1964年6月の新潟地震の際に農薬倉庫から流出した農薬の2説があったが，疫学調査や毛髪水銀濃度調査の結果，「新潟水俣病は昭和電工鹿瀬工場由来メチル水銀化合物を含む排水が基盤」と最初の患者確認から3年後の1968年9月に政府見解発表がなされた．

水俣病の症状

1 成人水俣病

成人の水俣病患者の症状は，メチル水銀曝露量に応じて，劇症・死亡例，典型例，および軽症例が知られている．典型例はメチル水銀中毒の最初の報告者の名前から「Hunter-Russell症候群」と呼ばれた．

典型的成人水俣病患者の病理的所見としては，後頭葉鳥距野（視中枢），中心前回（運動中枢），中心後回（感覚中枢），横側頭回（聴中枢），小脳（平衡中枢）などの特定部位に神経細胞傷害が観察され（図1a），障害部位に応じて，求心性視野狭窄，運動障害，感覚障害，聴力障害，小脳性運動失調，眼球運動障害，平衡機能障害，振戦などの臨床症候を呈した．また，脊髄末梢知覚神経傷害による四肢末端の感覚障害が出現した．

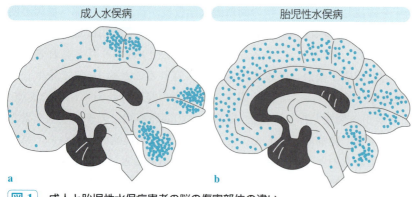

図1 成人と胎児性水俣病患者の脳の傷害部位の違い

2 胎児性水俣病

典型的な胎児性水俣病患者は，1955～1959年の汚染が最も激しかった時期に生まれた．彼らは妊娠，分娩時には特段の異常はなかったが，言葉を発しない，首が座らない，歩行ができないという脳性麻痺患者にみられる症状を生後の発達期に呈した．神経傷害部位は脳全体にわたり（図1b），母親には症状が認められないか，もしくは軽度の症状しかないにもかかわらず脳性麻痺様の症状を示し，メチル水銀の次世代を担う児への強い影響に，世界からも大きな注目が集まった．

メチル水銀は，含硫アミノ酸であるシステインのスルフヒドリル（SH）基との親和性が高く，必須アミノ酸であるメチオニンと類似の構造をもつメチル水銀−システイン抱合体となり，中性アミノ酸輸送系を介して体内に取り込まれ，血液脳関門や血液胎盤関門をも容易に通過する．特に胎児はアミノ酸の要求量が高いため，メチル水銀は胎児へ経胎盤的に能動輸送され，胎児の血中水銀濃度は母体血液の1.5～2倍の高濃度となる．胎児期の脳はメチル水銀への感受性が高いうえに，母親より高い濃度でメチル水銀を蓄積するため，高濃度メチル水銀曝露は胎児脳に重篤な傷害をもたらすことになる．

新生児が残したメッセージ

日本人は出生記念として「臍の緒」をしまっておく習慣がある．西垣 進，原田正純両博士は昭和25～34年のメチル水銀汚染と水俣病発症との関連を検討するため，水俣市で生まれた住民の「臍の緒」を集め，保存臍帯組織中メチル水銀濃度がチッソ工場のアセトアルデヒド生産量を反映することを示した．

その後，筆者らは，現在の出生時に得られた保存臍帯組織中メチル水銀濃度が，臍帯血（胎児血）中水銀濃度と高い相関（$r = 0.82$）をもつことを示し，保存臍帯組織中メチル水銀濃度が胎児のメチル水銀曝露量を反映する優れた指標であることを確認した．そして，保存臍帯数を300例以上に増やし，水俣地域におけるメチル水銀汚染の変遷や拡散を検討した．

図2に示すように，1 μg/gを超える保存臍帯中メチル水銀濃度の出現はチッソ工場のアセトアルデヒドの増産に伴い増加し，2 μg/gを超える高い保存臍帯組織中メチル水銀濃度の出現はアセトアルデヒド生産量のピーク時点とほぼ合致していた．その後，アセトアルデヒドの生産量減少に伴い保存臍帯組織中メチル水銀濃度は低下し，アセトアルデヒド生産を中止した1968年の翌年以降は1 μg/gを超える事例は認められなくなった．これら水俣およびその周辺地域において集められた保存臍帯は，水俣病の歴史に刻まれたメチル水銀の環境汚染の変遷を裏づける唯一の科学的データといえる．

メチル水銀曝露と発症の量−反応関係の評価

メチル水銀の生物学的半減期は約70日と比較的短い．熊本や新潟の毛髪試料中水銀量の測定法は多量の試料を必要とするジチゾン比色法で行われており，日本の毛髪水銀測定結果はメチル水銀の発症閾値を正確に評価していないと

する欧米からの疑問の声もあった．

1971年に起こったイラクのメチル水銀中毒禍では，メチル水銀殺菌剤で処理された種子小麦をパンの原料として使用した農家を中心に多数の犠牲者（入院患者約6,000人，死亡者約500人）を出した．このときのヒト健康影響調査における曝露評価では原子吸光法による水銀濃度分析が行われ，分析精度も高かった．そして，メチル水銀による神経障害に関する量－反応関係の検討により，体内負荷量の閾値は，知覚異常で約25 mg，運動失調で約50 mg，構音障害で約90 mg，難聴で約180 mg，死亡に関しては約200 mg以上と報告された．

これらの知見をふまえ，国際化学物質安全性計画（International Program on Chemical Safety; IPCS）クライテリアでは，発症閾値が表2の通りまとめられている．

出生コホート研究

水俣病やイラクのメチル水銀中毒禍は，通常の食生活と大きく乖離したメチル水銀の高濃度曝露下で発生した．世界の研究者の関心事は，低濃度メチル水銀曝露による感受性の高い胎児への健康影響がどのレベルで起こり始めるかとなっており，これに応える形でメチル水銀曝露量の高いデンマーク自治領フェロー諸島，セイシェル共和国を舞台に出生コホート研究が実施された．

古くより歯クジラ肉をタンパク源としてきたフェロー諸島で1986〜1989年に集められた出生コホート研究（母子1,022組）が行われ，メチル水銀曝露指標の母親頭髪総水銀濃度は中央値4.5 µg/g，臍帯血水銀濃度は中央値24.2 µg/Lであった．7歳児と14歳児で神経系の検査が行われ，出生時メチル水銀の増加に伴って記憶，注意，言語などの能力および聴性脳幹誘発電位潜時の延長や自律神経機能の低下が示された．一方，魚摂食量が世界有数に高いセイシェ

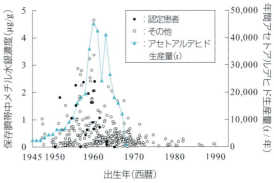

図2 臍帯中メチル水銀濃度の変遷とアセトアルデヒド年間生産量

表2 成人における発症閾値を示す種々の指標

1日平均摂取量	3〜7 µg/kg
体内蓄積量	15〜30 mg（体重50 kgとして）
血中総水銀濃度	20〜50 µg/100 mL
頭髪総水銀濃度	50〜125 µg/g（ppm）

発症閾値：最も感受性の高い成人に最初の神経症状が現れる値．

ル共和国で行われていた研究（母子779組）では，母親の頭髪総水銀濃度は平均6.8 µg/gであり，6.5，19，29，66か月，9歳時に神経発達検査が行われたが，メチル水銀曝露の小児の神経，認知，行動への一貫した負の影響は見出されなかった．現在，わが国でも同様の調査研究が進行しており，今後の進展が待たれているところである．

おわりに

かつての日本でみられたような，限定された地域での高濃度メチル水銀汚染は今後日本で再び起こることは考えにくい．しかし，水俣病の発生とその原因物質究明の研究史は，それ自体重要な示唆に富み，今後の発展途上国における環境汚染問題などに応用できる歴史的教訓を含んでいる．

イタイイタイ病

堀口兵剛

イタイイタイ病の歴史

20世紀初頭,岐阜県吉城郡神岡町にある三井金属鉱業(株)(以下,三井金属鉱業)の神岡鉱業所から大量の鉱泥・廃水が高原川(県境で宮川と合流して神通川となる)に流された.神岡鉱業所では亜鉛や鉛の精錬を行っていたが,それらの鉱石にはカドミウムが比較的高濃度に含まれているため(1:100～1:1,000),鉱泥・廃水中のカドミウムにより下流の富山県神通川流域の広大な水田土壌が灌漑用水を介して汚染された.汚染初期には農漁業被害が発生して「鉱害」として社会問題にもなっていたが,その後には神通川の水を飲食に使用し,カドミウムで汚染された地元産の米や他の農産物を長期にわたって摂食していた農業従事者を中心とした住民の間で多数の慢性カドミウム中毒患者およびその進行例であるイタイイタイ病患者が発生した.

最初にイタイイタイ病を報告したのは地元の富山県婦中町で開業していた萩野 昇医師である.農家の女性の間で奇妙なリウマチ性の病気が多発していることに気づき,その原因が神岡鉱業所由来の鉱毒であることを初めて提唱した.萩野医師は当初は亜鉛によるものと考えていたが,疫学者の吉岡金市氏と化学者の小林 純氏の協力を得て,その原因がカドミウムであることを突き止めた.その後,1968年3月に地元住民を原告とする三井金属鉱業に対するイタイイタイ病裁判が始まったが,1968年の厚生省からの「イタイイタイ病の本態は,カドミウムの慢性中毒によりまず腎臓障害を生じ,次いで骨軟化症をきたし,これに妊娠,授乳,内分泌の変調,老化および栄養としてのカルシウム等の不足などが誘因となって,イタイイタイ病という疾患を形成する」との公式見解発表を経て,1972年に控訴審において原告側が勝訴するに至った.

現在,当該神通川流域は公害健康被害の補償等に関する法律の指定地域になっている.そして,環境省(庁)および富山県は神通川流域において「カドミウム汚染地域住民健康影響調査」として住民検診を実施している.一方,イタイイタイ病の認定制度は三井金属鉱業との賠償についての誓約に基づいており,富山県知事の委嘱する認定審査会の意見により認定・不認定の判断がなされる[1].イタイイタイ病患者は大正末期,または昭和初期から散発的に発生し,終戦後から昭和30年頃にピークを迎えた.それ以後は減少傾向をたどっているが,今日でも新たな認定患者が発生し続けており,現時点の累計総数は200名である.

イタイイタイ病の臨床像

イタイイタイ病は農家の多産婦に多く発生し,患者は発生のピーク時には更年期以降の女性にみられたが,近年では高齢の女性が多い.発症初期には腰痛,下肢痛,歩行後の疲労および下肢鈍痛などがみられ,疼痛は数年あるいは数十年の経過のうちに次第に身体各部位に広まる[2].さらに進行すると階段昇降が困難になり,また臀部を左右上下に動揺させる特徴的な「アヒル様歩行(watschelgang)」が現れる.そして,挫傷,捻挫のような軽度の外傷をきっかけとして突然歩行障害を起こし,寝込むようになる.それに当時の農村家屋の構造や社会的・経済的背景に由来する日光不足と栄養不足が加わって

急速に骨の脆弱化が進行し，亀背などの骨格の変形，体躯の短縮，全身の多発骨折などをきたす．患者はわずかな体動にも激しい痛みを生じ，疼痛のために呼吸運動にも支障をきたして睡眠も妨げられ，「痛い，痛い」と訴えながら衰弱して死に至る．重症例では，萩野医師が脈診のために手首を握っただけで骨折した，布団はその重量で肋骨骨折をきたすために天井から紐で吊るして掛けた，などのエピソードが残っている．その他の徴候として，褥瘡ができにくい，一種特有の皮膚光沢などがある．

イタイイタイ病の基本となる病態は，慢性カドミウム中毒による多発性近位尿細管機能障害（Fanconi症候群）である．近位尿細管における再吸収機能障害であるので，尿量の増加に加えて低分子量タンパク質，アミノ酸，グルコース，カルシウム，リン，重炭酸イオンなどの尿中への排泄も増加する．この状態は「カドミウム腎症（cadmium nephropathy）」とも呼ばれる．診断のために，尿中のα_1-ミクログロブリン，β_2-ミクログロブリン，N-アセチル-D-グルコサミニダーゼ（NAG），レチノール結合蛋白（RBP），などの濃度がよく測定される．そのほか，尿比重の低下，尿pHの上昇，腎性尿糖，尿細管リン再吸収率（%TRP）の低下，低リン酸血症，高クロール性代謝性アシドーシス（尿細管性アシドーシス）などの臨床検査所見もみられる．腎臓は肉眼的には著明な萎縮と硬化をきたし，組織学的には近位尿細管腔の拡張，尿細管上皮細胞の萎縮・扁平化，間質の線維化や炎症性細胞の浸潤などがみられる．近位尿細管障害が高度になると糸球体機能も低下し，血清クレアチニンレベルの上昇や糸球体濾過量（GFR）の低下を伴うようになる．

カドミウム腎症の段階では多尿以外ほとんど無症状であり，日常生活にも支障はないものの，近位尿細管障害に由来する骨代謝異常が進行しており，低リン血症，血清副甲状腺ホルモン（PTH）の上昇，血清骨型アルカリフォスファターゼ（BAP）の上昇などの臨床検査所見を認め

表1 イタイイタイ病の認定基準

1　イタイイタイ病の認定条件
次の（一）から（四）までのすべての項目に該当すること．
（一）カドミウム濃厚汚染地域に居住し，カドミウムに対する曝露歴があったこと．
（二）次の（三）及び（四）の状態が先天性のものではなく，成年期以後（主として更年期以後の女性）に発現したこと．
（三）尿細管障害が認められること．
（四）X線検査又は生検若しくは決定申請における剖検によって骨粗鬆症を伴う骨軟化症の所見が認められること．この場合，骨軟化症の所見については，骨所見のみで確認できない場合でも，骨軟化症を疑わせる骨所見に加えて，次の2に掲げる検査事項の結果が骨軟化症に一致するものを含めること．
2　認定に必要な医学的検査（詳細は省略）
（一）一般的検査．
（二）血液検査．
（三）X線検査．
（四）尿検査．
（五）その他必要と認められる検査．

［平成13年「環境省総合環境政策局環境保健部長から都道府県知事・政令市（区）長あて通知」より抜粋］

る．そして，長期の経過ののちに骨軟化症（実際には骨粗鬆症も伴う），すなわちイタイイタイ病が発症してくる．X線写真像では骨量の減少や骨折線の辺縁に骨化像を伴う骨改変層（Looser's zone）が，剖検や骨生検による骨の病理組織像では骨梁の減少・不整，類骨面積の増加がみられる．特に骨改変層と類骨の増加はイタイイタイ病における骨軟化症の特徴とされており，診断の決め手となる．実際にX線検査または生検での骨軟化症の所見は診断基準の1つの項目になっている（表1）．

一方，イタイイタイ病患者はしばしば重症の貧血を呈する．これは腎臓からのエリスロポエチン産生不全による腎性貧血である．興味深いことに，エリスロポエチンの腎臓での産生細胞は正常状態では尿細管細胞と集合管細胞，強い貧血や低酸素状態では尿細管近傍の線維芽細胞

であるとの近年の報告がある．いずれにしても，イタイイタイ病では腎臓のエリスロポエチン産生細胞がプライマリーに障害されるようである．実際に，イタイイタイ病患者では貧血の程度は糸球体機能ではなく尿細管機能と相関を示す．したがって，腎性貧血は骨軟化症と同様に近位尿細管障害を基盤として発症するイタイイタイ病の特異的な症候の1つと考えられる．

イタイイタイ病をめぐる近年の状況

1979年以来，神通川流域において三次にわたって33年間実施されてきた「公害防除特別土地改良事業」は2012年3月に完了した．その結果，土壌中カドミウム濃度は復元後には復元前の1.12 ppmから0.13 ppmへと低減した．また，環境省は現在でもカドミウム腎症を健康影響とは認めていないが，2013年12月に原因企業の三井金属鉱業と神通川流域カドミウム被害団体連絡協議会は，カドミウム腎症患者に対して健康管理支援一時金を支払うことで合意した．

しかし，カドミウムの生物学的半減期は10～40年と長期にわたるため，体内カドミウム蓄積量の高い住民に今後もカドミウム腎症やイタイイタイ病の発症のリスクがある．実際，土壌復元後に筆者らが実施した住民健康調査では，カドミウム腎症や腎性貧血を呈する受診者を見出した[3]．また，2014年に富山県が実施した住民健康調査では，対象者7,461人のうち2,493人が受診し，そのうち362人がカドミウム腎症疑いとされている（14.5％）．したがって，カドミウム曝露を受けた住民の健康影響については今後も継続して観察する必要がある．

文　献

1) 青島恵子: イタイイタイ病の現状と今後．日衛誌 2012; 67: 455-463.
2) 中川昭忠: 富山県に発生した骨軟化症の研究（所謂いたいいたい病）．金沢医理学叢書 1960; 56: 1-51.
3) Horiguchi H, Aoshima K, Oguma E , et al: Latest status of cadmium accumulation and its effects on kidneys, bone, and erythropoiesis in inhabitants of the formerly cadmium-polluted Jinzu River Basin in Toyama, Japan, after restoration of rice paddies. Int Arch Occup Environ Health 2010; 83: 953-970.

四日市喘息

池田若葉・山崎　亨・笘島　茂

四日市喘息とは

　高度経済成長政策のもと，三重県四日市市（塩浜地区）の広大な旧第二海軍燃料廠跡地に日本初の大規模な石油化学コンビナートが建築され，操業が開始された．工場の活動に伴う川や海の汚濁，魚の異臭が理由となり，伊勢湾産の魚の買い入れ拒否が生じ，大きな社会問題となった．またコンビナートの本格稼働に伴い煤塵やスモッグなどの大気汚染が生じ，市民から苦情が生ずるようになった[1]．

　1960年頃になると，塩浜地区周辺で喘息患者が増加しているという声が内科医から聞かれるようになった[1]．四日市の二宮俊之医師によると，当時の患者の特徴として，50歳以上の年齢で気管支喘息を発症する割合が3割近くを占め，喘息発作により救急車や自宅で死亡する例も多く散見されたという．

　三重大学医学部公衆衛生学教室の吉田克己教授は，英国式の大気汚染測定技術により，工場から排出される煤煙中に多量の二酸化硫黄（SO_2）が含まれていることを確認した．また四日市市長の承諾を得て，国民健康保険制度によるレセプトを用いた学術調査を行った結果，汚染地域において喘息性疾患の明らかな増加を確認した[1]．これがのちに「四日市喘息」と呼ばれ，戦後日本の四大公害病（水俣病，新潟第二水俣病，イタイイタイ病，四日市喘息）の1つに数えられている．

裁判で問われたもの

　大気汚染問題に対し1964年，大気汚染防止法にて事業所への高煙突化対策が勧告されたものの，依然，喘息症状に苦しむ市民の長期入院がみられ，また経済的負担のために入退院を繰り返す者が多いという状況は変わらなかった[1]．公害患者の医療問題を考えた住民運動がきっかけとなり，1967年，四日市公害裁判が始まった．磯津地区の公害認定患者9人が原告となり，第一コンビナート企業6社（被告）に対し，工場から排出された大気汚染物質が喘息の発症要因になったとして損害賠償請求を求めた．本裁判は，コンビナートを形成している複数の企業に対し，大気汚染による健康被害の連帯責任を問う点，また喘息や閉塞性肺疾患という，大気汚染のない場所でも患者のアレルギー体質や喫煙習慣などで発症・増悪する疾患に対して，その因果関係の証明が成立するかという点で注目された[1]．

　煤煙中のSO_2は無機化学物質であり，単体では病理学的に喘息などのアレルゲンとなりえない．そこで吉田教授は，疫学的手法による発生事象の観察から因果関係の証明を試みた[2]．ここでは，因果関係の存在について，英国の医学統計学者Hillの因果関係判断基準に照らして検討した[3]．

　工場に近接した地域にSO_2の高濃度が示され（図1），特に北より北西を中心とした風の風速が上昇すると磯津地区のSO_2濃度が上昇することから，大気汚染の発生源が同地区の北ないし北西の方向（企業6社が所在）であると推測された．またコンビナートの操業開始後に公害問題が生じた．これらはHillの「整合性」および「関連の時間性」の基準に該当する．また非汚染地域と比較し，汚染地域では気管支喘息，気管支炎，咽喉頭炎などの気道疾患の多発が認

められ，特に中高年者では対照地区の数倍以上のリスクとなる「強固性」が認められた（図2）．さらに中高年者の気管支喘息は，調査した市内13地区でのSO_2濃度ときわめて高い相関があり，曝露量が増加するにつれて疾患のリスクも高まるという「量-反応関係」が認められた（図3）．そのほか，転地効果や空気洗浄室への入室効果などを観察した結果，コンビナート操業後に発病した患者には症状の好転がみられ，それ以前からの患者には好転がみられない曝露停止の効果，すなわち「特異性」が認められた．そのほか，Hillの因果関係判断基準には，動物実験などで得られた知見との関連が一致する「生物学的妥当性」，異なる集団や環境でも同様の関連が認められる「一致性」および「実験（的介入）」があり，これらは検討の対象となっていなかったものの，以上の結果に基づき，磯津地区の大気汚染は企業6社からの煤煙排出によるものであり，また喘息や閉塞性肺疾患の集団発生は大気汚染に起因すると説明された．

本裁判で吉田教授は，集団的な因果関係を立証したあとも，原告らの個別な罹患，症状増悪が大気汚染に起因することについて詳細に立証を行い，1972年，原告勝訴の判決が言い渡され決着した（米本判決）．四日市公害訴訟は，法廷での因果関係の成立には疫学的因果関係の証明で足りるとする見解に立った初の判例となり，その後の大気汚染公害訴訟でも踏襲された[1]．

環境汚染はどう終息していったのか？

四日市医師会によると1965年，医師会において「公害病認定制度」を発足し，①認定患者の実態とその動向，②外見上健康者の肺機能検診，③非汚染地区の無作為抽出住民健診，④学童の肺機能を主とした精密健診，⑤公害相談を行った．1970年には「公害の発生対策こそ第一とすべき・・・」と関係企業あてに声明書を公表し，これらの活動が評価され，1971年に日本医師会最高優功賞を受賞した．

三重県は1972年に現行の公害防止条例を施

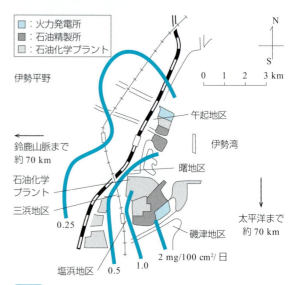

図1 工場配置およびSO_2による大気汚染状況

1965年11月〜1966年4月．図中の数値と青線は，SO_2濃度（$mg/100 cm^2/$日）とその濃度による等量線を示す．磯津地区の北西には火力発電所，石油精製所などが集中しており，工場周辺のSO_2濃度は他の地区と比較して高値であった[1]．
（Yoshida K, et al: Air pollution and Asthma in Yokkaichi. Arch Environ Health 1966; 13: 763-768）

行し，四日市地域全体のSO_2排出絶対量を規制するという「硫黄酸化物の総量規制に係る規定」を国に先がけて実施した．各企業が低硫黄燃料への転換，排煙脱硫装置など各種の公害防止対策を実施した結果，四日市市内におけるSO_2濃度は劇的に減少し，汚染地区の範囲も減少した．この総量規制制度が認められ，その後国の大気汚染防止法のなかで規定された[1]．1988年，公害健康被害補償法の改正に伴い，第一種地域指定が解除されて公害認定患者の新規認定はなくなったが，それまでに認定された患者に対する医療費助成は，現在も続いている．

四日市公害の教訓

四日市公害訴訟を通じ「総量規制」の導入など，地域の企業集合体による環境保全への責務が重視されるようになった．また被害者救済制度では，医療費だけでなく，生活費を含めて患者の全被害を救済することとなった．さらに新たに工場を立地する際には，周辺環境に与える

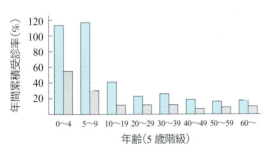
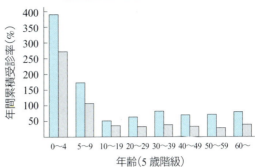
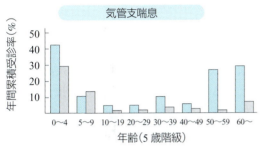

図2 各種気道性疾患の年齢階級別年間累積受診率

当時「感冒性症候群」といわれる疾患のなかには，長期の咳・痰を主症状とする慢性気管支炎も含まれていた[1]．

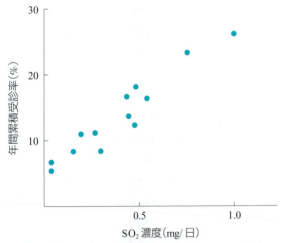

図3 気管支喘息の年間累積受診率とSO₂濃度との関係（1963年4月〜1964年3月）

市内13地区の国保加入者(50歳以上)を対象とし，受診率を1か月単位とした年間累積率で示した．両者の間にはきわめて強い順相関が認められた．
(吉田克己: 四日市地域における大気汚染とその経緯．三重大学環境科学研究紀要 1984; 9: 93-111)

影響について事前の予測を行う環境アセスメントの考え方が形成された[1]．

近年，経済成長に伴い中国などで大気汚染が生じ，また喘息や閉塞性肺疾患の罹患者が増加している．こうした中，環境保全に関する技術・知識を発展途上国に伝えることを目的に，1987年，四日市市に国際環境技術移転研究センターが設立された[1]．今後四日市公害の歴史を繰り返さぬよう，地域住民，専門職，企業および行政が協調して一次予防による公害防止対策に取り組むことが望まれる．

謝　辞

本稿の執筆にあたりご協力をいただいた，四日市医師会 淵田則次会長，二宮病院 二宮俊之院長，三重大学大学院医学系研究科 平工雄介講師，四日市公害と環境未来館 生川貴司館長をはじめ，皆様に深く感謝いたします．

文　献

1) 吉田克己: 四日市公害―その教訓と21世紀への課題．柏書房，2002．
2) 吉田克己: 疫学的因果関係論と法的因果関係論．ジュリスト 1969; 440: 104-109．
3) John M Last(編), 日本疫学会(訳): 疫学辞典．第3版．財団法人日本公衆衛生協会，2000: 102．

大気汚染
―わが国における歴史と現状

島　正之

大気中には様々な粒径からなる粒子状物質（particulate matter; PM）のほか，二酸化硫黄（SO_2），二酸化窒素（NO_2）など数多くの汚染物質が存在している．これらは工業化に伴う化石燃料の使用や自動車交通量の増加に伴って発生するため，かつては工業地域や都市部の問題であったが，近年は発展途上国においても経済成長が著しく，自動車が急増しており，世界のほぼ全域に共通する問題となっている．

ヒトが呼吸によって大気汚染物質を吸入すると，呼吸器系，循環器系をはじめ，様々な健康影響を生じる[1]．本項では，大気汚染による健康影響について概説する[1]．

工場や発電所による大気汚染

欧米諸国では産業革命以後に石炭使用量が急増し，煤煙による激しい大気汚染が問題となった．特に，住民の死亡や呼吸器疾患の増悪などの健康被害がもたらされたロンドンスモッグ（1952年）などの急性影響エピソードが知られている．

わが国では，第二次世界大戦後の高度経済成長期（1950～1960年代）に重化学工業が急速に拡大し，工場や発電所などからSO_2をはじめとする大気汚染物質が大量に排出された．SO_2は呼吸器系への刺激作用があり，気管支収縮や吸入アレルゲンに対する反応を増強させる．そのため，四日市をはじめ，東京，横浜，名古屋，大阪などの多くの都市の工業地帯で喘息や気管支炎が多発するなど，呼吸器系を中心に健康被害がもたらされた（図1）．

大気汚染対策として，1967（昭和42）年に公害対策基本法，1968（昭和43）年に大気汚染防止法が制定され，環境基準の設定，大気汚染物質の排出規制などが進められた．1973（昭和48）年には公害健康被害補償法が制定され，大気汚染が著しい地域に居住することにより気管支喘息，慢性気管支炎，肺気腫，喘息性気管支炎に罹患した者に対して医療費などの補償給付が行われることになった［その後，大気汚染が改善されてきたため，1988（昭和63）年に制度が改正され，新規の患者認定は行われていない］．

全国のSO_2濃度は1967年度をピークとして，その後は低硫黄重油の使用や脱硫装置の導入などに伴って大きく低下した（図2a）．現在は，火山の噴火などにより短期的にSO_2が高濃度となる地域はあるが，全国のほとんどすべての測定局で環境基準が達成されている．

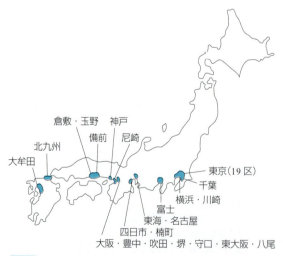

図1　公害健康被害補償法の旧第一種指定地域
高度経済成長期に著しい大気汚染によって呼吸器疾患が多発した地域．

自動車排出ガスによる大気汚染

1970年代以降，都市部を中心に自動車交通

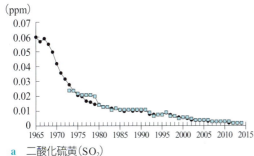
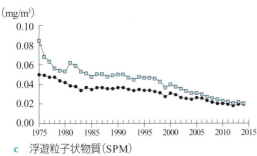

a 二酸化硫黄（SO₂）　　b 二酸化窒素（NO₂）　　c 浮遊粒子状物質（SPM）

―●―：一般環境大気測定局
―□―：自動車排出ガス測定局

図2 主要な大気汚染物質濃度の年平均値の推移
環境省資料をもとに作成.

量が増加し，自動車排出ガスによる大気汚染の健康影響が懸念されるようになった．自動車排出ガスは窒素酸化物［一酸化窒素（NO）と二酸化窒素（NO₂）の総称（NOx）］や浮遊粒子状物質（suspended particulate matter; SPM）（大気中に浮遊するPMのうち，粒径が10 μm以下のもの）などの複合物である．

自動車排出ガスは幹線道路周辺住民に対して短期的および長期的に様々な健康影響を与えることが国内外から多数報告されている．わが国では，千葉県におけるコホート研究において，自動車交通量の多い幹線道路周辺に居住する小学生の気管支喘息の新規発症オッズ比は，田園部に対して男子3.77［95 %信頼区間（95 %CI）1.00-14.16］，女子4.03（95 %CI 0.90-17.96）であり，男子では有意に高かった．

自動車排出ガスによる健康影響を明らかにするため，環境省によって2005〜2010年に「局地的大気汚染の健康影響に関する疫学調査」として，関東，中京，関西の3大都市圏の自動車交通量の多い地域において，①小学生を対象としたコホート研究，②幼児を対象としたコホート内症例対照研究，③成人を対象とした横断研究および症例対照研究の3つの大規模な疫学研究が実施された．これらの調査では，自動車排出ガスの指標としてディーゼル車から排出される元素状炭素（elemental carbon; EC）とNOxの個人曝露濃度を大気拡散モデルにより推計し，喘息などの呼吸器疾患との関連が評価された．

小学生を対象としたコホート研究では，調査開始時に喘息症状のなかった学童10,069名を3〜4年間追跡したところ，観察期間中に309名が喘息を新規に発症した．喘息発症オッズ比は，ECへの個人曝露推計値が0.1 μg/m³ 増加する毎に1.07（95 %CI 1.01-1.14），NOx個人曝露推計値が1 ppb増加する毎に1.01（95 %CI 0.99-1.03）であり，ECへの曝露と喘息発症との間に有意な関連性が認められた（**表1**）[2]．

幼児を対象とした研究では，1歳6か月から3歳の間の喘息の新規発症とECおよびNOxへの曝露量との関連は明らかではなかった．しかし，NOxへの曝露量が高いものは1歳6か月時点で有していた喘息症状が3歳まで持続するオッズ比が，曝露量の低いものに対して3.32（95 %CI 1.12-9.84）と有意に高く，自動車排出ガスへの曝露が幼児期の喘息症状の持続に影響を及ぼす可能性が示された．成人を対象とした症例対照研究では，全体としては自動車排

表1 大気汚染濃度およびおもな危険因子等と喘息新規発症との関連性

おもな説明変数	オッズ比	95％CI
EC（0.1 µg/m³ 増加当たり）	1.07	(1.01-1.14)
性		
男子/女子	1.44	(1.09-1.90)
ベースライン時の学年		
3年生/1年生	0.91	(0.64-1.30)
2年生/1年生	1.02	(0.75-1.40)
ベースライン時の症状等で有意であった項目		
持続性咳	3.56	(1.98-6.41)
喘鳴	5.20	(3.82-7.06)
かぜなどの呼吸器疾患	1.83	(1.32-2.54)
花粉症の既往	1.36	(1.00-1.86)
アレルギー性疾患（花粉症を除く）の既往	2.36	(1.62-3.43)
気管支炎の既往	1.80	(1.31-2.47)
百日咳の既往	4.66	(1.44-15.10)
中耳炎の既往	0.72	(0.54-0.96)
両親の喘息の既往	2.06	(1.54-2.76)

EC：元素状炭素．
離散時間ロジスティック回帰モデルによる解析の結果．
（Yamazaki S, et al: J Expo Sci Environ Epidemiol 2014; 24: 372-379 より改変）

出ガスへの曝露と喘息との関連は認められなかったが，非喫煙者に限定するとECへの個人曝露量が高いものは過去4年以内の喘息の発症率が有意に高かった．

自動車排出ガス対策とその効果

全国のNO₂およびSPM濃度は，1980年代から横ばいの状態が持続し，特に交通量の多い幹線道路沿道に設置された自動車排出ガス測定局において高かった（図2b，c）．これらに対して，1992（平成4）年に自動車NOx法が制定され，2001（平成13）年には自動車NOx・PM法に改正されて，大都市圏における自動車に起因するNOxおよびPMの排出量削減などの対策が進められた．その結果，2000年以降はNO₂およびSPM濃度が減少傾向となり，特に自動車排出ガス測定局で大きな改善がみられている．

環境省が全国で毎年実施している環境保健サーベイランス調査の結果を用いて，大気汚染改善の効果を評価した．この調査では全国約40地域の3歳児と6歳児に，呼吸器・アレルギー疾患の有病率とその関連因子についての評価が行われている．1997〜2009年に毎年継続して調査が実施された28地域の3歳児（延べ約62万人）について社会経済要因などを調整して検討したところ，地域別の喘息有病率はNO₂濃度が1ppb低下する毎に0.12％（95％CI 0.01-0.23），SPM濃度が1µg/m³低下する毎に0.05％（95％CI 0.02-0.08）の減少が認められた．アトピー性皮膚炎の有病率もそれぞれ0.39％（95％CI 0.11-0.67），0.14％（95％CI 0.06-0.22）の減少がみられた[3]．

このように，自動車排出ガス対策による大気汚染の改善は小児の呼吸器・アレルギー疾患の有病率の低下に寄与している可能性が示唆された．しかし，現在も自動車排出ガス測定局におけるNO₂濃度は一般環境よりも高く（図2b），その健康影響は引き続き留意する必要がある．

おわりに

近年は粒径2.5µm以下の微小粒子状物質（PM₂.₅）および光化学オキシダントによる大気汚染が問題となっている．これらは従来の大気汚染とは異なり，地域内で発生するものだけでなく，大気中での二次的生成，大陸からの越境汚染など，発生源が多様であり，広域的な汚染を引き起こしている．現在の大気汚染は地球規模の問題となっており，改善するためには国際的な取り組みが必要である．

文献

1) 島　正之: 大気汚染による健康影響―歴史的変遷と将来展望―. Lung Perspectives 2015; 23: 333-338.
2) Yamazaki S, Shima M, Nakadate T, et al: Association between traffic-related air pollution and development of asthma in school children: Cohort study in Japan. J Expo Sci Environ Epidemiol 2014; 24: 372-379.
3) Hasunuma H, Ishimaru Y, Yoda Y, et al: Decline of ambient air pollution levels due to measures to control automobile emissions and effects on the prevalence of respiratory and allergic disorders among children in Japan. Environ Res 2014; 131: 111-118.

光化学スモッグ事件
—かつて問題となった光化学スモッグによると思われる事例

香川　順

光化学スモッグ事件の概要

　光化学スモッグ事件[1]とは，1970（昭和45）年7月18日，東京都杉並区の東京立正中学・高等学校において，14～16歳の女子生徒4人がソフトボール，水泳などの屋外スポーツ中に眼の痛みを訴えて流涙し，そのうちに咽頭の痛み，咳をきたし，2人が「呼吸しづらい」と訴え，次第に多くの生徒が同じ症状を呈して43人が病院に搬送され，そのうち症状の強い11人が入院した事件である．

　入院した11人のうち5人に呼吸困難，痙攣発作，意識障害がみられ，一時重症状態となった．43人の自覚症状は，局所粘膜刺激症状として，眼痛や流涙の眼症状が98％，咽頭痛などの症状が84％，咳が61％，息切れや呼吸困難が69％，全身症状として頭痛・めまいが39％，悪心・嘔吐が14％，悪寒・発熱が22％，倦怠感が25％，神経症状として四肢のしびれ感が23％，手指の振戦や四肢の痙攣・硬直が11％，意識障害が7％にみられた．

　この被害発生時に，東京都衛生研究所では高濃度のオキシダント（0.255 ppm）が観測されていたことから，発症原因物質として光化学オキシダントが疑われた．光化学オキシダント発生時には，オゾン，アルデヒド，ペルオキシアセチルナイトレートなどの酸化性物質（「光化学オキシダント」と呼称され，主成分はオゾン）が二次的に生成されてエアロゾルが形成され，スモッグ様状態となることから，この状態を「光化学スモッグ」と呼称している．

　このことから，翌7月19日の新聞は，「新型スモッグ公害」や「光化学スモッグ」による被害ではないかと報道した．比較的強い局所粘膜刺激症状（眼痛や流涙，咽頭痛）に関しては，川崎市の工場群からの「硫酸ミスト」も関与しているのではないかという「硫酸ミスト説」も報道された．

　同年8月5日には，東京都町田市の鶴川高等学校でも局所粘膜刺激症状の訴えがあったことが報告されている．そして，立正中学・高等学校事件以前に，類似の事象がないかどうかを調べてみると，同年6月28日に，千葉県木更津市の海岸で魚釺りをしていた十数名の小学生のなかに，突然「喉が痛い」，「咳き込んで咳が止まらない」，「胸が痛くて呼吸できない」などと訴えた学童がいたことがわかった．これが，わが国で初めて光化学スモッグが原因ではないかと疑われた健康被害の報告とされている．

東京以外でも観察されたか？

　このようなエピソードは，当初東京でのみ観察されたため，東京特有の事件ではないかと考えられていたが，1971（昭和46）年8月27日には大阪府にある高石中学校でも発生が報告され，東京特有の事件ではないことが示された．1971（昭和46）年および1972（昭和47）年にも類似のエピソードが東京都内や横浜市内の学校で報告された．

　これらのエピソードには特徴があり，そのほとんどは中学校や高等学校で夏期に発生し，運動中の女子生徒に多く発生し，大阪でもみられたが大半は東京都内であったことである．一般住民においては，眼刺激を訴える者はみられたが，神経精神症状はほとんど報告されていないことから，東京立正中学・高等学校で観察され

た神経精神症状に関して「集団ヒステリー」を疑う科学者もいた．

光化学スモッグが世界で初めて報告され，わが国よりも高い光化学オキシダント濃度が記録されている米国ロサンゼルス（1950年代後半から注目され始めた）では眼刺激が主要症状で，わが国でみられた痙攣や意識障害などの神経精神症状は報告されていなかった．そのため，東京立正中学・高等学校事件で観察された症状すべてを光化学スモッグによるものとするには異論が多く，特に神経精神症状の原因は今日まで解明されていない．

神経精神症状の発症機構の仮説

この神経精神症状については，光化学スモッグの成分からも説明がつかないため，上述のように集団ヒステリー説が出たりした．神経精神症状の成因として最も考えられるのは，筆者の仮説では，光化学スモッグによる眼刺激症状や鼻咽頭刺激症状が不安を引き起こし，この不安が誘因となって過換気症候群が起こり，過換気症候群の症状の1つとして四肢のしびれ感や痙攣発作が発症したと考えられる．このため，本項に「光化学スモッグによると思われる事例」という副題を付した次第である．「かつて問題となった」という形容詞は，光化学大気汚染はその後も発生しているにもかかわらず，神経精神症状を示す重症例の報告はほとんどなされていないことによる．

また，上記の光化学スモッグ事件で観察された眼刺激症状の程度が強かったため，硫酸ミスト説が出された経緯がある．硫酸ミストの生成機構として二酸化硫黄からの二次生成が考えられたが，事件発生時の二酸化硫黄濃度が高くなかったため，川崎地域の硫酸ミストを発生させている施設の有無も調べられたが，地域で被害をもたらすほどの硫酸ミストを発生させている施設は見出せなかった．

筆者ら[2]は，東京都から「光化学スモッグ事件の医学的原因解明」の依頼を受け，1972（昭和47）年から5年間，東京都中野区の新井小学校に大気汚染物質モニタリング・ステーションを設置し，そこで測定される各種大気汚染物質濃度の変化と学童の自覚症状と各種肺機能との関連を調査した．その結果，各種肺機能に最も影響を与えている環境要因は温度と湿度であり，影響を与える特定の大気汚染物質は見出せなかったことを報告している．

光化学スモッグ事件の環境行政への影響

余談になるが，この光化学スモッグ事件はわが国の環境行政に大きな影響を与えた．

戦後のわが国の環境問題は，経済復興優先から環境対策が遅れ，石油燃焼による激しい硫黄酸化物による環境破壊と健康被害から，二酸化硫黄と粉塵対策が進められた．これらの汚染対策が一段落したころ，1970（昭和45）年5月21日に東京都新宿区牛込柳町交差点周辺の住民で高い血中鉛濃度が問題となり，その原因として自動車排出物質に含まれる鉛が指摘され，ガソリンへの鉛添加削減措置がとられた．後日調べてみると，血中鉛の測定方法に問題があり，指摘されたほど血中鉛濃度は高くないことがわかったが，対策が先行した．そして同年7月18日には光化学大気汚染によると思われる光化学スモッグ事件が発生し，公害対策の一層の推進が求められた．1970（昭和45）年の国会は公害関係の集中審議が行われて「公害国会」と呼ばれているが，各省庁にまたがっていた公害行政を一元化するため1971（昭和46）年7月の環境庁創設，1973（昭和48）年の二酸化窒素と光化学オキシダントの環境基準設定へとつながっていった．このように，光化学スモッグ事件はわが国の環境行政に大きな影響を与えた．

わが国で光化学オキシダント濃度を常時測定し始めたのは国設東京大気汚染測定所で，1967（昭和42）年4月のことである．同年7月には0.22 ppmを記録し，その後は毎年のように同程度の濃度を記録したが，健康被害が報告されていなかったため対策はとられなかった．しか

し，1970（昭和45）年7月18日に発生した前述の東京立正中学・高等学校事件を契機に，東京都は「光化学スモッグ緊急時対策実施要綱」を定め，7月27日から「注意報」と「警報」の発令制度を採用し，8月10日から「光化学スモッグ予報」を開始した．発令基準は，注意報レベルを1時間値0.15 ppm（のちに0.12 ppmに変更）以上とし，警報レベルを1時間値0.3 ppm（のちに0.24 ppmに変更）とした．注意報レベル発生時には大手工場の煤煙排出量の削減，自動車の運転自粛など，警報レベル発生時にはさらに自動車の交通規制の実施などが，都道府県レベルでなされている．また，外出を控えたり，学童や生徒の過激な運動を自粛することが推奨されている．

文献

1) 宮本照正，可部順三郎，前田和甫：新訂 大気汚染と呼吸器疾患．ぎょうせい，1983．
2) Kagawa J, Toyama T: Photochemical air pollution. Its effects on respiratory function of elementary school children. Arch Environ Health 1975; 30: 117-122.

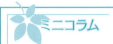
ミニコラム

ヒートアイランド現象

都市部の気温が周辺地域に比べて高くなる現象であり，等温線を結ぶと都市部が島状になることから「ヒートアイランド（熱の島）現象」と呼ばれている．英国の気象学者Howardが発見したといわれているが，それは1850年代のことであり，近年新たに発見された現象ではない．過去100年間で，地球全体の平均気温の上昇幅は0.6 ℃であったのに対し，東京や名古屋などの大都市では2～3 ℃であり，ヒートアイランド現象の関与が指摘されている．

気象庁はこの現象の要因として3つあげている．1つ目は「緑地や水面の減少」で，その結果，水分蒸発が減って熱放散が減少していることに加え，道路の舗装化やビル建築で著しく増加した人工被覆面からの熱放出が大気温度を上昇させているというものである．2つ目は建築物の「高層化と高密度化」で，コンクリートの建築物は温まりにくく冷えにくいため，日中に蓄積された熱が夜間に放出されていることである．そして3つ目は「人工排熱」で，ビルや家庭，工場や自動車から放出される排出熱が増加していることである．

ヒートアイランド現象の健康影響に関する質の高い疫学研究は乏しく，今後の重要な研究課題であるが，熱中症や循環器疾患，睡眠障害の増加，さらには媒介生物の生態変化やウイルスの活性化に伴う感染症の増加，細菌性食中毒の増加などが予想されている．

日本政府は2004年にヒートアイランド対策大綱を決定し，①人工排熱の低減，②地表面被覆の改善，③都市形態の改善，④ライフスタイルの改善の推進を掲げている．具体的施策として，エネルギー消費機器の高効率化の促進，低公害車の技術開発・普及促進，民間建築物等の敷地における緑化等の推進，公共空間の緑化等の推進，水と緑のネットワーク形成の推進，自動車の効率的な利用など13項目を列挙し，数値目標も示している．

（車谷典男）

慢性砒素中毒症（土呂久・笹ヶ谷・中条町）

車谷典男

土呂久砒素公害

宮崎県西臼杵郡高千穂町北東の古祖母山系の渓谷を流れる土呂久川沿いの，土呂久鉱山周辺地区（図1）住民に発生した慢性砒素中毒症である．被害住民が当時鉱業権を有していた住友金属鉱山を相手取り1975年に提訴したが，最高裁勧告により1990年に和解した．

1 汚染源

16世紀に発見され銀山として長く栄えた土呂久鉱山は，明治初期から硫砒鉄鉱を原料とする亜砒酸（As_2O_3）の精製に転じ，大正時代に本格化させた．殺鼠剤，殺虫剤，農薬を用途として，閉山する1962年まで総量約3,000トンの亜砒酸が生産された．

亜砒酸は，集落近くの，初期には亜砒焼き窯で，のちには反射炉で硫砒鉄鉱を焙焼して精製されていたが，除塵装置などはなく，大気中に直接排出された亜砒酸混じりの煤煙は深い渓谷の土呂久地区に滞留した．高濃度の二酸化硫黄なども含まれていたと指摘されている．焙焼後の廃石はいくつかの坑口付近（図1）に山のように高く堆積され，風雨に曝された鉱滓（こうさい）は土呂久川水系，そして土壌を広く汚染した．

2 問題の顕在化と経過

土呂久地区を校区にもつ岩戸小学校の教諭斎藤正健氏が，1971年11月13日，宮崎県教職員組合教育研究集会の「公害と教育」の分科会で「土呂久地区住民に亜砒酸中毒の疑いのある者が出ている」と発表したことを地方紙が取り上げ，一躍全国の注目を集めた．

宮崎県は，速やかに地区住民の健康調査を実施するとともに，死亡調査や国民健康保険被保険者の受療状況などの疫学調査と水・土壌・農産物の環境調査を行い，中間報告を経て，「砒素との因果関係などの総合判断」を目的とした倉恒匡徳九州大学公衆衛生学講座教授（当時）を委員長とする調査専門委員会を立ち上げた．同委員会は，1972年7月末，県調査結果を総括した「土呂久地区社会医学的調査専門委員会報告書」[1]を公表するに至る．

その内容は，住民に認められる「皮膚の病的変化は慢性砒素中毒症」で「肺がん死亡についても砒素等の影響を否定できない」とし，「鉱山操業に伴って放出された化学物質は，砒素だけでなく，亜硫酸ガス（中略）も考えられるが，健康障害に最も主要な役割を果たしたのは砒素

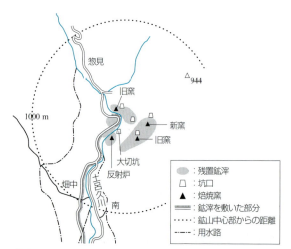

図1　旧土呂久鉱山と周辺地区の状況

土呂久川東岸に鉱山坑口が複数ある．土呂久地区は北から惣見，畑中，南に分かれる．
（堀田宣之，原田正純，他：土呂久鉱毒病の臨床的研究．体質医研報 1979; 29: 199-235）

であろう」と因果関係を認めたうえで，「今後長期にわたって（中略）十分な保健サービスを行うこと」，「土呂久の河川水，廃石，農用土壌には未だにかなりの高濃度の砒素が含まれている」ので「万全の策をとること」と結論づけたものであった．

1973年8月に開始された公的補償は，現行の公害健康被害の補償等に関する法律に引き継がれ，土呂久地区は「慢性砒素中毒症」を指定疾病とする第二種地域に指定されている．

3 曝露経路

砒素精錬は明治初期から1920年まで，その後は1933年から1939年と，1955年から閉山の1962年までと断続的であったが，この間，精錬工程から排出された亜砒酸で，土呂久地区の大気が高濃度汚染されていたことは容易に想像できる．加えて，居住場所と製錬場所が混在していたため，家屋内に蓄積した亜砒酸による曝露は閉山後も続いていたことになる．事実，鉱山中心付近の製錬窯から100 mの距離にある家屋の天井裏などには8,000 ppm，1 km超のところの家屋でも200 ppmというきわめて高濃度の砒素が県調査[1]で確認されている．廃石堆積場からの飛散も続いていたことであろう．また，上水道が普及する閉山後10年目頃までは，廃石堆積場に由来する亜砒酸で汚染された土呂久川水系から飲用水を得ており，農作物の砒素含有量も高い状況にあった．

4 健康被害の広がり

問題発覚直後に実施された県調査の受診者は土呂久地区住民269人中241人（89.6%）で，うち33人は土呂久鉱山での職歴があり，大切坑近くの窯（図1）から400 m以内に住居をもつ者が49人，400～800 m未満が76人，800～1,200 mが116人という分布であった．最終的に7人が悪性角化症等の皮膚所見などから慢性砒素中毒と診断されたが，4人は土呂久鉱山での従事歴はなく環境曝露のみであった．

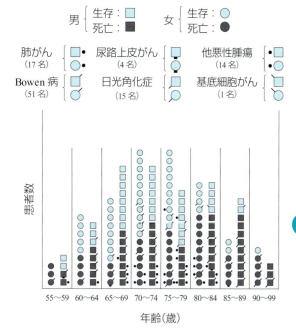

図2 土呂久慢性砒素中毒認定患者162名の腫瘍等発生状況

（出盛允啓，他: Skin Cancer 1999; 14: 158-1635）

以後，新規認定がほぼ毎年続いており，直近では2016年3月にも4人が新たに慢性砒素中毒症と認定されている．宮崎県のホームページによれば，同年8月末現在の認定者累計は199人（男106人，女93人）で，うち152人が死亡している．

図2は，認定者累計162人時点の発がん状況に関する報告[2]である．17人が肺がん，4人が尿路上皮がんで死亡し，51人がBowen病を発症している．これらのがんは皮膚がんも含め，環境省通知が定める皮膚所見や鼻中隔穿孔，多発性神経炎などがあって慢性砒素中毒症と診断されていた場合に補償対象となっている．

土呂久公害は，水俣病，四日市喘息，イタイイタイ病に続く「第四の公害」と呼ばれたが，45年を過ぎた今も新規認定患者が発生し，鉱滓も残り，環境の完全な回復には至っていない．

笹ヶ谷砒素公害

島根県津和野町の笹ヶ谷鉱山は鎌倉時代に開坑された銅山であったが，大正末期から亜砒酸の製錬が始まり，1949年には事実上の閉山となった．この長い間に周辺に堆積された亜砒酸を含む鉱滓は放置されたままで，河川および土壌の汚染源となった．島根県による1970年度の「公害基本調査」で，この地域の河川水系から基準(0.05 ppm)を超える砒素が検出されたことが契機となり，住民調査が実施された．その結果，受診者約1,700人のうち17人が慢性砒素中毒症と認定された．

県の健康調査結果を受け，土呂久地区ではあまり認められなかった多発性神経炎が慢性砒素中毒症の認定基準に追加され，特別措置法の適用，その後は現公害健康被害の補償に関する法律に基づき，笹ヶ谷地区は「慢性砒素中毒症」を指定疾病とする第二種地域の指定を受け，今日に至っている．2015年3月時点での累計認定者数は21人(うち18人は死亡)である．なお，県は1980年代前半に鉱害防止対策を完了したとしている(島根県「笹ヶ谷鉱山鉱害防止対策の概要」昭和58年3月)．

中条町慢性砒素中毒事件[3]

1 汚染源と健康被害の状況

11歳の男子が白斑，黒皮症，角化症を主訴に新潟大学医学部皮膚科を受診し，慢性砒素中毒と診断されたことが発端になった．1959年9月17日のことである．家族にも同様の症状があり，飲用水にしていた井戸水からは2.0 ppmの砒素が検出された．

現地の中条町(現 新潟県胎内市)役場に調査対策本部が設置され，発端となった患者の家から直線距離で100 mのところにあった，三硫化砒素(As_2S_3)を主原料とする石黄製造工場が汚染源と断定された．工場廃液(砒素濃度4,000 ppm)は以前から地下滲透により廃棄されていた．しかし，工場近くの川の上流区域で河川改修があった1955年頃から周辺地域の伏流水の流量が激減した結果，共用あるいは自家用の井戸から飲用水用に汲み上げていた伏流水中の砒素濃度が上昇したと推定されるに到り，そのことによる砒素中毒と考えられた．伏流水の流れに沿った井戸34か所中28か所から最高3.0 ppmの砒素が検出されている．井戸は使用禁止となり，簡易水道が敷設された．

当時，地区住民467人中383人が新潟大学医学部の検診を受診し，そのうち97人が砒素中毒に特徴的な皮膚所見を1つ以上有し，88人が色素沈着・肝腫大・汎血球減少を基準とする慢性砒素中毒症と診断された．当該工場の作業工程上，砒素の大気中への飛散はなく，住民の健康被害は1955年頃から約5年間の飲用水を介した経口曝露が原因である．

事件発覚から約4か月後，県と町の仲介で，被害住民団体と当該工場間で補償問題に関する覚書が交わされ，決着となった．

2 33年目の追跡調査

地区住民467人を対象にした死因構造に関する歴史的コホート研究が33年目に実施されている[4]．追跡率は97.2%と高い．結果の一

表1 当時飲用していた井戸水中の砒素濃度(ppm)別の33年間の死因解析

	< 0.05	0.05～0.99	≥ 1.0	合計
人数	(254)	(76)	(113)	(443)
全死因(105)	0.87	1.08	<u>1.58</u>	1.05
全がん(34)	0.78	1.30	<u>3.63</u>	<u>1.48</u>
肺(9)	0.00	2.33	<u>15.69</u>	<u>3.66</u>
尿路系(3)	0.00	0.00	<u>31.18</u>	<u>6.27</u>
肝(2)	0.00	0.00	<u>7.17</u>	1.52
子宮(2)	0.00	0.00	<u>13.47</u>	3.04
結腸(2)	2.98	0.00	0.00	1.89

( )内の値は人数．小数の値は標準化死亡比(SMR)で，下線は95%信頼区間の下限値が1を上回っていることを示す．基準集団は性別5歳年齢階級別暦年別全国人口．
(Tsuda T, et al: Am J Epidemiology 1995; 141: 198-209)

部を表1に示す．飲用していた井戸水の砒素濃度が判明した者を砒素濃度によって3群に分類した際の死因別死亡リスクである．1.0 ppm以上群で肺がんに加え，例数は少なくなるが尿路系がん，肝がん，子宮がんの標準化死亡比 (standardized mortality ratio; SMR) が有意に1を上回っていることが示されている．この研究では,慢性砒素中毒症を示す皮膚所見が,上記がんの有意な危険因子であることも指摘されている．本報告から20年あまり経つが，新たな追跡調査はない．

なお，この地域は公害健康被害の公的補償の対象地区に指定されたことはない．

文 献

1) 土呂久地区社会医学的調査専門委員会報告書. 環境保健レポート 1972; 15: 3-60.
2) 出盛允啓, 黒川基樹, 緒方克己, 他: 土呂久慢性砒素中毒症患者の発癌状況. *Skin Cancer* 1999; 14: 158-163.
3) 新潟県衛生部: 石黄工場廃液による砒素中毒事件記録, 昭和41年3月.
4) Tsuda T, Babazono A, Yamamoto E, *et al*: Ingested Arsenic and Internal Cancer: A historical Cohort Study Followed for 33 years. *Am J Epidemiology* 1995; 141: 198-209.

日本化学工業六価クロム事件（江東区）

柳澤裕之・須賀万智・石井義脩

発端

1970（昭和45）年，千葉県市川市の埋立地で不法投棄されたクロム鉱滓（こうさい）が発見された．その後，千葉県浦安町埋立地や東京都江戸川区堀江町埋立地でもクロム鉱滓の不法投棄が次々に発見された．1973（昭和48）年，東京都が都営地下鉄工事のために日本化学工業（株）から買収した東京都江東区大島9丁目の小松川工場跡地で，クロム鉱滓の不法投棄が発見され，大きな社会問題となった．その地域住民の一部と第五大島小学校児童の健康診断が行われたが，住民や児童に健康被害は認められないとして特別な対策もとられずに見過ごされた．ところが1975（昭和50）年7月16日，「墨東から公害をなくす会」の公表により，各新聞社は翌17日にクロム鉱滓の不法投棄問題を一斉に報道した．六価クロム公害問題の始まりである[1]．

経過

1970（昭和45）年8月7日，東京都公害局は，日本化学工業（株）の多数の労働者に鼻中隔穿孔が認められることを発表した．同日，東京労働基準局労働衛生課は，日本化学工業（株）の労働者8名が肺がんのため4年間で死亡したことを公表した．9月上旬には，波紋が広がり国会で集中審議も行われた（第75回国会 公害対策並びに環境保全特別委員会 第21号）．

わが国で最初にクロムによる肺がんが問題になったのは，1972（昭和47）年の日本電工（株）北海道栗山クロム酸塩製造工場の労働者の肺がんである．当時，日本赤十字社栗山病院の若い内科医であった小松 喬医師は，短期間に3例の肺がん患者を発見し，3例が共通して曝露していたクロムを肺がんの原因物質として疑った．小松医師は，同級生であり当時は北海道大学大学院生であった岸 玲子医師（現 北海道大学名誉教授）に相談した．岸医師は，同大助教授の渡部真也医師（現 滋賀医科大学名誉教授）とともに文献検索にあたり，ドイツから報告された症例や関連文献を見出した．この一連の経過は北海道労働基準局（現 北海道労働局）から労働省に報告され，渡部医師に疫学調査が依頼された．その疫学調査結果は，1974（昭和49）年3月5日付で報告された．

六価クロム問題は1975（昭和50）年以降の日本化学工業（株）小松川工場のクロム鉱滓不法投棄事件が有名であるが，実はその3年前に日本電工（株）北海道栗山工場において六価クロム問題が勃発していたことになる[2]．

被害実態

日本化学工業（株）の前身である棚橋製薬所は，1908（明治41）年にクロム酸塩の試作にとりかかり，1915（大正4）年に日本製鋪（株）と社名を変更しクロム酸塩の製造を開始した．1933（昭和8）年にはクロム酸塩の本格的な量産化を始め，1944（昭和19）年に日本化学工業（株）と改名した．創業当初からクロム鉱滓は不法投棄されていたが，当時のクロム鉱滓の発生量は不明である．1939（昭和14）年から1974（昭和49）年までのクロム鉱滓発生量は約60万トンと推定され，処理したことが明らかなのは1965（昭和40）年以降の約33万トンで，その内訳は陸地の埋め立てに約26万トンが使用され，残りは海洋投棄と骨材化であった．屋根裏

粉塵，降下煤塵，大気中粉塵調査から，日本化学工業(株)小松川工場が閉鎖されるまで，クロム鉱滓の不法投棄だけでなく，工場排出粉塵やクロム鉱滓の砂塵によって江東区大島と江戸川区小松川の両地域は六価クロムに汚染され続けてきたと考えられる[1]．

1971(昭和46)年に行われた日本化学工業(株)小松川工場の調査では，従業員461名のうち62名に鼻中隔穿孔が認められた．肺がんの被害者数は，創業から50名以上と推定されたが，実際の被害者数は不明であった．1974(昭和49)年に8名の肺がん患者が労災認定されたが，これは六価クロム公害として大きな社会問題になる1年前のことであった．1982(昭和57)年11月，日本化学工業(株)小松川工場のクロム酸塩曝露労働者のがん疫学調査結果が報告された．調査は1936(昭和11)年まで遡り，1978(昭和53)年までに死亡したクロム酸塩曝露労働者116名を対象とした．116名のうち，肺・気管支がんで死亡した労働者は23名と高率であった．日本化学工業(株)小松川工場は住宅密集地にあったため，地域住民にも健康被害をもたらした．

裁判と決着

1975(昭和50)年12月から12次にわたって，日本化学工業(株)とその下請け企業の六価クロム曝露労働者およびその遺族(39遺族，被害者87名)が，健康被害による損害賠償として総額54億8,200万円を日本化学工業(株)に請求した(日化工クロム訴訟)．1981(昭和56)年9月28日，東京地方裁判所は原告の請求を一部認め日本化学工業(株)に対して総額10億5,462万円の賠償を命じた．この判決を受けて，原告と被告の間で自主交渉が行われ，被告が原告に謝罪し，証拠不十分等により敗訴になった原告の補償を含めて2億1千万円の上積金を支払うことで双方控訴することなく決着した[3]．

その後の対応

クロム障害に関する専門家会議が設置され，1975(昭和50)年9月から開催された．翌年1月16日には中間報告が提出されたが，最終報告が提出されたのは1984(昭和59)年3月であった．その間，1977(昭和52)年に労働安全衛生法が改正され，六価クロム等の職業がんに対応するため，がん原性物質を事前にチェックし，その使用を阻止するための有害性調査制度が導入された．

1984(昭和59)年4月から労災認定基準の改正作業が行われ，同年12月4日に現行の「クロム又はその化合物(合金を含む)による疾病の認定基準について(基発第646号)」が発出された．

文献

1) 木俣克郎: 日本化学工業小松川工場による六価クロム被害の実態と今後の課題. 民医連医療 1976; 51: 42-46.
2) 石井義脩: 6価クロム問題の経過. 産衛誌 2011; 53: 285.
3) 斎藤 驍: 職業癌とクロム訴訟の意義. 季刊労働法 1993; 166: 39-48.

大阪府豊能郡美化センター・ダイオキシン類汚染

車谷典男

大阪府北端にある豊能郡の豊能町と能勢町の2町は，地方自治法に基づく一部事務組合豊能郡環境施設組合を設立し，1988年3月に豊能郡美化センターの供用を開始した（表1）．豊能町町長を管理者とし，能勢町内の3ヘクタールの敷地に建設された管理棟・破砕施設棟・焼却施設棟からなる処理能力53トン/日の一般廃棄物焼却施設であった．

発端

焼却施設のダイオキシン問題が社会的に注目され始めるなか，1997年1月，厚生省（当時）は「ごみ処理に係るダイオキシン類発生防止等ガイドライン」を策定し，緊急対策として焼却施設からのダイオキシン類の排出濃度限度を80 ng-TEQ/Nm^3（TEQ：毒性等量）と定めると同時に，全国の焼却施設に測定結果の報告を求めた．4月中旬に公表された結果では，990 ng-TEQ/Nm^3 を最高に基準値超えの施設が72か所あったことが判明した．

ところが6月8日，報告対象の焼却施設であったはずの豊能郡美化センターが基準値を超える 180 ng-TEQ/Nm^3 の測定値を得ていたにもかかわらず，これを報告せずにいたことが新聞報道で暴露される事態となった．焼却炉は，翌日に操業停止，その後は再稼働されることなく，結局は解体されることになった（表1）．新聞報道2か月後に行われた環境施設組合の調査で，焼却施設南東方向約200 mにある能勢高校附属農場の土壌でも2.7 ng-TEQ/g（現環境基準値は1.0 ng-TEQ/g）のダイオキシン類が検出[1]され，一般環境中の高濃度ダイオキシン汚染が証明されたわが国で初めての事案となった．

ダイオキシン類による汚染状況

厚生省は，上記環境施設組合とは独立して，美化センター施設内外の堆積物や残留水，土壌のダイオキシン類濃度を広範囲に測定し，その結果を1998年9月に開催した専門委員会で検討している[2]．

焼却施設棟内のごみピットに投入された一般廃棄物は，焼却炉→電気集塵器→湿式洗煙塔へと順次誘導，処理されて，不燃物は施設外施設へトラック輸送，最終気体成分は煙突から外界に排出されていた．焼却炉で発生した気体を洗煙排水（洗煙塔からの戻り水）で冷却後に集塵する装置が電気集塵器であり，そこから送られてくる粉塵に水酸化ナトリウムを反応させて塩化水素と硫黄酸化物などを除去する装置が湿式洗煙塔で，その塔は下方の洗煙部と上方の冷却部に分かれていた．

測定結果[2]によると，湿式洗煙塔の冷却部内の堆積物（96,000 ng-TEQ/g）（以下，-TEQ/gを省略）や冷却部からの水が循環してくる屋上に設置された開放型冷水塔中の堆積灰（91,000 ng），屋上にあった堆積物（7,000 ng）や煙突底部の堆積物（120,000 ng）には高濃度ダイオキシン類が検出された．湿式洗煙塔の洗煙部内の残留水（3,000,000 ng-TEQ/L）と冷水塔中の残留水（130,000 ng）も同様に高濃度であった．これらに比べると，電気集塵器内部の集塵灰（320 ng）や焼却炉の付着灰（17 ng），炉のなかの流動砂（1.1 ng）に含まれた濃度は格段に低かった．一方，焼却施設外では，洗煙塔からの冷却水を一時ためる冷却水槽すぐ横の敷地内土壌（52,000 ng）や，開放型冷水塔から100 m弱離

表1　豊能郡美化センター・ダイオキシン類汚染関連年表

年	月	事項	備考
1988	3	豊能郡美化センター供用開始.	流動床式焼却炉2基設置.
1997	4	厚生省「ごみ焼却施設ダイオキシン類濃度の測定結果」公表.	全国1,854施設中1,150施設から報告.そのうち72施設が基準値を超える.
1997	6	新聞報道「豊能郡能勢町環境美化センター180 ng/Nm³を府に報告せず」.	美化センター操業停止.
1998	4	能勢町ダイオキシン対策検討委員会「1,000 pg-TEQ/g以上の汚染土壌の撤去が望ましい」と答申.	27,000 m²の範囲の表層20 cmの土壌,重量にして約9,000トンが対象となった.
1998	9	厚生省「生活環境審議会廃棄物処理部会ダイオキシン対策技術専門委員会」開催.	独自に採取した堆積物,残留水,周辺土壌などの測定結果報告と原因に関する見解表明.
1999	6	焼却炉の解体工事始まる.	2003年3月に終了.総重量687トン,ドラム缶にして4,369本のダイオキシン類汚物を焼却施設棟内に保管.
2004	12	ダイオキシン汚染物の無害化処理施設(光化学分解とジオメルト法)の建設着工.	撤去した土壌9,000トンと施設棟内に保管してあったドラム缶4,369本を,2005年8月から2007年7月にかけて無害化処理.
2007	9	一般廃棄物として炉に残された焼却残渣(22トン)と浄化槽内汚泥(8トン),ドラム缶合計198本が未処分.	豊能郡美化センター焼却施設内汚染物処理審議会「豊能郡美化センター焼却施設内汚染物の処理技術について」答申(2015年3月).
2016	7	神戸市産業廃棄物最終処分場にドラム缶163本(25トン)持ち込み発覚.	10月に返却されたドラム缶の一時保管期限を2018年10月31日まで延長することを地元住民が了承.

れた敷地外土壌(4.0 ng)にも検出された.

こうした高濃度ダイオキシン類の発生理由[2]として,①焼却炉内の燃焼温度が安定的に800℃以上に確保されていなかったための不完全燃焼の発生,②電気集塵器入り口付近の温度が320〜330℃前後であったことによる集塵器とその周辺装置でのダイオキシン類の新規生成,③高濃度ダイオキシン類を含んだ洗煙排水を冷却水として再利用していたことによるダイオキシン類の濃縮などが想定されている.

また,焼却施設の屋上にあった堆積物と冷却水槽横の土壌などの高濃度汚染は,それぞれ,開放型冷水塔からの冷却水の飛沫と冷却水槽からの冷却水の漏出が原因であった.施設外の土壌汚染は煙突からの排出による.

ダイオキシン類汚染物の処理

こうした状況は,施設周辺から撤去された重量にしておよそ9,000トン(表1)に及ぶ汚染土壌と,焼却炉解体による重量にして687トンのダイオキシン汚染物とを発生させた[3].それらの汚染廃棄物は,管理型の埋立保管地や仮置きの町内公共建物跡内に保管されながら,地元住民も参加した委員会が選定した無害化処理技術を有する処理施設の建設後,2007年7月まで2年かけて無害化処理が進められた.

しかし,最終的に焼却残渣と汚泥の30トン(ドラム缶198本分)が処分できないまま残ることになった.30トンのうち,50 ng-TEQ/g前後の濃度の汚染物が半分を占め,15,000〜73,000 ng-TEQ/gの物も約1トン含まれていたため,無害化処理が可能と考えられた全国30あまりの外部既存処理施設への搬入が高濃度であることを理由にすべて断られたことによる.

その結果,地元での再処理を目指すことになり,豊能郡は処理技術に関する審議会を新設し答申も得ていたが(表1),2016年7月,神戸市内の産業廃棄物最終処分場に,最高87 ng-TEQ/gのダイオキシン類を含むドラム缶163本を埋め立て処分したことが発覚した.一般廃棄物は地元自治体内での処分を原則(廃棄物処理法)とするが,産業廃棄物はそうでないため,

そもそも特別管理一般廃棄物扱いであったドラム缶内の汚染物を産業廃棄物に種目変更したことの適法性が問題にされた．結局，ドラム缶163本は埋立地から引き上げられ，残りの35本とともに，現在，豊能町の保育所跡地に当初の期間を延長して仮置きされている．

ダイオキシン類の曝露状況

豊能郡美化センターの従事経験者で，ダイオキシン類の分析に必要な200 mLの採血量が得られた92人（男性88人，女性4人）を対象に，血中ダイオキシン類の測定，作業歴の聞き取り調査，皮膚科医の診察などが実施されている[1]．

血中濃度（血液中の脂肪1 g当たり）は，ダイオキシン類のなかで毒性が最も高い2,3,7,8-TCDD（四塩素化ジベンゾパラジオキシン）が平均4.5 pg/g-fat［最高13.4 pg/g-fat，最低値は測定限界（1 pg/g-fat）以下］，ダイオキシン類としては平均84.8 pg-TEQ/g-fat（最高805.8 pg-TEQ/g-fat，最低13.4 pg-TEQ/g-fat）であった．図1は，分析対象者を作業歴に基づき4群に分類したうえで，従事期間を曝露期間の推定値として，血中ダイオキシン類濃度との関係を示したものである．焼却施設棟の焼却炉関連設備内に立ち入り作業をしていた第4群の血中濃度は，その平均値が他群に比べて明らかに高く，しかも推定曝露期間と有意な正の相関（$r = 0.77$）にあることが確認されている．焼却灰などに由来する粉塵の経気道曝露や経皮的曝露が推定されている．焼却灰などの曝露がなかった第1群の平均濃度は4群のなかで最も低かったが，美化センター周辺住民46%の平均値25.3 pg-TEQ/g-fatに比べ有意に高かったことも指摘されている．汚染粉塵の事務室などへの侵入が理由として考えられている．

皮膚所見については，カネミ油症で特徴的とされた毛孔の角化や化膿傾向が強いざ瘡様皮疹を有する者はいなかった．このことは，文献的に塩素ざ瘡（クロルアクネ）が報告されている血

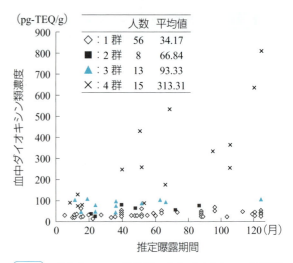

図1 美化センター従事者の血中ダイオキシン類濃度
1群から3群は，作業内容から，曝露があったとしてもきわめて低いと推定されている．
（労働省化学物質調査課：豊能郡美化センターにおけるダイオキシン類による健康影響調査．中央災害防止協会，1999）

中TCDDの最低値に比べても，美化センターの従事経験者の最高値はその1/40と明らかに低かったことに符合している．

教　訓

問題発覚後すでに20年経つが，依然未解決である．不都合な情報を公表しなかった初期対応がすべてを決めたといってよいかもしれない．リスクがゼロでない化学物質に関する利害関係者の合意形成は容易ではなく，リスクコミュニケーション手法の一層の工夫と成功事例の蓄積が求められている．そのなかでの専門家の役割も問われている．

文　献

1) 労働省化学物質調査課：豊能郡美化センターにおけるダイオキシン類による健康影響調査．中央災害防止協会，1999．
2) 厚生労働省生活衛生局水道環境部環境整備課：平成10年9月21日生活環境審議会廃棄物処理部会ダイオキシン対策技術専門委員会議事録．
http://www1.mhlw.go.jp/shingi/s9809/txt/s0921-2_13.txt
（2017年6月22日閲覧）
3) 中西康雄：豊能郡美化センターのダイオキシン対策．環境技術 2006; 35: 362-366.

クボタ・アスベスト近隣曝露

車谷典男

発端

2005年6月29日，(株)クボタは記者会見を開き，兵庫県尼崎市にあった同社旧神崎工場の従業員が中皮腫などのアスベスト(石綿)関連疾患により「過去10年間で51人が死亡していた」ことと，同工場周辺に居住歴をもつ5人の中皮腫患者のうち存命中の3人に療養費として200万円の「見舞金を支払う」ことを公表した．

アスベストが，職業性曝露で石綿肺や肺がんや中皮腫を，そして大気経由による近隣曝露で周辺住民に中皮腫を発症させることは，1960年代半ばにはすでに確立された国際的知見であった．しかし，国内の単一工場でこれほど多数のアスベスト関連死亡と周辺住民に中皮腫が発生していたことは，わが国の社会にきわめて大きな衝撃を与えた．

アスベストの使用状況

クボタ旧神崎工場は，その当時，国内最大手の石綿高圧管製造工場であった．操業開始直後こそ周辺は空き地であったが，戦後の経済成長とともに急速に人家が立ち並び，現JR尼崎駅のすぐ近くの立地であったことも手伝って，アスベストを使用し始めた頃には，結果的に同工場は人口密度の高い住宅地の中心に位置することになった．

クボタの公表資料によれば，1954年から1975年まで同工場で製造していた石綿高圧管は，セメントとシリカに初期には白石綿(クリソタイル)を，1957年からはさらに青石綿(クロシドライト)も加えた製品で，上水道の配水管や導水管，工業用水道配管などを用途として

いた．発がん性の強い青石綿は多い年で約7,700トン，年平均で約4,670トン使用されていて(図3，後出)，一工場の使用量としては国際的にも最大級であった．青石綿取扱い労働者は合計1,000人程度，記者会見時点の中皮腫発症数は20年間で46人(胸膜18人，腹膜28人)と公表されたが，これらの人数から概算すると，中皮腫による死亡リスクは全国平均の約200倍を優に上回っている．同工場の労働者にアスベスト関連疾患死亡が続いていることはクボタのホームページで確認できる．

近隣曝露被害の広がり

記者会見の報道直後から，「中皮腫だがアスベストの職業性曝露は思い当たらない」という患者・遺族からの問い合わせが関係者に殺到し，筆者ら(車谷と熊谷)はこれらの人達の面接調査する機会を得ることになった．同意下で提出された患者の住民票，旧社会保険庁から発行された被保険者記録照会回答票，診断書などをもとに，居住地やその時期，職歴などを慎重に聞き取った．居住地の確認には住宅地図を利用し，中皮腫診断は病理診断を根拠とした．必要に応じて，アスベスト使用の有無を就労先であった企業に問い合わせたり，関係医療機関に診療情報の閲覧を求めたり，時には病理診断を免疫染色でやり直しもした．

当初の予想をはるかに上回る人達からの対応に追われ，本格的な疫学評価に着手できたのは2007年の夏であった．同年3月31日時点での調査終了者は162人に達したが，そのうち121人(男性61人，女性60人)については職業性曝露の可能性はなく，死亡診断書に記載された

死因は1人の腹膜中皮腫を除いて全員が胸膜中皮腫であった．旧神崎工場周辺の企業に勤務歴のあった者が12人，同工場周辺に1年以上の居住歴があった者が109人で，図1aは，この109人から，病理診断のやり直しなどで中皮腫が否定された6人と，中皮腫に独立した死因コード「C45」が与えられた国際疾病分類第10版(ICD-10)の施行日(1995年1月1日)以前の死亡者7人を除いた，2006年末までの12年間の死亡者79人とその時点で療養中の17人の居住地を示したものである[1]．

尼崎市内にアスベスト使用工場が旧神崎工場以外にも多くあったことは尼崎市の調べでわかっているが，青石綿の年間使用量はいずれも10トン以下で，これらに比べると旧神崎工場の使用量4,670トンは桁違いに多く，使用期間も1957年から1975年と長い(図3，後出)．加えて，クボタの公表資料に描かれた石綿高圧管の製造工程は，同工場からアスベストが周辺大気中に飛散していたことを十分に推認させるものであった．また，工場周辺に居住歴があり，かつ職業性曝露のない住民にアスベスト曝露に特有な胸膜プラークを有する者も多く発見されており，工場周辺の肺がん患者の切除肺から明らかに多数の石綿小体と青石綿繊維が検出されている例もある．さらに，既述のように旧神崎工場内では多くの労働者に中皮腫が発生している．一方で，中皮腫患者の80〜90％以上にアスベスト曝露が認められることはよく知られた事実である．

図1aには，したがって，旧神崎工場をアスベストの発生源として，当時の気象条件を組み込んだアスベスト飛散のシミュレーション結果を重ねた居住地の分布である．大気汚染防止法が改正され，特定粉じん発生施設の敷地境界での石綿繊維数の許容限度が新設されたのは1989年であるため，青石綿使用当時の大気中の実測値はなく，Brrigsの点発生源のガス拡散モデルに従った相対的濃度の推定結果である．そのアスベストの相対濃度の勾配に一致して南北方向，しかも工場の南側に患者がより多く分布している．今，これらの相対濃度に従い5地域に分割したとき，図1bに示すように，男女ともに，5地域の相対濃度の平均値と，全国死亡率を基準とした中皮腫死亡者の標準化死亡比(standardized mortality ratio; SMR)(観察死亡数/期待死亡数)との間に有意な正の量−反応関係が存在することが認められた．すなわち，

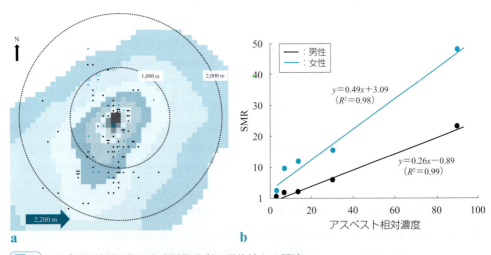

図1　クボタ旧神崎工場と中皮腫発症者の居住地との関連
a: 中央の黒い四角はクボタ旧神崎工場，96の点(●は死亡，●は療養中)は中皮腫患者の居住地を示す．アスベストの相対濃度は工場から遠ざかるほど低い．
b: アスベストの相対濃度で地域を5分割したときの，相対濃度の平均値と中皮腫死亡のSMRとの関係．
(Kurumatani N, et al: Am J Respir Crit Care Med 2008; 178: 624-629)

最も高い相対濃度を示した地域（工場敷地中央から北は100 m，南400 m前後まで）のSMRが男女ともに最高値を示し，女性では47.7［95％信頼区間（95％CI）20.8-105.7］に達した．さらに，SMRの有意な上昇が認められた地域は，工場敷地中央から南南西に最大2,200 mまで及ぶことも明らかとなった．以上が2006年末時点の結果であった．

イタリア北部の小都市で多量の青石綿を使用していた石綿工場の周辺住民の症例対照研究によれば，2,500 mを超えてもなお有意な中皮腫のリスク上昇が観察されている[2]．国内のアスベストによる近隣曝露の発生は，クボタの記者会見を契機に，奈良県のニチアス王寺工場や竜田工業，岐阜県のニチアス岐阜羽島工場の周辺住民などでも確認されている．使用されていたアスベストは発がん性の低い白石綿や茶石綿（アモサイト）であったため，幸い旧神崎工場ほどの大規模な近隣曝露被害はない．

なお，旧神崎工場のごく隣接地域では，近隣曝露による肺がん症例と石綿肺症例もきわめて限られているが報告されている．

その後の発生状況

旧神崎工場周辺に居住歴をもつ中皮腫患者の新規発生は現在も続いており，筆者らの調査対象者は2016年7月末までに合計330人（男性184人，女性146人）に達した．当初と同様の手法で聞き取り調査を重ねているが，中皮腫の確定診断は石綿健康被害救済制度の認定結果に拠っている．図2は，2007年以降の対象者も加えた1995年から2015年末までの，職業性など他のアスベスト曝露の可能性はなく，旧工場近隣の居住歴が1年以上あった中皮腫死亡者の，工場敷地中央と住居間との距離別結果を示したものである．男性では900 mまで，女性では1,500 mでもSMRの有意な上昇が観察された．男女のSMRに大きな違いがある．これは，SMR算出の分子となる観察死亡数からは職業性曝露の者を除外しているが，分母となる

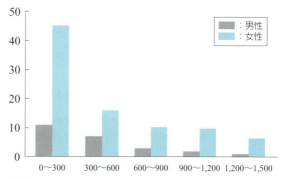

図2　クボタ旧神崎工場敷地中央と住居間の同心円状距離別中皮腫死亡SMR

対象期間は1995年1月1日〜2015年12月31日．SMR算出のための基準集団は暦年別・性別・5歳階級別日本人人口．

期待死亡数を求める際の全国の中皮腫死亡率の計算からは職業性曝露の者は除外できず，その人数が男性で圧倒的に多いことによる．すなわち，女性の結果のほうが近隣曝露リスクをより正確に反映しているといえる．この距離別結果に加えて，図1bと同様な推定濃度別の分析では，分析対象の死亡者数がおよそ倍になっても2006年末までの結果と不変で，工場敷地中央から南南西に最大2,200 mを含む地域で有意な中皮腫のリスク上昇が観察されている．

なお，これら死亡者と療養中の者の，旧神崎工場の青石綿使用期間内での近隣居住期間（曝露期間に相当）は中央値で約12年，居住開始（初回曝露に相当）から初発時までのいわゆる潜伏期間は47年5か月，発症から死亡に至るまでの有病期間は1年6か月であった．

被害の補償

クボタは記者会見から約半年後の2005年末，社長が患者・遺族に直接謝罪したうえで，一定要件に合致する中皮腫患者らに対して独自の救済制度を設置することを約束し，2006年4月から運用を開始した．これらのことは，水俣病の教訓を生かした企業の社会的責任（corporate social responsibility；CSR）を果たす行為として評価された．直近（2016年12月31日）のクボタのホームページでは，「『旧神崎工場周

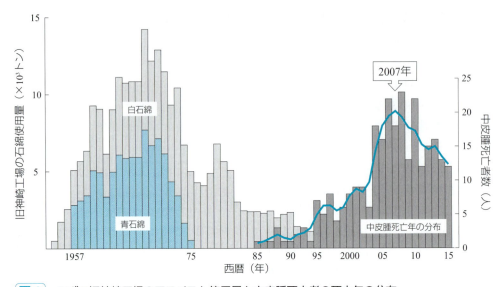

図3 クボタ旧神崎工場のアスベスト使用量と中皮腫死亡者の死亡年の分布
1975年までは石綿高圧管製造に青石綿と白石綿を，それ以降1995年までは建材製造に白石綿を使用していた．

辺の石綿疾病患者並びにご家族の皆様に対する救済金支払い規程』に基づき，平成28年6月30日までに300名の方々へ救済金をお支払いいたしました」と書かれている．中皮腫に加えて肺がんと石綿肺も対象としており，救済金は年齢などに応じて1人当たり2,500〜4,600万円とされている．図3には，その救済金の関連書類をクボタに提出した者のうち，中皮腫死亡者の死亡年の分布を示している．折れ線は死亡者数の3年移動平均値であるが，2007年にピークがあることがわかる．幸い減少傾向に転じているが，今後10年程度は新規発生が続くことが予想される．

教　訓

歴史的には，クボタに限らず，わが国のアスベスト関連企業は，有害性が明らかになって以降[3]も長年にわたってアスベストを使い続けていたことになる．他の先進国の対応はやや早いが，それでもアスベスト全面禁止の国際的な流れは1980年に入ってからである．優れた物理的化学的特性に加えて，安価であったこと，代替物質がなかったことがそのおもな理由という．行政は「管理して使用する」という立場を取り続けてきたが，現実にはそうしたことが不可能であったことをクボタの事例は示している．

企業活動が発生源になっている点は，水俣病や四日市喘息などの公害事件とクボタの事例は全く同じである．しかし，大きく異なっている点もある．すなわち，工場内労働者はより高濃度曝露を受けていたため，被害も大きく発症時期も近隣住民に先行していたことは，労働者の疾病登録や死因調査といった疫学的観察が，周辺地域に対する警鐘になりうることを示している点である．クボタの事例で，産業保健と地域保健の連係が全くなかったことも大きな教訓であろう．

文　献

1) Kurumatani N, Kumagai S: Mapping the Risk of Mesothelioma Due to Neighborhood Asbestos Exposure. Am J Respir Crit Care Med 2008; 178: 624-629.
2) 熊谷信二，車谷典男: 石綿の近隣曝露と中皮腫罹患リスク．産衛誌 2007; 49: 77-88.
3) 車谷典男: アスベストの発がん性に関する国際的な知見集積と認識の形成．日衛誌 2012; 67: 5-20.

ナホトカ号重油流出事故

坪内　彰・金山ひとみ・日下幸則

事故の経緯と被害の概況

　1997（平成9）年1月2日未明，大しけの日本海（島根県隠岐島沖）において，ロシア船籍タンカー「ナホトカ」号（C重油約1.9万kLを積載，建造後26年経過）が破断，沈没した．船体は水深約2,500 mの海底に沈没したが，船体から折損・分離した船首部分は北西の強い季節風の影響を受けて漂流し，1月7日に，福井県三国町（現　坂井市）安島沖に着底した．積荷のオイル（重油）約6,240 kLが海上に流出する（図1）とともに，海底に沈んだ船体の油タンクに残る重油約12,500 kLの一部は現在も漏出を続けていると予想される．

　海上に流出した重油は福井県の沿岸全12市町村をはじめ，日本海沿岸の10府県に及ぶ広範囲の海岸に漂着し，周辺環境や沿岸の採貝藻漁場，沖合での漁業操業への支障など，漁業や観光に大きな被害をもたらした．なお，座礁した船首部分の油タンクに残っていた重油は，海上での回収作業や陸上からの仮設道を利用した回収作業により2月25日に回収を終えた．

事故時の対応 [1,2]

　国や自治体間で明確な役割分担が合意されていたかどうかは不明であるが，実態としては，船首部に残る重油と海面に流出した漂流油の回収は国（海上保安庁，運輸省，海上自衛隊等）が，海岸に漂着した重油の回収・清掃作業は自治体とボランティアが行っている．

　船首部の重油抜き取り作業は2月25日に終了し，約2,831 kLが回収された．また，福井県内において，自治体や地域住民，ボランティアらが回収した流出油は19,020 kL（分別できない海水などを含む）にも及んだ．

　福井県は1月7日に「災害対策本部」を設置し，国や沿岸市町村，漁業関係者，地元住民と協力して事故対応や情報収集・発信にあたるとともに，1月16日には「環境保全技術対策プロジェクトチーム」を設置し，水質・底質や大気，植生，水産生物などへの環境影響を調査した．

　一方，重油回収作業者への健康影響調査については，国や自治体が主体とはなりえず，福井医科大学（現　福井大学医学部）の全面的な協力があって初めてなしえたことである．

　重油漂着直後には全国から大勢のボランティアが駆けつけ（福井県だけでも延べ10万人近い），おもに漂着油回収作業に従事した．その際，

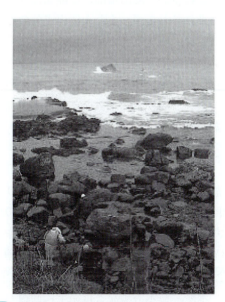

図1　座礁した船首と油に覆われた海岸
三国町安島（1997年1月10日）．
（画像は，福井県の御厚意による）

ボランティアの受け入れは阪神・淡路大震災を経験したボランティアリーダーと地元の社会福祉協議会などが共通窓口を設置し，行政はバックアップに回った（後日，「三国方式」と呼ばれる）ことがスムースな運営につながった．なお，県は，2月20日，海岸種別毎に漂着油回収作業をどこまで続けるべきかの目安として，災害対策本部名で「海岸部漂着油の除去に関する標準的指針」を作成・公表し，3月末にはボランティアによる組織的な漂着油回収・海岸清掃作業は終了した．

環境影響調査[1]

福井県環境保全技術対策プロジェクトチームによる環境影響調査は多岐に及んだが，ここでは，大気調査の結果についてのみ述べることにする．漂着地近傍の数地点で，炭化水素（成分分析を含む），硫化水素，浮遊粒子状物質（suspended particulate matter; SPM），油ミストの大気中濃度が調査され，ベンゼンが一時的に高濃度（瞬間値で最大 0.020 mg/m^3，環境基準は年平均値 0.003 mg/m^3）となったほかは，概ね一般環境の濃度レベルであった．これは真冬の低い気温が重油含有成分の揮散を抑制したことに一因があると考えられる．なお，調査地点は，地域住民への影響把握を主目的としていたため，海岸線から数十メートル程度陸地側で実施されている．

重油回収作業者の健康影響調査[3,4]

福井医科大学（現 福井大学医学部）は，坂井郡医師会（現 坂井地区医師会）や国立公衆衛生院（現 国立保健医療科学院）などの協力を得て，重油流出事故に伴う健康影響調査などを行った．この調査研究は，危急時における健康管理体制への提言や自然界に存在する油分解微生物の調査など多岐にわたったが，ここでは，重油回収作業に従事した人々［三国町安島地区住民，三国町他地区住民，福井県職員の計533名（男性302人，女性231人）］の健康影響調査のうち，1月20日から31日に実施した聞き取り調査と尿検査の結果に絞って報告する．

全体的な症状の訴えでは，急性の健康影響として，足腰の痛みが最も多く，次いで眼の症状の順であった．うち安島住民では，68.8％が何らかの症状を訴えており，足腰の痛みが男性34.6％，女性38.1％，眼の症状が男性21.3％，女性36.1％となっていた．また，症状の訴えは回収作業の開始時期と一致しており，多くの症状は作業を中止すると比較的速やかに消失していた．尿検査は，ベンゼンなど炭化水素の尿中代謝物である馬尿酸，メチル馬尿酸，trans,trans-ムコン酸の含有濃度を調査したところ，異常がみられた項目は馬尿酸のみであった．馬尿酸濃度が 1.0 g/L を超えたのは，安島地区3名，三国町他地区2名，県職員4名であり，最大値は 3.0 g/L 超であった．なお，この尿検査で異常値を示した人については，異常値を示さなかった人と重油回収作業の内容や従事日数などに違いは認められておらず，原因は不明である．

調査結果から，重油回収作業と作業に伴う重油への曝露が急性の健康影響をもたらしたことが示唆されるが，流出重油には揮発性成分がさほど含まれておらず，また大気中成分の観測値からみても，硫化水素や揮発性の有機化合物による直接的な健康被害は発生しなかったと考えられる．しかし，本来であれば，すべての作業者にマスク，メガネ，手袋などの防護用具が必要であった．

今後の課題

事故当時，既存情報が乏しいこともあり，漂着油回収作業や影響調査などに試行錯誤の面があったことは否定できないが，地域住民やボランティア，国や自治体などの根気強い活動もあり，今日では福井県など日本海沿岸地域の環境，自然，水産，海水浴場などは完全に回復し，現場に設置されているモニュメント以外に当時の面影を探すことすらむずかしい．

1　バイオレメディエーション

タンカーからの重油流出を防止するのが基本であるが，例外的に米国や EU が領海内に進入するすべてのタンカーに二重船殻構造を義務づけているほかには，国際的な取り決めは見当たらない．こうした現状にある．したがって，今後も事故は起こりうるとの前提に立てば，油回収船の配備や安全・有効な海上用流出油処理剤以外に，漂着後の対策として，栄養剤の散布により在来の環境中の油分解微生物の活性化を促すバイオレメディエーション（生物学的環境修復[*1]）技術の開発に期待がかかる[2]．

2　正確な情報の提供と共有，デマやフェイクニュースの防止

1997 年のナホトカ号事故当時は今日のような SNS（Twitter や Facebook 等）は未発達であったが，それでも重油回収作業をするとコンタクトレンズが溶けるなどといった不安を煽るデマが横行した．こうした事態を招かないよう，科学的・客観的な情報提供の重要性は一層増している．

3　健康影響の予防

ナホトカ号事故当時の流出油回収作業では，幸いにも深刻な健康被害は発生しなかったが，重油飛沫曝露を避けるための防護用具の着用の徹底が必要である．予防対策の原則（precautionary principle）に基づき，ボランティアの安全・健康確保のための情報提供・共有が不可欠である．

文　献

1) 福井県環境保全技術対策プロジェクトチーム: ロシアタンカー油流出事故に係る環境影響調査報告書（中間報告，最終報告）．福井県，1997 年 10 月および 1999 年 3 月．
2) 清水　誠: 海上流出油汚染対策の課題と展望．資源環境対策 1997; 33: 1177-1179．
3) 日下幸則: 重油流出事故に伴う健康影響調査ならびに重油含有物質による人体影響及び緊急時における健康管理体制に関する研究．福井医科大学，1997 年 3 月．
4) Morita A, Kusaka Y, Deguchi Y, *et al*: Acute health problems among the people engaged in the clean up of the Nahotoka oil spil. *Environ Res* 1999; A81: 185-194.

[*1]: 微生物等の働きを利用して，地下水や土壌などの環境汚染物質を分解・浄化すること．

森永砒素ミルク中毒事件

龍田　希・村田勝敬

食品に由来する砒素中毒

　砒素は，無機砒素化合物や有機砒素化合物として，自然界の鉱物，水，堆積物，食品などに含まれ，環境中に広く分布している．しかしながら，有害性の高い重金属であり，微量であっても長期間曝露されると発がん，代謝疾患，神経疾患，免疫抑制など，慢性砒素中毒による健康被害をもたらすことが知られている．わが国において，職業曝露を除く砒素の曝露源は，水道水や砒素含有量の高い海藻や魚介類の飲食によると考えられている．

　砒素混入飲料による中毒症は多数発生している．1888年にワインを飲んだフランス人500名（うち15名死亡），1900～1901年にビールを飲んだ英国人6,000名（うち70名死亡），1924年にサイダーを飲んだ米国人28名（うち15人死亡）などである．これら海外で発生した砒素混入事件の被害者はすべて成人であった．これに対して，わが国で発生した森永砒素ミルク事件では12,000人を超える小児が被害者となった．成人に比べ種々の環境汚染物質に対して感受性の高い乳幼児が犠牲になり，世界でも類をみない中毒事件といえる．

事件の概要

　1955年6月頃より近畿地方以西の西日本一帯で，食欲不振，皮膚の発疹・色素沈着，下痢・嘔吐・発熱，腹部膨満，貧血などの症状を呈する症例が乳幼児に多発した．当初，患者の尿および皮膚からカンジダ・アルビカンス（*Candida albicans*）が検出されたことからモニリア症が一時疑われたが，死亡した患児の剖検時に内臓モニリア症の所見は認められなかった．岡山大学医学部小児科学講座の濱本英次教授は，患児の剖検および肝生検所見に炎症反応がみられないにもかかわらず皮膚が黒染していたことから，重金属ないしメタロイドによる集団中毒と考えた．その後，臨床症状および検査成績から砒素が原因物質ではないかと推測し，患児の共通食であった粉ミルクの分析を法医学教室に依頼し，砒素が検出された．1955年8月24日に岡山県衛生部長の要請により記者会見を開き，一連の事件に対し，①皮膚の色素沈着，発熱，肝腫，貧血を主症状とする砒素の中毒症状と一致する，②患児が飲用した森永ドライミルクのなかで砒素が検出された，③砒素中毒の解毒剤としてBritish anti-lewisite（BAL）の使用が推奨されると発表した．

　岡山県で1955年8月24日から1956年4月30日までに発生した患者は2,005名，死者24名，疑似者84名であった（図1）．疑似者とは，森永ドライミルクを飲用した事実があり症状もあったが，調査当時，患者であることを証明する決め手が十分でなかった者を指す．計2,113名（男児1,223名，女児890名）においては生後6～10か月の発症が最も多く，粉ミルクを主食とする乳幼児であった．このうち岡山大学病院に入院したのは61名であり，すべて肝腫脹が確認された．入院時に実施された心電図検査では57名中26例（46％）にST上昇，T波平低，QT間隔延長などの異常所見が観察され，末梢血液像検査では59名中，赤血球数200万/μL以下が12例（20.2％），300万/μL以下は35例（60.8％），白血球数5,000/μL以下は30例（50.8％）いた．ただ，入院した患児は感覚器/

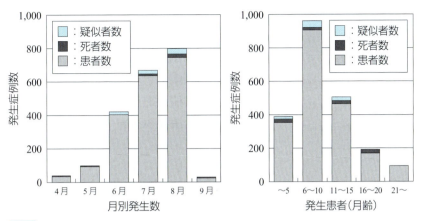

図1　1955年の岡山県における森永砒素ミルク事件の発生状況

運動発達や認知発達の検査を行うに十分な年齢に達していなかった．

1955年10月9日，厚生省（現 厚生労働省）の依頼により設置された有識者5名からなる五人委員会が「砒素化合物を経口的に摂取した場合の砒素中毒患者の診断基準」について発表した．診断基準の必須条件として，ⅰ)色素沈着，ⅱ)肝の腫脹（3横指以上）と硬化，ⅲ)貧血（赤血球250万/μL以下，ヘモグロビン40%Sahli以下，白血球4,000/μL以下）の3つをあげ，付帯条件として発熱，心臓障害，脳症状（全身痙攣，意識消失，昏睡，振戦等），浮腫，黄疸，腹水などが観察されることとした．特に色素沈着の出現は必須であり，この症状のない場合は尿または毛髪中の砒素濃度の測定による証明が必要とされた．厚生省は1956年6月9日に患者総数12,131名，うち死亡者130名と発表した．これは上述の診断基準をすべて満たした患者数であり，一部の症状しか現れなかった多数の疑似者は未登録のままであった．

砒素混入の経緯

森永乳業では，工場に集まる原乳の酸度が酸性に傾くと乳タンパクが凝固して加工できなくなるため，乳質安定剤として第二リン酸ソーダを添加していた．1950年7月の試験時には高純度の1級試薬を使用し，1953年4月以降より本格的に使用していた．しかし，徳島工場では1955年4月13日の製品から粉乳に砒素が混入していた．すなわち，この工場が使用していた「第二リン酸ソーダ」の表示のある物質は「第三リン酸ソーダおよび砒酸ソーダ，その他の混合物」であった．当時の徳島工場は1ポンド缶で約20万缶の粉乳を生産していた．この製品は愛知県以西の府県で販売されており，1955年8月以降は関東方面へも出荷予定であったが大半は回収され，被害は西日本一帯に集中した．

1955年4月10日に納品された工業用リン酸ソーダには重量比4.2〜6.3%（人体に有害とされる重量比は0.3%）の砒素が含まれていた．粉乳中の砒素量は，兵庫県衛生研究所の検査では亜砒酸として0.001〜0.007%（平均0.003%），都立衛生研究所が回収した粉乳を定量すると0.0015〜0.002%であった．森永砒素ミルク事件において，乳幼児の摂取量は正確に把握できなかったので，砒素の量−反応関係を確認するには至らなかった．ただ，森永ドライミルクの指定する使用目安を摂取していたと仮定すると，砒素摂取量は生後1か月児で亜砒酸として2.5 mg/日（540 μg/kg体重/日），2か月児で3.2 mg/日（590 μg/kg体重/日），6か月児で4.6 mg/日（610 μg/kg体重/日）と推定された．当時の成人に対する亜砒酸の致死量は100〜300 mg，中毒量は5〜50 mg，1日の極量は15 mgであった．

砒素中毒の後遺症

森永砒素ミルク事件の公表を受けて設置された五人委員会が1955年12月15日に発表した意見書には「本件の中毒症状には，概ね，ほとんど後遺症は心配する必要はないといってよかろう．今なお引き続き治療を受けているものは，後遺症ではなくして現病の継続である」と記されていた．これに抗議する親がいたことから，厚生省は希望者を募り1956年3月に全国一斉に精密検査を行ったが，「後遺症はない」という結論は変わらなかった．

1968年9月以降，大阪に住む養護教諭や保健婦らが被害児67名を訪問し，そのなかの50名に何らかの異常が認められたとする報告書「十四年目の訪問」が1969年10月18日に公表され，大阪大学医学部の丸山 博教授が「14年前の森永MFヒ素ミルク中毒患者はその後どうなっているのか」と題して1969年10月30日に開催された日本公衆衛生学会(岡山市)でその追跡訪問調査の結果を発表した．この学会以後，森永砒素ミルク事件被害者の追跡調査が各地で進められることとなった．

京都では，1970年12月から1971年7月の期間に415名の被害者とともに無作為抽出した対照群に調査票を郵送し，1954年と1955年生まれの被害者337名と対照者1,134名の比較が行われた．被害者群では疲れやすい，風邪をひきやすい，顔色が悪い，頭痛がよくある，根気が続かないなどの訴えが対照群より多くみられた．また被害者292名に行った医学検査では，京都市の同年齢の統計データと比べ異常脳波の出現率が高い，難聴の出現率が高いなどの結果が得られた．さらに261名に実施した知能指数(IQ)検査では，85以下の割合(20.6%)が文部省統計値(2.0%)よりも高かった．

広島では，1954年1月1日から1955年12月31日の間に広島県のある地域で生まれて育てられた子ども(調査当時の転出した者および転入した者を除く)124名を対象とする結果を発表した．子どもを砒素混入ミルク群，その他の粉ミルク群，母乳群の3群に分類し，子どもが14歳のときの学業成績とIQ検査の結果を比較した．学業成績とIQは，いずれも砒素混入ミルク群が他の2群に比べて低く，また，IQ50以下の知的障害の割合も高いことが示された．脳波検査では，明らかな異常脳波所見ないし疑わしい所見を有する者の割合が母乳群と比べて砒素混入ミルク群で有意に高かった．以上のように，身体および認知障害が被害者の多くに確認され，また完治していないことが強調され，1973年5月26日の日本小児科学会森永砒素ミルク調査特別委員会の最終報告では，1955年の専門家委員会の見解を覆し，「後遺症はある」と記した．

森永砒素ミルク中毒の被害者を守る会「ひかり協会」に属する被害者6,104名(延べ121,169人年)を対象として，2006年までに亡くなった男性185名，女性73名の死因を田中英夫医師らが解析した．それによると，被害者の全死因標準化死亡比(standardized mortality ratio; SMR)は男性1.0，女性1.2であり，大阪の一般集団と比べて有意差はなかったが，神経系疾患によるSMRは男性3.4，女性4.5と有意に高かった(表1)．また，1982年の調査開始から最初の4年以内に死亡した割合は一般集団と比べて高く，10年以上が経過すると死亡率に差はみられなかった．すなわち，砒素中毒後の死因のうち神経系疾患による死亡率が高いと

表1 森永砒素ミルク中毒被害者の死因別SMRと95%信頼区間(95%CI)[*1]

	男性		女性	
	SMR	95% CI	SMR	95% CI
全死因	1.0	0.9-1.2	1.2	1.0-1.6
全がん	1.0	0.7-1.3	1.0	0.7-1.5
脳血管疾患	0.9	0.5-1.6	1.1	0.3-2.3
呼吸器疾患	1.3	0.6-2.3	1.8	0.5-4.0
消化器疾患	0.7	0.3-1.1	0.5	0.0-1.8
神経系疾患	3.4	1.5-6.3	4.5	1.2-9.9

[*1]：大阪府の男女別死因別死亡率よりSMRを算出．

推定された．井戸水などの砒素濃度が高い群ほど小児のIQ得点が低くなるという量-反応関係は海外でも報告され，今日，砒素の慢性曝露は小児の知能発達に影響すると考えられている．

患者救済の過程

1955年8月27日に岡山日赤病院で「被災者家族中毒対策会議」が結成され，9月3日には岡山県下の被害児の家族700名が集まり総決起集会を開き，森永乳業との交渉を開始した．その後，他の府県でも組織が作られ，9月18日に代表が集まり「森永ミルク被災者同盟全国協議会」（全協）を発足させた．全協の森永乳業への要求は，①治療費の全額負担，②後遺症に対する補償，③死亡者への慰謝料の3点であったが，マスコミ報道では慰謝料などの補償金問題だけが取り上げられ，科学を翳す五人委員会の意見書が全協の解散を余儀なくされた．

森永砒素ミルク事件は，医学的解釈と森永乳業の刑事責任に関する法的解釈の両面において，歴史的な逆転劇の起こった事件であった．裁判記録を紐解くと，1963年10月2日の徳島地裁は第一審判決で「合理的な行いに対する依存の原則」を適用して森永側無罪とした．1966年3月31日の高松高裁はこの一審判決を破棄したが，森永は最高裁に上告し，1969年2月27日高松高裁は森永の上告を破棄，徳島地裁に差し戻した．1973年11月28日徳島地裁より，差し戻し刑事裁判で徳島工場製造課長に対して有罪の判決が下された．

この間の1972年9月5日に中坊公平弁護士を団長とする森永ミルク中毒被害者弁護団が結成され，1973年4月10日より大阪地裁の第一次訴訟を皮切りに全国で提訴するとともに，森永製品の不買運動を展開した．同年12月23日に森永ミルク中毒の子どもを守る会（以下，守る会），厚生省，森永乳業の三者は被害者の恒久救済体制確立に向けて会談し，①森永乳業が森永砒素ミルク事件について，企業責任を全面的に認めて謝罪し，ⅱ守る会の「恒久対策案」を尊重し，救済対策委員会（後の「ひかり協会」）の判断ならびに決定に従う，ⅲ救済対策委員会が必要とする費用の負担，等々について三者会談確認書を交わし，署名捺印して締結した．これを受けて，守る会および弁護団は民事訴訟の取り下げと不買運動中止の声明を発表した．これらの経緯を経て，守る会は「森永ひ素ミルク中毒の被害者を守る会」と改称し，被害者救済活動を現在も続けている．

おわりに

この事件が発生した当時は敗戦後の経済的困難な時期から抜け出したばかりの高度経済成長期に相当し，多くの企業が開発競争を繰り広げ，合理化を図っていた．森永乳業も同様であり，鮮度の落ちた牛乳を原料とするために乳質安定剤として第二リン酸ソーダを添加するという安易でかつ安全性を無視した技術開発を行い，その結果として森永乳業が乳業界で高度成長を遂げた．この森永ブランドの威力が拡大を防止できなかった一因とも考えられる．生き残った被害者の多くは今日60代であるが，精神遅滞や神経学的疾患，その他の障害など重度の後遺症に苦しんでいる．乳幼児期の砒素曝露に関する研究は，神経毒に関するリスク評価の鍵となる証拠を提示したことを忘れてはならない．

参考文献

1) Dakeishi M, Murata K, Grandjean P: Long-term consequences of arsenic poisoning during infancy due to contaminated milk powder. *Environ Health* 2006; 5: 31.
2) 森永ひ素ミルク中毒の被害者を守る会: 森永ひ素ミルク中毒事件―事件発生以来50年の闘いと救済の軌跡―. 機関紙「ひかり」編集委員会, 2005.
3) Tanaka H, Tsukuma H, Oshima A: Long-term prospective study of 6104 survivors of arsenic poisoning during infancy due to contaminated milk powder in 1955. *J Epidemiol* 2010; 20: 439-445.

環境問題からの教訓

前田恵理・村田勝敬

1980年代前半，冬季の石炭ストーブの使用により中国内陸部にある都市が煤煙でスッポリ覆われる日々が続き，人々が咳込んでいたという話を聞いた．1993年12月の北京は，天安門広場の空が多少霞んでいたが青空もみられた．2000年前後より，「がん村」と称される地区が中国各地にあちこち点在し，また大都市で大気汚染が深刻化しているとたびたび報道された．さらに2008年の北京オリンピックのときは会場近くの工場の排ガス規制などが話題となった．

わが国では戦後の復興期を経て，1950年代半ばより高度経済成長が始まり，主要産業がそれまでの農業・軽工業から重化学工業にシフトした．その途上で「四大公害」といわれる健康問題が生じた．政府主導の経済政策を支えたのは通産省であったが，その陰で派生した環境・健康問題は黙殺された．たとえば，水俣病の発生当初，通産省は国内にあるすべてのアセトアルデヒドと塩化ビニル製造工場(昭和電工鹿瀬工場も含まれる)の排水調査を実施したが，水俣病が政治問題化するのを恐れて結果を公表しなかった(その後，新潟水俣病が発生した)．同様の構図は現在の中国で再現されており，まさに歴史は繰り返すのである．一人ひとりの患者の存在を何と見比べるかによって，政治家，医師，研究者の姿勢の違いがみえてくる．

高度経済成長がもたらした健康障害

本書には記されていない「足尾鉱毒事件」のほか，「慢性砒素中毒症」，「イタイイタイ病」，「水俣病」，「四日市喘息」，「六価クロム事件」，「アスベスト曝露」はいずれも日本の重化学工業化の進展およびその帰結として発生した健康問題である．これらは当該工場(群)が大気・土壌・河川に排出した有害化学物質に曝露された近隣住民ないし環境生態系が被った負の遺産といえよう．すなわち，ものづくりは人々の生活・家計を豊かにする反面，健康被害をもたらす可能性もはらむ．過去の文献を紐解くと，わが国の「公害」発生以前に有害性に関する記述は散見される．しかし，有害化学物質を検出する装置は科学技術の発達を待たねばならなかったし，「作れば売れる」製品開発に対して企業は積極的に投資するものの，その生産過程で出てくる副産物を処理するという発想は当時なかった．

一億総中流の結果として車社会や大量消費時代が到来すると，窒素酸化物(NOx)や浮遊粒子状物質(suspended particulate matter; SPM)が車から環境中に排出され，また家庭や事業所から出される大量のごみは廃棄物焼却施設に運ばれた．その結果，「大気汚染」，「光化学スモッグ」，「ダイオキシン汚染」などが1970年代より起こり始めた．一方で，生産性向上を目指すなかで「安全」に対する配慮は必ずしも十分でなく，かくして森永砒素ミルク事件やカネミ油症事件が発生した．

高度経済成長政策のなかで起こるべくして起こった環境汚染，健康被害に対して，政府は1967(昭和42)年に公害対策基本法を，その後1993(平成5)年に環境基本法を制定し，政府の責任において大気・水質・土壌の汚染および騒音に関する環境上の条件として，個々の国民の健康を保護し，また生活環境を保全するうえで維持されることが望ましい基準が定められ，同時に公害による被害者救済の費用のみならず公害防止費用なども，公害発生企業が負担する「汚

染原因者負担の原則（polluter-pays principle; PPP）」が定められた．すなわち，わが国の重化学工業化のなかでの反省点が法律という形で示されたのである．ただし，法律の運用は人の性善説に基づくものであり，狭猾な人は法の編目を掻い潜って目的を全うしようと試みる．昨今は法を無視する輩（テロリスト等）も出てきた．人々の関心が目前のスマートフォン画面に集中するなかで，環境への監視が緩むと予期せぬ事態が起こり自らに降りかかる．

越境汚染の問題

中国を中心とした東アジア内陸部の砂漠または乾燥地域の砂塵が上空に巻き上げられ，黄砂となって日本に来襲することは古くより知られている．また，中国で大気汚染が頻発していることはすでに述べた．近年は，中国で発生した大気汚染物質（$PM_{2.5}$等）や光化学オキシダントがわが国にも到達したことが報道され，気象庁や環境省は黄砂や大気汚染物質の飛来情報を発信するようになった．こうなると対岸の火事ではすまされない．根本的な対策は，中国国内での煤煙などの規制強化と，発生抑制技術の中国への移転である．

環境リスクを考える際に真っ先に浮かぶのは有害化学物質であるが，外来種問題も国民一人ひとりが考えないとわが国独自の生物の多様性が維持できなくなる．外来種とは，人間活動に伴って，作為・不作為に関わらず，当該生物がこれまで棲息していなかった場所に持ち込まれた生物を指す．外来種が新しい環境に適応し，在来の生物に悪影響を及ぼすことは稀であるが，実際に被害が起きた場合はきわめて深刻な影響をもたらす．たとえば，ブラックバス，アライグマ，マングースは日本で棲息していた動植物を捕食・駆逐するし，蚊やネズミ類はわが国に存在しなかった他地域の病気や寄生性生物を持ち込む．その結果，在来の野生生物の減少や絶滅，地域の植生の変化などを引き起こし，また本来わが国に存在しなかった病気の発症や感染をもたらす．そのため，外来種の侵入防止と駆除対策の必要性を明記した国際条約「生物多様性条約」が1993年に発効したのを機に，わが国では「特定外来種による生態系等に係る被害の防止に関する法律（特定外来生物法）」が2005（平成17）年6月1日より施行された．さらに，外来種によりもち込まれる環境リスクや疾病とは別に，重症急性呼吸器症候群（severe acute respiratory syndrome; SARS），西ナイルウイルス，エボラ熱などの感染者がわが国に非意図的にもち込むこともある．

越境汚染とは若干異なる環境問題に野焼きがある．野焼きは，有機物の蓄積を減らして無機塩類とし，新たな若草の肥料になる．また，農業害虫を焼き殺す効果も謳われている．にもかかわらず，これは煙害の元凶である．野焼きは2001（平成13）年施行の「廃棄物の処理及び清掃に関する法律」により，風俗慣習上または宗教上の行事を行う際に必要と認められた廃棄物の焼却（奈良若草山の山焼き）や，農業，林業または漁業を営むうえでやむをえない廃棄物の焼却以外は禁止されている．したがって，ニュースとして扱われるのは野焼きで山林火災や焼死者が発生したときである．この野焼き，所在地の市町村長の許可を得なければならないことになっており，違反した者は5年以下の懲役もしくは1,000万円以下の罰金が科される．

予防策の原則

予防策の原則（precautionary principle）は，疑われているが，未だ最終結論に至っていない環境リスクによって将来起こりうる有害事象から回避することを目指す．すなわち，予防策の原則では毒性があるかどうかの反復検証を求めるのではなく，完全な科学的確実性のない状況下で，当該曝露がヒトの健康にひどく危険な状況をもたらすのか，また，そのような危険を予防することができるのかという情報を発し，未然に対処することである．高度経済成長を遂げるために，1950年代後半の日本政府は，水俣

病に対して予防策をとらなかった．すなわち，水俣病の原因物質であるメチル水銀がまだ確認されていない頃，熊本県衛生部は食品衛生法に照らして水俣湾での魚介類の捕獲や摂食を禁じる知事告示を出す方針を決め，その法律の適用の可否を1957年8月16日厚生省に照会した．当時の厚生省公衆衛生局長は「水俣湾内特定地域の魚介類のすべてが有毒化しているという明らかな根拠が認められないので，当該特定地域にて漁獲された魚介類のすべてに対し食品衛生法第4条第2項を適用することはできないものと考える」と返答した（同年9月11日）．もし食品衛生法がこのとき適用されていたならばメチル水銀中毒の犠牲者数は100名足らずで終結していたかもしれないが，予防策は講じられなかった．

教訓は？

水俣病や森永砒素ミルク事件で明らかになったことは，メチル水銀や砒素のような毒性物質の曝露は胎児や乳幼児に中枢神経系障害（精神発達遅滞，異常行動，学力低下等）を生じうるし，その影響を一生涯背負う可能性があるということであった．この教訓はきわめて重要である．すなわち，因果関係が明らかになり，仮に補償金を受取ったとしても，被害者が元に復するわけではない．エコチル調査では出生前後の生体試料（血液や尿）を収集し，出生時の曝露評価を実施した．胎児期曝露による影響は出生時体重のように早期に判明するものもあるが，児の首が据わらないなどは生後半年以降であるし，知的障害や行動障害などはさらに数年経たないとわからない．このように，胎児・乳幼児期の曝露による影響を評価するために長期間追跡する研究が今求められている．

ある地域で似通った症状や徴候をもつ患者が複数来院する場合，何か流行病が起こっているのではないかと疑ってみることが重要となる．原因が推定できることもあれば，原因不明のこともある．1972年に北海道中央部に位置する栗山赤十字病院の若い内科医は3例の肺がん患者を診察した．この医師の卓越性は患者3名がクロム酸塩製造工場で働いていた従業員や元従業員であることに気づいた点だ．当時クロム肺がんに関する文献はほとんどなかったが，北海道大学医学部公衆衛生学教室に問合せしたことが原因究明へとつながった．自らの力で原因解明できることもあろうが，自県にある大学医学部衛生学教室や公衆衛生学教室に尋ねてみると解決への糸口は案外早いかもしれない．

水俣病や森永砒素ミルク事件などでは患者認定訴訟が長期間続いた．この理由は，メチル水銀や砒素濃度の測定法が当時確立されていなかったこともあるが，有害化学物質によっては生物学的半減期の比較的短いものもあり，曝露評価が行われなかったことが災いした．この反省から，茨城県旧神栖町にある井戸水から高濃度の有機砒素化合物が2003年に検出され，それに起因すると考えられる健康被害が問題になったとき，環境省環境保健部リスク評価室の主導下で砒素曝露が疑われる住民全員から生体試料が収集された．健康障害が特異的ないし客観的検査で診断可能な場合は患者認定に関わる問題も少ないが，主観的検査しか行えない場合や晩発性健康障害の発生が予想される場合には発生初期の曝露評価が必須となる．

四日市喘息では，病理学的に喘息性疾患のアレルゲンとなりえない硫黄酸化物（SOx）との関係をどのように立証するかが問題となった．これに対して，工場から排出されたSO_2の濃度分布，風の方向，喘息発作の発生頻度とその時間的関係を詳細に調べ，時間の一致性，生物学的妥当性，量—反応関係，可逆性など疫学におけるHillの因果判定基準に照らして被害集団の因果関係が証明された．アスベストの近隣曝露による地域住民の中皮腫発症についても同様の疫学的手法で立証された．もっとも，アスベスト曝露では特異的に中皮腫を発症することが知られており，証明は四日市喘息に比べると容易であったと考えられる．

おわりに

 環境保健における疫学研究は，地域の環境汚染とその健康影響の関連性を検証するために行われる．このような問題では，因果関係の証明とともに，地域住民に還元できる何らかの研究成果が求められる．しかし，環境問題に関わる加害者と被害者は同じ地域に共存していることが多く，利害関係により研究の中立性が保てず，遂行が困難になる場合も少なくない．実際，チッソ水俣工場は加害者であったが，多くの水俣市民はこの会社の存在によって雇用を含む経済を支えられていた．また，発生した環境汚染物質の濃度が高い場合は曝露源の同定も健康障害の診断も比較的容易であるが，低濃度曝露では共通する症状や徴候をみつけることすらむずかしくなる．近年，先進諸国では環境中の化学物質濃度が種々の規制により徐々に低下しており，因果関係の立証はさらに困難をきわめる可能性が高い．かかる意味で低濃度曝露下の新たな研究手法の開発も必須といえよう．

 今日，いくつかの開発途上国が1960年前後の日本と同様の状況にあるように思われる．有害物質の早期同定とともに，それに対応した予防策を立案していく必要がある．

参考文献

1) 村田勝敬: 意味の異なる2つの予防. 日衛誌 2008; 63: 662.
2) Murata K, Sakamoto M: Minamata disease. In: Nriagu JO (ed), *Encyclopedia of Environmental Health*, Vol.3, Elsevier, 2011; 774-780.

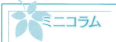

公害問題と環境問題

 1964年に『恐るべき公害』(岩波新書)を出版して，わが国で初めて公害問題を提起した宮本憲一氏は，近著で「公害はEnvironmental PollutionあるいはPollutionと英訳されているが，独自の日本的概念で・・・(中略)・・・Environmental Problemsと言ったほうがよいかもしれない．・・・(中略)・・・環境破壊による社会的被害を表す総括概念」と述べている[『戦後日本公害史論』(岩波書店，2014)]．社会的被害には健康被害が含まれている．法律用語として「公害」という表現が使用されたのは1896年の河川法まで遡るが，戦後は1949年の「東京都工場公害防止条例」が初めてである．その後，四大公害事件が進行するなかで，1967年に公害対策基本法が制定され，1969年には厚生省の『公害白書』の刊行が始まり，1970年にはいわゆる公害国会が開催され，1974年には国立公害研究所が設立される．その一方，公害庁ではなく環境庁が1971年に発足(2001年に環境省へ改組)，1972年には『公害白書』が『環境白書』に改められ，1990年には国立公害研究所が国立環境研究所に改組，1993年には公害対策基本法が廃止されて環境基本法が制定された．その環境基本法の第2条に法律上の公害が定義されているが，社会の課題が公害問題から環境問題へと移ったかのようにみえる．宮本氏は両者の関係を，地球環境の変化を底辺，ヒトの死亡を頂点とした階層的なピラミッドとして捉え，「公害問題は環境問題の最終局面に現れてくるのであって，地域・国土の環境が悪化し，コミュニティーのアメニティの悪化が累積した結果」として起こると指摘し，「公害と環境の質(アメニティ問題)さらには地球環境問題は，それぞれ具体的現象・原因・対策は異なるが，断絶しているのではなく，連続している」と指摘している．

(車谷典男)

V

関連法規(抜粋)

環境基本法

根津智子

　それまでの公害対策基本法［1967(昭和42)年制定］を発展させ，環境保全に関わる総合的な環境政策法として1993(平成5)年に制定された．基本的な理念として，①環境の恵沢の享受と継承等，②環境への負荷の少ない持続的発展が可能な社会の構築等，③国際的協調による地球環境保全の積極的推進の3点が謳われており，環境基本計画(第15条)，事業についての環境影響評価(第20条)，環境保全活動の推進，地球環境保全に関する国際協力の推進(第35条)などが基本的な施策として掲げられている．第16条に規定されている環境基準は，環境基準が達成され維持されるために，個々の環境汚染物質の発生源に対して排出などを規制し，防止するための基準値が個別の法令により定められている．

第一章　総則
（目的）
第一条　この法律は，環境の保全について，基本理念を定め，並びに国，地方公共団体，事業者及び国民の責務を明らかにするとともに，環境の保全に関する施策の基本となる事項を定めることにより，環境の保全に関する施策を総合的かつ計画的に推進し，もって現在及び将来の国民の健康で文化的な生活の確保に寄与するとともに人類の福祉に貢献することを目的とする．
（定義）
第二条　この法律において「環境への負荷」とは，人の活動により環境に加えられる影響であって，環境の保全上の支障の原因となるおそれのあるものをいう．
2　この法律において「地球環境保全」とは，人の活動による地球全体の温暖化又はオゾン層の破壊の進行，海洋の汚染，野生生物の種の減少その他の地球の全体又はその広範な部分の環境に影響を及ぼす事態に係る環境の保全であって，人類の福祉に貢献するとともに国民の健康で文化的な生活の確保に寄与するものをいう．
3　この法律において「公害」とは，環境の保全上の支障のうち，事業活動その他の人の活動に伴って生ずる相当範囲にわたる大気の汚染，水質の汚濁，土壌の汚染，騒音，振動，地盤の沈下及び悪臭によって，人の健康又は生活環境(人の生活に密接な関係のある財産並びに人の生活に密接な関係のある動植物及びその生育環境を含む．以下同じ．)に係る被害が生ずることをいう．
（環境の恵沢の享受と継承等）
第三条　環境の保全は，環境を健全で恵み豊かなものとして維持することが人間の健康で文化的な生活に欠くことのできないものであること及び生態系が微妙な均衡を保つことによって成り立っており人類の存続の基盤である限りある環境が，人間の活動による環境への負荷によって損なわれるおそれが生じてきていることにかんがみ，現在及び将来の世代の人間が健全で恵み豊かな環境の恵沢を享受するとともに人類の存続の基盤である環境が将来にわたって維持されるように適切に行われなければならない．
（環境への負荷の少ない持続的発展が可能な社会の構築等）
第四条　環境の保全は，社会経済活動その他の活動による環境への負荷をできる限り低減することその他の環境の保全に関する行動がすべての者の公平な役割分担の下に自主的かつ積極的に行われるようになることによって，健全で恵み豊かな環境を維持しつつ，環境への負荷の少ない健全な経

済の発展を図りながら持続的に発展することができる社会が構築されることを旨とし，及び科学的知見の充実の下に環境の保全上の支障が未然に防がれることを旨として，行われなければならない．

(国際的協調による地球環境保全の積極的推進)
第五条　地球環境保全が人類共通の課題であるとともに国民の健康で文化的な生活を将来にわたって確保する上での課題であること及び我が国の経済社会が国際的な密接な相互依存関係の中で営まれていることにかんがみ，地球環境保全は，我が国の能力を生かして，及び国際社会において我が国の占める地位に応じて，国際的協調の下に積極的に推進されなければならない．

第二節　環境基本計画
第十五条　政府は，環境の保全に関する施策の総合的かつ計画的な推進を図るため，環境の保全に関する基本的な計画(以下「環境基本計画」という．)を定めなければならない．
(2項から5項は省略)

第三節　環境基準
第十六条　政府は，大気の汚染，水質の汚濁，土壌の汚染及び騒音に係る環境上の条件について，それぞれ，人の健康を保護し，及び生活環境を保全する上で維持されることが望ましい基準を定めるものとする．
(2項から4項は省略)

(公害防止計画の作成)
第十七条　都道府県知事は，次のいずれかに該当する地域について，環境基本計画を基本として，当該地域において実施する公害の防止に関する施策に係る計画(以下「公害防止計画」という．)を作成することができる．
　一　現に公害が著しく，かつ，公害の防止に関する施策を総合的に講じなければ公害の防止を図ることが著しく困難であると認められる地域
　二　人口及び産業の急速な集中その他の事情により公害が著しくなるおそれがあり，かつ，公害の防止に関する施策を総合的に講じなければ公害の防止を図ることが著しく困難になると認められる地域

(環境影響評価の推進)
第二十条　国は，土地の形状の変更，工作物の新設その他これらに類する事業を行う事業者が，その事業の実施に当たりあらかじめその事業に係る環境への影響について自ら適正に調査，予測又は評価を行い，その結果に基づき，その事業に係る環境の保全について適正に配慮することを推進するため，必要な措置を講ずるものとする．

(環境の保全上の支障を防止するための経済的措置)
第二十二条　国は，環境への負荷を生じさせる活動又は生じさせる原因となる活動(以下この条において「負荷活動」という．)を行う者がその負荷活動に係る環境への負荷の低減のための施設の整備その他の適切な措置をとることを助長することにより環境の保全上の支障を防止するため，その負荷活動を行う者にその者の経済的な状況等を勘案しつつ必要かつ適正な経済的な助成を行うために必要な措置を講ずるように努めるものとする．

(国際協力の実施等に当たっての配慮)
第三十五条
2　国は，本邦以外の地域において行われる事業活動に関し，その事業活動に係る事業者がその事業活動が行われる地域に係る地球環境保全等について適正に配慮することができるようにするため，その事業者に対する情報の提供その他の必要な措置を講ずるように努めるものとする．

(原因者負担)
第三十七条　国及び地方公共団体は，公害又は自然環境の保全上の支障(以下この条において「公害等に係る支障」という．)を防止するために国若しくは地方公共団体又はこれらに準ずる者(以下この条において「公的事業主体」という．)により実施されることが公害等に係る支障の迅速な防止の必要性，事業の規模その他の事情を勘案して必要かつ適切であると認められる事業が公的事業主体により実施される場合において，その事業の必要を生じさせた者の活動により生ずる公害等に係る支障の程度及びその活動がその公害等に係る支障の原因となると認められる程度を勘案してその事業の必要を生じさせた者にその事業の実施に要する費用を負担させることが適当であると認められるものについて，その事業の必要を生じさせた者にその事業の必要を生じさせた限度においてその事業の実施に要する費用の全部又は一部を適正かつ公平に負担させるために必要な措置を講ずるものとする．

大気汚染防止法

根津智子

大気汚染公害の全国的な深刻化を背景に1968(昭和43)年に制定されたが，1970(昭和45)年のいわゆる公害国会で「経済との調和条項」が削除された．1972(昭和47)年には「無過失責任」を定めた第25条が新設されたが，四日市公害訴訟の審議を反映したもので，政令で定めた「健康被害物質」による健康被害の発生の場合には，故意または過失がなくとも排出源の事業者に損害賠償責任を課したものである（第25条）．工場や事業場の事業活動や建築物等の解体に伴う煤煙，揮発性有機化合物，粉塵の排出などを規制すること，有害大気汚染物質対策を推進すること，自動車排出ガスの許容限度を定めることにより，健康保護のために生活環境を保全し，被害者の保護を図ることを目的（第1条）としている．環境基本法で設定している「環境基準」を達成するために，総量規制の下（第5条の2），工場または事業場が集合している地域では，物質の種類毎，施設の種類・規模毎に排出基準等が定められ，大気汚染物質排出者等はこの基準を守らなければならないとしている．

（目的）
第一条　この法律は，工場及び事業場における事業活動並びに建築物等の解体等に伴うばい煙，揮発性有機化合物及び粉じんの排出等を規制し，有害大気汚染物質対策の実施を推進し，並びに自動車排出ガスに係る許容限度を定めること等により，大気の汚染に関し，国民の健康を保護するとともに生活環境を保全し，並びに大気の汚染に関して人の健康に係る被害が生じた場合における事業者の損害賠償の責任について定めることにより，被害者の保護を図ることを目的とする．
（定義等）
第二条　この法律において「ばい煙」とは，次の各号に掲げる物質をいう．
　一　燃料その他の物の燃焼に伴い発生するいおう酸化物
　二　燃料その他の物の燃焼又は熱源としての電気の使用に伴い発生するばいじん
　三　物の燃焼，合成，分解その他の処理（機械的処理を除く．）に伴い発生する物質のうち，カドミウム，塩素，弗化水素，鉛その他の人の健康又は生活環境に係る被害を生ずるおそれがある物質（第一号に掲げるものを除く．）で政令で定めるもの
（2項から3項は略）
4　この法律において「揮発性有機化合物」とは，大気中に排出され，又は飛散した時に気体である有機化合物（浮遊粒子状物質及びオキシダントの生成の原因とならない物質として政令で定める物質を除く．）をいう．
（5項から7項は略）
8　この法律において「粉じん」とは，物の破砕，選別その他の機械的処理又はたい積に伴い発生し，又は飛散する物質をいう．
9　この法律において「特定粉じん」とは，粉じんのうち，石綿その他の人の健康に係る被害を生ずるおそれがある物質で政令で定めるものをいい，「一般粉じん」とは，特定粉じん以外の粉じんをいう．
（10項から12項は略）
13　この法律において「有害大気汚染物質」とは，継続的に摂取される場合には人の健康を損なうお

それがある物質で大気の汚染の原因となるもの（ばい煙及び特定粉じんを除く．）をいう．

14　この法律において「自動車排出ガス」とは，自動車の運行に伴い発生する一酸化炭素，炭化水素，鉛その他の人の健康又は生活環境に係る被害を生ずるおそれがある物質で政令で定めるものをいう．

第二章　ばい煙の排出の規制等
（排出基準）

第三条　ばい煙に係る排出基準は，ばい煙発生施設において発生するばい煙について，環境省令で定める．

（総量規制基準）

第五条の二　都道府県知事は，工場又は事業場が集合している地域で，第三条第一項若しくは第三項又は第四条第一項の排出基準のみによつては環境基本法第十六条第一項の規定による大気の汚染に係る環境上の条件についての基準の確保が困難であると認められる地域としていおう酸化物その他の政令で定めるばい煙（以下「指定ばい煙」という．）ごとに政令で定める地域（以下「指定地域」という．）にあつては，当該指定地域において当該指定ばい煙を排出する工場又は事業場で環境省令で定める基準に従い都道府県知事が定める規模以上のものにおいて発生する当該指定ばい煙について，指定ばい煙総量削減計画を作成し，これに基づき，環境省令で定めるところにより，総量規制基準を定めなければならない．

（ばい煙発生施設の設置の届出）

第六条　ばい煙を大気中に排出する者は，ばい煙発生施設を設置しようとするときは，環境省令で定めるところにより，次の事項を都道府県知事に届け出なければならない．

（改善命令等）

第十四条　都道府県知事は，ばい煙排出者が，そのばい煙量又はばい煙濃度が排出口において排出基準に適合しないばい煙を継続して排出するおそれがあると認めるときは，その者に対し，期限を定めて当該ばい煙発生施設の構造若しくは使用の方法若しくは当該ばい煙発生施設に係るばい煙の処理の方法の改善を命じ，又は当該ばい煙発生施設の使用の一時停止を命ずることができる．

第三章　自動車排出ガスに係る許容限度等
（許容限度）

第十九条　環境大臣は，自動車が一定の条件で運行する場合に発生し，大気中に排出される排出物に含まれる自動車排出ガスの量の許容限度を定めなければならない．

第四章　大気の汚染の状況の監視等
（常時監視）

第二十二条　都道府県知事は，環境省令で定めるところにより，大気の汚染の状況を常時監視しなければならない．

（緊急時の措置）

第二十三条　都道府県知事は，大気の汚染が著しくなり，人の健康又は生活環境に係る被害が生ずるおそれがある場合として政令で定める場合に該当する事態が発生したときは，その事態を一般に周知させるとともに，ばい煙を排出する者，揮発性有機化合物を排出し，若しくは飛散させる者又は自動車の使用者若しくは運転者であつて，当該大気の汚染をさらに著しくするおそれがあると認められるものに対し，ばい煙の排出量若しくは揮発性有機化合物の排出量若しくは飛散の量の減少又は自動車の運行の自主的制限について協力を求めなければならない．

第四章の二　損害賠償
（無過失責任）

第二十五条　工場又は事業場における事業活動に伴う健康被害物質の大気中への排出により，人の生命又は身体を害したときは，当該排出に係る事業者は，これによつて生じた損害を賠償する責めに任ずる．

公害健康被害の補償等に関する法律

根津智子

　1969(昭和44)年に施行された「公害に係る健康被害の救済に関する特別措置法」は，医療費の自己負担分の給付のみで，財産的損失に対する補償や慰謝料は含まれていなかった．1974(昭和49)年に新たに施行された「公害健康被害補償法」では，公害健康被害者の迅速かつ公正な保護を図るため，汚染原因者負担の原則(polluter-pays principle; PPP)を導入するとともに，公害による健康被害を第一種地域と第二種地域とに分けて，要件を満たした者に行政上の補償給付等を実施するようになった．その後，著しい大気汚染は改善されたとして第一種地域を指定解除するとともに，大気汚染の影響による健康被害を予防するための事業実施も含めた「公害健康被害の補償等に関する法律」が1988(昭和63)年に施行され現在に至っている．公的補償の対象者は，いずれかの指定地域に一定期間以上在住し，指定疾病に罹患している者で，申請に基づき，指定地域の都道府県知事等が認定した者である．第2条が定める第一種地域として相当範囲の著しい大気汚染による気管支喘息等の疾病が多発している四日市，東京19区等41地域が指定されていたが，地域指定解除［1988(昭和63)年］により，新規認定は行われていない．第二種地域は水俣病，イタイイタイ病，慢性砒素中毒症の原因物質との因果関係が明らかな疾病が多発している地域である．

（目的）
第一条　この法律は，事業活動その他の人の活動に伴つて生ずる相当範囲にわたる著しい大気の汚染又は水質の汚濁（水底の底質が悪化することを含む．以下同じ．）の影響による健康被害に係る損害を塡補するための補償並びに被害者の福祉に必要な事業及び大気の汚染の影響による健康被害を予防するために必要な事業を行うことにより，健康被害に係る被害者等の迅速かつ公正な保護及び健康の確保を図ることを目的とする．
（地域及び疾病の指定）
第二条　この法律において「第一種地域」とは，事業活動その他の人の活動に伴つて相当範囲にわたる著しい大気の汚染が生じ，その影響による疾病（次項に規定する疾病を除く．）が多発している地域として政令で定める地域をいう．
2　この法律において「第二種地域」とは，事業活動その他の人の活動に伴つて相当範囲にわたる著しい大気の汚染又は水質の汚濁が生じ，その影響により，当該大気の汚染又は水質の汚濁の原因である物質との関係が一般的に明らかであり，かつ，当該物質によらなければかかることがない疾病が多発している地域として政令で定める地域をいう．
3　前二項の政令においては，あわせて前二項の疾病を定めなければならない．
（補償給付の種類等）
第三条　第一条に規定する健康被害に対する補償のため支給されるこの法律による給付は，次のとおりとする．
　一　療養の給付及び療養費
　二　障害補償費
　三　遺族補償費
　四　遺族補償一時金
　五　児童補償手当
　六　療養手当

七　葬祭料

(認定等)

第四条　第一種地域の全部又は一部を管轄する都道府県知事は，当該第一種地域につき第二条第三項の規定により定められた疾病にかかつていると認められる者で次の各号の一に該当するものの申請に基づき，当該疾病が当該第一種地域における大気の汚染の影響によるものである旨の認定を行なう．この場合においては，当該疾病にかかつていると認められるかどうかについては，公害健康被害認定審査会の意見をきかなければならない．

(療養の給付)

第十九条　都道府県知事は，その認定に係る被認定者の指定疾病について，次に掲げる療養の給付を行なう．

一　診察
二　薬剤又は治療材料の支給
三　医学的処置，手術及びその他の治療
四　居宅における療養上の管理及びその療養に伴う世話その他の看護
五　病院又は診療所への入院及びその療養に伴う世話その他の看護
六　移送

(公害医療機関)

第二十条　療養の給付を取り扱う者(以下「公害医療機関」という．)は，次に掲げるもの(都道府県知事に対し公害医療機関とならない旨を申し出たものを除く．)とする．

一　健康保険法第六十三条第三項第一号に規定する保険医療機関及び保険薬局
二　生活保護法第五十条第一項に規定する指定医療機関
三　前二号に掲げるもののほか，病院若しくは診療所(これらに準ずるものを含む．)又は薬局であつて環境省令で定めるもの

(公害医療機関の義務)

第二十一条　公害医療機関は，環境大臣の定めるところにより，療養の給付を担当しなければならない．

2　公害医療機関は，被認定者の指定疾病についての療養の給付に関し，環境大臣又は都道府県知事の行なう指導に従わなければならない．

第三章　公害保健福祉事業

第四十六条　都道府県知事又は第四条第三項の政令で定める市の長は，指定疾病によりそこなわれた被認定者の健康を回復させ，その回復した健康を保持させ，及び増進させる等被認定者の福祉を増進し，並びに第一種地域又は第二種地域における当該地域に係る指定疾病による被害を予防するために必要なリハビリテーションに関する事業，転地療養に関する事業その他の政令で定める公害保健福祉事業を行なうものとする．

(汚染負荷量賦課金の徴収及び納付義務)

第五十二条　独立行政法人環境再生保全機構(以下「機構」という．)は，第四十八条の規定による納付金のうち，第四条第一項の認定に係る被認定者及び認定死亡者に関する補償給付の支給に要する費用並びに第一種地域に係る指定疾病による被害に関して行う公害保健福祉事業に要する費用に充てるためのもの，第十三条第二項の規定による支払に要する費用並びに機構が行う事務の処理に要する費用の一部に充てるため，大気汚染防止法に規定するばい煙発生施設が設置される工場又は事業場を設置し，又は設置していた事業者で，次に掲げるものから，毎年度，汚染負荷量賦課金を徴収する．

第五章　公害健康被害予防事業

第六十八条　機構は，大気の汚染の影響による健康被害を予防するため，次の業務を行う．

一　大気の汚染の影響による健康被害の予防に関する調査研究，知識の普及及び研修を行うこと．
二　大気の汚染の影響による健康被害の予防に関する計画の作成，健康相談，健康診査，機能訓練又は施設若しくは機械器具の整備を行う地方公共団体に対する助成金を交付すること．

地球温暖化対策の推進に関する法律

根津智子

　この法律は，1997(平成9)年に京都で開催された気候変動枠組条約第3回締約国会議(COP3)の議定書(京都議定書)の採択を受けて，翌1998(平成10)年にわが国の国会で可決，公布された法律である．地球温暖化防止を目的とする世界最初の法律と環境省は述べている．気候系に対して危険な人為的干渉を及ぼさない範囲に大気中の温室効果ガス(第2条3)の濃度を安定化させ，地球温暖化を防止するために，国，地方公共団体，事業者及び国民の責務を明らかにするとともに，地球温暖化対策に関する基本方針(第8条)を定めたものである．地球温暖化対策計画の策定や，地域協議会の設置等の国民の取組を強化するための措置，温室効果ガスを一定量以上排出する者に温室効果ガスの排出量を算定して国に報告することの義務づけ(第26条)，報告されたデータを国が集計・公表する「温室効果ガス排出量算定・報告・公表制度」などが定められている．

(目的)
第一条　この法律は，地球温暖化が地球全体の環境に深刻な影響を及ぼすものであり，気候系に対して危険な人為的干渉を及ぼすこととならない水準において大気中の温室効果ガスの濃度を安定化させ地球温暖化を防止することが人類共通の課題であり，全ての者が自主的かつ積極的にこの課題に取り組むことが重要であることに鑑み，地球温暖化対策に関し，地球温暖化対策計画を策定するとともに，社会経済活動その他の活動による温室効果ガスの排出の抑制等を促進するための措置を講ずること等により，地球温暖化対策の推進を図り，もって現在及び将来の国民の健康で文化的な生活の確保に寄与するとともに人類の福祉に貢献することを目的とする．

(定義)
第二条　この法律において「地球温暖化」とは，人の活動に伴って発生する温室効果ガスが大気中の温室効果ガスの濃度を増加させることにより，地球全体として，地表，大気及び海水の温度が追加的に上昇する現象をいう．
2　この法律において「地球温暖化対策」とは，温室効果ガスの排出の抑制並びに吸収作用の保全及び強化その他の国際的に協力して地球温暖化の防止を図るための施策をいう．
3　この法律において「温室効果ガス」とは，次に掲げる物質をいう．
　一　二酸化炭素
　二　メタン
　三　一酸化二窒素
　四　ハイドロフルオロカーボンのうち政令で定めるもの
　五　パーフルオロカーボンのうち政令で定めるもの
　六　六ふっ化硫黄
　七　三ふっ化窒素
5　この法律において「温室効果ガス総排出量」とは，温室効果ガスである物質ごとに政令で定める方法により算定される当該物質の排出量に当該物質の地球温暖化係数(温室効果ガスである物質ごとに地球の温暖化をもたらす程度の二酸化炭素に係る当該程度に対する比を示す数値として国際的に認められた知見に基づき政令で定める係数をいう．以下同じ．)を乗じて得た量の合計量をいう．

（国の責務）
第三条　国は，大気中における温室効果ガスの濃度変化の状況並びにこれに関連する気候の変動及び生態系の状況を把握するための観測及び監視を行うとともに，総合的かつ計画的な地球温暖化対策を策定し，及び実施するものとする．

（地方公共団体の責務）
第四条　地方公共団体は，その区域の自然的社会的条件に応じた温室効果ガスの排出の抑制等のための施策を推進するものとする．

（事業者の責務）
第五条　事業者は，その事業活動に関し，温室効果ガスの排出の抑制等のための措置を講ずるように努めるとともに，国及び地方公共団体が実施する温室効果ガスの排出の抑制等のための施策に協力しなければならない．

（国民の責務）
第六条　国民は，その日常生活に関し，温室効果ガスの排出の抑制等のための措置を講ずるように努めるとともに，国及び地方公共団体が実施する温室効果ガスの排出の抑制等のための施策に協力しなければならない．

（温室効果ガスの排出量等の算定等）
第七条　政府は，温室効果ガスの排出及び吸収に関し，気候変動に関する国際連合枠組条約第四条1(a)に規定する目録及び京都議定書第七条1に規定する年次目録を作成するため，毎年，我が国における温室効果ガスの排出量及び吸収量を算定し，環境省令で定めるところにより，これを公表するものとする．

（地球温暖化対策計画）
第八条　政府は，地球温暖化対策の総合的かつ計画的な推進を図るため，地球温暖化対策に関する計画を定めなければならない．

（事業活動に伴う排出抑制等）
第二十三条　事業者は，事業の用に供する設備について，温室効果ガスの排出の抑制等のための技術の進歩その他の事業活動を取り巻く状況の変化に応じ，温室効果ガスの排出の抑制等に資するものを選択するとともに，できる限り温室効果ガスの排出の量を少なくする方法で使用するよう努めなければならない．

（日常生活における排出抑制への寄与）
第二十四条　事業者は，国民が日常生活において利用する製品又は役務の製造，輸入若しくは販売又は提供を行うに当たっては，その利用に伴う温室効果ガスの排出の量がより少ないものの製造等を行うとともに，当該日常生活用製品等の利用に伴う温室効果ガスの排出に関する正確かつ適切な情報の提供を行うよう努めなければならない．

（温室効果ガス算定排出量の報告）
第二十六条　事業活動に伴い相当程度多い温室効果ガスの排出をする者として政令で定めるもの（以下「特定排出者」という．）は，毎年度，主務省令で定めるところにより，主務省令で定める期間に排出した温室効果ガス算定排出量に関し，主務省令で定める事項を当該特定排出者に係る事業を所管する大臣に報告しなければならない．

（地域地球温暖化防止活動推進センター）
第三十八条　都道府県知事等は，地球温暖化対策に関する普及啓発を行うこと等により地球温暖化の防止に寄与する活動の促進を図ることを目的とする一般社団法人若しくは一般財団法人又は特定非営利活動促進法第二条第二項の特定非営利活動法人であって，次項に規定する事業を適正かつ確実に行うことができると認められるものを，その申請により，都道府県又は指定都市等にそれぞれ一を限って，地域地球温暖化防止活動推進センター（以下「地域センター」という．）として指定することができる．

（地球温暖化対策地域協議会）
第四十条　地方公共団体，地域センター，地球温暖化防止活動推進員，事業者，住民その他の地球温暖化対策の推進を図るための活動を行う者は，日常生活に関する温室効果ガスの排出の抑制等に関し必要となるべき措置について協議するため，地球温暖化対策地域協議会を組織することができる．

循環型社会形成推進基本法

冨岡公子

　経済成長によって深刻化した頻発する不法投棄や最終処分場のひっ迫などの廃棄物問題の解決策として，天然資源の消費の抑制と環境負荷の低減を図る循環型社会の形成を目指して2000（平成12）年に制定されたものである．廃棄物処理について，①優先順位（発生抑制：Reduce→再利用：Reuse→再生利用：Recycle→熱回収→適正処分），②国，地方公共団体，事業者，および国民の責務，③政府による循環型社会形成推進基本計画の策定などが定められている．本法律と一体的に，廃棄物の適正処理に関する廃棄物処理法，再生利用の推進に関する資源有効利用促進法，個別の物品の特性に応じて制定された6つのリサイクル法，国が率先して再生品などの調達を推進するグリーン購入法も整備された．

（目的）
第一条　この法律は，環境基本法の基本理念にのっとり，循環型社会の形成について，基本原則を定め，並びに国，地方公共団体，事業者及び国民の責務を明らかにするとともに，循環型社会形成推進基本計画の策定その他循環型社会の形成に関する施策の基本となる事項を定めることにより，循環型社会の形成に関する施策を総合的かつ計画的に推進し，もって現在及び将来の国民の健康で文化的な生活の確保に寄与することを目的とする．

（定義）
第二条　この法律において「循環型社会」とは，製品等が廃棄物等となることが抑制され，並びに製品等が循環資源となった場合においてはこれについて適正に循環的な利用が行われることが促進され，及び循環的な利用が行われない循環資源については適正な処分が確保され，もって天然資源の消費を抑制し，環境への負荷ができる限り低減される社会をいう．

（循環型社会の形成）
第三条　循環型社会の形成は，これに関する行動がその技術的及び経済的な可能性を踏まえつつ自主的かつ積極的に行われるようになることによって，環境への負荷の少ない健全な経済の発展を図りながら持続的に発展することができる社会の実現が推進されることを旨として，行われなければならない．

（適切な役割分担等）
第四条　循環型社会の形成は，このために必要な措置が国，地方公共団体，事業者及び国民の適切な役割分担の下に講じられ，かつ，当該措置に要する費用がこれらの者により適正かつ公平に負担されることにより，行われなければならない．

（原材料，製品等が廃棄物等となることの抑制）
第五条　原材料，製品等については，これが循環資源となった場合におけるその循環的な利用又は処分に伴う環境への負荷ができる限り低減される必要があることにかんがみ，原材料にあっては効率的に利用されること，製品にあってはなるべく長期間使用されること等により，廃棄物等となることができるだけ抑制されなければならない．

（循環資源の循環的な利用及び処分）
第六条　循環資源については，その処分の量を減らすことにより環境への負荷を低減する必要があることにかんがみ，できる限り循環的な利用が行われなければならない．

2　循環資源の循環的な利用及び処分に当たっては，環境の保全上の支障が生じないように適正に行われなければならない．

（循環資源の循環的な利用及び処分の基本原則）
第七条　循環資源の循環的な利用及び処分に当たっては，技術的及び経済的に可能な範囲で，かつ，次に定めるところによることが環境への負荷の低減にとって必要であることが最大限に考慮されることによって，これらが行われなければならない．この場合において，次に定めるところによらないことが環境への負荷の低減にとって有効であると認められるときはこれによらないことが考慮されなければならない．
1　循環資源の全部又は一部のうち，再使用をすることができるものについては，再使用がされなければならない．
2　循環資源の全部又は一部のうち，再生利用をすることができるものについては，再生利用がされなければならない．
3　循環資源の全部又は一部のうち，熱回収をすることができるものについては，熱回収がされなければならない．
4　循環資源の全部又は一部のうち，前三号の規定による循環的な利用が行われないものについては，処分されなければならない．

（国の責務）
第九条　国は，第三条から第七条までに定める循環型社会の形成についての基本原則にのっとり，循環型社会の形成に関する基本的かつ総合的な施策を策定し，及び実施する責務を有する．

（地方公共団体の責務）
第十条　地方公共団体は，基本原則にのっとり，循環資源について適正に循環的な利用及び処分が行われることを確保するために必要な措置を実施するほか，循環型社会の形成に関し，国との適切な役割分担を踏まえて，その地方公共団体の区域の自然的社会的条件に応じた施策を策定し，及び実施する責務を有する．

（事業者の責務）
第十一条　事業者は，基本原則にのっとり，その事業活動を行うに際しては，原材料等がその事業活動において廃棄物等となることを抑制するために必要な措置を講ずるとともに，原材料等がその事業活動において循環資源となった場合には，これについて自ら適正に循環的な利用を行い，若しくはこれについて適正に循環的な利用が行われるために必要な措置を講じ，又は循環的な利用が行われない循環資源について自らの責任において適正に処分する責務を有する．

（国民の責務）
第十二条　国民は，基本原則にのっとり，製品をなるべく長期間使用すること，再生品を使用すること，循環資源が分別して回収されることに協力すること等により，製品等が廃棄物等となることを抑制し，製品等が循環資源となったものについて適正に循環的な利用が行われることを促進するよう努めるとともに，その適正な処分に関し国及び地方公共団体の施策に協力する責務を有する．

（循環型社会形成推進基本計画の策定）
第十五条　政府は，循環型社会の形成に関する施策の総合的かつ計画的な推進を図るため，循環型社会の形成に関する基本的な計画を定めなければならない．

（国の他の計画との関係）
第十六条　循環型社会形成推進基本計画は，環境基本法第十五条第一項に規定する環境基本計画を基本として策定するものとする．

（再生品の使用の促進）
第十九条　国は，再生品に対する需要の増進に資するため，自ら率先して再生品を使用するとともに，地方公共団体，事業者及び国民による再生品の使用が促進されるように，必要な措置を講ずるものとする．

化学物質の審査及び製造等の規制に関する法律

冨岡公子

　ヒトや動植物に悪影響を及ぼす有害な化学物質による環境の汚染を防止することを目的に1973（昭和48）年に制定された．①新規化学物質の事前審査，②上市後の化学物質に関する継続的な管理措置，③化学物質の性状等に応じた規制，の3部から構成されている．本法は，分解性（自然的作用による化学的変化を生じにくいかどうか），蓄積性（生物の体内に蓄積されやすいかどうか），ヒトへの長期毒性（継続的に摂取される場合には，ヒトの健康を損なうおそれがあるかどうか），動植物への毒性（動植物の生息もしくは生育に支障を及ぼすおそれがあるかどうか）といった性状や，環境中での残留状況に着目し，それらの性状等に応じた規制が講じられている．

（目的）
第一条　この法律は，人の健康を損なうおそれ又は動植物の生息もしくは生育に支障を及ぼすおそれがある化学物質による環境の汚染を防止するため，新規の化学物質の製造又は輸入に際し事前にその化学物質の性状に関して審査する制度を設けるとともに，その有する性状等に応じ，化学物質の製造，輸入，使用等について必要な規制を行うことを目的とする．

第二条
2　「第一種特定化学物質（以下，第一種特化物）」とは，次の各号のいずれかに該当する化学物質で政令で定めるものをいう．
　一　イ及びロに該当するものであること．
　　イ　自然的作用による化学的変化を生じにくいものであり，かつ，生物の体内に蓄積されやすいものであること．
　　ロ　次のいずれかに該当するものであること．
　　　(1)継続的に摂取される場合には，人の健康を損なうおそれがあるものであること．
　　　(2)継続的に摂取される場合には，高次捕食動物の生息又は生育に支障を及ぼすおそれがあるものであること．
　二　当該化学物質が自然的作用による化学的変化を生じやすいものである場合には，自然的作用による化学的変化により生成する化学物質が前号イ及びロに該当するものであること．

3　「第二種特定化学物質（以下，第二種特化物）」とは，次の各号のいずれかに該当し，かつ，その有する性状及びその製造，輸入，使用等の状況からみて相当広範な地域の環境において当該化学物質が相当程度残留しているか，又は近くその状況に至ることが確実であると見込まれることにより，人の健康に係る被害又は生活環境動植物の生息若しくは生育に係る被害を生ずるおそれがあると認められる化学物質で政令で定めるものをいう．
　一　次のいずれかに該当するものであること．
　　イ　継続的に摂取される場合には人の健康を損なうおそれがあるものであること．
　　ロ　当該化学物質が自然的作用による化学的変化を生じやすいものである場合には，自然的作用による化学的変化により生成する化学物質がイに該当するものであること．
　二　次のいずれかに該当するものであること．
　　イ　継続的に摂取され，又はこれにさらされる場合には生活環境動植物の生息又は生育に支障を及ぼすおそれがあるものであること．
　　ロ　当該化学物質が自然的作用による化学的

変化を生じやすいものである場合には，自然的作用による化学的変化により生成する化学物質がイに該当するものであること．

4 「監視化学物質」とは，次の各号のいずれかに該当する化学物質で厚生労働大臣，経済産業大臣及び環境大臣（以下，3省大臣）が指定するものをいう．

一 第二項第一号イに該当するものであり，かつ，同号ロに該当するかどうか明らかでないものであること．

二 当該化学物質が自然的作用による化学的変化を生じやすいものである場合には，自然的作用による化学的変化により生成する化学物質が前号に該当するものであること．

（新規化学物質の製造等の届出）

第三条 新規化学物質を製造し，又は輸入しようとする者は，あらかじめ，厚生労働省令，経済産業省令，環境省令（以下，3省令）で定めるところにより，その新規化学物質の名称等を3省大臣に届け出なければならない．

（新規化学物質の審査）

第四条 3省大臣は，前条の届出があったときは，その届出を受理した日から三月以内に，その届出に係る新規化学物質について既に得られているその組成，性状等に関する知見に基づいて分解性，蓄積性，毒性を判定し，その結果を届出をした者に通知しなければならない．

（新規化学物質の製造等の制限）

第六条 届出をした者は，その届出に係る通知を受けた後でなければ，その新規化学物質を製造し，又は輸入してはならない．

（監視化学物質の製造数量等の届出）

第十三条 監視化学物質を製造し，又は輸入した者は，毎年度，前年度の製造数量又は輸入数量等を経済産業大臣に届け出なければならない．

（監視化学物質に係る有害性の調査）

第十四条 3省大臣は，当該監視化学物質による環境の汚染のおそれがあると見込まれる場合には，当該監視化学物質の製造又は輸入の事業を営む者に対し，3省令で定める有害性の調査を行い，その結果を報告すべきことを指示することができる．

（第一種特化物の製造の許可）

第十七条 第一種特化物の製造の事業を営もうとする者は，経済産業大臣の許可を受けなければならない．

（第一種特化物の輸入の許可）

第二十二条 第一種特化物を輸入しようとする者は，経済産業大臣の許可を受けなければならない．

（製品の輸入の制限）

第二十四条 何人も，政令で定める製品で第一種特化物が使用されているものを輸入してはならない．

（第一種特化物の使用の届出）

第二十六条 第一種特化物を業として使用しようとする者は，主務大臣に届け出なければならない．

（第一種特化物の表示等）

第二十九条 第一種特化物等取扱事業者は，第一種特化物等を譲渡又は提供するときは，3省令で定められた事項（容器，包装又は送り状に当該第一種特化物による環境の汚染を防止するための措置等）を表示しなければならない．

（第一種特化物の措置命令）

第三十四条 主務大臣は，当該第一種特化物による環境の汚染の進行を防止するため特に必要があると認めるときは，その製造又は輸入に係る当該化学物質又は当該製品の回収を図ること等必要な措置を命ずることができる．

（第二種特化物の製造予定数量の届出）

第三十五条 第二種特化物を製造し，若しくは輸入する者又は政令で定める第二種特化物使用製品を輸入する者は，毎年度，当該第二種特化物の製造予定数量若しくは輸入予定数量又は当該第二種特化物使用製品の輸入予定数量等を経済産業大臣に届け出なければならない．

（第二種特化物の表示等）

第三十六条 第二種特化物等取扱事業者は，第二種特化物等を譲渡又は提供するときは，3省令で定められた事項を表示しなければならない．

石綿による健康被害の救済に関する法律

冨岡公子

　石綿による健康被害は，石綿を取り扱った労働者だけでなく，労働者が持ち帰った作業衣等に付着した石綿に曝露した家族や，工場から飛散した石綿に曝露した周辺住民にも及ぶことがある．この法律は，労働者災害補償保険法の補償対象とならない周辺住民等，および労災補償を受けずに死亡した労働者の遺族を迅速に救済することを目的に2006（平成18）年に制定された．石綿に起因する指定疾病とは，中皮腫，原発性の気管支または肺の悪性新生物，著しい呼吸機能障害を伴う石綿肺，びまん性胸膜肥厚，良性石綿胸水である．救済給付の費用負担は，国からの交付金，地方公共団体からの拠出金，労働保険料を納付している事業主からの拠出金，石綿との関係が深い事業主からの特別拠出金により賄われている．2011（平成23）年の法改正によって，労働者の遺族に支給される特別遺族給付金の請求期限の延長［2022（平成34）年3月27日まで］と，支給対象の拡大［2016（平成28）年3月26日までに死亡した労働者の遺族］が行われた．

（目的）
第一条　この法律は，石綿による健康被害の特殊性にかんがみ，石綿による健康被害を受けた者及びその遺族に対し，医療費等を支給するための措置を講ずることにより，石綿による健康被害の迅速な救済を図ることを目的とする．
（定義等）
第二条　この法律において「指定疾病」とは，中皮腫，気管支又は肺の悪性新生物その他石綿を吸入することにより発生する疾病であって政令で定めるものをいう．
2　この法律において「死亡労働者等」とは，労働保険の保険料の徴収等に関する法律に規定する労働者災害補償保険に係る労働保険の保険関係が成立している事業に使用される労働者又は労働者災害補償保険法の規定により労災保険の保険関係が成立している事業に使用される労働者とみなされる者であって，石綿にさらされる業務に従事することにより指定疾病その他厚生労働省令で定める疾病にかかり，これにより死亡したものをいう．
（救済給付の種類等）

第三条　石綿による健康被害の救済のため支給される給付（以下，救済給付）は，次に掲げるとおりとし，独立行政法人環境再生保全機構（以下，機構）がこの章の規定により支給するものとする．①医療費，②療養手当，③葬祭料，④特別遺族弔慰金，⑤特別葬祭料，⑥救済給付調整金
（医療費の支給及び認定等）
第四条　機構は，日本国内において石綿を吸入することにより指定疾病にかかった旨の認定を受けた者に対し，その請求に基づき，医療費を支給する．
2　前項の認定（以下，認定）は，医療費の支給を受けようとする者の申請に基づき，機構が行う．
3　機構は，認定を行ったときは，当該認定を受けた者（以下，被認定者）に対し，石綿健康被害医療手帳を交付するものとする．
4　認定は，当該認定に係る指定疾病の療養を開始した日（以下，基準日）にさかのぼってその効力を生ずる．
第五条　機構は，認定の申請をした者が認定を受けないで死亡した場合において，その死亡した者

が認定を受けることができる者であるときは，その死亡した者の配偶者，子，父母，孫，祖父母若しくは兄弟姉妹であって，その死亡した者の死亡の当時その者と生計を同じくしていたもの又はその死亡した者について葬祭を行う者の申請に基づき，その死亡した者が認定を受けることができる者であった旨の決定を行うものとする．
3　機構が第一項の決定を行ったときは，当該決定に係る死亡した者につき，基準日から死亡した日までの間において被認定者であったものとして救済給付を支給する．

(認定の有効期間)
第六条　認定は，基準日から申請のあった日の前日までの期間に指定疾病の種類に応じて政令で定める期間を加えた期間内に限り，その効力を有する．
2　機構は，認定に当たり，被認定者の当該認定に係る指定疾病が有効期間の満了前に治る見込みが少ないと認めるときは，前項の規定にかかわらず，別に当該認定の有効期間を定めることができる．

(基金)
第三十一条　機構は，救済給付の支給に要する費用に充てるため石綿健康被害救済基金を設ける．
2　前項の石綿健康被害救済基金は，政府から交付された資金，地方公共団体から拠出された資金，一般拠出金，特別拠出金，第二十七条第一項(不正利得の徴収)の規定により徴収した金額等をもって充てるものとする．

(一般拠出金の徴収及び納付義務)
第三十五条　厚生労働大臣は，救済給付の支給に要する費用に充てるため，労災保険の保険関係が成立している事業の事業主から，毎年度，一般拠出金を徴収する．
2　労災保険適用事業主は，一般拠出金を納付する義務を負う．

(特別拠出金の徴収及び納付義務)
第四十七条　機構は，救済給付の支給に要する費用に充てるため，石綿の使用量，指定疾病の発生の状況その他の事情を勘案して政令で定める要件に該当する事業主(以下，特別事業主)から，毎年度，特別拠出金を徴収する．
2　特別事業主は，特別拠出金を納付する義務を負う．

(特別遺族給付金)
第五十九条　厚生労働大臣は，この節に定めるところにより，死亡労働者等の遺族であって，労災保険法の規定による遺族補償給付を受ける権利が時効によって消滅したものに対し，その請求に基づき，特別遺族給付金を支給する．

(特別遺族給付金に要する費用)
第六十九条　特別遺族給付金の支給に要する費用については，労働保険の事業に要する費用とみなし，これに充てるため労働保険料を徴収する．

(事業所の調査等)
第七十九条の二　国は，国民に対し石綿による健康被害の救済に必要な情報を十分かつ速やかに提供するため，石綿を使用していた事業所の調査及びその結果の公表並びに石綿による健康被害の救済に関する制度の周知を徹底するものとする．

(調査及び研究)
第八十条　国は，石綿による健康被害の予防に関する調査研究の推進に努めなければならない．

附錄

わが国におけるおもな公害・自然災害・環境問題年表（戦後）

車谷典男

西暦	出来事	関係行政の動き
1955	・イタイイタイ病発生の報告 ・森永砒素ミルク中毒事件	
1956	・水俣病公式確認	
1957	・萩野 昇「イタイイタイ病の鉱毒説」発表	
1958	・本州製紙江戸川工場事件：工場廃水による漁業被害漁民が工場に乱入し警官隊と衝突 ・阿蘇山噴火	・水質保全法 ・工場排水規制法
1959	・熊本大学水俣病総合研究班「水俣病の原因は有機水銀」と結論	
1961	・四日市市で喘息の多発が注目され始める	
1962		・煤煙規制法
1964		・厚生省環境衛生局に公害課設立
1965	・新潟水俣病公式確認	・四日市市に公害認定制度発足
1966	・椿忠雄「新潟水俣病は（昭和電工鹿瀬工場）の廃液で発生」と発表	
1967	・新潟水俣病第一次訴訟提起：1971年第一審判決確定 ・四日市公害訴訟提起：1972年第一審判決確定	・厚生省「新潟水俣病は昭和電工鹿瀬工場の廃水が原因」 ・公害対策基本法
1968	・カネミ油症事件	・厚生省環境衛生局に公害部を設置
1968	・イタイイタイ病第一次訴訟提起：1972年控訴審判決，2013年被害者団体と三井金属が「全面解決」で合意	・厚生省「イタイイタイ病の原因は三井金属工業神岡鉱業所より排出のカドミウム」と断定 ・政府「熊本水俣病はチッソ水俣工場の，新潟水俣病は昭和電工鹿瀬工場の，アセトアルデヒド製造工程で副生されたメチル水銀化合物が原因」と断定 ・騒音規制法 ・大気汚染防止法
1969	・熊本水俣病第一次訴訟提起：1973年第一審判決確定 ・大阪空港騒音訴訟提起：1981年最高裁判決	・「いおう酸化物による大気汚染防止のための環境基準」閣議決定 ・初の「公害白書」発刊 ・公害に係る健康被害の救済に関する特別措置法
1970	・新宿区牛込柳町交差点付近住民の高い血中鉛濃度が注目を集める ・東京に初の光化学スモッグ発令 ・立正高校光化学スモッグ事件	・公害紛争処理法 ・第64回臨時国会（公害国会）：公害犯罪処罰法，廃棄物処理法（廃掃法），改正公害対策基本法（「経済との調和条項」削除），改正水質汚濁防止法，改正大気汚染防止法など14本の公害関係法の整備
1971	・土呂久砒素公害の顕在化	・環境庁発足 ・中央公害対策審議会発足 ・悪臭防止法
1972	・笹ヶ谷砒素公害の顕在化	・「公害白書」あらため「環境白書」
1973		・化審法（化学物質の審査及び製造等の規制に関する法律） ・公害健康被害補償法
1974	・名古屋新幹線訴訟提起：1985年控訴審判決，1986年和解成立 ・倉敷市水島コンビナート三菱石油水島製油所で重油流失事件	・国立公害研究所の開所
1975	・東京江戸川区日本化学工業跡地で六価クロム汚染判明 ・土呂久砒素公害訴訟提起：1990年和解 ・千葉川鉄公害訴訟：1988年第一審判決，1992年和解	
1976	・国道43号線道路公害訴訟提起：1995年最高裁判決 ・厚木基地騒音第一次訴訟提起：1995年最高裁判決	・振動規制法
1977	・有珠山噴火	

西暦	出来事	関係行政の動き
1978	・大阪市西淀川大気汚染公害訴訟提起：1991年第一審判決，1995年被告企業10社と和解，1998年国・道路公団と和解	
1979		・国立水俣病研究センター開所
1982	・嘉手納基地爆音一次訴訟提起：1998年控訴審判決確定 ・川崎公害訴訟提起：1994年第一審判決，1996年企業12社と和解，1999年国，首都高速道路公団と和解	
1983	・倉敷公害訴訟提起：1994年第一審判決，1996年企業8社と和解	
1988	・尼崎大気汚染公害訴訟提起：1999年被告企業9社と和解，2000年第一審判決，国，阪神高速道路公団と和解	・公害健康被害補償法が「公害健康被害の補償法等に関する法律」に改正 ・オゾン層保護法
1989	・名古屋南部大気汚染公害訴訟提起：2000年第一審判決，2001年被告企業11社，国と和解	
1990	・香川県豊島の産業廃棄物不法投棄問題	・「国立公害研究所」が全面改組され，「国立環境研究所」と名称変更
1991	・普賢岳再噴火による大規模土石流の発生	
1992		・地球環境サミット(環境と開発に関する国連会議)でアジェンダ21採択 ・自動車NOx・PM法
1993		・環境基本法 ・バーゼル条約(廃棄物の越境移動の規制)加入
1995	・阪神・淡路大震災	
1996	・東京大気汚染公害訴訟提起：2002年第一審判決，2007年国，東京都，自動車メーカーと和解 ・新横田基地公害訴訟提起：2007年最高裁判決	
1997	・ロシア船籍タンカーナホトカ号重油流出事故	・環境影響評価法(環境アセスメント法) ・京都議定書の採択
1998	・大阪府能勢町ごみ処理施設「豊能郡美化センター」敷地内土壌から高濃度のダイオキシン検出	・家電リサイクル法 ・地球温暖化対策推進法
1999		・化学物質排出把握管理促進法(化管法) ・ダイオキシン類対策特別措置法
2000	・有珠山再噴火 ・三宅島噴火	・循環型社会形成推進基本法
2001		・中央省庁再編により「環境庁」を改組し「環境省」設置 ・化学物質排出移動量届出制度(PRTR) ・PCB特別措置法
2002		・土壌汚染対策法
2005	・クボタ・アスベスト近隣曝露による中皮腫患者の発覚	
2006		・石綿健康被害救済法
2008		・生物多様性基本法
2009		・水俣病被害救済特別措置法
2011	・東日本大震災 ・福島第一原発事故	・東日本大震災により生じた災害廃棄物の処理に関する特別措置法 ・平成二十三年三月十一日に発生した東北地方太平洋沖地震に伴う原子力発電所の事故により放出された放射性物質による環境の汚染への対処に関する特別措置法(放射性物質汚染対処特別措置法)
2012		・福島復興再生特別措置法
2013	・伊豆大島噴火	・水銀に関する水俣条約
2014	・広島市土砂災害 ・御嶽山噴火	
2015		・国連気候変動枠組条約第21回締結国会議(COP21)でパリ協定採択 ・持続可能な開発のための2030アジェンダ
2016	・熊本地震	

注：複数次にわたる訴訟は第一次のみ，判決年は最終判決年のみを記載．法律名の一部は略称法名で年次は制定年．改正は記載していない．

関連ウェブサイト等のURLリスト

冨岡公子

地球温暖化・国際協調・環境問題

1. 外務省ウェブサイト「気候変動に関する国連交渉」
   http://www.mofa.go.jp/mofaj/gaiko/kankyo/kiko/cop_sb_index.html
   各種交渉の枠組み，機関，会合の概要などが掲載されている．

2. 環境省ウェブサイト「気候変動枠組条約締約国会議(COP)京都議定書締約国会合(COP/MOP)」
   http://www.env.go.jp/earth/cop/index.html

3. 環境省ウェブサイト「気候変動に関する政府間パネル(IPCC)第5次評価報告書(AR5)について」
   http://www.env.go.jp/earth/ipcc/5th/

4. 地球温暖化対策推進本部ウェブサイト
   http://www.kantei.go.jp/jp/singi/ondanka/
   「パリ協定を踏まえた地球温暖化対策の取組方針について」，「京都議定書目標達成計画の進捗状況」などが掲載されている．

5. 環境省ウェブサイト「水俣条約について」
   https://www.env.go.jp/chemi/tmms/index.html
   条約の概要・背景，国内の水銀対策，国際社会に向けた貢献等が掲載されている．

6. 環境省ウェブサイト「科学的知見の充実及び環境リスク評価の推進」
   http://www.env.go.jp/chemi/risk_assessment.html
   環境リスク評価，化学物質の内分泌攪乱作用，小児環境保健などが掲載されている．

7. 国立環境研究所ウェブサイト「環境科学解説」
   http://www.nies.go.jp/escience/index.html
   地球温暖化，オゾン層の破壊，湖沼の水環境が解説されている．

8. 全国地球温暖化防止活動推進センターウェブサイト
   http://www.jccca.org/index.html
   地球温暖化情報，使える素材(パンフレット，図表，写真)などが掲載)されている．

9. 「気候変動適応情報プラットフォーム」
   http://www.adaptation-platform.nies.go.jp/
   気候変動の影響への適応に関する情報を一元的に発信するためのポータルサイト．

10. 日本医師会ウェブサイト「環境に関する日本医師会宣言」
    http://www.med.or.jp/people/info/people_info/000244.html

11. 「子どもの健康と環境に関する全国調査(エコチル調査)」ウェブサイト
    http://www.env.go.jp/chemi/ceh/index.html

化学物質

1. 環境省ウェブサイト「化学物質の審査及び製造等の規制に関する法律について」
   http://www.env.go.jp/chemi/kagaku/kashinkaisei.html
   逐条解説，規制物質一覧などが掲載されている．

2. 独立行政法人製品評価技術基盤機構ウェブサイト「化学物質管理」
   http://www.nite.go.jp/chem/index.html
   化審法関連情報，化学物質のリスクコミュニケーションなどが掲載されている．

3. PRTRインフォメーション広場
   https://www.env.go.jp/chemi/prtr/risk0.html
   届出方法から集計結果までPRTR関連情報などが掲載されている．

4 厚生労働省ウェブサイト「食品中のダイオキシン対策について」
http://www.mhlw.go.jp/stf/seisakunitsuite/bunya/kenkou_iryou/shokuhin/kagaku/dioxin/index.html
汚染実態調査の結果，関係法令などが掲載されている．

石綿

1 環境省ウェブサイト「石綿（アスベスト）問題への取組」
http://www.env.go.jp/air/asbestos/index.html
最新情報，法律関連資料，救済制度，対策などが掲載されている．

2 独立行政法人環境再生保全機構ウェブサイト
https://www.erca.go.jp/asbestos/
「石綿（アスベスト）健康被害の救済」
制度や給付の概要，医学的専門情報などが掲載されている．

その他

1 公益財団法人日本環境協会エコマーク事務局ウェブサイト
https://www.ecomark.jp/
エコマーク商品の検索などが掲載されている．

2 厚生労働省ウェブサイト「廃棄物処理の現状」
https://www.env.go.jp/recycle/waste/index.html
法令・制度，一般廃棄物・産業廃棄物に係る各種施策などが掲載されている．

3 国立研究開発法人放射線医学総合研究所ウェブサイト
http://www.nirs.qst.go.jp/information/info2.html
原発事故関連情報が掲載されている．

4 「黄砂情報提供ホームページ」
http://www.data.jma.go.jp/gmd/env/kosateikyou/kosa.html
環境省と気象庁が提供する黄砂飛来情報に関する総合リンクサイト．

パンフレット・レポートなど

1 「温暖化から日本を守る　適応への挑戦 2012」
http://www.env.go.jp/earth/ondanka/pamph_tekiou/2012/tekiou2012_full.pdf
内閣府・文部科学省・厚生労働省・農林水産省・国土交通省・気象庁・環境省が作成したパンフレット

2 「気候変動の観測・予測及び影響評価統合レポート『日本の気候変動とその影響』（2012 年度版）」
http://www.env.go.jp/earth/ondanka/rep130412/report_full.pdf
文部科学省・気象庁・環境省が作成したレポート．

3 「気候変動監視レポート 2014　世界と日本の気候変動および温室効果ガスとオゾン層等の状況について」
http://www.data.jma.go.jp/cpdinfo/monitor/2014/pdf/ccmr2014_all.pdf
気象庁が作成したレポート．

4 「再生可能エネルギーの利用拡大に向けて」
http://www.scj.go.jp/ja/info/kohyo/pdf/kohyo-22-h140926-1.pdf
日本学術会議・東日本大震災復興支援委員会・エネルギー供給問題検討分科会が 2014（平成 26）年に取りまとめ公表したレポート．

5 「日本の約束草案」
http://www.kantei.go.jp/jp/singi/ondanka/kaisai/dai30/yakusoku_souan.pdf
2015（平成 27）年に地球温暖化対策推進本部が決定し国連気候変動枠組条約事務局に提出．2020 年以降の新たな温室効果ガス排出削減目標が含まれている．

6 「STOP THE 温暖化　緩和と適応へのアプローチ 2015」
http://www.env.go.jp/earth/ondanka/stop2015/stop2015_full.pdf
環境省が作成したパンフレット．

索引

欧文—数字索引

A
A 型肝炎　189
acceptable daily intake（ADI）　11, 218
acute reference dose（ARfD）　11, 218
acute stress disorder（ASD）　164
aflatoxin　99
allergic bronchopulmonary aspergillosis（ABPA）　291
anesthetic gas scavenging system（AGSS）　238
artisanal and small-scale gold mining（ASGM）　67
attention-deficit/hyperactivity disorder（ADHD）　137, 219
autism spectrum disorder（ASD）　137

B
Barker 仮説　50
benchmark dose level（BMDL）　257
benchmark dose（BMD）　57, 204
biochemical oxygen demand（BOD）　222
biological safety cabinet（BSC）　233
Bowen 病　14, 256, 313
BRCA1-associated protein-1（BAP1）　253
BSE 問題　60
building related illness（BRI）　258
business continuity planning（BCP）　159

C
cadmium nephropathy　301
CDKN2A　253
chemical oxygen demand（COD）　222
chronic obstructive pulmonary disease（COPD）　95, 96, 270
COP21　34, 63, 202
COP3　202, 344
corporate social responsibility（CSR）　323

D
deep ecology　41
dental fluorosis　130
developmental stage　48, 50
disability adjusted life year（DALY）　245
distributed lag non-linear models　191
DOHaD 説　48, 51

E
effect modifier　190
electromagnetic fields（EMF）　241
extremely low frequency（ELF）　242

F
Fanconi 症候群　129
fetal alcohol spectrum disorder（FASD）　135, 137
fetal alcohol syndrome（FAS）　135

G
Global Environment Facility（GEF）　69
Globally Harmonized System of Classification and Labelling of Chemicals（GHS）　34

H
Helicobacter pylori　99
Hill の因果判定基準　334
hygiene hypothesis　127

I
idiopathic environmental intolerances（IEI）　264
Intergovernmental Panel on Climate Change（IPCC）　63, 184
intermediate frequency（IF）　242
International Atomic Energy Agency（IAEA）　151

K
Kashin-Beck 病　130

L
land ethic　41
lowest observed adverse effect level（LOAEL）　56, 204

M
Millennium Development Goals（MDGs）　36
MMR ワクチン　139
MOYAI イニシアティブ　70
multilevel analyses　89
multiple chemical sensitivity（MCS）　264

N
no observed adverse effect level（NOAEL）　56, 204, 212
non-communicable disease（NCD）　51
NOx　267, 307
nucleotide excision repair（NER）　179

O
occupational exposure limits（OEL）　240
oral allergy syndrome（OAS）　287

P
p53 遺伝子　180
particulate matter（PM）　92, 270
persistent organic pollutants（POPs）　82, 84, 207, 214
$PM_{2.5}$　195, 261, 267, 270
pollen-food allergy syndrome（PFAS）　123
polluter-pays principle（PPP）　332, 342
pollution release and transfer register（PRTR）インフォメーション広場　80
pollution release and transfer register（PRTR）法　33, 80
posttraumatic stress disorder（PTSD）　164, 169
precautionary approach　44

precautionary principle　44, 333
preventable disaster death（PDD）　159

R
radiofrequency EMF（RF-EMF）　241
representative concentration pathways（RCP）　2, 184

S
safety data sheet（SDS）　33
severe asthma with fungal sensitization（SAFS）　291
sick building syndrome（SBS）　258
sick house syndrome（SHS）　109, 258, 264
skeletal fluorosis　130
Study On Respiratory disease and Automobile exhaust（SORA）　34
suspended particulate matter（SPM）　307
sustainable development　36, 42
Sustainable Development Goals（SDGs）　7, 36
Sustainable Development Goals（SDGs）実施指針　39
Sustainable Development Goals（SDGs）推進円卓会議　39
Sustainable Development Goals（SDGs）推進本部　39

T
tolerable daily intake（TDI）　212, 215
toxicity equivalency factor（TEF）　210, 215
toxicity equivalent（TEQ）　210, 215, 318
transgenerational effect　48, 51

U
ultraviolet radiation（UV）　178
United Nations Conference on Environment and Development（UNCED）　36
United Nations Environment Programme（UNEP）　67

V
volatile organic compounds（VOC）　224, 258

W
wet bulb globe temperature（WBGT）　194

数字
1秒率　97
1,2-ジクロロプロパン　100
2030アジェンダ　7
2,3,7,8-四塩素化ジベンゾパラジオキシン（TCDD）　210, 215
3R（reduce，reuse，recycle）　33

和文索引

あ
愛玩動物　283
悪性胸膜中皮腫　10
悪性黒色腫　108
アジェンダ21　7
アスベスト（石綿）　10, 30, 174, 250, 321
アスベスト（石綿）含有建材　9, 174
アスベスト（石綿）の発がん性　174
アスベスト（石綿）曝露　176, 250
アディポサイトカイン　253
アトピー性皮膚炎　110, 123
アナフィラキシー　125
亜砒酸　312, 329
アフラトキシン　99
アメーバ　292
アモサイト　251
アルデヒド脱水素酵素2（ALDH2）　98
アレルギー　83
アレルギー性気管支肺アスペルギルス症（ABPA）　291
アレルギー性接触皮膚炎　109
アレルギー性鼻炎　123, 286
安全データシート（SDS）　33
アンソフィライト　251
安定型最終処分場　221

い
胃がん　99
石綿健康被害救済制度　323
石綿健康被害救済法　250
石綿に起因する指定疾病　350
石綿による健康被害の救済に関する法律　252
イソフルラン　240
イタイイタイ病　29, 300
一次予防　305
一日摂取許容量（ADI）　11, 218
一酸化炭素（CO）　261, 262, 274
一酸化炭素（CO）中毒　274
一酸化炭素ヘモグロビン（COHb）　274
一酸化窒素（NO）　267
一般環境大気測定局（一般局）　268
一般廃棄物　221
遺伝の障害　153
インフォームドコンセント　61
インポセックス　212

う
ウィーン条約　202
ウエストナイル脳炎　187
烏脚病　256
牛海綿状脳症（BSE）問題　60
海　147

え
エアロゾル化　293
エイジング　53
衛生仮説　127
疫学　87, 200
疫学研究　268
疫学的因果関係　304
エコケミストリー研究会　81
エコチル調査　62, 102, 334
越境汚染　195, 333
越境汚染物質　4
越境輸送　4
エピジェネティクス　48, 51
炎症性サイトカイン　94
エンドポイント　54
塩分感受性　169

お
オイル（重油）流出　325
横断研究　87
オウム病　284
オキシダント　309
汚染原因者負担の原則（PPP）　332, 342
汚染負荷量賦課金　76
オゾン　277
オゾン層　180
オゾン層破壊　3
音響性聴覚障害　114
温室効果ガス　2, 31, 63, 182
温室効果ガス削減　32
温暖化　31

か
外部被曝線量　142
化学的酸素要求量（COD）　222
化学物質　348
化学物質過敏症　264
化学物質管理　13
化学物質の審査及び製造の規制に関する法律（化審法）　207
過換気症候群　310
角化症　313
過酢酸　229
火山噴火　6, 155
下垂手　102
カドミウム　84, 300
カドミウム腎症　301
カネミ油症　211, 214, 320
蚊媒介感染症　185
カビ　289
過敏性肺炎　291

カプノサイトファーガ・カニモルサス　284
カプノサイトファーガ症　284
花粉抗原　287
花粉症　286
花粉食物アレルギー症候群（PFAS）　123
花粉による眼瞼炎　110
カルタヘナ議定書　202
加齢黄斑変性　113
がん　152
肝炎ウイルス　99
感覚公害　244
換気　230
眼球追従運動検査　265
環境　28
環境アセスメント　305
環境影響評価　338
環境影響評価法　72
環境汚染　145
環境化学物質　52
環境基準　245, 273, 277, 280
環境基本計画　73, 338
環境基本法　71, 332, 338
環境差別　246
環境省　83
環境消毒　229
環境正義　42
環境に関する日本医師会宣言　32
環境保健　28
環境保健サーベイランス調査　308
環境ホルモン　30, 223
環境問題　29
環境要因　117
環境倫理学　40
間欠型　276
間欠期　275
カンジダ血流感染症　290
間接死　161
感染症発生動向　189
感染症リスク　172
感染性廃棄物　13, 235
肝臓がん　99
管理型最終処分場　221
関連死　162
緩和策　64

き

気温変化　190
気管支喘息　95, 123
企業の社会的責任（CSR）　323
気候正義　65
気候変動　31, 63
気候変動に関する政府間パネル（IPCC）　63, 184

気候変動枠組条約第21回締約国会議（COP21）　34, 63, 202
気候変動枠組条約第3回締約国会議（COP3）　202, 344
気候モデル　182
喫煙　52
基底細胞がん　14, 108
揮発性麻酔薬　238
揮発性有機化合物（VOC）　224, 258
急性音響性難聴　114
急性参照用量（ARfD）　11, 218
急性ストレス障害（ASD）　164
急性放射線障害　151
狂犬病　283
環境再生保全機構　76
強心作用　94
共通だが差異ある責任　65
共同不法行為責任　75
京都議定書　63, 202
胸膜中皮腫　250
胸膜プラーク　322
挙証責任の転換　75
禁煙　97

く

空間線量率　146
空気清浄機　263
熊本地震　8
クライシスコミュニケーション　59
グリーン連合　82
クリソタイル（白石綿）　321
クリプトコッカス症　285
クリプトスポリジウム症　284
グルタラール　229
くる病　53, 129
クロシドライト（青石綿）　251, 321
クロム　316

け

経口免疫療法　288
携帯電話　241
経鼻免疫療法　288
ゲリラ豪雨　7, 171
原因物質　296
健康診査　143
県民健康調査　142
「県民健康調査」検討委員会　142

こ

抗悪性腫瘍剤　233
公害　71
公害健康被害の補償等に関する法律　78, 342
公害健康被害補償法　75, 306, 342
公害訴訟　304
公害対策基本法　71, 338

S 361

公害対策基本法検討委員会　32
公害に係る健康被害の救済に関する特別措置法　75
光化学オキシダント　267, 277, 309
光化学オキシダント濃度　310
光化学スモッグ　310
光化学スモッグ事件　309
光化学スモッグ予報　311
効果修飾因子　190
抗がん剤　232
交感神経　170
口腔アレルギー症候群（OAS）　287
黄砂　4, 199
高次脳機能障害　213
高周波 EMF（RF-EMF）　241
甲状腺がん　143, 148
甲状腺疾患　119
甲状腺超音波検査　143
甲状腺ホルモン　215
洪水　7, 171
降水事象　190
高水準消毒剤　229
洪水遷延・消退期　172
光線角化症　180
光線過敏症　108
高濃度現象　196
降灰　157
交絡因子　89
コガタアカイエカ　186
国際原子力機関（IAEA）　151
国立水俣病総合研究センター　70
国連環境開発会議（UNCED）　7, 36
国連環境計画（UNEP）　67
こころの健康度・生活習慣に関する調査　144
コチニン　262
骨壊死　129
骨粗鬆症　128
骨軟化症　129, 301
骨フッ素症　130
子ども　83
コプラナー PCB（Co-PCB）　215
コホート研究　88
コリネバクテリウム・ウルセランス症　284
コレラ　189

さ

災害関連死　162
災害弔慰金の支給等に関する法律　162
再資源化　221
最小毒性量（LOAEL）　56, 204
細胞致死作用　179
桜島　6, 157
笹ヶ谷砒素公害　314
殺虫剤　217

サリドマイド　134
サルモネラ症　284
酸化ストレス　274
産業廃棄物　221, 237
産業廃棄物管理票　237
産業廃棄物不法投棄　12, 224
酸性雨　231
酸性沈着　231
特定産業廃棄物に起因する支障の除去等に関する特別措置法（産廃特措法）　224
三硫化砒素　314
残留性有機汚染物質（POPs）　82, 84, 207, 214
残留農薬　11

し

次亜塩素酸ナトリウム　231
紫外線（UV）　178
紫外線角膜炎（雪目）　111
紫外線量　3
ジカ熱（ジカウイルス病）　185
歯牙フッ素症　130
歯科用水銀アマルガム　68
色素沈着　14
子宮内膜症　132
事業継続計画（BCP）　159
ジクロロジフェニルトリクロロエタン（DDT）　58
事故処理作業者　152
指数モデル　294
自然環境保全法　71
自然災害被災後の経過　165
自然の揺らぎ　183
自然流産　132
持続可能な開発　36, 42
持続可能な開発目標（SDGs）　7, 36
持続可能な開発目標（SDGs）実施指針　39
持続可能な開発目標（SDGs）推進円卓会議　39
持続可能な開発目標（SDGs）推進本部　39
湿球黒球温度（WBGT）　194
シックハウス症候群（SHS）　109, 258, 264
シックビル症候群（SBS）　258
失行　276
室内空気汚染物質の室内濃度指針値　260
失認　276
自動車 NOx・PM 法　308
自動車排出ガス　268, 307, 340
自動車排出ガス測定局（自排局）　268
シナリオ　183
児の成長障害　135
自閉症スペクトラム障害（ASD）　137
脂肪リバウンド　53
遮断型最終処分場　221
十四年目の訪問　330
手根管症候群　102

手術室　239
出生後の発育パターン　52
出生コホート研究（調査）　83, 272, 299
出生前診断　135
循環型社会　346
循環型社会形成推進基本法　73
生涯過剰発がんリスク　257
生涯死亡リスク　246
障害調整生存年（DALY）　245
笑気　238, 239
焼却施設　318
消毒剤　229
消毒副生物質　58
小児の精神神経検査　104
上半規管裂隙症候群　248
症例対照研究　88
職業曝露限界（OEL）　240
食事　147
食道がん　98
食品衛生法　11, 218
食品の汚染　146
食品媒介感染症　188
食物アレルギー　123
女性生殖機能　131
自律神経障害（疾患）　101, 104
白石綿（クリソタイル）　321
真菌　289
真菌によるアレルギー疾患　291
神経系疾患　330
心血管疾患　92, 167, 170, 244
心血管疾患リスク　94
震災　8
震災アスベスト　9, 174
震災関連死　162
深在性カンジダ症　290
深在性真菌症　289
浸出水　222
腎症候性出血熱　283
腎性貧血　302
腎臓がん　106
神通川　302
心的外傷後ストレス障害（PTSD）　164, 169
じん肺　95
新版K式発達検査　86
心不全　167
森林　146

す

水害後の清掃・消毒対策　173
水害リスク　171
水銀　67, 84
水銀血圧計　225
水銀に関する水俣条約　225

水銀廃棄物　225
水銀廃棄物回収促進事業　226
水系感染症　188
水酸化PCB（OH-PCB）　215
膵臓がん　100
錐体外路症状　102
睡眠障害　244, 248
スギ花粉症　286
スクリーニング効果　149
頭痛　247
ストックホルム条約　202, 207
スパイロメトリー　97

せ

生活習慣病　49
生活妨害　244
静磁界　243
生殖・発生機能　213
生殖補助医療　134
精神神経発達障害　83
精神的ストレス　52
成人病胎児期発症起源説　50
青石綿（クロシドライト）　251, 321
生態学的研究　87
生物化学的酸素要求量（BOD）　222
生物学的安全キャビネット（BSC）　233
生物多様性基本法　73
生物多様性条約　202, 333
生物膜　294
世界水銀パートナーシップ　69
世界保健機関（WHO）　51, 151
セシウム134　145
セシウム137　145
世代間倫理　42
舌下免疫療法　288
接触皮膚炎　109, 110
セボフルラン　240
セレン　85
ゼロリスク　205
喘息　231, 270
先天異常　83, 134
先天異常モニタリング　136
先天性障害　153
前立腺がん　107

そ

騒音　244
騒音性難聴　116, 244
総量規制　304
ソフィア議定書　231
そら（SORA）　34

た

タール　261

第一種指定化学物質　80
ダイオキシン　30, 131, 318
ダイオキシン類　84, 213
大気汚染　303
大気汚染公害　340
大気汚染物質　240
大気汚染防止法　322, 340
大気環境常時監視(モニタリング)　282
大気中に放出された放射性物質　145
胎児期　83
胎児性アルコール症候群(FAS)　135
胎児性アルコールスペクトラム障害(FASD)　135, 137
胎児性水俣病　298
胎児プログラミング説　50
退蔵　225
大腸がん　99
耐糖能障害　168
代表濃度経路(RCP)　2, 184
耐容一日摂取量(TDI)　212, 215
多環芳香族炭化水素(PAH)　52
多種化学物質過敏症(MCS)　264
ダニ媒介性脳炎ウイルス　187
たばこ　261
たばこ煙　96, 261
多発性 Bowen 病　109
多発性近位尿細管機能障害　301
短鎖塩素化パラフィン(SCCPs)　207
男性生殖機能　131

ち

チェルノブイリ・フォーラム　151
チェルノブイリ原発事故　59, 148, 151
地球温暖化　2, 192
地球温暖化対策　32
地球温暖化対策の推進に関する法律　344
地球環境ファシリティ(GEF)　69
地球環境保全　32
地球サミット　7, 36
チクングニア熱　185
血中 COHb 濃度　275
血中ダイオキシン類濃度　320
窒素酸化物　267, 307
遅発性神経障害　275
チャレンジャー号爆発事故　59
注意喚起を行うための暫定的な指針　273
注意欠如/多動性障害(ADHD)　137, 219
中間周波帯(IF)　242
中枢神経障害　102, 135
中皮腫　250, 322
長期目標　64
長距離越境大気汚染条約　202, 231
長距離輸送　196
腸チフス　189

超低周波(ELF)　121, 242
直接死　161
沈着量　146

て

ディープ・エコロジー　41
低酸素症　274
低周波音　247
低出生体重児　48, 49
適応策　64
豊島　12
デング熱　185
電磁界(EMF)　241
電磁波　121, 241
電波防護指針　243

と

東海村 JOC 臨界事故　59
東京電力福島第一原子力発電所事故　142, 145, 148
橈骨神経麻痺　102
糖尿病　117, 244
動物実験　268
トキソプラズマ症　284
特異顔貌　135
毒性等価係数(TEF)　210, 215
毒性等量(TEQ)　210, 215, 318
特定賦課金　76
都市型水害　171
土地倫理　41
突然変異誘発　179
豊能郡美化センター　318
トリクロロエチレン　282
トリセノックス　254
土呂久砒素公害　29, 312

な

内分泌攪乱(化学)物質　30, 131, 212, 223
中条町慢性砒素中毒事件　314
ナホトカ号　325
鉛　84
鉛中毒　203
波板スレート　9

に

新潟水俣病　297
ニコチン　52, 262
二酸化硫黄(SO_2)　155, 303, 306
二酸化炭素(CO_2)　34
二酸化窒素(NO_2)　267, 306
日光角化症　108
日光皮膚炎　108
日光網膜症　112
日本電工　316
日本化学工業六価クロム訴訟　317
日本脳炎　186

人間中心主義　40
人間の安全保障　32
人間非中心主義　40
妊産婦に関する調査　144
認知障害　102

ぬ
ヌクレオチド除去修復(NER)　179

ね
ネオニコチノイド　52
ネオニコチノイド系殺虫剤　220
ネクサス　38
ネコひっかき病　284
熱関連超過死亡　193
ネッタイシマカ　185
熱中症　32

の
脳血管疾患　244
脳血流量変化　266
農作物　146
農薬　11, 109
ノニルフェノール　223
野焼き　333

は
バーゼル条約　202
バーミキュライト　251
肺アスペルギルス症　290
肺炎　292
バイオレメディエーション　327
肺がん　95, 271, 313, 316
肺気腫　96
肺機能　272
廃棄物処理　13
廃棄物処理法　235, 319
肺クリプトコッカス症　291
白癬　289
白内障　111
曝露限界値　56
曝露評価　55
ハザード　54
パスツレラ症　284
ハチ毒　125
発がん性　232
白血病　152, 281
鼻アレルギー診療ガイドライン　288
ハマダラカ　186
パリ協定　63, 202
斑状歯　130
阪神・淡路大震災　159

ひ
ヒートアイランド現象　171, 311
被害者救済活動　331
東日本大震災　159, 166
ひかり協会　330
微小粒子状物質　270
ヒストプラズマ症　285
ビスフェノールA　52, 131, 213, 223
砒素　84, 109
砒素混入飲料による中毒症　328
砒素疹　255, 256
砒素中毒の症状　255
砒素中毒の後遺症　330
ビタミンD　53
ヒトスジシマカ　185
人ボランティア曝露実験　269
避難所　168
被曝　145
肥満　86
病院における地球温暖化対策自主行動計画　32
病院における地球温暖化対策自主行動計画フォローアップ研究　34
病院における地球温暖化対策推進協議会　33
表在性カンジダ症　289
表在性糸状菌症　289
表在性真菌症　289
ビル関連疾患(BRI)　258

ふ
風車病　248
不確実性　44
福島県県民健康調査　148
福島原発事故　145, 148
防ぎ得た災害死(PDD)　159
ブタクサ花粉症　286
フタラール　229
不法投棄事件　236
不眠　247
浮遊粒子状物質(SPM)　307
プラスチックシリンジ　237
フロン　180
噴霧　231

へ
閉経後骨粗鬆症　53
閉鎖系注入器具　234
ヘリコバクター・ピロリ菌　99
ヘルシンキ議定書　231
ペルフルオロオクタン酸(PFOA)　207
ペルフルオロオクタンスルホン酸(PFOS)　214
変異原性　232
ベンゼン　120, 280, 326
ベンチマークドース(BMD)　57, 204
ベンチマークドースレベル(BMDL)　257

ほ

膀胱がん　105
放射性セシウム　145, 146
放射性物質　5, 31, 145
放射線障害　120
放射線の間接的な影響　144
放射能汚染　5, 145
母子間移行　214
母体の低栄養　51
母乳　84, 214
ポリ塩化ビフェニル（PCB）　84, 214
ポリ塩素化ジベンゾパラジオキシン　210
本態性環境不耐症（IEI）　264
ポンティアック熱　292

ま

マクロファージ　292
麻酔薬　238
末梢神経障害　102
マラリア　58, 186
マルチレベル分析　89
マンガン　85
慢性気管支炎　96
慢性砒素中毒（症）　14, 29, 313
慢性閉塞性肺疾患（COPD）　95, 96, 270

み

水媒介感染症　188
三井金属鉱業　300
水俣条約　202
水俣病　29, 296
水俣病の症状　297
三宅島　155
ミレニアム開発目標（MDGs）　36

む

無過失損害賠償責任　75
無毒性量（NOAEL）　56, 204, 212

め

めまい　247
免疫機能　213
メンタルヘルス　166

も

持ち越し効果　191
モニタリング　136
モニタリングデータ　146
モントリオール議定書　3, 202

ゆ

有害化学物質削減ネットワーク　81
有害性の同定　54
有害大気汚染物質　280
有機フッ素化合物　84
有棘細胞がん　108, 180
有機リン系（OP）殺虫剤　217

よ

翼状片　111
浴槽水　292
余剰麻酔ガス　238
余剰麻酔ガス排出装置（AGSS）　238
四日市喘息　29, 303
予防原則　44
予防原則に関するコミュニケーション　45
予防策の原則　44, 333
予防的アプローチ　44

ら

ラムサール条約　202

り

リオ宣言　7, 44
陸上環境の汚染状況　146
リスク管理　45
リスクコミュニケーション　59, 61, 205
リスク社会　43
リスクトレードオフ　46
リスク認知　60
リスクの判定　57
リスク評価　54, 60
リスクレベル　281
立証責任　47
硫化水素中毒　224
硫酸塩　4
硫酸ミスト　310
粒子状物質（PM）　92, 270
量－反応関係　56, 298
臨界濃度　204
リンパ球性脈絡髄膜炎　284

れ

零細および小規模な金の採掘（ASGM）　67
レジオネラ症　292
レピトスピラ症　189

ろ

ロシア春夏脳炎　187
ロンドン条約　202
ロンドンスモッグ　306

わ

ワシントン条約　202

（日本医師会生涯教育シリーズ）

環境による健康リスク

本書は日本医師会生涯教育シリーズ—93［日本医師会雑誌 第146巻・特別号（2）／平成29年10月15日刊］をそのまま単行本化したものです．

2017年11月1日　　初版第1刷発行

- ■監　　修　　車谷典男
- ■編　　集　　村田勝敬・川本俊弘・五十嵐　隆
- ■編集協力　　島　正之
- ■発　　行　　日本医師会
　　　　　　　〒113-8621　東京都文京区本駒込2-28-16
　　　　　　　電話（03）3946-2121（代表）

　　　　　　　会　長／横倉義武

　　　　　　　学術・生涯教育担当
　　　　　　　常任理事／羽鳥　裕

　　　　　　　事務局長／滝澤秀次郎

- ■編集・制作　　日本医師会生涯教育課　編集企画室
- ■制作協力　　株式会社 診断と治療社
- ■発　　売　　株式会社 診断と治療社　代表取締役 藤実彰一
　　　　　　　〒100-0014　東京都千代田区永田町 2-14-2　山王グランドビル4階
　　　　　　　TEL：03-3580-2770（営業）
　　　　　　　　　：03-3580-2750（編集）
　　　　　　　FAX：03-3580-2776
　　　　　　　E-mail：hen@shindan.co.jp（編集）
　　　　　　　　　　：eigyobu@shindan.co.jp（営業）
　　　　　　　http://www.shindan.co.jp/
- ■印刷・製本　　図書印刷株式会社

- ●日本医師会の生涯教育シリーズは，生涯教育用テキストとして各方面から高い評価を得ております．
- ●継続してご購読いただくためには，ぜひ日本医師会への加入をお勧めします．

Ⓒ日本医師会2017（転載・複製の際はあらかじめ許諾をお求めください）
乱丁・落丁の場合はお取り替えいたします．
ISBN　978-4-7878-2307-6